国家卫生计生委医院管理研究所药事管理研究部
中国医院协会药事管理专业委员会 **组织编写**

临床药物治疗学
儿科疾病

分册主编 徐 虹 孙 锟 李智平 张 健

编 委（以姓氏笔画为序）

王 艺 王 诚 王建设 王 珏 王晓玲 朱朝敏
孙 锟 杜 光 李 方 李彩凤 李智平 李 强
何艳玲 谷 容 沈 茜 张伶俐 张君莉 张 健
陆晓彤 陈 超 罗小平 周蓓华 俞 蕙 徐 虹
龚四堂 崔一民 程 茜 鲍一笑 翟晓文

参与编写者（以姓氏笔画为序）

马凌悦 王宏胜 王能里 王翔岩 邓江红 叶颖子
包 军 朱正怡 朱逸清 刘永芳 刘 莹 祁俊华
许朝晖 李 平 李 妍 李 琴 李 超 杨巨飞
吴 丹 张俊梅 张 杨 张 春 陈也伟 陈 笋
苗 慧 周 佳 周渊峰 周 颖 赵一鸣 郝 燕
钱晓文 倪映华 黄 亮 高 璇 傅征然 焦先婷

人民卫生出版社

图书在版编目(CIP)数据

临床药物治疗学.儿科疾病/徐虹等主编.—北京:人民卫生
出版社,2016

ISBN 978-7-117-22691-2

Ⅰ.①临… Ⅱ.①徐… Ⅲ.①药物疗法②小儿疾病-药物疗法

Ⅳ.①R453②R720.5

中国版本图书馆 CIP 数据核字(2016)第 110894 号

人卫智网	www.ipmph.com	医学教育、学术、考试、健康,
		购书智慧智能综合服务平台
人卫官网	www.pmph.com	人卫官方资讯发布平台

临床药物治疗学——儿科疾病

主　　编:徐　虹　孙　锟　李智平　张　健
出版发行:人民卫生出版社（中继线　010-59780011）
地　　址:北京市朝阳区潘家园南里 19 号
邮　　编:100021
E - mail:pmph @ pmph.com
购书热线:010-59787592　010-59787584　010-65264830
印　　刷:北京人卫印刷厂
经　　销:新华书店
开　　本:787×1092　1/16　印张:29
字　　数:706 千字
版　　次:2016 年 9 月第 1 版　2016 年 9 月第 1 版第 1 次印刷
标准书号:ISBN 978-7-117-22691-2/R·22692
定　　价:63.00 元

打击盗版举报电话:**010-59787491　E-mail:WQ @ pmph.com**
（凡属印装质量问题请与本社市场营销中心联系退换）

序 一

　　医师、药师、护士、医疗技师是医疗机构四大核心技术支撑系统的重要成员,药师是医院药事管理和促进合理用药的主要技术力量,在指导患者安全用药、维护患者用药权益起着重要作用。

　　我国自2002年提出医院要建立临床药师制以来,发展健康迅速,临床药师在临床用药中的作用逐步明显。为提高临床药师参加药物治疗能力,我们医院管理研究所药事管理研究部和中国医院协会药事管理专业委员会,邀请250多名药学和医学专家共同编写了适合我国国情的《临床药物治疗学》系列丛书。感谢医药学专家做了一件值得庆贺的、有助于提高药物治疗水平、有益于患者的好事。

　　临床药师是具有系统临床药学专业知识与技能,掌握药物特点与应用,了解疾病与药物治疗原则,是医疗团队的重要成员,与医师、护士合作,为患者提供优质药物治疗的药学专业技术服务,直接参与临床药物治疗工作的卫生技术人员。临床药师是现代医疗团队的重要成员,各医疗机构要爱护关心他们的成长,积极支持他们的工作,充分发挥他们在药事管理和药物治疗中的专业技能,将临床药学作为专业学科建设加以严格管理,为实现医疗机构医疗水平的持续提升创造条件。希望临床药师们要学好用好临床药物治疗学,发挥专业特长,促进合理用药、提高医疗技术水平、维护患者利益中发挥更大作用。

　　简写"序",以祝贺《临床药物治疗学》丛书的出版。

张宗久

2016年4月

序 二

　　第二次世界大战后,欧美国家制药工业快速发展,新药大量开发。但随着药品品种和使用的增加,临床不合理用药加重,严重的药物毒副作用和过敏反应也不断增多,患者用药风险增加。同时,人类面临的疾病负担严峻,慢性病及其他疾病的药物应用问题也愈加复杂,合理用药成为人类共同关心的重大民生问题。

　　为促进药物合理使用,美国于1957年首先提出高等医药院校设置6年制临床药学专业Pharm D.课程教育,培养临床型药学专业技术人才。截至2013年美国135所高等医药院校的药学教育总规模90%以上为临床药学Pharm D.专业教育。同期,美国在医院建立了临床药师制,即临床药师参加临床药物治疗,规定Pharm D.专业学位是在医院上岗药师的唯一资格,并在医院建立学员毕业后以提高临床用药实践能力为主的住院药师规范化培训制度。1975年美国医院临床药学界编辑出版了《临床药物治疗学》丛书,现已出第十版,深受广大药师和高校药学院学员的欢迎。

　　我国自实行改革开放政策以来,社会经济迅猛发展,党和政府更加关注民生问题,广大人民群众随着生活水平的大幅提升,也要求获得更好的医药卫生服务。改革开放前医院药师的任务是保障临床诊疗用药的需求,但伴随着改革开放我国制药工业快速发展,国外药企大量进入,药品品种和品规猛增。医药流通领域不规范竞争加重,临床不合理用药日趋严重。为此,原卫生部在20世纪末提出药学部门工作要转型,药师观念和职责要转变,规定医院要"建立临床药师制",培养配备专职临床药师,参加临床药物治疗。并规定医院要建立临床医师、临床药师、护士等组成的临床医疗团队,临床医师和临床药师要共同为患者临床药物治疗负责。我国21世纪初加快了临床药学学科建设与临床药师制体系建设,尽管临床药师队伍在药物应用实践中迅速成长,但由于历史原因导致我国在临床药学学科定位与发展方向、药学教育培养目标以及医疗机构医疗工作模式等的缺陷,使临床药师普遍感到临床药学专业系统性知识不足、临床药学思维能力不足和临床药物治疗实践技能不足。针对临床药学学科建设与临床药师制体系建设中这一突出问题,充分发挥临床药师在药品应用和药事管理中的专业技术作用,提高临床药物治疗水平,促进合理用药,我们邀请300余名药学与医学专家,启动了《临床药物治疗学》系列丛书的编写。本丛书以临床药物治疗学的理论以及药物治疗理论与实践的结合、诊疗活动与药物治疗实践和药物治疗的监护与效果评价,试用案例分析教育、论述典型的药物治疗方案和药学监护,突出临床思维与临床药学思维的

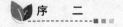
建立与运用。丛书的编写与出版,希望能体现国内外临床药物治疗学和临床实践活动最新发展趋势,反映国际上临床药学领域的新理论、新知识、新技术和新方法。

我们期待为临床药师培训基地提供一套实用的教材,为提高培训基地的培训质量,提升临床药师的专业知识水平,增强参与临床药物治疗工作的能力打下基础。同时,也为在临床参与药物治疗实践工作的临床药师和从事处方审核调剂、药物制剂、药品物流管理以及系统药品质量监管等药剂工作的药师提供自学教材;并为医疗机构医务人员和高等医药院校临床药学专业和药学专业学生教学提供一本理论与实践紧密结合的参考用书。

由于这是一部多学科药物治疗学的系统丛书,缺乏编写经验,不足之处在所难免,恳请医药学界专家和读者、特别是广大临床药师评头论足,提出问题,找出差距,为修订编写二版打好基础。

我们衷心感谢各分册主编、编委和全体编写者的辛勤劳动和有关人士的热忱支持!

吴永佩　蔡映云

2016 年 4 月

《临床药物治疗学》丛书分册目录

序号	书名	分册主编
1	总论	吴永佩　蒋学华　蔡卫民　史国兵
2	感染性疾病	颜　青　夏培元　杨　帆　吕晓菊
3	心血管系统疾病	李宏建　高海青　周聊生　童荣生
4	呼吸系统疾病	蔡映云　吕迁洲
5	消化系统疾病	韩　英　高　申　文爱东　邹多武
6	血液系统疾病	缪丽燕　马满玲　吴德沛　周　晋
7	内分泌代谢疾病	母义明　郭代红　彭永德　刘皋林
8	神经系统疾病	钟明康　王长连　洪　震　吴　钢
9	肾脏疾病	史　伟　杨　敏
10	器官移植	陈　孝　王长希　刘懿禾　徐彦贵
11	肿瘤	于世英　杜　光　黄红兵
12	外科疾病	甄健存　廖　泉　蒋协远
13	妇产科疾病	赵　霞　张伶俐
14	儿科疾病	徐　虹　孙　锟　李智平　张　健
15	老年疾病	王建业　胡　欣
16	营养支持治疗	梅　丹　于健春

《临床药物治疗学》丛书编委会

顾　　问　桑国卫　樊代明　陈香美　周宏灏　赵玉沛　赫　捷
　　　　　高　强　曹荣桂　张宗久

总 主 编　吴永佩　蔡映云

副总主编　颜　青　韩　英　甄健存　钟明康

编 委 会（以姓氏笔画为序）

于世英　于健春　马满玲　王长连　王长希　王建业
文爱东　史　伟　史国兵　母义明　吕迁洲　吕晓菊
刘皋林　刘懿禾　孙　锟　杜　光　李宏建　李智平
杨　帆　杨　敏　吴永佩　吴　钢　吴德沛　邹多武
张伶俐　张　健　陈　孝　周　晋　周聊生　赵　霞
胡　欣　钟明康　洪　震　夏培元　徐　虹　徐彦贵
高　申　高海青　郭代红　黄红兵　梅　丹　彭永德
蒋协远　蒋学华　韩　英　童荣生　甄健存　蔡卫民
蔡映云　廖　泉　缪丽燕　颜　青

前　言

　　儿童是国家的未来，是民族的希望，儿童卫生保健是一个全社会高度关注的问题。儿童的健康状况决定了未来国民的健康状况，每个人在儿童时期的健康状况为其一生的健康奠定了基础，恰当地用药对于疾病的治疗、健康状况的提高无疑是至关重要的。儿童的脏器及生理功能均处于生长发育、逐渐成熟的过程，与药物代谢及排泄相关的脏器、神经系统、内分泌系统及心理功能等尚未发育完善，药代动力学及药效学特征都异于成人，且不同时期的儿童也不尽相同。

　　为了提升儿科药师的专业知识水平和参加多学科合作团队的临床药物治疗学能力，也为儿科医师提供更全面的临床药物治疗学专业知识，我们组织了来自全国十家著名的儿童专科医院及综合性医院的儿科临床专科专家、儿科药学专家共同编写了《临床药物治疗学——儿科疾病》分册。

　　本分册包括绪论和各系统用药共十五个章节，着重论述了儿童各系统常见内科疾病的临床药物治疗原则和方案。本分册每章均请专科临床医师与临床药师共同参与编写工作，充分体现了医学和药学专业互相融合互补的特点；此外，分册在介绍药物治疗方案的过程中，还通过临床典型案例药物治疗教学的方式，对各类治疗药物的特点进行比较，突出了实用性和实践性，对培养读者树立儿科临床治疗思维有所裨益。

　　本分册在文字和内容上虽经反复推敲，仍可能存在诸多问题及不足，诚望广大读者和同道斧正。

徐　虹　孙　锟　李智平　张　健

2016 年 4 月

目　录

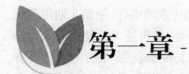

第一章

绪　论

随着儿科医学的发展,现代的药物治疗方法已显著提高了儿童的健康水平和生活质量,降低了5岁以下儿童的死亡率,药物在改善儿童乃至整个人类健康方面发挥着至关重要的作用。目前我国14岁以下的儿童人数约为2.22亿,占总人口的16.60%,儿科用药安全关乎每个家庭。药物治疗学是以临床疾病为基础,重点研究如何选择药物、如何设计调整给药方案及合理用药等临床实践相关问题。其基本原则是使患儿从药物治疗中获得最大的收益,而承担最小的风险。适当的药物治疗可以减少手术率、缩短住院日、避免疾病进展,从而降低医疗支出。

然而,不恰当的使用药物现已成为一个频繁而又复杂的问题,这种现象在儿童的药物治疗方面更为严重。长期以来,儿科用药主要为根据小儿体重、年龄或体表面积与成人的比例进行计算的经验用药,并且假设由此产生的药物效应会与在成人中观察到的相等,而实际上儿童的生长发育是一个非线性的动态过程,简单的公式难以准确估计儿童的用药量。临床用药需要掌握儿童生长发育与药物作用的关系,正确、合理地对儿童进行药物治疗。为达到这一目的,需要临床医师和药师相互配合,共同参与患儿的治疗,提供适当的药学服务,包括设计、执行、监控和评估的药物治疗方案,及时发现、解决和预防现实或潜在的药物治疗问题,改善患儿生存质量。

过去10年,随着儿童药物临床试验的开展,生长发育对药物的吸收、分布、代谢及排泄的影响有了更深入的理解。现今国内外一些机构已经开始对药物治疗学机制(包括分子水平、细胞水平和整体水平)、药物代谢及其动力学、药效动力学、发育药理学、定量药理学、药物基因组学及药物蛋白组学等进行更深入的研究,这些均有助于儿童药物治疗水平的进一步提高。

第一节　不同年龄儿童的药动学特征

一、胎儿的药动学特征

胎儿虽不是儿科用药的直接对象,然而孕妇往往为防治某种疾病而使用药物,故而胎儿的药动学(pharmacokinetics)特征也是儿童用药研究的一个组成部分。胎儿期细胞分化、组织器官的发育非常迅速,功能日臻完善,在孕初3个月内最易受药物影响。即使不使用药物,食物添加剂、化妆品、污染物、感染、射线等诸多因素也有可能影响胎儿,导致胎儿发育异常、畸变等。且孕期用药对胎儿产生的影响和后果可以延续到胎儿娩出以后,特别是 20 世纪 60 年代初,令世人震惊的沙利度胺(反应停,thalidomide)药害致畸事件,使胎儿期用药成为儿童安全用药关注的对象。母体内的药物主要通过胎盘转运、分布进入胎儿或消除。药物对胎儿的影响不但与药物性质、药理毒理作用有关,还与母亲-胎盘-胎儿的生理状况有关。哺乳期乳母用药,药物可以通过乳汁进入胎儿体内,与药物在乳腺、乳汁内的转运、分布密切相关,是被动用药。

(一) 胎盘药物转运的主要方式

与其他药物跨膜转运机制相似,药物通过胎盘的跨膜转运机制主要有以下几种方式。

1. 被动转运 被动转运的特点是药物转运的方向取决于浓度差,不消耗能量。

(1)单纯扩散(simple diffusion):大部分药物以单纯扩散方式通过胎盘,影响其转运的主要因素为药物的理化性质及母体、胎盘和胎儿的状态。药物从母体向胎盘的扩散速率取决于胎盘表面积、胎盘膜厚度和胎盘血流量。

(2)易化扩散(facilitated diffusion):又称载体转运,转运时需要一定的载体参与,所以有一定的特异性,即受饱和限速和竞争性抑制影响,不能逆浓度差转运,多见于葡萄糖等营养物质的转运,与药物转运关系不大。

(3)滤过(filtration):滤过是分子量较小的水溶性物质通过生物膜含水膜孔扩散转运。含水膜孔孔径很小,胎盘细胞膜孔直径约为 1nm,只允许水溶性小分子通过。

2. 主动转运 主动转运需要载体,特异性高,受饱和限速和竞争性抑制影响,需消耗能量,可以逆浓度差或电位梯度转运。目前对胎盘营养转运系统(氨基酸、维生素和葡萄糖等)研究较多,但对药物主动转运系统知之甚少。以主动转运方式通过胎盘的药物通常与内源性底物结构相似。

3. 特殊转运 某些物质在转运前需经胎盘代谢或转化后才能通过胎盘,到达胎儿体内再还原为原有物质。

(二) 影响胎盘药物转运的主要因素

胎盘是将母体血和胎儿血隔开的屏障,由羊膜、叶状绒毛膜和底蜕膜构成。中间层的绒毛膜是胎盘的主要功能部分,是胎盘循环的部位,起着母儿间物质交换和分泌某些激素的作用。胎盘屏障可阻止有害物质进入胎儿体内,起着保护胎儿的作用,药物需通过胎盘屏障才能到达胎儿体内,然而胎盘屏障并不牢固。影响药物通过胎盘转运程度的主要因素如下:

1. 胎盘因素

(1)胎盘的发育程度与药物转运:从受孕 13 天起,绒毛膜开始形成血管,子宫内膜螺旋动脉开始伸入绒毛间隙,到妊娠 4~5 周(即停经 2~3 周)胎盘循环开始建立并逐步完善,此时经母体给予任何药物都必须通过胎盘才能进入胎儿循环。随着孕期进展,绒毛膜数量增加,母儿间接触面积越来越大,临产时达到 $10m^2$ 左右。此外,胎儿血管与绒毛间隙组织的厚度也随着孕期进展而变薄,从妊娠初期的 $250\mu m$ 到临产时的 $3\sim6\mu m$,这有助于药物分子的扩散。故妊娠后期(27 周以后)大部分药物可通过胎盘到达胎儿体内。胎盘的成熟程度不同,其生物学功能亦有差异,影响对药物转运,一般情况妊娠中期转运较慢,孕初 3 个月和妊娠末期 3 个月转运较快。

(2)胎盘对药物的代谢:妊娠期胎盘含有某些药物代谢酶,可对某些药物进行代谢。主要有催化药物氧化的氧化酶,以及对内源性生物活性物质如肾上腺素、组胺、乙酰胆碱和一些多肽激素进行代谢的代谢酶。因此,胎盘组织本身可进行芳香族化合物的氧化反应,如羟化反应、脱甲基反应等药物代谢。虽然胎盘的代谢活性远小于母亲肝脏和胎儿肝脏,但对内源性物质如皮质激素等有重要的生物学意义。

(3)胎盘血流量:胎盘药物转运可受母亲胎盘血流量和胎儿胎盘血流量的影响。子宫收缩时,胎盘/子宫血液量减少,药物由母亲血循环通过胎盘进入血循环的量也减少。

2. 药物理化因素 药物通过胎盘转运的程度与速度,与胎盘的状况及药物在孕妇体内的药动学过程有关,但主要取决于药物的理化性质。

(1)药物的脂溶性和解离度:绝大多数药物以单纯扩散方式通过生物膜。药物分子由脂双层浓度高的一侧,通过物理扩散过程,向浓度低的一侧扩散,不与膜分子作用或耗用能量,亦不需载体。其转运速度与程度取决于药物在膜两侧的浓度和梯度、亲脂性、电荷性、分子大小等。弱酸和弱碱的解离程度与环境中的 pH 有关,从而药物分子所处环境亦可影响跨膜转运。

(2)药物分子大小:许多水溶性极性、非极性小分子物质在流体静压或渗透压的影响下,可以通过生物膜含水膜孔扩散转运,即滤过。各种细胞生物膜膜孔大小不同,红细胞、肠上皮细胞等多数细胞含水膜孔均较小,仅约 0.4nm,只允许水、尿素及其他小分子水溶性物质通过,分子量 >100～200 的物质难以通过这类膜孔。肠绒毛、肾小球以及某些毛细血管内皮细胞的膜孔较大,约 4nm,可允许较大分子,甚至白蛋白分子大小的物质有时也能通过。对胎盘而言,膜孔大小介于上述两者之间,约 1nm,多数药物的分子量在 250～500 之间,可以通过。而分子量在 500～1000 之间的药物就不易通过了。对分子量 >1000 者,几乎不能通过胎盘。

(3)药物与蛋白的结合程度:药物与血浆蛋白结合后,不易通过胎盘。因此某些与血浆蛋白结合率高的药物,如磺胺、巴比妥等就较难通过胎盘。

(三) 药物对胎儿的影响

胎儿期的特点是细胞分化、组织器官发育非常迅速,易受药物等诸多外界因素影响。胎儿各组织器官及细胞的分化时间有迟有早。一般来说,胚胎各器官的分化形成大约起始于妊娠的第 20 天,到妊娠 3 个月时组织器官形成。若在此期间给孕妇用药,就可能干扰部分胚胎组织的正常分化。任何一群分化中的细胞受到干扰时就可能进入与其他部分不相应的分化期。如胚胎继续发育,就会由于某一组织或器官不能正常发育而形成先天性畸形。在 14 周以后,组织器官分化大体完成,造成畸形的可能性相对较小,但此时胎儿仍在继续生长发育,若用药不当仍可能影响胎儿生长与功能发育,形成耳聋、失明、智力低下,甚至死胎等。产前用药,若分娩时胎儿体内药物未完全清除,胎儿娩出后即可继续受到药物作用,例如产前 3 小时内注射地西泮,产后 24 小时内胎儿血药浓度仍可高于母体血药浓度,从而引起初生婴儿吮吸力减弱、体温不升、窒息等。

二、新生儿的药动学特征

胎儿娩出后,便停止了与母体的直接联系,开始适应变化多端的宫外新环境。为了适应新环境,各个系统都必须经历巨大的解剖及生理变化,尤其是肺呼吸的建立、血循环的改变、消化和排泄功能的开始等,这一系列变化约需一个月,这段时期称为新生儿期。

新生儿除一般的口服、注射、吸入、外敷等给药途径外,尚有哺乳输入,初生数日的新生儿还可做脐带血管注射。

(一) 新生儿药物吸收

1. 胃肠功能对口服药物吸收的影响　新生儿出生后胃肠道迅速发生显著的生理改变:

(1)胃生理容量:出生后从第 1 天到第 10 天新生儿胃的平均生理容量(ml/kg)分别为 2、4、10、16、19、21、23、24、25、27;1 岁小儿为 45;成人为 60。由于新生儿幽门括约肌收缩力较强,贲门括约肌收缩力较弱,以致胃内容物在哭闹时易反流入食管而引起呕吐。胃仅表现为收缩而很少蠕动,胃排空时间长达 6～8 小时,因此主要在胃内吸收的药物,比预计的吸收更完全。

(2)肠道:新生儿肠道长度约为身长的 8 倍,幼儿则为 6 倍,成人为 4～5 倍。大、小肠长度之比新生儿为 1∶6,成人 1∶4。小肠主要表现为分节运动,主要在十二指肠中吸收的药物吸收延迟,出现作用较慢。

(3)胃液酸度:刚出生时,胃液 pH>6,24 小时内胃液酸度显著增加,pH 降为 1。因此在酸性环境中易失活药物此时不宜口服。随着胃酸分泌明显减少,出生后 10 天时基本上处于无酸状态,以后酸度又逐渐增加,到 3 岁时才达成人水平。因此,新生儿口服药物吸收的量较难预料。胃肠道吸收功能有较大个体差异。

2. 用药部位的血流对注射给药的影响　新生儿平均心率为 116～146 次/分。新生儿心输出量为 180～240ml/(kg・min),比成人多 2～3 倍,血流速度快于成人,循环一周仅需 12 秒,成人则为 22 秒。新生儿肌内或皮下注射后的吸收和成人一样,主要取决于注射部位的血流速度。新生儿由于肌肉组织较少,皮下组织相对量较大,血循环较差。当这些部位的灌注减少时,情况更为复杂,药物可滞留在肌肉中,吸收不规则,难以预料。药物蓄积于局部,灌注突然改变时,进入循环的药量可意外骤增,导致血药浓度升高而引起中毒。这种情况在应用强心苷、氨基糖苷类抗生素、抗惊厥药时尤为危险。静脉注射给药速度最快,药效也较可靠。

3. 皮肤或黏膜对吸收的影响　新生儿皮肤、黏膜、肺泡等相对面积(m²/kg)大于成人或年长儿,且黏膜娇嫩,皮肤角质层薄,故药物外敷后被动转运吸收速度较快。某些药物可以通过黏膜或皮肤途径给药,如小儿口服滴剂、口腔膜剂、喷雾剂、通过直肠黏膜吸收的栓剂、微型灌肠剂、通过皮肤吸收的贴敷剂以及经皮给药制剂等。新生儿黏膜血管丰富,药物吸收迅速,是一种方便的给药途径。某些外用药,如滴鼻剂、滴眼剂等可因透皮吸收较多而引起不良反应,特别是有炎症或破损时,如局部用药过多,可使药物因吸收过多而引起中毒。

4. 特殊给药途径　初生数日内的新生儿,必要时还可通过脐带血管内注射给药。某些药物,如红霉素可浓集于乳汁中,母乳中红霉素浓度较母亲血浆中的浓度高 4～5 倍。故必要时可通过哺乳给药。

5. 给药途径的选择　新生儿口服药物吸收差异很大,患病时口服吸收不可靠。肠黏膜炎症时,平时不吸收的药物也可能吸收,有文献报道个别患儿因口服新霉素而致聋。肌内注射或皮下注射有时吸收不恒定,应视具体药物选择给药途径。例如地高辛口服能充分吸收,而肌内注射吸收很慢;苯巴比妥口服吸收差而肌内注射吸收快;地西泮肌内注射、口服均能很好吸收。静脉注射给药快而可靠,故新生儿重症时宜静脉给药。

（二）药物分布与转运的影响因素

药物作用主要取决于靶器官中游离药物的浓度及维持时间的长短。药物的分布及转运与体液、组织血流量、药物蛋白结合率、体内脂肪含量、膜通透性等有关。特别是生理性水分布与蛋白结合率对药物分布容积关系更大，而这些因素新生儿与成人或年长儿有很大差异。

1. **体液** 新生儿体液总量一般约占体重的 80%，未成熟儿可达 85%。新生儿细胞外液占体重的 45%，约为成人的 2 倍，因此其间质液所含药物浓度将被稀释为成人的 1/2。细胞内液占体重的 35%，低于成人的 40%，故细胞内液药物浓度相对较高，最大时可较成人高25%。早产儿体脂肪含量低，仅占体重的 1%，亲脂性药物不能充分与其结合，血中游离药物浓度升高。一般药物的表观分布容积（V_d）在新生儿期往往相对较大，药物排泄亦较慢，血浆半衰期（$t_{1/2}$）亦较长，因此新生儿用药间隔时间应适当延长。新生儿细胞外液比例高，对影响水盐代谢和酸碱平衡的药物较成人敏感。

2. **膜通透性** 新生儿膜通透性高，血脑屏障功能低于成人。有些药物在脑组织和脑脊液中的分布较成人多，例如氨苄西林，对脑膜炎的治疗较为有利。

3. **药物与血浆蛋白结合率** 药物与血浆蛋白结合率是影响药物分布的另一重要因素。药物与血浆蛋白结合率取决于它们之间的亲和力（亲和常数）及血浆蛋白量。白蛋白是结合容量最大的血浆蛋白。一般新生儿有低蛋白血症，血浆蛋白含量较成人或年长儿低，足月儿为 37.6～37.9g/L，早产儿为 35.5g/L，且其与药物亲和力低，结合能力弱。由于游离型药物比例较高，故有较多药物透过生物膜进入组织，但一般只有游离型药物才表现药理作用。尽管新生儿血浆药物浓度正常或低于正常，但仍能导致更强的药理作用，甚至出现中毒。特别是一些蛋白结合率较高的药物，如苯妥英钠，按 4～8mg/(kg·d)给药，有效血药浓度为10～20μg/ml，成人游离药物浓度为 0.6～1.2μg/ml。假定该游离药物浓度产生合乎需要的作用，且无毒，如果用于新生儿，根据体重调整剂量，使总药物血浆浓度也为 10～20μg/ml，由于新生儿游离型药物占 11%，故游离苯妥英钠药物浓度可达 1.1～2.2μg/ml，这一浓度将可导致中毒。因此新生儿千克体重剂量应较年长儿或成人小一些。

4. **其他因素的影响** 新生儿易出现血清胆红素生理性升高，一般在出生后 2～4 天出现，称为生理性黄疸。也较易出现较高浓度的游离脂肪酸，且血 pH 稍低，它们也可置换与白蛋白结合的药物，使游离药物浓度明显增高，导致药理作用增强，甚至出现毒性。有些药物可与血清胆红素竞争白蛋白结合部位，将胆红素置换出来成为游离胆红素。新生儿血脑屏障功能不成熟，大量胆红素进入脑组织可引起胆红素脑病，例如磺胺类抗菌药物用于早产儿，预防脓毒症时，可能出现胆红素脑病。

（三）肝脏和酶系统的发育对药物代谢的影响

药物在体内的代谢（生物转化）是指原形药物随血流经过肝脏或其他代谢器官时，发生氧化、还原、水解和结合等反应，从而使药物化学结构改变，极性和水溶性增大而使药物易于排出体外的过程。肝脏是多数药物代谢的场所。肝脏血流量、血浆蛋白结合水平和肝脏药物代谢酶活性是影响肝脏代谢的主要因素。对于肝功能尚未成熟的新生儿而言，肝脏药物代谢酶活性是肝脏代谢的决定因素，其发育速度、发育模式及在肝细胞的分布和表达均对肝脏代谢有重要的影响。同样，新生儿肝脏药物代谢也分为Ⅰ相和Ⅱ相代谢。

1. **Ⅰ相代谢** Ⅰ相代谢中，细胞色素 P450（cytochrome P450，CYP450）对多数药物的代谢影响最大，另外还包括醇醛脱氢酶、酯酶和单加氧酶等。CYP 是血红素酶超家族之一，在药物代谢中发挥重要作用的主要包括CYP1A2、CYP2A6、CYP2B6、CYP2D6、CYP2E1和CYP3A4/7酶。CYP发育的速度和模式对新生儿和婴儿的治疗效果有重要的影响。而个体间的差异，如发育模式、基因多态性、潜在诱导/抑制活性使得CYP的成熟对新生儿和婴儿的药动学的影响更为复杂。大量文献报道，随婴儿CYP的成熟，半衰期缩短，肝脏对药物代谢能力提高。这些研究表明肝脏代谢途径在出生后发生迅速变化。目前，体外研究检测了单种CYP的成熟情况。这与体内研究结果一致，进一步揭示了单种CYP的成熟特征。同样，这些研究也揭示了CYP的成熟速度和发育模式，并根据CYP通常的活性发育模式将其归类。体外评估明确了胎儿中较低的CYP蛋白水平和活性（总CYP蛋白水平为成人的1/3）。这些数据与文献报道的胎儿肝脏代谢药物的能力相符。对于大多数CYP，胎儿活性水平仅为成人的一小部分，分娩促使其迅速发育。结论为，新生儿有部分肝脏生物转化能力，通常CYP随年龄的增长而完善，一般1年后达成人水平。

胎儿肝微粒体中CYP1A2活性可忽略不计。CYP1A2活性在出生后仍然很低，体外活性在1～3个月时可被检测到。在1岁之前，CYP1A2活性仅为成人的50%，1岁之后达成人活性水平。这种发育模式使得茶碱在新生儿中的半衰期较长，清除率较低。不成熟的CYP1A2发育阻止了茶碱的生物转化，导致茶碱在新生儿和婴儿体内的半衰期延长。只有1～3个月后，对茶碱的清除才会明显增加。这种随年龄变化的茶碱清除模式反映了在婴儿中体外CYP1A2活性的成熟。

胎儿不表达CYP2A6和CYP2B6活性。另外，出生后CYP2A6和CYP2B6的发育尚不清楚。这两种CYP只有在1岁后达成人水平。

CYP2C亚家族的作用底物十分广泛，包括抗癫痫药、非甾体抗炎药，华法林、奥美拉唑、甲苯磺丁脲、地西泮、普萘洛尔等，也包括一些内源性物质。胎儿和新生儿（＜1周）肝脏CYP2C活性有限。出生后1月，CYP2C迅速上升至成人的150%。随后1年内CYP2C活性逐渐下降，1岁后达成人水平。作为CYP2C亚家族的作用底物，地西泮代谢物尿中水平与体外CYP2C发育模式一致。新生儿表现为非常低的地西泮尿中代谢产物水平。然而，地西泮尿水平在婴儿体内显著增加。此后，代谢产物水平相对稳定，直至5岁。

CYP2D亚家族的同工酶CYP2D6参与多类药物的代谢，如三环或非三环类抗抑郁药、β受体阻断剂、抗心律失常药、阿片类药物等。胎儿肝脏低水平表达CYP2D6活性。出生后，CYP2D6活性显著增加。出生后1个月内，CYP2D6活性约达成人的30%，1岁前发育成熟。关于新生儿和婴儿CYP2D6作用底物的肝清除体外评估尚缺乏数据。

CYP3A亚家族是肝脏中表达最丰富的CYP。CYP3A4是成人肝脏最主要的酶，而胎儿肝脏首要表达CYP3A7。尽管CYP3A4和CYP3A7在核苷酸序列上有95%的相似度，但这两种CYP3A具有底物特异性。目前对CYP3A7的研究较少。胎儿肝脏代谢各种各样底物的能力表明CYP3A7与CYP3A4的作用底物有重叠。CYP3A蛋白水平在发育过程中相对稳定。胎儿肝脏CYP3A7活性水平较高，CYP3A4表达有限（约为成人的10%）。CYP3A7活性在分娩后1周达峰值，继而在1年内迅速下降。成人肝脏可能仅表达胎儿的10%。出生后，CYP3A4活性水平增加，而CYP3A7活性降低。CYP3A4活性在生后1个月内达成人的30%～40%，1岁前达成人水平。对CYP3A7的研究较少，因而对CYP3A7和CYP3A4转化的药动学结果知之甚少。然而，一些研究表明新生儿和成人在消除已知的CYP3A4作用底物存在相当大的差异。如早产儿和足月新生儿消除CYP3A4作用底物咪达唑仑的能力较差,3 个月大时消除能力为新生儿的 5 倍。这些数据表明咪达唑仑并非 CYP3A7 的有效作用底物。

2. Ⅱ相代谢　Ⅱ相代谢又称结合反应,其主要目的在于增加内源性和外源性代谢物的水溶性,使其易于排出体外。一般来说,Ⅱ相代谢酶表达方式和催化效率随儿童生长发育而不断改变。这些变化对新生儿和小婴儿体内药物代谢有重要的影响。一般来说,新生儿较弱的结合能力会导致外源性和内源性物质的排出延迟,易在体内造成蓄积。重要的Ⅱ相代谢酶包括葡糖醛酸转移酶、磺基转移酶、谷胱甘肽-S-转移酶和 N-乙酰基转移酶。

（四）肾功能对药物排泄的影响

肾排泄是药物排泄的主渠道。新生儿肾脏重量约占体重的 1/125,肾小球数目与成人相等,但肾小球直径约为成人的一半;肾小管长度仅为成人的 1/10,肾小管发育差,毛细血管小且分支少。由于发育不成熟,肾功能差,肾有效血流量按体表面积换算只有成人的 20%～40%;肾小球滤过率足月儿为每分钟 5～7ml,早产儿为每分钟 3～5ml,远低于年长儿和成人,按体表面积换算,仅为成人的 25%～40%;新生儿肾小管排泌功能很低,为成人的 20%～30%。新生儿肾清除率远低于成人。因此主要由肾小球滤过排泄的药物如地高辛、庆大霉素等,肾小管排泌的药物如青霉素等的消除显著延长。例如新生儿的氯霉素 $t_{1/2}$ 为 25 小时,而成人为 4 小时,其清除率仅占成人的 30%～40%。早产儿对青霉素类的清除,按体表面积计算仅为 2 岁小儿的 17%。总清除率直接依赖于肾功能的地高辛,当肾小球滤过率降低时可致地高辛蓄积。一些以肾排泄为主要消除渠道的药物由于在新生儿清除率降低,$t_{1/2}$ 延长,血药浓度较高,使药物有效作用时间延长而可能引起蓄积中毒。这类药物包括氨基糖苷类、林可霉素、磺胺嘧啶、复方磺胺甲噁唑、甲氧苄啶、异烟肼、地高辛、毒毛花苷 K 等。

（五）对药物的反应

实验证明,不少药物对新生动物的毒性大于较成熟动物。对人体,某些毒性反应对新生儿较成人明显,例如过量水杨酸盐可引起代谢性酸中毒,而成人时很少见到。新生儿对吗啡耐受性差,较易出现呼吸抑制,对洋地黄耐受性也较低。新生儿期应用某些药物时可能产生的不良反应如下:

1. **高胆红素血症**　新生儿胆红素与白蛋白结合不牢固,某些药物可夺取白蛋白,使游离胆红素增高,在血清总胆红素水平不太高的情况下发生高胆红素血症甚至胆红素脑病。竞争力最强的有新生霉素、吲哚美辛、维生素 K$_1$、毛花苷 K、地西泮等,较强的有磺胺类药物、水杨酸盐、苯甲酸钠、咖啡因等,较弱的有红霉素、卡那霉素、氯丙嗪、肾上腺素等。这类药在新生儿有黄疸时应慎用甚至禁用。

2. **高铁血红蛋白血症**　新生儿高铁血红蛋白还原酶活性低,某些有氧化作用的药物可能引起新生儿高铁血红蛋白血症。例如磺胺类、氯丙嗪类、对氨基水杨酸盐、苯佐卡因、非那西丁以及其他硝基化合物。

3. **溶血**　有先天性葡糖-6-磷酸脱氢酶缺乏的新生儿,可在某些药物（氧化剂）作用下引起溶血。这类药包括维生素 K$_1$、抗疟药、磺胺类、呋喃类、对氨基水杨酸、阿司匹林、非那西丁、氯霉素、新生霉素等。

4. **其他可能对新生儿产生不良反应的药物**　氢氯噻嗪能抑制碳酸酐酶活性,影响新生儿呼吸暂停的恢复,并能使游离胆红素增加,还具有光敏作用,故新生儿应禁用。有的外用药物,如新霉素软膏、硼酸、乙醇等可通过皮肤吸收,1%阿托品滴眼液、萘甲唑林滴鼻剂等可

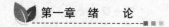

通过黏膜吸收，可引起新生儿中毒。

（六）药物与母乳喂养

一般认为母乳中药物浓度不高，但新生儿肝、肾功能相对不健全，有可能发生药物蓄积，且新生儿血浆中蛋白浓度较低，没有足够的血浆蛋白与药物结合，且新生儿部分血清蛋白为结合力较低的胎儿蛋白，游离药物浓度相对较高，因此给哺乳母亲用药前，必须考虑药物对婴儿安全的影响。一般可以直接给婴儿应用的药物也可以给母亲应用，而给母亲应用的药物婴儿通常不用。必须用时需查找此药在乳汁和婴儿血中浓度的资料作为用药依据。如缺乏资料，母亲用药期间最好考虑暂时人工喂养，否则需密切观察婴儿有无中毒症状。在母亲有效治疗的同时，为减少对婴儿的危险，可采取如下措施：

1. 避免在血药浓度高峰期间哺乳。

2. 用单剂疗法代替多剂疗法。

3. 选用短效药物或其他较安全药物，例如母亲泌尿道感染时不用磺胺而改用氨苄西林代替等。

三、婴幼儿的药动学特征

婴幼儿期包括从 1 个月至 3 岁的儿童。此期儿童体格发育显著加快，各器官功能渐趋完善。从体重看，除初生数日呈生理性下降外，前 3 个月以平均每周 200～250g，即每月 800～1000g 的速率增加，3～4 个月时约为初生时的 2 倍。以后渐慢，3～6 个月平均每月增重 500g，6～12 个月平均每月增重 250g，1 周岁体重约为初生时的 3 倍，2 周岁约为 4 倍。这一时期生长迅速，要密切注意有些药物通过不同机制影响儿童发育，如四环素类药物、类固醇、某些含激素的制剂等。还须警惕某些中枢抑制性药物对智力的损害。婴幼儿对药物的毒性反应或过敏反应可以是明显的或不明显的，特别是中枢神经系统的毒性。例如氨基糖苷类药物在婴幼儿体内很难反映出药物早期中毒的指征。一旦听神经受损，会导致聋哑，终身残疾。使用这类药品，要严格掌握指征，必要时应进行血药浓度监测。

（一）药物吸收

婴幼儿对药物吸收与成人不尽相同。口服药物的吸收与胃肠道生理特点有关，婴幼儿胃内酸度仍低于成人，3 岁左右才达成人胃液的 pH 水平。胃容积 1 岁时已达 40ml/kg 左右，仍小于成人。到 6～8 个月胃肠才有蠕动，胃排空时间较新生儿缩短，十二指肠的药物吸收速度快于新生儿。婴幼儿吞咽能力较差，吞服片剂有一定困难，且大多不愿服药。片剂口服不慎可误入气管，可以用糖浆剂、合剂等代替片剂。注意色、香、味等以克服婴幼儿用药不合作情况。注意喂药时药物的泼洒、量取误差等实际问题。对危重患儿，为及时达到有效血浓度，宜用注射方法给药。婴幼儿期还易发生消化功能紊乱，要注意与急慢性胃肠炎、药物引起的腹泻等反应的区别。

（二）药物分布

儿童的体液总量从新生儿期体重的 80％，1 岁时降为 70％，仍高于成人的 55％～60％。细胞外液新生儿期为 45％，6 个月时为 42％，1 岁时为 35％，均高于成人的 20％，水溶性药物在细胞外液浓度被稀释。新生儿脂肪含量随年龄增长而有所增加，幼儿脂溶性药物分布容积较新生儿期大。婴幼儿体液调节功能较差，细胞外液比重又大，其水和电解质代谢易受疾病及外界影响。要注意脱水时可影响药物的分布和血浓度。婴幼儿血脑屏障功能仍较差,某些药物可进入脑脊液。

(三)药物代谢

婴幼儿期药物代谢的主要酶系肝线粒体酶、葡糖醛酸转移酶的活性已趋成熟。特别是使药物和葡糖醛酸结合的酶的活性,其在胎儿期缺乏,新生儿期日趋完善,而婴幼儿期已达成人水平。由于婴幼儿期肝脏的相对重量增加,新生儿期为 3.6%,6 个月为 3.9%,1 岁时达到 4%,约为成人的 2 倍。因此,幼儿药物的肝代谢速率高于新生儿,亦高于成人,使很多以肝代谢为主要消除途径的药物 $t_{1/2}$ 短于成人。

(四)药物排泄

婴幼儿期肾小球滤过率和肾血流量迅速增进,6～12 个月可超过成人值,肾小管排泌能力在 7 个月～1 岁时已接近成人水平。肾脏占全身的比例,婴幼儿期为 0.7%,1～2 岁为 0.74%,高于成人的 0.42%。

由于婴幼儿药物肝代谢速率与肾排泄快,一些以肝代谢为主渠道消除的药物总消除速率也较成人快,使不少药物 $t_{1/2}$ 短于新生儿,如磺溴酞 $t_{1/2}$ 新生儿为 9.6 分钟,幼儿为 5.5 分钟,又如卡那霉素等半衰期均短于成人。

(五)对药物的反应

婴幼儿期对药物的毒性反应不明显,特别要注意氨基糖苷类(耳肾毒性)、四环素类(抑制骨生长,损害牙釉质钙化并使牙齿黄染)和喹诺酮类(影响软骨发育)药物等。婴幼儿对吗啡类镇静药耐受性较差,呼吸中枢有明显抑制作用,故不用或必要时慎用。婴幼儿呼吸道较窄,炎症时黏膜肿胀,渗出物增多,较易堵塞气道。因此呼吸道感染时,应多用祛痰药,少用镇咳药,特别是中枢镇咳药。婴幼儿腹泻时不宜过早使用止泻药,以免肠内毒素堆积,引起全身中毒症状。

四、药物对学龄期儿童的影响

学龄前期和学龄期儿童的生理特点是体格发育较前缓慢。学龄期儿童末期由于内分泌的改变,生长发育特别快,第二性征开始出现,进入青春发育早期。

学龄期正处于生长发育的特殊阶段,因此对影响神经、骨骼发育和内分泌的药物特别敏感。长期服用中枢神经抑制剂可造成中枢神经的损害;长期服用肾上腺皮质激素可严重影响儿童生长发育,引起儿童肾上腺皮质功能不全或萎缩;长期使用雄激素可使骨骺闭合过早,影响儿童生长,甚至使男童性早熟,女童男性化。并且,这一阶段的儿童本身就是用药依从性不好的群体,忘服、漏服、擅自减药、停药等现象时有发生。因此,家长必须重视,按医嘱及时给儿童用药,注意观察疗效及不良反应,如抗癫痫药物的使用。约 80% 的癫痫患者于儿童期起病,其治疗是一个长期的给药过程。而抗癫痫药物的血药浓度与其毒副反应密切相关,药量不足或超量都可能使症状不能控制,超量还可导致症状频繁发作或加重,对儿童的身心健康造成伤害。

这一阶段的儿童体内酶系基本发育成熟,可以处置药物,但某些药物对具有特异质的儿童可产生严重的特异质反应。如有特异质的儿童服用异烟肼后于体内代谢缓慢,血药浓度偏高,易导致多发性外周神经炎;红细胞内缺乏葡糖-6-磷酸脱氢酶的儿童服用伯氨喹易引起溶血反应。因此,必须熟悉药物使用方法及注意事项,以便采取必要的措施。

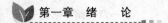

第二节 儿童用药的基本原则与个体化用药

一、儿童用药的基本原则

(一) 注重选药方法,避免儿科毒性

儿科临床强调综合疗法,药物治疗是综合疗法中最关键的一环。除根据病情选药外,应根据药物疗效、毒副作用、药动学特征等选药。新药选用要特别慎重,因为虽然在成人临床试验中效果肯定,但儿童反应可能与成人完全不同。如抗癫痫新药苯丙氨酯,对成人癫痫安全有效,但可引起儿童肝坏死和再生障碍性贫血。喹诺酮类药物如环丙沙星等,是抗感染良药,但可影响儿童软骨发育,故该类药物需避免用于 18 岁以下未成年人。

(二) 儿科剂型繁多,适当用药最重要

由于儿科药物制剂规格多,批量小,成本高,利润低,影响了生产厂家与经营者的积极性,因此,儿童用成人药物的现象比较普遍。成人药物用于儿科患儿所致的问题很多,例如分剂量操作麻烦,很难准确掌握剂量,有些特殊剂型如某些缓控释制剂不宜分剂量使用等。因此,为患儿提供适用药物已引起了药学研究人员的普遍重视。

在可选择的情况下,应选用适合儿童疾病和心理特点的药物制剂,如彩色片剂、果味片剂、味感好的粉剂、糖浆、针剂、缓释片和控释片等。药物剂型和用药方式,决定着实际用药量。如地高辛酏剂是醇溶液,药物分子均等溶于其中,用时不需摇匀,而混悬剂中含未溶解的药物颗粒,给药前必须充分摇匀,否则瓶内药物浓度越来越高,相同容积的药物含量越来越大。

(三) 儿童不是小大人,剂量计算应慎重

一百多年以前美国儿科学之父 Abraham Jacobi 就认识到,儿童用药不同于成人,不仅仅是简单认为药物剂量低于成人,而是有其独立的用药范围及水平。临床上我们有许多方法来计算儿童的用药量,如根据年龄或体重或体表面积来计算,具有一定的局限性,并且假设由此产生的药物效应会与在成人中观察到的相等,忽略了儿童对药物的处置能力(如肝药酶和血浆蛋白的数量和质量、肾单位的成熟度等)与成人存在的差异,以及由此引起与成人不同的药物不良反应和死亡。具体剂量的计算方法将在下文提及。

(四) 用药途径多样,儿童安全排第一

儿童常用的给药途径有吸入、口服、静脉滴注、静脉注射、肌内注射、皮下注射、直肠给药等。根据不同给药途径的生物利用度和临床目的掌握给药途径,在口服给药可以满足疾病需要的情况下患儿应尽量口服用药,如病情危急或存在其他不宜口服的因素时可采用其他途径。由于目前缺乏儿童专用的注射剂,成人注射剂用于儿童的现象较为普遍,而成人注射剂中的辅料如苯甲醇等可对儿童造成安全隐患,因此应尽量避免儿童注射剂的过度使用。

(五) 给药频次差异大,根据特点选择时机

根据药物理化性质和消除半衰期确定给药次数和时间,儿童尤其是新生儿和小龄儿童由于肝脏、肾脏等药物的代谢排泄器官发育不完全,其半衰期与成人相比常有较大差异,应根据其出生时胎龄、生后日龄、体重等因素选择适宜的给药频次。

不同的药物,应根据其特点选择适当的给药时机。利尿剂和泻药宜早餐前服,驱虫药宜空腹服用,健胃药、抗酸药、收敛药、利胆药应饭前服用。对胃肠道有刺激性的药物,如水杨酸类、奎尼丁等药物宜饭后服,铁剂宜在两餐之间服用。肾上腺皮质激素有时间特点,早上8点服用可减轻药源性肾上腺功能减退。

二、常用儿科用药剂量的计算方法

(一)已知千克体重剂量的药物

许多儿科常用药物的儿童与新生儿千克体重剂量是已知的,可以在本书或其他有关文献中查得。对这类药物剂量的计算,比较简单,以千克体重剂量乘以体重数即可。这种方法比较方便、实用,是目前最常用的方法。需要注意如下问题:

1. 体重的估算 进行实际称量,结果准确,故为临床所常用。但对大多数门诊患儿,特别在冬季时由于脱衣不便,实施称量有一定的困难,可依据患儿年龄,按照公式对体重进行估算。

2. 千克体重剂量的选择 有些药物用途或给药途径不同,千克体重剂量可能不同,需根据用药目的、给药途径选择相应的千克体重剂量。有些药物,千克体重剂量可在一定范围内进行选择,一般情况可选择中间平均值计算所需剂量。计算结果不一定是整数,为了方便用药需根据该药物制剂规格,稍加调整。年长儿,特别是学龄儿童,算得的剂量往往稍微偏高,可采用千克体重剂量偏下或下限值。有时算得的剂量可能比成人剂量还大,实际给药时不得超过成人剂量。幼儿按千克体重剂量计算所得结果,往往稍微偏低,可采用千克体重剂量偏上或上限值计算。此外,还需结合临床经验或病情适当增减,例如营养不良,对药物敏感性增加,应酌情减量,Ⅰ度营养不良者减 $15\%\sim25\%$,Ⅱ度减 $25\%\sim40\%$。有时尚需考虑小儿的合作情况、溅洒等实际问题,量取误差,考虑实际上能达到的用量。有些药物,其千克体重剂量在不同的文献中有一定出入,可能是由于不同的研究所用工作方法不同或个体差异,导致所得结果不同。或者是随着用药经验的积累,研究工作的深入,对原有剂量或引自国外的资料进行了修正,可进行比较研究后选用,一般情况可多考虑以近期国内权威性的文献为准。必要时可测血药浓度后选择。

(二)根据成人剂量折算

新药或其他缺乏儿童或新生儿千克体重剂量资料的药物,一般根据成人剂量折算。研制中的新药,需进行小儿药物临床研究时,一般在成人Ⅰ期试验后先确定成人剂量,再按体表面积来折算小儿剂量,毒性反应大的新药酌情减量。其他药物,折算方法较多,将主要者介绍如下:

1. 按年龄比例根据成人剂量折算 根据年龄按比例由成人剂量折算小儿剂量的方法,由于个体差异,有较大差距,计算方法比较粗糙,仅适用于一般药物的计算,初次应用,剂量宜偏小,并可视药物性质、患儿情况适当调整。

2. 按体重比例由成人剂量折算 按体重比例折算方法,可适用于从新生儿至成人。但该方法也较粗糙,仅适用于一般药物的计算。计算结果对幼儿往往偏小,使用时应结合具体情况适当调整。

3. 按体表面积折算 按体表面积折算更能反映全身体液和细胞外液之间的关系,是一种较为合理的计算方法,可适用于各年龄包括新生儿及成人的整个阶段。

按体重折算剂量与按体表面积折算剂量存在一定差异。千克体表面积(SA/kg)新生儿为 0.065,3 个月为 0.056,约为成人(0.027)的 2 倍,故按体重与体表面积折算幼婴儿剂量,两者几乎可以差 1 倍。体表面积法计算小儿剂量,一般认为比较合理,但体表面积计算起来比较麻烦,其前提是需要准确的小儿体重与身高数。实际工作中,对每一患儿特别是门诊患儿测量体重与身高,较难做到,不然亦只能根据年龄估算,所以按体表面积计算剂量并不方便,故临床上目前仍然较普遍采用按千克体重剂量计算剂量。

4. 其他 有些药物剂量适应幅度较大,如复方甘草合剂、枸橼酸哌嗪、硫酸镁等可按岁数递增。有些药物,如助消化药、蓖麻油等仅分婴儿与儿童剂量,有些药物的剂量对整个儿童期都一样,如甲苯咪唑、大蒜素等,甚至和成人一样。有的药物应用目的不同,剂量亦不同,如阿司匹林。有的根据病情,剂量有所不同,肾功能受损时,应根据受损程度减少剂量,所以,计算药物剂量时应根据具体情况进行分析,根据小儿生理特点、病情轻重、药物作用及适用范围,结合临床经验,酌情运用,不应千篇一律。

三、儿童血药浓度监测

在儿童中进行治疗药物监测(therapeutic drug monitoring,TDM),可有效监督临床用药,确定最佳治疗剂量,制订给药方案,提高药物疗效并减少不良反应的发生。治疗药物监测的基本假设是血浆总药量浓度与剂量、循环中未结合药物浓度以及靶点未结合药物浓度均相关联。临床监测的药物浓度通常包括结合和未结合药物,而有活性部分是未结合的部分。治疗药物浓度监测的主要目的是获得有效治疗浓度和避免中毒。然而药物的浓度范围不能绝对地反映有效的治疗,应将患儿的反应,而非药物的浓度范围作为治疗的终点。

1981 年原北京医科大学根据抗癫痫药物 TDM 结果调整给药方案,使小儿癫痫完全控制率由 39.2% 提高到 78.9%,难治性小儿癫痫完全控制率提高到 55.7%,从而引起了儿科医药界对 TDM 的重视与兴趣,并迅速在儿科领域推广。随着 TDM 方法学的进展,TDM 的测定方法已从 20 世纪 50 年代后期的比色计和分光光度计测定,发展到采用高效液相色谱法、气相色谱法、荧光偏振免疫法、放射免疫法以及酶免疫测定法等多种监测方法。测定标本涉及血液、唾液、尿液等。目前在我国儿科领域常用的 TDM 监测品种主要包括强心苷类、抗癫痫药、抗哮喘药、抗菌药物、抗肿瘤药物以及免疫抑制剂等。

四、儿童药物不良反应和药源性疾病

(一)开展儿童药物不良反应(adverse drug reaction,ADR)监察

药物治疗的安全性是首要因素,因此,不良反应的收集与上报工作也是药学工作的一个重要方面。据世界卫生组织(WHO)公布,世界各国住院患儿发生药物不良反应的比例为 10%～20%,其中 5% 的患儿死于严重药物不良反应。与成人相比,儿童面临着更大的药物治疗风险。

目前北美和欧洲对儿童药物不良反应的监测和上报系统已较成熟和规范,儿童药品不良反应可通过监测协作网的形式上报和分享。相对而言,我国药物不良反应监察工作起步较晚,儿童 ADR 监察工作开始于 1988 年,在复旦大学附属儿科医院内科作为试点,对 1662 例住院患儿进行为期 1 年的药物不良反应流行病学研究,结果表明 ADR 发生率为 15.46%。因此医药护人员均应积极参与儿童药品不良反应的监测和上报,其中药师还应对其他医护人员进行药学宣教,提高治疗团队对不良反应的重视程度和识别能力,促进儿童不

良反应的上报和收集工作的开展。

（二）儿童药源性疾病（drug induced disease）

在治疗过程中，药物对儿童的过度暴露会产生不良影响。住院患儿药物错用或药物不良反应的风险率（91%）远高于其他人群。临床评价显示这些错误中 16% 可能危及患儿生命，同时这些错误中 90% 是可以预防的。导致药物相关疾病和死亡的原因十分复杂。由于对药物在儿童中可能诱发的药源性疾病认识不足，常常导致临床第一反应是先纠正未认识的药物诱导性疾病并进行进一步药理学治疗。这也反映了人们期望药物治疗通常是有效、安全的。但 Aranda 及其同事却提出反对观点。对儿童的治疗需要特别谨慎，同时要对未曾研究过的药物治疗所产生的疗效和潜在的致病率、致死率进行权衡。历史中一些药物导致的儿童疾病加重和致死的例子应成为儿科医务工作者的长期警示。

氯霉素（chloramphenicol）在 20 世纪 40 年代开始被使用，并被报道对沙门菌感染包括儿科患者有较好的疗效。对体重＜15kg 的患儿，药厂推荐剂量为 50～100mg/（kg・d）。1959 年，当 Sutherland 报道了 3 例大剂量（每日 230mg/kg）应用氯霉素而导致新生儿猝死的病例前，该药物被认为是"高耐受和无毒性"。同年，Burns 及其同事进行了一项对照试验，结果让人担忧。他们用四种方法治疗新生儿败血症：①无任何治疗；②单用氯霉素；③青霉素加链霉素；④青霉素、链霉素和氯霉素。结果：接受氯霉素治疗组（100～165mg/（kg・d））即组 2 和组 4，总死亡率分别为 60% 和 68%，而另外两组即组 1 和组 3 总死亡率分别为 19% 和 18%。这些应用氯霉素导致死亡的新生儿均有一系列相似的临床表现和体征，称为"灰婴综合征"。主要表现为腹胀，伴或不伴呕吐，外周循环衰竭，发绀，血管收缩功能丧失，不规则呼吸，并在出现上述症状的数小时内死亡。Weiss 及其同事（1960 年）认为新生儿"灰婴综合征"是因为氯霉素剂量超过 100mg/（kg・d）（年长儿的常用剂量）后，由于药物在新生儿体内半衰期较长，导致氯霉素在患儿体内高浓度积蓄。他们建议小于一个月的足月儿最大剂量为 50mg/（kg・d），早产儿量减半，并密切监测氯霉素血药浓度。

氯霉素对新生儿毒性反应的发现和解释说明了儿科药理学的几个重要方面。氯霉素在年长儿和成人中被认为是高耐受的，因此类推到新生儿也被认为是无毒性的。氯霉素在新生儿中疗效相当显著，所以未经过药动学研究就使用了更高的剂量。氯霉素需和葡糖醛酸结合才能被清除，而催化此作用的葡糖醛酸转移酶在新生儿体内尚未发育成熟。1959 年，Burn 及其同事通过设计合适的对照组试验，证实了未预料到的结果：每日给予 100～165mg/kg 氯霉素可导致新生儿死亡。事实上，因为最有效的抗生素治疗组和无抗生素组的治疗死亡率一致，研究人员提前中断了抗生素的预防治疗。在儿童中使用其他药物也应作类似的药理学比较，用更少的药物、更低的剂量达到更加安全有效的治疗目的。

第三节　儿科药物治疗的新进展

一、遗传药理学和药物基因组学

人类基因组计划描述了药物代谢中涉及的许多酶，并确定了能够改变蛋白质活性的遗传变异，其中有许多是由单核苷酸多态性（single nucleotide polymorphism，SNP）引起的。药物代谢酶和药物转运体的遗传变异在一个特定的个体中可以产生显著影响。在成人以及儿童患者中,通过对遗传药理学和药物基因组学的研究,了解药物的体内过程,尤其是药物的代谢和消除,可以有效避免很多药物不良反应的发生。此外,因为许多药物代谢酶系在生命的最初几年是一个不断成熟的过程,所以有时候很难确定是遗传变异还是生长发育程度所导致的药物代谢差异。由简单的体重或体表面积指数进行药物剂量调整并不能完全弥补新生人与成人之间的差异。即便是成年人中,相同药物的消除速度都可以有几倍的差异,而在儿童人群中,这种差异的原因更加难以判断。

其中一个典型的例子是Ⅰ相代谢酶CYP3A4,说明了CYP同工酶的几个重要特点。出生时该酶以胎儿形式(CYP3A7)存在,在生后的最初几个月逐渐下降,至1岁时由成人形式CYP3A4完全替代。然而,这些变化不是线性的,所以很难通过年龄做出准确的剂量调整。不同的酶成熟需要几个月至几年不等。在胎儿期CYP的数量逐渐增加,不管胎龄如何,并在出生后呈现爆发性增长的趋势。药物相互作用影响CYP同工酶活性。大环内酯类抗生素如红霉素,克拉霉素,唑类抗真菌的药物,如氟康唑,抑制CYP3A4活性。这些药物可以减少CYP3A4对一些底物的代谢,如芬太尼或咪达唑仑等,如果不根据情况调整剂量,可能会导致药物毒性反应。相反,CYP3A4的诱导剂,如利福平和苯巴比妥,可以增加其他药物的代谢,降低药物血药浓度,从而降低药效。

这些酶个体差异大,而且受遗传基因影响大。酶DNA通过星号标注SNP位点,如CYP2C9 * 1,这些SNP可以改变蛋白质的结构,减少酶活性或使酶完全失活。大多数CYP同工酶基因的SNP位点已确定,第一个获得确认的是*CYP2D6*基因的多态性,它可以影响人体对异喹胍的代谢(Leeder 和 Kearns,1997 年)。有些单核苷酸多态性存在种族差异。例如,50%以上的亚洲人*CYP2D6*基因存在一种可以减少酶活性的基因突变,导致可待因,吗啡的镇痛的效果更强。通过对特定CYP同工酶的研究,使我们更加了解酶的成熟过程以及在药物动力学中发挥的作用。对CYP同工酶的成熟程度以及存在形式的研究,将有助于更好地理解人体药物代谢过程,为剂量调整提供依据,以提高药物治疗效果。

二、群体药动学

大多数在新生儿的药动学研究受标本血液量的限制。要安全地进行药物动力学研究,群体药动学这种研究方法很有价值,特别是因为这种方法可以适用于血样采集不均衡时的临床研究。应用人口学的方法描述所有纳入患儿的药物浓度-时间曲线,一方面通过对单个入组患儿的研究得出个体的药动学参数,另一方面通过对全体入组患儿的研究得出群体参数。群体药动学方法可以减少每个入组患儿的采样点数。例如,一组28~32周的早产儿在1、4和12小时抽取样本,而另一组28~32周的早产儿在0.5、2和8小时抽取标本。然后把这两组类似的患儿合并进行分析,就可以在从每一个患儿的血液采样有限的情况下完成药物动力学特点的研究。

此外,允许患儿协变量的存在可以更好地解释纳入个体的差异,典型协变量包括胎龄,性别和疾病类型等,进一步分析还可以评估任一协变量在差异中所作出的贡献。这些协变量可以有利于更好地了解儿童在不同情况下的药动学变化。

(徐 虹 李智平)

参 考 文 献

1. Kearns G,Abdel-Rahman S,Alander S,et al. Developmental pharmacology:drug disposition,action,and therapy in infants and children. N Engl J Med,2003,349(12):1157-1167.

2. Koda-Kimble MA,Young LY,Kradjan WA,et al. 王秀兰,张淑文主译. 临床药物治疗学. 8 版. 北京:人民卫生出版社,2006.

3. Bartelink H,Rademaker M,Schobben A,et al. Guidelines on paediatric dosing on the basis of developmental physiology and pharmacokinetic considerations. Clin Pharmacokinet,2006,45(11):1077-1097.

4. Giacoia P,Taylor-Zapata P,Zajicek A. Drug studies in newborns:a therapeutic imperative. Clin Perinatol,2012,39(1):11-23.

5. Choonara I,Conroy S. Unlicensed and off-label drug use in children:implicationsfor safety. Drug Saf,2002,25:1-5.

6. Ali ZK,Kim RJ,Ysla FM. CYP2C9 polymorphisms:considerations in NSAID therapy. CurrOpin Drug DiscovDevel,2009,12(1):108-114.

7. Mould DR,Upton RN. Basic concepts in population modeling,simulation,and model-based drug development-part 2:introduction to pharmacokinetic modeling methods. CPT Pharmacometrics Syst Pharmacol,2013,2:e38.

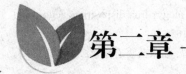

第二章

营养评估与营养治疗

第一节　营养状况的评估

营养是保证儿童健康成长的基石,低营养储备、生长对营养的高需求和神经系统的快速发育使儿童成为最容易受到营养不足威胁的人群。了解儿童的营养及营养需求的特点,对儿童的营养状态进行正确的评估,有利于在疾病治疗过程中进行合理的营养支持,指导家长进行正确的喂养,不仅对正常儿童生长发育有重要作用,对疾病儿童的康复也有积极影响。

个体的营养评价,主要通过体格测量指标评价、病史询问及体格检查、膳食调查和相应的实验室检查综合评判机体的营养状态,对于说明个体营养素摄入是否充足、各种原因的营养不良、肥胖、微量营养素缺乏等临床营养问题管理有重要意义。

一、体格测量常用指标及体格评价方法

儿童用于营养评价的体格指标常用的有:体重、身高、上臂围、身高的体重、体质指数(body mass index,BMI)和皮褶厚度。体重是身体所有组织器官体液重量的总和,是反映营养状况最常用的指标;身高表示线性生长量,主要反映骨骼的生长;上臂围是骨骼、肌肉、皮肤和皮下组织皮下脂肪的综合测量值,在无条件测量身高体重的情况下,可以用来评估 5 岁以下儿童的营养状况;皮下脂肪的厚度可以用皮褶厚度来表示,测定皮褶厚度最常用的部位是腹壁、肩胛下和上臂内侧皮下脂肪。数据的准确性必须有准确的测量工具、统一的方法、受过专门训练的测量者和准确的记录作为保证。

个体的体格测量值获得后要选择合适的参照值做比较,参照值分别有 0~18 岁儿童年龄的体重、年龄的身长或身高、身高的体重、年龄的体质指数的参照值表和生长曲线。可以选用世界卫生组织(WHO)2007 年公布的国际标准(表 2-1),也可以选用国家卫生计生委(原卫生部)推荐的 2005 年中国九省市儿童生长标准。图 2-1 至图 2-10 为 2006 年 WHO 公布的儿童体格生长曲线。对于特殊疾病儿童,如唐氏综合征、先天性软骨发育不全、脑瘫和一些遗传性疾病可以选用专门的生长曲线。

表 2-1　0～10 岁儿童体重、身高的生长标准值（WHO 2007 年参照值）

年龄	男						女					
	体重（kg）			身高（cm）			体重（kg）			身高（cm）		
	3rd	50th	97th	3rd	50th	97th	3rd	50th	97th	3rd	50th	97th
出生	2.5	3.3	4.3	46.3	49.9	53.0	2.4	3.2	4.2	45.6	49.1	52.7
3 个月	5.1	6.4	7.9	57.6	61.4	65.3	4.6	5.8	7.4	55.8	59.8	63.8
6 个月	6.4	7.9	9.7	63.6	67.6	71.6	5.8	7.3	9.2	61.5	65.7	70.0
9 个月	7.2	8.9	10.9	67.7	72.0	76.2	6.6	8.2	10.4	65.6	70.1	74.7
12 个月	7.8	9.6	11.8	71.3	75.7	80.2	7.1	8.9	11.3	69.2	74.0	78.9
1.5 岁	8.7	10.7	13.2	76.3	81.2	86.2	8.0	10.0	12.7	74.3	79.7	85.0
2 岁	9.8	12.2	15.1	82.1	87.8	93.6	9.2	11.5	14.6	80.3	86.4	92.5
2.5 岁	10.5	13.1	16.4	84.9	91.2	97.5	10.0	12.5	16.0	83.4	89.9	96.4
3 岁	11.4	14.3	18.0	89.1	96.1	103.1	11.0	13.9	17.8	87.9	95.1	102.2
4 岁	12.9	16.3	20.9	95.4	103.3	111.2	12.5	16.1	21.1	94.6	102.7	110.8
5 岁	14.3	18.3	23.8	101.2	110.0	118.7	14.0	18.2	24.4	100.5	109.4	118.4
6 岁	16.1	20.5	26.7	106.7	116.0	125.2	15.5	20.2	27.3	105.5	115.1	124.8
10 岁	23.6	31.2	43.9	125.8	137.8	149.8	23.7	31.9	45.7	126.6	138.6	150.7

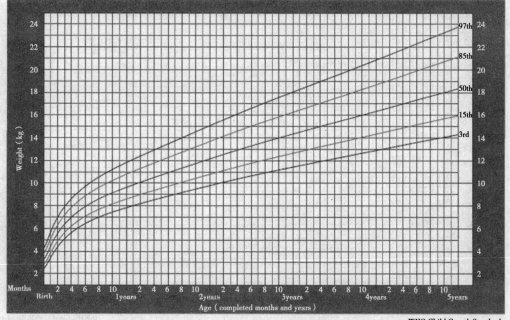

图 2-1　WHO 公布的儿童体格生长曲线

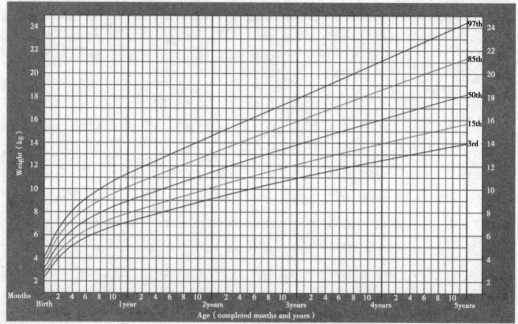

图 2-2　WHO 公布的儿童体格生长曲线

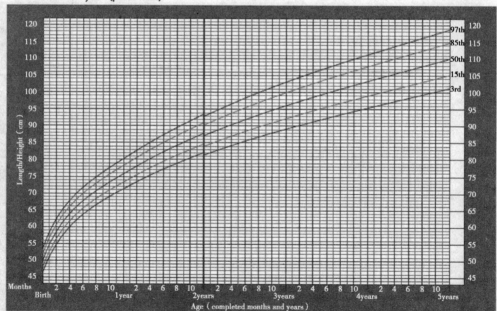

图 2-3　WHO 公布的儿童体格生长曲线

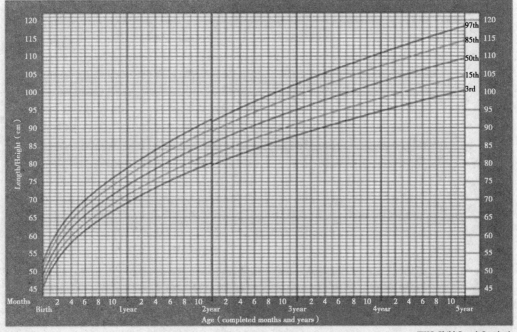

图 2-4 WHO 公布的儿童体格生长曲线

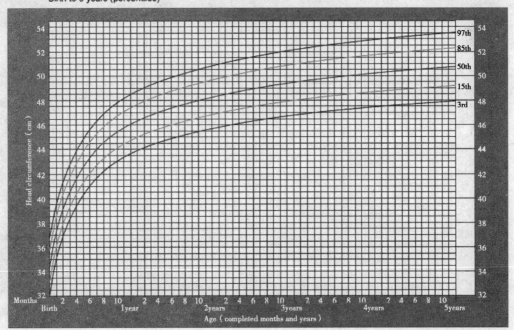

图 2-5 WHO 公布的儿童体格生长曲线

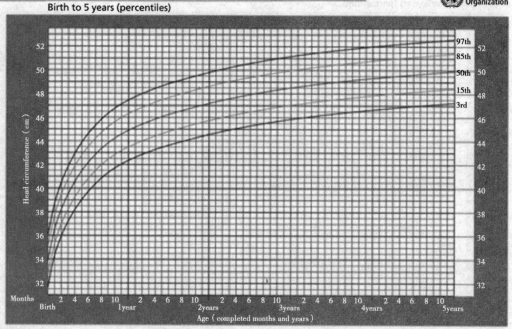

图 2-6 WHO 公布的儿童体格生长曲线

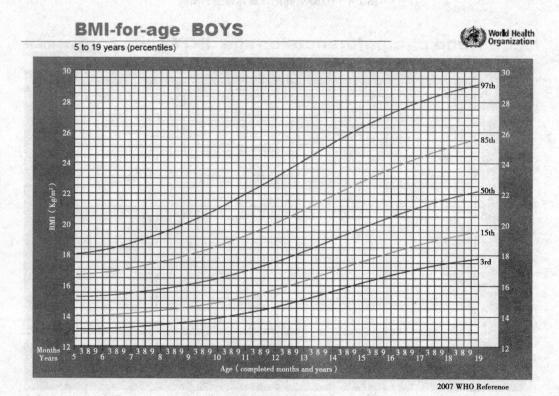

图 2-7 WHO 公布的儿童体格生长曲线

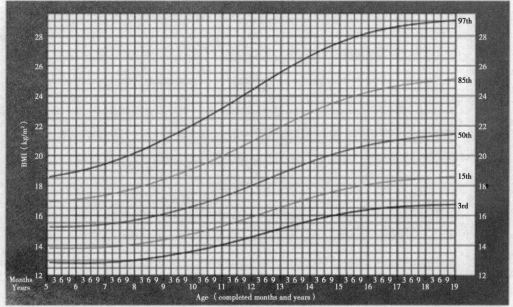

图 2-8 WHO 公布的儿童体格生长曲线

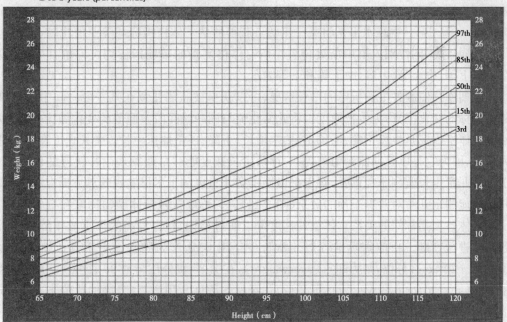

图 2-9 WHO 公布的儿童体格生长曲线

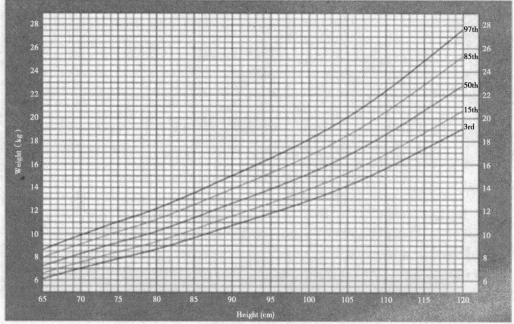

图 2-10 WHO 公布的儿童体格生长曲线

儿童体格指标的正常值范围:采用均值离差法为 X±2SD,采用百分位法为 P3～P97。体格评价的内容包括生长水平(growth level)、生长速度(growth velocity)和匀称度(proportion of body)。生长水平是将某一年龄点获得的某一体格指标与参照值比较,得到的该儿童在同年龄、同性别人群中所处位置。所有体格测量的单项指标均可评价其生长水平。结果以上等、中上等、中等、中下等和下等表示。

定期连续监测各生长指标的增长情况,可以获得被监测儿童在某一段时间中每个单项体格指标的变化值,称为生长速度。将此变化值与同一时间段参照值的变化做比较,可以判断该项体格指标是生长正常、增长不足、未增长、下降、还是加速生长。生长速度在评价时更为重要,因为它是以长期监测为前提的,评价生长速度能够早期发现生长轨迹的偏离,不仅于正常儿童生长监测非常重要,对于患慢性疾病儿童也利于尽早发现营养方面存在的问题,并且还能测定儿童对营养干预的效果(图 2-11)。匀称度常包括体型匀称度和身材匀称度,反映人体各项指标间的关系。体型匀称度可以通过标记身长/身高的体重或年龄的体质指数曲线进行判断。目前国际推荐对儿童青少年用 BMI 作为肥胖筛查工具。如果年龄的 BMI 大于第 95 百分位,则为超重(overweight),在第 85 百分位与第 95 百分位之间,则为超重危险(at risk for overweight)(图 2-12)。身材匀称度常用坐高/身高的比值来表示,其比值随年龄增长应逐渐减小(表 2-2)。

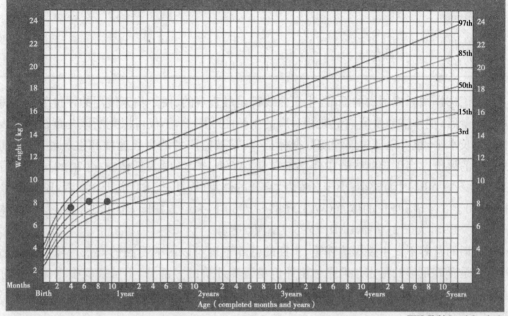

图 2-11 定期连续监测儿童的生长速度曲线

说明:虽然三次体重测量值均在正常范围,但生长监测显示生长速度逐渐减慢,偏离自身生长轨道。提示可能有不利于体重增长的因素存在。

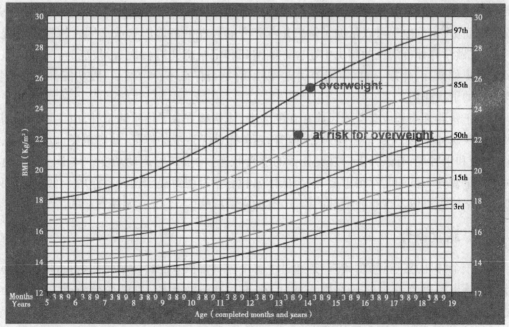

图 2-12 儿童体型匀称度曲线

23

表 2-2 正常儿童坐高(顶臀长)/身高(长)比值

	出生	1岁	2岁	6岁	10岁	14岁
坐高(cm)	33.5	47.9	53.3	64.7	73.2	86.1
身高(cm)	50.2	76.5	87.9	116.2	136.6	162.5
坐高/身高	0.67	0.63	0.61	0.56	0.54	0.53

无论选择国际或国内的标准,生长曲线都是最直观的、便于临床使用的评价工具。每次进行测量后,把体格测量值描记在相对应的生长曲线图上,不仅可以判断该儿童在同质人群中的生长水平,也可以通过连续的数据标记,观察被监测者的生长速度和生长轨道,从而做出正确的评价。当生长曲线图中年龄的体重(W/A)<P3 时为低体重;年龄的身高或身长(H or L/A)<P3 时为矮小;小于 3 岁者,身长的体重(W/L)<P3,大于 3 岁者,BMI<P3 为消瘦;大于 3 岁者,身长的体重(W/L)P85~P95 时,为超重危险;小于 3 岁者,身长的体重(W/L)>P95,大于 3 岁者,BMI>P95 为超重/肥胖。

短期的营养不良主要影响体重,长期的营养不良可以影响身高的增长。与年龄相适应的生长是营养足够的标志。但是体格评价是营养评价的一部分,不可仅仅根据体格指标做出疾病诊断,而只能以其作为疾病诊断的线索和依据,结合病史、体检、膳食评价和实验室检查,才能做出诊断。

二、病史及体格检查

病史的采集与儿科病史相同,更多关注影响营养摄入和消化吸收的疾病病史。如一些疾病因素可能导致能量消耗增加,比如发热、呼吸增快、心率过快等,而另一些慢性疾病如心脏病、内分泌疾病和神经系统疾病则可能增加能量的利用,吸收障碍使营养素不足,胃肠道疾病、皮肤疾病和肾脏疾病可能使蛋白质丢失增加等。详尽的出生史、喂养史、生长发育史、既往疾病史、家族史等可以帮助了解患儿营养方面存在的危险因素或病因。特别需要提出的是,在做营养评价病例的病史中还应详细询问和记录患儿进食次数、技能、行为和习惯以及治疗史如放疗、化疗、药物使用等病史,以了解是否存在不良习惯、口腔功能异常和药物-营养素的干扰作用。

对于营养性疾病或有营养风险存在的患者,体格检查除了体格测量外,应注意影响消化吸收的疾病体征,如先天性唇腭裂、脑瘫等;营养素缺乏造成的体征,如口角炎、口唇皲裂、舌炎、消瘦和水肿等;有条件者应观察儿童的进食状态,检查口腔运动功能。体温、心率、血压对于严重营养不良的儿童很重要,因为低体温和心率过缓对提示预后有作用。总之,全面详细的体格检查可以发现患儿特殊的体征,有助于明确病因,了解有无并发症的情况。

三、膳食调查

对于个体儿童进行膳食调查,是通过了解个体日常摄入的食物种类和数量,根据食物成分表计算出各种营养素的平均摄入量,与有关标准进行比较,判断个体营养素摄入是否足够。

(一) 个体营养素摄入量的评估

任何营养素摄入不足或摄入过多都会造成机体营养的不均衡。膳食营养素的参考摄入量(dietary reference intakes,DRI)制定的目的不仅是尽可能准确地指导或推荐各类人群取得最佳而又均衡的各种营养素,也可以用于衡量特定群体营养状况。就个体而言,虽然不适宜简单使用 DRI 作为判断营养均衡与否的标准,但是有很大的参考价值。

DRI 由四方面指标组成:平均需要量(estimated average requirement,EAR),推荐摄入量(recommended nutrient intake,RNI),适宜摄入量(adequate intake,AI)和可耐受的最高摄入量(tolerable upper intake level,UL)。EAR 是某一特定年龄、性别及生理状况群体对某种营养素需要量的平均值,摄入量达到 EAR 可以满足群体中 50% 个体对该营养素的需要。EAR 可以用于检查个体摄入不足的可能性,即当个体的某种营养素摄入量低于 EAR 时,摄入不足的可能性有 50%;RNI 是健康个体的营养素摄入目标,当营养素摄入量达到其 RNI 时,可以满足群体中 97%～98% 的个体对该营养素的需要,也就是说个体如果某种营养素摄入达到 RNI 水平,则发生缺乏的机会低。一些营养素的 EAR 不一定可以在目前条件下得到,因而不能确定 RNI。在这种情况下,通过观察或实验室获得的健康人群某种营养素的摄入量就称 AI。AI 也可以作为个体营养素的摄入目标,与当营养素摄入达到 AI 时发生缺乏的危险低,如果个体某种营养素摄入低于 AI,则不能判断其摄入量是否足够,需要结合其他方面情况综合考虑。如摄入量长期超过 AI,则有可能发生不良反应。UL 是指营养素在摄入超过推荐摄入量而又不引起机体健康损害的最高限量,但是摄入量长期高于 UL,则有可能产生毒副作用。

(二) 中国儿童膳食营养素的参考摄入量

根据中国营养学会 2000 年营养素的分类方法,营养素分为:能量、宏量营养素(包括碳水化合物、脂类和蛋白质)、微量营养素(包括矿物质,有常量元素、微量元素和维生素)、其他膳食成分(膳食纤维和水)。对于个体来说,均衡营养是指每日摄入的各种营养素达到推荐摄入量(RNI)或适宜摄入量(AI)。表 2-3～表 2-9 为中国营养学会 2013 年新出版的中国居民膳食营养素参考摄入量。

表 2-3　中国居民膳食能量需要量(EER)

年龄(岁)	能量(kcal/d)					
	身体活动水平(轻)		身体活动水平(中)		身体活动水平(重)	
	男	女	男	女	男	女
0～	—a	—	90kcal/(kg·d)	90kcal/(kg·d)	—	—
0.5～	—	—	80kcal/(kg·d)	80kcal/(kg·d)	—	—
1～	—	—	900	800	—	—
2～	—	—	1100	1000	—	—
3～	—	—	1250	1200	—	—
4～	—	—	1300	1250	—	—
5～	—	—	1400	1300	—	—
6～	1400	1250	1600	1450	1800	1650
7～	1500	1350	1700	1550	1900	1750
8～	1650	1450	1850	1700	2100	1900
9～	1750	1550	2000	1800	2250	2000

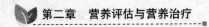

续表

年龄(岁)	能量(kcal/d)					
	身体活动水平(轻)		身体活动水平(中)		身体活动水平(重)	
	男	女	男	女	男	女
10～	1800	1650	2050	1900	2300	2150
11～	2050	1800	2350	2050	2600	2300
14～17	2500	2000	2850	2300	3200	2550

a：未制定参考值者用"—"表示

表 2-4 中国居民膳食宏量营养素供能百分比

年龄(岁)	总碳水化合物/(％E[a])	总脂肪/(％E)
0～	—[b]	48(AI)
0.5～	—	40(AI)
1～	50～65	35(AI)
4～	50～65	20～30
7～	50～65	20～30
11～	50～65	20～30
14～17	50～65	20～30

a：％E 为占能量的百分比。

b：未制定参考值者用"—"表示

表 2-5 中国居民膳食蛋白质参考摄入量(DRI)

年龄(岁)	EAR(g/d)		RNI(g/d)	
	男	女	男	女
0～	—[a]	—	9(AI)	9(AI)
0.5～	15	15	20	20
1～	20	20	25	25
2～	20	20	25	25
3～	25	25	30	30
4～	25	25	30	30
5～	25	25	30	30
6～	25	25	35	35
7～	30	30	40	40
8～	30	30	40	40
9～	40	40	45	45

续表

年龄（岁）	EAR(g/d)		RNI(g/d)	
	男	女	男	女
10～	40	40	50	50
11～	50	45	60	55
14～17	60	50	75	60

a:未制定参考值者用"一"表示

表2-6 中国居民膳食碳水化合物、脂肪酸参考摄入量（DRI）

年龄（岁）	总碳水化合物/(g/d)	亚油酸/(%E[b])	亚麻酸/(%E)	EPA+DHA(g/d)
	EAR	AI	AI	AI
0～	60(AI)	7.3(0.15g[c])	0.87	0.10[d]
0.5～	85(AI)	6.0	0.66	0.10[d]
1～	120	4.0	0.60	0.10[d]
2～	120	4.0	0.60	一[a]
3～	120	4.0	0.60	一
4～	120	4.0	0.60	一
7～	120	4.0	0.60	一
11～	150	4.0	0.60	一
14～17	150	4.0	0.60	一

a:未制定参考值者用"一"表示。

b:%E 为占能量的百分比。

c:为花生四烯酸。

d:DHA

表2-7 中国居民膳食中几种常量和微量元素的参考摄入量（DRI）

年龄（岁）	钙/(mg/d)		铁/(mg/d)			锌/(mg/d)			碘/(μg/d)	
	RNI	UL	RNI		UL[b]	RNI		UL	RNI	UL
			男	女		男	女			
0～	200(AI)	1000	0.3(AI)		一	2.0(AI)		一	85(AI)	一
0.5～	250(AI)	1500	10		一	3.5			115(AI)	一
1～	600	1500	9		25	4.0		8	90	一
4～	800	2000	10		30	5.5		12	90	200
7～	1000	2000	13		35	7.0		19	90	300
11～	1200	2000	15	18	40	10.0	9.0	28	110	400
14～17	1000	2000	16	18	40	11.5	8.5	35	120	500

a:未制定参考值者用"一"表示。

b:有些营养素未制定可耐受最高摄入量,主要是因为研究资料不充分,并不表示过量摄入没有健康风险

表 2-8 中国居民膳食中几种脂溶性和水溶性维生素的参考摄入量(DRI)

年龄(岁)	维生素A/(μgRE/d) RNI 男	RNI 女	UL	维生素D/(μg/d) RNI	UL	维生素E/(mg α-TE/d) AI	UL[a]	维生素B₁/(mg/d) RNI 男	女	维生素B₂/(mg/d) RNI 男	女	维生素B₁₂/(μg/d) RNI	维生素C/(mg/d) RNI	UL	叶酸/(μg/d)[b] RNI	UL[c]
0~	300(AI)		600	10(AI)	20	3	—[d]	0.1(AI)		0.4(AI)		0.3(AI)	40(AI)	—	65(AI)	—
0.5~	350(AI)		600	10(AI)	20	4	—	0.3(AI)		0.5(AI)		0.6(AI)	40(AI)	—	100(AI)	—
1~	310		700	10	20	6	150	0.6		0.6		1.0	40	400	160	300
4~	360		900	10	30	7	200	0.8		0.7		1.2	50	600	190	400
7~	500		1500	10	45	9	350	1.0		1.0		1.6	65	1000	250	600
11~	670	630	2100	10	50	13	500	1.3	1.1	1.3	1.1	2.1	90	1400	350	800
14~17	820	630	2700	10	50	14	600	1.6	1.3	1.5	1.2	2.4	100	1800	400	900

a:有些营养素未制定可耐受最高摄入量,主要是因为研究资料不充分,并不表示摄入过量没有健康风险。

b:膳食叶酸当量(μg)=天然食物来源叶酸(μg)+1.7×合成叶酸(μg)。

c:指合成叶酸摄入量上限,不包括天然食物来源的叶酸量。

d:未制定参考值者用"—"表示

表 2-9 中国居民膳食水适宜摄入量（AI）

年龄（岁）	饮水量[a]/（L/d）		总摄入量[b]/（L/d）	
	男	女	男	女
0～	—[d]		0.7[c]	
0.5～	—		0.9	
1～			1.3	
4～	0.8		1.6	
7～	1.0		1.8	
11～	1.3	1.1	2.3	2.0
14～17	1.4	1.2	2.5	2.2

[a]：温和气候条件下，轻体力活动水平。如果在高温或进行中等以上身体活动，应适当增加水摄入量。

[b]：总摄入量包括食物中的水以及饮水中的水。

[c]：来自母乳。

[d]：未制定参考值者用"—"表示。

注：摘自中国营养学会编著：中国居民膳食营养素参考摄入量速查手册，中国标准出版社，2013 年

（三）能量需要的评估

能量需要包括基础能量消耗（basal energy expenditure，BEE），体力活动水平（physical activity level，PAL），食物的热力作用（thermic effect of food，TEF），体温调节，生长所需（能量储存）。BEE 是指 24 小时的基础代谢率（basal metabolic rate，BMR），而 BMR 是指在中性温度下，清晨、清醒、安静、空腹、平卧状态时的能量消耗率；PAL 是指日常能量消耗总和与基础能量需要的比率（TEE/BEE），说明个体体力活动情况；TEF 是由于食物的消化吸收、运转、代谢利用和储存引起的能量消耗；体温调节是指外界温度低于中心温度时出现的能量消耗。日总能量消耗（TEE）是上述所有能量消耗的总和。

群体的正常儿童能量需要可以 EAR 作为参照（见中国居民膳食营养素的参考摄入量）。但是对于某些疾病状态的儿童，如营养不良、生长障碍（FTT）、肥胖、急性或慢性疾病实施肠内和肠外营养治疗的儿童，个体能量需要的评估可以用估计能量需要量（estimated energy requirements，EER）的公式进行。EER 是指由饮食中摄入的能量，用来维持健康个体的能量平衡。

EER（kcal/day）＝TEE＋能量储存

如婴幼儿的 EER：0～3 个月：（89×体重 kg）－100＋175

4～6 个月：（89×体重 kg）－100＋56

7～12 个月：（89×体重 kg）－100＋22

13～35 个月：（89×体重 kg）－100＋20

（四）膳食评价的方法

可以采取多种调查方法，如称重法、询问法和记账法等。对于个体膳食调查，临床简便易行的是询问法，通过家长、带养人等提供的信息，了解 1～3 天或最近 24 小时内摄入食物情况，最好要求家长实际称量各餐进食量，进行回顾性资料分析，以生/熟比例计算，得到患儿的各种营养素摄入量，与同年龄同性别的儿童需要量进行比较，从而判断患儿的营养素是

否足够、宏量营养素的比例合适与否以及膳食是否均衡等。

四、实验室检查

当体格指标异常、病史和体检提示存在营养危险时,需要进行实验室检查,可以借助实验室的生理生化手段检查得到相应的指标和数据判断人体营养素不足、营养素缺乏、营养素的储备、吸收利用情况或营养素过量。但是,这些指标和数值容易受民族、体质、环境等多因素能够影响,部分目前仍无统一评价标准,所以很多只是相对准确,对确定营养不足或缺乏明确病因、了解有无并发症等有意义。常用的实验室检测指标有血清总蛋白、白蛋白、转铁蛋白、一些维生素的水平、血红蛋白浓度、胆固醇、甘油三酯、免疫功能等,有助于疾病时对营养状况的判断。然而血清总蛋白、白蛋白等敏感性较差,对机体营养状况的反应较为滞后,其特异性也低,除了机体营养状况不良时有降低外,感染、外伤、肝肾疾病和肠病等时也降低。转铁蛋白、维生素 A 结合蛋白和前体白蛋白虽然半衰期短、敏感性较高,但是特异性仍较低,在机体应激、急性疾病和脓毒血症等时也会发生变化。

第二节 液体和电解质的维持

一、脱水的定义、分类及临床表现

脱水的基本概念

1. 定义 是指水分摄入不足或丢失过多所引起的体液总量尤其是细胞外液量的减少。脱水时除丧失水分外,尚有钠、钾、和其他电解质的丢失。

2. 分类 根据液体丢失量,即体重下降百分比将脱水分为轻度、中度及重度脱水(表 2-10)。同时根据电解质丢失的量,临床主要依据血清钠及血浆渗透压水平,进一步将脱水分为低渗性脱水、等渗性脱水、高渗性脱水(表 2-11)。

3. 临床表现 其临床表现取决于脱水程度及脱水性质。根据前囟、眼眶凹陷与否、皮肤弹性、循环及尿量等进行综合分析判断(表 2-10,表 2-11)。

表 2-10 不同程度脱水的临床表现

评价指标	轻度	中度	重度
体重降低(%)	5	5~10	>10
累计损失量(ml/kg)	50	50~100	100~120
心率增快	无	稍快	明显增快
前囟、眼窝凹陷	轻度	明显	极明显
口腔黏膜	稍干燥	干燥	极干燥
皮肤弹性	稍差	差	极差
眼泪	有	少	无
末梢循环	正常	四肢凉	四肢厥冷,出现花纹
尿量	正常	减少	无尿
血压	正常	直立性低血压	低血压

表 2-11　不同性质脱水的临床表现

临床特点	等渗	低渗	高渗
血钠浓度(mmol/L)	130~150	<130	>150
口渴	有	不明显	明显
皮肤弹性	差	极差	变化不明显
循环衰竭	有	明显	少有
神志改变	精神萎靡	嗜睡或昏迷	烦躁
常见病因	腹泻	营养不良伴腹泻	高热脱水

二、常用电解质液的种类

常用液体包括非电解质溶液和电解质溶液。其中非电解质溶液常用 5% 或 10% 葡萄糖液,因葡萄糖输入人体内将被氧化成水,故属无张力溶液。电解质溶液包括氯化钠、氯化钾、乳酸钠、碳酸氢钠等,以及它们的不同配制液(表 2-12)。

表 2-12　常用溶液成分

溶液	每100ml含溶质或液量	Na^+	K^+	Cl^-	HCO_3^- 或乳酸根	Na^+/Cl^-	渗透压或相对于血浆的张力
血浆		142	5	103	24	3:2	300mOsm/L
①0.9%氯化钠	0.9g	154		154		1:1	等张
②5%或10%葡萄糖	5g或10g						
③5%碳酸氢钠	5g	595			595		3.5张
④1.4%碳酸氢钠	1.4g	167			167		等张
⑤11.2%乳酸钠	11.2g	1000			1000		6张
⑥1.87%乳酸钠	1.87g	167			167		等张
⑦10%氯化钾	10g		1342	1342			8.9张
⑧0.9%氯化铵	0.9g	(NH₄⁺)167		167			等张
1:1含钠液	①50ml,②50ml	77		77			1/2张
1:2含钠液	①35ml,②65ml	54		54			1/3张
1:4含钠液	①20ml,②80ml	30		30			1/5张
2:1等张含钠液	①65ml,④或⑥35ml	158		100	58	3:2	等张
2:3:1含钠液	①33ml,②50ml,④或⑥17ml	79		51	28	3:2	1/2张
4:3:2含钠液	①45ml,②33ml,④或⑥22ml	106		69	37	3:2	2/3张

三、液体疗法

液体疗法的目的是纠正水、电解质紊乱和酸碱平衡失调,维持或恢复正常的体液容量和成分,以保证机体正常的生理功能。补液方案应根据病史、临床表现及必要的实验室检查结果进行综合分析,首先确定是口服补液或是静脉补液,然后再确定补液的总量、组成、步骤和速度。补液总量包括累积损失量、继续损失量及生理需要量3个部分。同时要注意补钾、补钙、补镁及纠正酸碱平衡。

(一) 口服补液盐(oral rehydration salts,ORS)

ORS是世界卫生组织(WHO)和联合国国际儿童基金会(UNICEF)推荐用以治疗小儿急性腹泻合并脱水的一种溶液,经临床验证取得良好效果,对发展中国家尤其适用。ORS液有多种配方,即标准配方ORS及低渗配方ORS。前者有潜在导致高钠血症的危险,同时又不能明显减少腹泻次数和缩短腹泻病程,故目前已经较少应用。WHO 2002年推荐的低渗ORS治疗小儿腹泻与传统的配方比较,更加安全有效。

1. 口服补液机制 小肠上皮细胞绒毛刷状缘膜上存在着Na^+-葡萄糖共同载体,此载体上有两个结合位点,当Na^+和葡萄糖同时与结合位点结合时,载体才能启动并进入上皮细胞,增加钠和水的吸收。

2. 低渗ORS配方 该配方中氯化钠2.6g,枸橼酸钠2.9g,氯化钾1.5g,无水葡萄糖13.5g,加水至1000ml。总渗透压为245mOmsm/L,相当于1/2张。

3. ORS应用 一般适用于轻度或中度脱水,不伴有呕吐者。用法及用量:轻度脱水按50ml/kg、中度脱水按100ml/kg给予。宜少量多次慢慢喂,每次10~20ml,间隔2~3分钟喂一次,一般在4~6小时内服完。对有意识障碍、呕吐明显、腹胀者不宜使用ORS。用于补充继续损失量和生理需要量时,ORS需适当稀释。

(二) 静脉补液

1. 补充累积损失量 指自发病到补液时所损失的水和电解质的量。

(1)补液量:轻度脱水补50ml/kg,中度脱水补50~100ml/kg,重度脱水补100~120ml/kg。

(2)补液成分:低渗性脱水补2/3张含钠液,等渗性脱水补1/2等张含钠液,高渗性脱水补1/5~1/3张低渗含钠液。若临床判断脱水性质有困难,可先按等渗性脱水处理。

(3)补液速度:原则上应先快后慢,应于8~12小时完成,滴速约为每小时8~10ml/kg。对重度脱水或有循环衰竭者,应快速输入等张含钠液,按20ml/kg,于30分钟至1个小时内输入,总量不超过300ml。对高渗性脱水,需缓慢纠正高钠血症,原则上以每24小时血钠下降<10mmol/L为宜,纠正高钠血症早期需要输入张力较高或等张液体,以防止血钠迅速下降而导致的脑水肿。

2. 补充继续损失量 指补液开始后,体液继续丢失的部分。原则上应按实际损失量补充。补充继续损失量的液体种类,一般用1/3张~1/2张含钠液,于24小时内静脉缓慢滴入。

3. 补充生理需要量 小儿生理需水量约60~80ml/(kg·d)。这部分液体应尽量口服补充,口服有困难或不足者,可以静脉滴注。一般用1/5张含钠液,于24小时内均匀滴入。也可以按热量需求计算,一般按每代谢100kcal热量需100~150ml水。年龄越小,需水相对越多。

4. **低钾血症处理** 当血清钾浓度低于 3.5mmol/L 时称低钾血症。较严重的呕吐、腹泻常常伴有低钾血症。对低钾血症的处理为补钾。能够口服者,一般采用口服补钾,每天用量为 200～300mg/kg 或 3mmol/kg;不能口服者可采取静脉补钾。静脉补钾要掌握好速度和浓度,浓度以≤0.3%,即 100ml 液体中加入的 10% KCl 以不超过 3ml 为宜,速度应小于 0.3mmol/(kg·h)。也可按公式计算:所需 10%氯化钾数(ml)=(5-所测血钾浓度)×体重(kg)×0.3×0.75,先补 2/3 量,与当天生理需要量一并均匀输入。病情稳定后改为口服。补钾的原则为见尿补钾,在补钾的过程中应多次检测血清钾的水平,有条件者同时给予心电监护。

5. **低钙、低镁血症处理** 补液过程中如果出现惊厥、手足搐搦,应考虑有低钙血症可能,可给予 10%葡萄糖酸钙每次 1～2ml/kg,最大量小于 10ml,用等量的 5%～10%葡萄糖液稀释后缓慢静脉推注。在补充钙剂后手足搐搦无好转者,要考虑低镁血症可能。低镁血症的处理为补充 25%硫酸镁,每次 0.1～0.2ml/kg,深部肌内注射,每日 2～3 次,连用 3～5 日或症状消失后停用。

6. **代谢性酸中毒处理** 引起代谢性酸中毒的原因主要为细胞外液产酸太多或细胞外液碳酸氢盐丢失。腹泻所致代谢性酸中毒与细胞外液碳酸氢盐丢失有关。代谢性酸中毒的治疗原则是,原发疾病治疗和补充碳酸氢钠等碱性药物。碳酸氢钠是纠正酸中毒碱性药物的首选。一般认为 pH<7.2 才是应用碱性液体的指征,使用碱性液前一定要保持呼吸道通畅。5%的碳酸氢钠需稀释为 1.4%等张液使用。具体方法:①紧急情况下,可以按 5%碳酸氢钠每次 3～5ml/kg 计算补充;②按碱过剩值计算:5%碳酸氢钠(ml)=(-EB)×0.5×体重(kg);③按二氧化碳结合力计算:5%碳酸氢钠(ml)=(40-X)×0.5×体重(kg)(X 为二氧化碳结合力)。首次补充碱性溶液可给计算量的 1/2,定时复查血气分析,随时调整剂量。pH 纠正到 7.2～7.3 为宜。

四、儿童几种常见疾病伴腹泻的输液原则

1. **新生儿腹泻的液体疗法** 新生儿脱水与酸中毒常不明显,争取及早补液,以免延误抢救。输液量比婴儿稍减少,第 1 日三方面液体总量<200ml/kg,或按计算量减 1/3,速度适当减慢,所用电解质比例适当减少,生后 10 天内不必补钾,酸中毒时宜用碳酸氢钠而避免用乳酸钠。

2. **婴幼儿肺炎伴腹泻的液体疗法** 合并腹泻、脱水及酸中毒时按婴幼儿腹泻补液,总液量减少 1/3,补液速度适当减慢。

3. **肾衰竭伴腹泻的液体疗法** 少尿或无尿期,每日液体入量=前 1 日尿量+不显性失水量+吐泻丢失水量+发热额外需要量-内生水量,如无吐泻等异常损失,按 20～30ml/(kg·d)给予,量入为出,不要轻易补充含钠液。

4. **营养不良伴腹泻的液体疗法** 多见于低渗性脱水,需补充 2/3 张液体,但总液量应该减少 1/3,补液速度宜慢,有酸中毒时宜用 5%碳酸氢钠纠正,同时根据营养不良的程度进行必要的肠内及肠外营养。

5. **心功能不全伴腹泻的液体疗法** 补液总量需减少 1/2,采用低张液体,能口服者尽量不静脉补液,输液速度宜慢。

五、治疗原则及方案

脱水补液原则:①三定:定量,定种类,定速度;②三先:先快后慢,先盐后糖,先浓后淡。不同程度和不同性质脱水的婴幼儿第一天补液见表2-13、表2-14。

表2-13 三种脱水的程度及补液量

程度	补液量/(ml/(kg·g))			
	累积损失量	继续损失量	生理需要量	总量
轻度	50	10~30	60~80	90~120
中度	50~100	10~30	60~80	120~150
重度	100~120	10~30	60~80	150~180

表2-14 三种脱水的类型及补液性质

类型	失水与失钠	血钠(mmo/L)	补液张力	溶液种类
低渗性	失钠>失水	<130	2/3张	4:3:2溶液
等渗性	失钠=失水	130~150	1/2张	3:2:1溶液
高渗性	失钠<失水	>150	1/3张	1:2溶液

第三节 肠内营养支持技术

肠内营养(enteral nutrition,EN)是指通过经口或管喂的方法(鼻胃管、鼻肠管、胃造瘘、空肠造瘘等)将特殊制备的营养物质送入病人体内的营养支持方法。

一、适应证和禁忌证

目前认为,食物可以提供肠道黏膜生长最主要的营养物质和刺激因子,肠内营养支持不仅可以维持肠道黏膜功能和结构完整,符合人体生理需要,也更经济和安全,所以只要患儿胃肠道有消化吸收功能,就应该使用肠内营养。

(一)肠内营养的禁忌证

坏死性小肠结肠炎、先天性肠道闭锁、严重炎症性肠病、严重的急性胰腺炎、上消化道出血、应激性溃疡、顽固性呕吐、急性完全性肠梗阻、长期少食衰弱的患儿等。

(二)肠内营养的适应证

1. 无法经口进食、经口摄入不足或禁忌者:包括早产儿、口、咽、食管疾病,严重创伤、大面积烧伤,神经性厌食症、中重度营养不良、颅脑外伤、脑血管意外、知觉丧失、吞咽反射消失等。

2. 胃肠道疾病:先天性气管食管瘘、食管闭锁、腭裂等。

3. 其他:肿瘤放化疗后、手术、某些遗传代谢性疾病等。

4. 一般疾病,可经口进食,无肠内营养禁忌证者。

二、液体食物的选择

婴儿的液体食物主要有母乳、配方奶和特殊配方奶。

(一) 母乳

母乳喂养是婴儿首选的喂养方法。4～6 个月前母乳可以满足婴儿生长发育的需要。注意事项：

1. 尽早开奶，初乳营养价值高。两侧乳房可以轮换哺喂，使乳房尽量排空，可以促进母乳分泌。

2. 母亲和婴儿都应该保持舒适的姿势，尽量让婴儿含好乳头和乳晕，充分有效地吸吮。

3. 早期可以按需哺乳，满足小婴儿胃容量小的需求，也促进母乳分泌；2～3 个月后应定时哺乳。年龄越小的婴儿喂养次数越多，新生儿可能有 8～10 次/天，随着年龄的增长，胃容量的增加，摄入的次数逐渐减少。4～6 个月后逐渐停止夜间喂奶，有利于消化功能和婴儿睡眠，也减少引入其他食物的难度；10～12 个月应逐渐断离母乳，减少因依恋母乳，而母乳营养价值下降、其他食物引入不及时或不易引入造成的营养不良。

4. 关于母乳量是否足够的估计：如果婴儿在每次喂养后能睡 2～4 小时，体重增长正常，说明母乳量足够。

5. 母乳喂养儿应尽早户外活动，适量补充维生素 D，400IU/d，由于母乳中维生素 K 含量低，因此所有新生儿都应该补充适量的维生素 K_1。

6. 早产儿的母乳喂养：早产儿母亲有母乳时也应尽量母乳喂养，因为早产儿母乳含有较高的蛋白质。对于吸吮功能较差、胎龄较小的早产儿，可以建议母亲挤出乳汁用奶瓶喂养。

7. 母乳喂养禁忌证：母亲患急慢性传染病（如 HIV 感染、活动性肺结核）、重症心肾疾病、慢性消耗性疾病（如糖尿病、恶性肿瘤）等均不宜哺乳。但 HBV 表面抗原携带者并非哺乳禁忌，感染结核无临床症状可以继续哺乳；婴儿有代谢性疾病史如苯丙酮尿症、半乳糖血症等不能接受母乳喂养。

(二) 配方奶

当没有母乳或因各种原因母亲不能进行哺乳时，用以母乳为模板配方的牛乳或其他兽乳喂养，称为配方奶喂养。牛奶不适合 1 岁以下婴儿喂养，容易增加肠道出血、铁吸收不足和婴儿全面营养不良的危险。注意事项：

1. 告知家长一定按照配方奶说明配兑奶粉成奶液，不能因婴儿进食量少而增加奶液浓度，或因担心消化不良而稀释奶液，否则会增加肾脏负担或造成营养不良。

2. 奶量的估计：对于 6 个月以下的婴儿来说，配方奶是其唯一或主要的能量来源，因此可以根据婴儿的体重、能量需要和配方奶 100ml 提供的热卡来估计配方奶奶量。如 5kg 重的 2 月龄婴儿，因需热卡约 500kcal/d，则每天约需要 65kcal/100ml 配方奶 750ml。随着年龄的增长，其他食物逐渐被引入以满足生长发育的需要，婴儿所需能量再不能完全由配方奶来提供。配方奶提供能量占总能量比例在 6～9 月龄时占 2/3，10～12 月龄时占 1/2。其余部分能量由其他食物供给。配方奶每次喂养时间与婴儿年龄和精力有关，约 5～25 分钟不等，由于婴儿的食欲可能每次都有不同，所以每次兑奶量应多于婴儿平均摄入的奶量，但是不能强迫婴儿吃完配兑的奶，剩余的应该丢弃。

3. 大多数婴儿能在 15 分钟左右吃够奶,如果每次喂养需要很长时间,则建议进一步检查婴儿是否存在口腔或神经运动发育功能发育迟缓或障碍。

4. 应该让家长知道:打嗝在喂养中是常见的问题。这种由于吞入空气后的打嗝可以避免反流和腹部不适;婴儿几乎都会偶尔有反流或呕吐甚至喷出奶液或奶凝块的过程,配方奶喂养的孩子中更常见。随着年龄增长,打嗝和吐奶现象会逐渐减轻至消失。

(三) 特殊配方奶粉

在一些特殊情况和疾病情况下,如早产儿、牛奶蛋白过敏、乳糖不耐受、苯丙酮尿症等患儿不能适用普通配方奶粉。儿科医生需了解下列特殊配方的奶粉配方特点和适用的人群,如早产儿配方奶、早产儿出院后配方奶、大豆配方奶、氨基酸配方奶、深度水解蛋白配方奶、部分水解蛋白配方奶、去乳糖的配方奶和去苯丙氨酸的配方奶等,为患儿的喂养提供合适的选择。

三、固体食物的选择

婴儿生长到一定月龄时,完全进食乳类不能满足其生长发育需要,应该引入其他食物,增加能量和营养素,也为逐渐过渡到成人食物做准备。这期间引入的食物称为过渡期食物(或称辅食)。

引入时间通常为 4～6 月龄。此时婴儿口腔的挤压反射消失,可以接受液体食物以外的食物,味觉、咀嚼的训练进入敏感期,尝试不同的味道和质地的食物,对婴儿口腔功能锻炼和逐步进食成人食物有积极作用。6 个月的婴儿能坐稳,可用张嘴表示喜欢食物、探身表示饥饿,抽回身或转过身、转过头表示不感兴趣或已饱等行为心理的发育,也为添加辅食做好了相应准备。如果婴儿 4～6 月龄间体重没有达到 6.5kg,进食奶量少,可以待 6 月龄或体重增加以后再添加;婴儿奶量很少需要超过 1000ml,奶量过多没有任何好处,还替代了其他基本食物的摄入。如果婴儿奶量超过 1000ml,则表明需要增加其他食物。但是,一般来说,过早添加(<3 月龄)可能导致进食奶量减少,营养不良,过晚添加(>8 月龄)则可造成咀嚼、吞咽困难。

首选的添加食物应为易于消化吸收、能满足生长需要,不易产生过敏的食物。因为 4～6 个月的婴儿体内储存的铁已消耗,因此选择的食物应能够给婴儿补铁。通常首选强化铁的米粉,第一阶段添加的食物还可以有蔬菜、水果,待 7～9 月龄时可加鸡蛋、肉类、豆类等。添加原则:由少到多,由稀到稠,由细到粗,由一种到多种。生病时不加新的辅食,腹泻好转一周后再加辅食。开始添加的是泥糊状食物,以后可以粉碎状、末状食物,逐渐到小块状食物、指状食物等。每一种食物最好吃 3～5 天再换新品种或添加新品种,以观察有无过敏反应和胃肠道的适应情况。添加原则的制定主要是让婴儿口腔、胃肠道、消化吸收功能不论从食物的味道、种类到质地等都有循序渐进的适应过程,同时可以避免食物过敏的发生。

引入其他食物时最好用小勺喂,7～12 个月学用杯子,1 岁后逐渐断离奶瓶,有助于婴儿进食技能和行为的发展。

第四节　肠外营养支持技术

肠外营养(parenteral nutrition,PN)是指经静脉为无法经胃肠道摄取营养物质或摄取的营养物质不能满足自身代谢需要的患者提供包括氨基酸、脂肪、碳水化合物、维生素和矿物质在内的营养素,以抑制分解代谢,促进合成代谢并维持结构蛋白的功能。其中,所有营养素完全经肠外获得的营养支持方式称为全肠外营养(total parenteral nutrition,TPN)。

一、适应证和禁忌证

(一)适应证

1. 重度营养风险或蛋白质-能量营养不良,经口或经肠道营养素摄入不足,且短期内(10～14天)无法恢复正常进食。

2. 胃肠道功能障碍。

3. 肠梗阻、消化道瘘、短肠综合征。

4. 重症活动期炎症性肠病,无法耐受肠内营养支持。

5. 重症胰腺炎,肠内营养出现不良反应或热量供应不足及无法耐受肠内营养时,需联合应用肠外营养。

6. 放射性肠炎。

7. 早产儿禁食1天,新生儿禁食3天,或已明确不能耐受肠内喂养的,应尽早肠外营养支持。

8. 婴幼儿、儿童和青春期少年如因营养状况、疾病以及手术或药物等治疗,经肠内未能获得充足的营养达5天以上,则应考虑肠外营养支持。

(二)禁忌证

1. 休克及器官功能衰竭终末期。

2. 严重水电解质紊乱、酸碱平衡失调,未纠正时禁用以营养支持为目的的补液。

3. 严重感染、严重出血倾向及出凝血指标异常者慎用脂肪乳剂。

4. 血甘油三酯＞2.5mmol/L(227mg/dl)时暂停使用脂肪乳剂,直至廓清(血甘油三酯应在停用含有脂肪乳的肠外营养液至少4小时后测定)。

5. 血胆红素＞170μmol/L(10mg/dl)时慎用脂肪乳剂。

6. 严重肝肾功能不全者慎用脂肪乳剂以及非肝肾病专用氨基酸。

二、输注途径

进行肠外营养治疗时,选择何种输注途径需考虑以下综合因素:患者以前的静脉置管病史,静脉解剖走向,出凝血功能情况,预计PN持续时间,营养液配方渗透压浓度,护理环境和潜在疾病等。肠外营养置管包括外周静脉导管(PVC)和中心静脉导管(CVC)。中心静脉置管又可分为经外周静脉中心静脉导管(PICC)、直接经皮穿刺中心静脉置管,隧道式中心静脉导管(CVTC)和输液港(port)。

(一)周围静脉

周围静脉途径具有操作简单、并发症少等优点,能耐受缓慢均匀输注常规能量与蛋白质密度的"全合一"肠外营养配方溶液。但不能耐受高渗液体输注,渗透压需≤900mOsm/L,葡萄糖浓度需≤12.5%。输注肠外营养超过10～14天后,周围静脉较难耐受,长期应用会引起静脉炎,目前临床上广泛使用的"全合一"营养液,含有脂肪乳,不仅能够有效降低溶液渗透压,还有一定的保护血管内皮作用。

（二）中心静脉

中心静脉置管(CVC)已普遍应用于临床,包括肠外营养液输注、血制品输注等。因此必须由经培训的专门人员置管和维护,操作时必须严格遵守无菌操作规则。

中心静脉导管,其优点是可输入高渗液,当营养液配方的渗透压超过 900mOsm/L 时,建议采用中心静脉置管途径,且可长期保留而不刺激血管及液体渗漏引起静脉炎或组织坏死。缺点是可引起导管相关的败血症、血管损伤、血栓形成等。中心静脉置管(包括 PICC)后应常规行影像学检查,确定导管尖端部位,并排除气胸,超声引导穿刺例外。中心静脉导管应每 2 天更换纱布敷料,至少 7 天更换透明敷料,不推荐穿刺部位使用抗生素药膏。经周围中心静脉置管(PICC)是自 20 世纪 90 年代发展起来的新的静脉穿刺技术,注册护士经培训合格即可操作。与 CVC 相比,PICC 能够显著减少患儿静脉穿刺次数,而未带来更多的感染并发症。

输液港适用于长期间歇性静脉输注患者,对于肠外营养治疗患者应用意义不大。

（三）静脉营养输注途径推荐意见

1. 经周围静脉缓慢均匀输注能够耐受常规能量与蛋白质密度的肠外营养配方全合一溶液,但不建议连续输注时间超过 10～14 天。

2. 经周围静脉输入出现 3 次以上静脉炎,考虑系药物所致,应采用 CVC 或 PICC 置管。

3. PN 治疗时间预计超过 10～14 天,建议采用 CVC 或 PICC 置管。

4. 成人患者中,需要综合考虑患者的病情、血管条件、可能需要的营养液输注天数、操作者资质与技术熟练程度,谨慎决定置管方式。

5. 儿科患者长期输液推荐选用 PICC 置管。

6. 若单纯以肠外营养输注为目的,通常不采用输液港输注。

7. 成人患者周围静脉穿刺常规首选上肢远端部位。

8. PICC 穿刺常规首选肘窝区,对接受乳房切除术和(或)腋窝淋巴结清扫、接受放射治疗的患侧上肢,应尽可能避免。

9. CVC 穿刺首选锁骨下静脉。

10. 超声引导颈内静脉置管成功率显著高于体表标志法,而行锁骨下静脉置管体表标志法成功率高于超声引导置管法。

11. 中心静脉置管后(包括 PICC)应常规行影像学检查,确定导管尖端部位,并排除气胸。超声引导穿刺例外。

12. PICC 导管尖端必须位于腔静脉内。

13. 中心静脉置管须严格无菌操作规范进行。

14. 定期抗生素加肝素冲管是减少导管相关感染的有效手段。

15. 穿刺局部消毒 2％氯己定优于 10％聚维酮碘。

16. 纱布敷料和亚聚氨酯透明敷料均可用于穿刺部位。

17. 如穿刺部位有出血或渗出,纱布敷料较亚聚氨酯透明敷料为佳。

18. 敷料一旦发生潮湿、松脱,需要及时更换。

19. 不推荐穿刺部位使用抗生素药膏,这样做反而增加真菌感染和耐药的发生,并可能破坏亚聚氨酯透明敷料。

20. 小剂量肝素可有效预防导管阻塞。

21. 头端剪口与侧向瓣膜中心静脉导管相比,对预防血栓发生无影响。

22. PICC 置管及置管后护理应由经专门培训,具有资质的护理人员进行。

23. 长期 PN 建议选用硅胶、亚聚氨酯透明敷料。

24. CVC 和 PICC 的体内最长保留时间尚无明确规定。但应当经常对穿刺部位进行监测,怀疑导管感染或其他相关并发症时,应立即拔除导管。

三、肠外营养制剂的组成及应用

肠外营养液基本成分包括氨基酸、脂肪乳剂、糖类、维生素、电解质、微量元素和水。

1. 能量　成人一般按 25～30kcal/(kg·d) 提供,特殊情况下可根据病情增至 40kcal/(kg·d)或减至 15kcal/(kg·d),以利于减少感染并发症与费用支出。儿童肠外营养能量需要见表 2-15。

表 2-15　儿童肠外营养能量、氨基酸和脂肪推荐量表

年龄(岁)	能量[kcal/(kg·d)]	氨基酸[g/(kg·d)]	脂肪[(g/(kg·d)]
～1	60～70	2.0～3.0	2.0～3.0
～3	50～70	1.5～2.5	1.5～2.5
～6	40～60	1.0～2.0	1.0～2.0
＞6	30～50	1.0～2.0	1.0～2.0

2. 氨基酸　氨基酸是合成蛋白质和其他生物活性物质的底物。肠外肠内营养学分会指南建议健康成人氨基酸基本需要量为 0.8～1.0g/(kg·d)。儿童按年龄区分为＜1 岁:2～3g/(kg·d);1～3 岁:1.5～2.5g/(kg·d);＞3 岁为 1.0～2.0g/(kg·d)。

常用复方氨基酸注射液:

(1)复方氨基酸注射液(18AA)

适应证:进食不能、不足或不愿,营养不良,免疫功能下降,肝肾功能正常的低蛋白血症者。大面积烧伤、创伤、高分解代谢、蛋白大量丢失、负氮平衡的病人。改善外科手术前、后病人的营养状态。

禁忌证:肝性脑病或有向肝性脑病发展、严重肾衰竭或尿毒症、对氨基酸有代谢障碍等病人忌用。

不良反应:滴注过快可引起恶心、呕吐、发热及头痛,也可能导致血栓性静脉炎。

用法和剂量:根据年龄、病情、症状、体重等决定用量。一般输入氮 0.1～0.2g/(kg·d)较合适,非蛋白热卡氮之比为 120～150:1。同时应给予足够的能量、适量的电解质、维生素及微量元素。

(2)小儿复方氨基酸注射液(18AA-1)

适应证:同上,小儿、早产儿、低出生体重儿的肠外营养。

禁忌证:同上。

不良反应:同上。

用法和剂量:根据年龄、病情、症状、体重等决定用量。一般开始时 15ml/(kg·d),以后

递增至 30ml/(kg·d)，疗程将结束时应逐渐减量。

（3）肝病用氨基酸（支链氨基酸）3AA

适应证：预防和治疗肝性脑病、重症肝炎以及肝硬化、慢性迁延性肝炎、慢性活动性肝炎、亚急性及慢性重症肝炎引起的症状。

禁忌证：严重肾功能障碍或非肝功能障碍导致的氨基酸代谢异常者禁用。

不良反应：同复方氨基酸注射液（18AA）

用法与用量：儿童用量为 5～10ml/(kg·d)，滴速不超过 40 滴/min，与等量葡萄糖注射液合用。

3. 脂肪乳　临床上脂肪乳剂分为：

（1）长链脂肪乳剂（long chain triglyceride，LCT）：静脉注射标准的大豆油为基础的脂肪乳剂（$C_{14\sim24}$）；橄榄油和大豆油按比例混合的脂肪乳剂；以精炼鱼油为基础的脂肪乳剂；

适应证：适用于肠外营养补充能量及必需脂肪酸

禁忌证：肠外营养支持的一般禁忌证；休克和严重脂质代谢紊乱（如严重高脂血症）；失代偿性糖尿病、急性心肌梗死、脑卒中、栓塞、不明原因的昏迷；重度肝功能和凝血功能障碍；伴有酮症的糖尿病患者；对产品各成分有过敏反应的患者。

不良反应：输入过快可引起体温升高，偶见发冷、恶心和呕吐等。

用法和剂量（按脂肪量计）：

对新生儿和婴儿，0.5～4g/(kg·d)，输入速度不超过 0.17g/(kg·d)。

对早产儿及低出生体重新生儿，应 24 小时连续输注，开始剂量为 0.5～1g//(kg·d)，逐渐增加至 2g/(kg·d)。

（2）中链/长链脂肪乳剂（$C_{6\sim24}$）（medium chain triglyceride，MCT/LCT）

适应证：基本同上，适用于肝功能轻度受损和创伤后患者。

禁忌证：同上。

不良反应：由于中链甘油三酯的分子量较小，可以通过血脑屏障，当快速输注时可能产生神经毒性反应，但是国内临床应用中尚未见报道，国外研究局限于动物实验。正常输注中链脂肪乳剂有轻微的生酮作用，症状一般不重。

用法和剂量（按脂肪量计）：同上。

根据每个患者对糖类和脂肪的耐受性，脂肪所提供的能量可占非蛋白能量的 30％～50％，有时可达到 60％以上。第 1 天应用脂肪乳剂时，特别是应激期患者，输注速度应尽可能慢，如输注只含 LCT 脂肪乳剂时应低于 0.1g/(kg·h)，而输注含 MCT/LCT 脂肪乳剂时应低于 0.15g/(kg·h)。相对而言，危重症患者选 MCT 较选 LCT 更有助于改善氮平衡。

4. 糖类（葡萄糖）　推荐重症患儿葡萄糖的最大输注速度为 5mg/(kg·min)，婴儿葡萄糖摄入不应大于 18g/(kg·d)。根据肠外营养输注途径，决定"全合一"营养液的输注速度。经周围静脉输注葡萄糖浓度应<12.5％，而中心静脉输注葡萄糖浓度可达 25％。当出现葡萄糖合理输注仍不能控制高血糖时，应考虑应用胰岛素。使用生长激素和生长抑素等药物会影响葡萄糖代谢，应监测血糖变化。

5. 水和电解质　因个体差异，儿童液体和电解质推荐量见表 2-16。

表 2-16　儿童液体和电解质推荐量

年龄(岁)	液体量[ml/(kg・d)]	Na^+[mmol/(kg・d)]	K^+[mmol/(kg・d)]
~1	80~150	2.0~4.0	2.0~4.0
~2	80~120	2.0~4.0	2.0~4.0
~3	80~100	2.0~4.0	2.0~4.0
~6	60~80	2.0~4.0	2.0~4.0
>6	50~70	2.0~4.0	2.0~4.0

6. 维生素

肠外营养时应根据需要补充多种维生素,包括 4 种脂溶性维生素和 9 种水溶性维生素。日常推荐维生素摄入量见表 2-17、表 2-18。

表 2-17　肠外营养时需要的维生素推荐量

维生素名称		RNI/AI	AI
维生素 A(视黄醇)	(μgRE)	800,700[b]	3000
维生素 D(维生素 D_3)	(μg)	5	20
维生素 E(α-生育酚)	(mg)	14	800(美国标准)
维生素 K_1	(mg)	0.12	
维生素 B_1(硫胺素)	(mg)	1.4,1.3[b]	50
维生素 B_2(核黄素)	(mg)	1.4,1.2[b]	
维生素 B_6(吡哆醇)	(mg)	1.2[a]	100
烟酸	(mg)	14,13[b]	35
维生素 B_{12}	(μg)	2.4[a]	
叶酸	(μg)	400	1000
生物素	(μg)	30[a]	
维生素 C	(mg)	100	1000
泛酸	(mg)	5.0[a]	

[a]:为 AI 值。

[b]:前后数值分别为男性、女性的需要量;1μgRE=3.33U 维生素 A=6μg β-胡萝卜素;1μg=40U 维生素 D

表 2-18　儿童 TPN 维生素推荐摄入量

	婴儿[剂量/(kg・d)]	儿童(剂量/d)
维生素 A(μg)	150~300(500~1000 IU)	150(500 IU)
维生素 D(μg)	0.8(32 IU)	10(400 IU)
维生素 E(mg)	2.8~3.5	7
维生素 K(μg)	10	200
维生素 C(mg)	15~25	80

续表

	婴儿[剂量/(kg·d)]	儿童(剂量/d)
维生素 B_1(mg)	0.35～0.5	1.2
维生素 B_2(mg)	0.15～0.2	1.4
维生素 B_6(mg)	0.15～0.2	1
维生素 PP(mg)	4.0～6.8	17
维生素 B_{12}(mg)	0.3	1
维生素 B_5(mg)	1.0～2.0	5
生物素(mg)	5.0～8.0	20
叶酸(mg)	56	140

7. 微量元素

微量元素复合制剂由各种不同配方和不同的含量组成,用于预防和治疗各种因微量元素缺乏所引起的疾病。用药时应根据相应的人群及患病的种类,包括年龄、性别、特定的病理生理状态,选择成分适当的药物。对长期肠外营养支持的病人需要补充微量元素。日常推荐微量元素摄入量见表 2-19,临床上一般应用微量元素混合制剂。国内常用微量元素制剂见表 2-20。适应于机体微量元素含量降低或需要增加者,尤其是接受全肠外营养治疗的患者。

表 2-19 儿童每天微量元素推荐摄入量

元素	RNI/AI	UL
锌[mg(μmol)]	15.5,11.5[b]	45,37[b]
铜[mg(μmol)]	2.0[a]	8.0
铁[mg(μmol)]	15,20[a,b]	50
锰[mg(μmol)]	3.5[a](美国 AI 2.0～5.0)	
硒[μg(μmol)]	50	400
铬[μg(μmol)]	50[a]	500
钼[μg(μmol)]	60[a]	350
碘[μg(μmol)]	150	1000
氟[mg(μmol)]	1.5[a]	3.0

[a]:为 AI 值。

[b]:前后数值分别为男性、女性的需要量

表 2-20 国内常用微量元素制剂(mg/支)

制剂名	生产厂家	剂型	Fe	Zn	Cu	Mn	F	I
多种微量元素注射液(Ⅱ)	华瑞制药	10ml/支	2.8	1.3	0.32	2.2	0.95	0.127
微量元素制剂	协和医院	1ml/支	—	6	8	11	—	0.6

四、肠外营养常见并发症诊断及处理

营养支持期间应根据病情等对临床表现和实验室指标进行监测,具体见表 2-21。早期识别代谢的影响(由药剂师或营养师)或导管相关的影响(护理人员)可以帮助最大限度地减少潜在的肠外营养并发症,观察到的最常见的并发症是肝功能异常和代谢性骨病。

表 2-21 肠外营养期间监测内容

	项目	第 1 周	稳定后
摄入量	能量[kcal/(kg·d)]	qd	qd
	蛋白质[g/(kg·d)]	qd	qd
体液平衡	体重	qod	biw～tiw
	水肿、脱水表现	qd	qd
	出入液量(胃肠减压、引流、尿量等)	qd	qd
其他临床体征	体温	依病情定	依病情定
	其他生命体征	依病情定	依病情定
	皮肤黄疸、瘀点瘀斑	qd	qd
实验室检查	血气分析	prn	prn
	血常规	biw～tiw	qw～biw
	血钠、钾、氯	biw(或调整用电解质用量后第 1 天)	qw(或调整电解质用量后第 1 天)
	血钙	biw	qw
	血磷、镁	qw	prn
	凝血功能	prn	prn
	肝功能	qw	qw～q2w
	肾功能	qw	qw～q2w
	血浆总三酰甘油,总胆固醇	qw	prn
	血糖	参见"高血糖"	同左
	尿糖(无法监测血糖时)	同上	同上

(1)血脂测定标本采集前 6 小时内,应暂停输注含脂肪乳剂营养液。

(2)qd,每天 1 次;qod,隔天 1 次;biw,每周 2 次;tiw,每周 3 次;qw,每周 1 次;prn,必要时

1. 机械性并发症

(1)静脉炎

诊断:输注 24～48 小时后针眼局部出现发红、疼痛、肿胀,处理不当或不及时,针眼处可有炎性渗出,甚至形成脓肿或导致脓毒症。根据表现可进一步分为以下两种类型:

1)红肿型:静脉穿刺周围出现红肿,沿静脉走向发红、触痛或有明显烧灼感,如不及时处理可发展为硬结型。

2) 硬结型:静脉穿刺处节段疼痛、触痛、变硬,触之呈条索状。

预防处理:提高一次穿刺成功率;加强责任心,严格无菌操作;控制营养液渗透压在合理范围内;抬高穿刺部位肢体;必要时,局部或全身应用抗生素。

(2) 血栓性静脉炎

诊断:导管外周形成血栓(与选择导管的型号和血管的粗细不当有关);血管内膜形成血栓(与穿刺时损伤血管内膜有关);导管尖端及导管内形成血栓(与封管技术有关)。

预防处理:热敷;给予尿激酶溶栓;拔管。

(3) 导管移位

诊断:滴速减慢,输液泵警报,无法抽到回血,导管体外长度增加,输液时疼痛,神经反应异常,呼吸困难及听觉异常。其原因可能与过度活动、胸腔压力的改变、不正确的导管固定等因素有关。

预防处理:固定技术,导管尖端位置在上腔静脉。观察导管功能;通知医生;X 线定位;避免重复插入外移导管;更换部位重新置管。

(4) 导管堵塞

诊断:给药时感觉有阻力、无法抽到回血、输液速度减慢或停止、无法冲管。原因可能为:脂肪乳剂沉淀引起管腔阻塞;导管顶端贴到静脉壁;患者体位不当导致导管打折;静脉血管内膜损伤。预防:尽量减少穿刺时静脉损伤;采用正确的封管技术;输注脂肪乳剂应定时冲管;注意药物间的配伍禁忌。

预防处理:首先查找原因,检查导管是否打折,患者体位是否恰当;确认导管尖端位置正确与否。一旦确认,用 10ml 注射器缓慢回抽,将血凝块抽出(不可用力推注清除凝块,否则可导致导管破裂或血管栓塞);酌情拔管;利用特殊技术冲洗导管使导管再通。

2. 感染性并发症

(1) 导管性败血症

诊断:留置中心静脉导管患者出现不明原因的发热,通常伴有寒战,在拔除导管或更换静脉导管后,症状很快消退;导管尖端和周围静脉血细菌培养阳性。

预防处理:插管和导管护理必须严格遵守无菌原则;输液系统和辅助装置的维护要无菌,至少每周检视 3 次;插管处皮肤敷料保持干燥,出现渗漏或污染随时更换。处理:加强原发病的防治及护理;加强中心静脉置管的护理;加强无菌操作;严格做好病房清洁消毒。

(2) 穿刺点感染

诊断:有分泌物,穿刺点红、肿、痛,无全身症状。

预防处理:严格无菌操作;遵医嘱给予局部处理;加强换药;细菌培养;抗生素治疗。

(3) 肠源性败血症

诊断:多见于长期肠外营养,尤其是危重患者,因肠黏膜萎缩,肠功能减退,肠菌群移位,致使败血症发生率增加。

预防处理:包括早期肠内喂养、非营养性肠内喂养、提供益生元等。

3. 代谢性并发症

(1) 糖代谢异常

诊断:常见为高血糖。无糖尿病史者在应激状态下出现的 2 次以上随机血糖 $\geqslant$ 11.1mmol/L。

预防处理：血糖监测、应用胰岛素（按 4～8g 葡萄糖∶1U 胰岛素）调控血糖于正常范围，<10mmol/L。胰岛素治疗方法：0.9％生理盐水 50ml 加入 50U 胰岛素，用静脉推泵经静脉缓慢泵入。

（2）脂代谢异常

诊断：静脉营养支持时造成的血液及其他组织器官中脂质及其代谢产物质和量的异常。当脂肪的应用量或单位时间内输入体内的量超过人体代谢能力时，即可出现血清甘油三酯升高或脂肪超载综合征。

预防处理：动态监测血脂或脂肪廓清情况，减少脂肪乳剂的供给量，控制脂肪乳或"全合一"营养液的输注速度，当血清甘油三酯>4mmol/L 时，应暂停使用脂肪乳剂，直至廓清。

（3）胆汁淤积和肝胆功能异常

诊断：PN 相关性胆汁淤积应用≥2 周，临床主要表现为黄疸、肝脾肿大，可有白陶土样大便；肝功能检查显示谷草转氨酶、谷丙转氨酶、血清结合胆红素和总胆红素升高；直接胆红素水平>1.5mg/dl，直接胆红素水平占总胆红素>50％，并排除其他原因引起的胆汁淤积性疾病。

预防与处理：营养支持时宜减少非蛋白的热量供给，适当应用抗生素、促进胆囊排空及胃肠道功能活动等预防措施。一旦出现淤胆和肝功能异常应改用肠内营养，肠内营养是预防和治疗肝功能异常的最有效措施。

（4）代谢性骨病

诊断：表现为骨软化、肌病、骨病，严重者可致病理性骨折，伴有骨钙丢失、血清碱性磷酸酶增加、高钙血症等。

其原因可能是骨骼长期固定伴有脱钙物质作用、维生素 D 中毒或不足、磷摄入过低、氨基酸过量、铝污染、钙镁缺乏等。

预防处理：目前缺乏有效预防措施，但增加磷和镁的摄入、交替摄入维生素 D 和足量钙等可能有一定作用。

（5）再喂养综合征：再喂养综合征最早由 Burger 等定义，部分第二次世界大战时期的战俘和集中营幸存者，在摄入高糖饮食之后迅速出现水肿、呼吸困难和致死性心力衰竭，尸检显示心脏体积缩小、心肌萎缩，但这种疾病在进食牛奶（含磷丰富）的幸存者中发生较少。TPN 技术在临床推广后，部分接受 TPN 的患者出现类似的症状，再喂养综合征再次受到关注，低磷血症是再喂养综合征的主要病理生理特征。

诊断：诊断再喂养综合征的关键在于鉴别其高危人群，包括肿瘤、慢性酒精中毒、手术后患者、神经性厌食症、老年、未控制的糖尿病、长期服用抗酸药（镁、铝盐可与磷结合）、长期服用利尿药（丢失电解质），以及其他慢性营养不良如慢性消耗患者，较长时间禁食或摄入不足，病态肥胖减重过度，严重应激未进食 7 天以上，吸收不良（短肠综合征、炎性肠病、慢性胰腺炎）等。当这些患者在营养治疗期间发生前述列举的循环系统、呼吸系统、神经系统症状时，应行血生化检查。血磷浓度<0.05mmol 即可做出诊断并开始补磷等治疗，血 CPK 活性超过正常上限的 1.5 倍时，可以诊断横纹肌溶解。此外，还应进行心电图检查、神经系统检查以评估病情、协助诊断。

预防处理：对高危人群进行 TPN 支持从小量开始有预防作用。热量可以从需求量的25％～50％开始引入，然后以每天 10％～25％的速度增加，直至满足热量目标。应该密切监测电解质,并警惕该综合征的临床表现;同时喂养应该在机体生物化学稳定的条件下推进。为了避免由于喂养恢复导致的心肺后遗症,应该迅速纠正电解质异常、密切关注液体平衡以及补充多种维生素。根据欧洲临床营养杂志 2007 年发表的指南及其他文献报道,营养治疗时期可采取以下预防措施减少再喂养综合征的发生率。

再喂养综合征预防方案:对于有发生再喂养综合征危险因素的患者,营养治疗开始前应检查血、尿电解质,纠正水电解质紊乱,可以因此延迟营养治疗 12～24 小时;经验性补充磷、钾、镁,维生素 B_1、复合 B 族维生素;检查心电图。适当升高热量供应中脂肪的比例,因为脂质代谢不会直接引起高胰岛素血症,不消耗磷。

第 1～3 天(液体复苏期,预防低血糖、低热量、脱水、评估补盐量和补液量的耐受情况,预防性补充维生素 B_1 等物质)。热量由 10kcal/(kg·d)逐渐增加至 15kcal/(kg·d),每 24～48 小时总量增加 200kcal;50%～60% 来自碳水化合物,30%～40% 来自脂肪,15%～20% 来自蛋白质(氨基酸)。补磷 0.5～0.8mmol/(kg·d),钾 1～3mmol/(kg·d),镁 0.3～0.4mmol/(kg·d)。如果血浆浓度不高,营养治疗开始前就应该开始补充;治疗开始后 4～6 小时测血电解质浓度,以后每天测一次,如有必要,根据浓度和患者体表面积增加补充量。补液量量出为入,避免体重增加。一般 20～30ml/(kg·d)。补钠<1mmol/(kg·d),如果发生水肿则限制更加严格。第一周不需要补铁。

营养治疗开始前至少 30 分钟静脉注射或肌内注射 200～300mg 维生素 B_1。每日经口或经静脉补充 200～300mg 维生素 B_1。复合维生素制剂每日补充 2 倍参考剂量。每日监测体重、血压、脉率、心肺功能(包括肺部啰音、呼吸频率、心率、心律)、水肿程度和血钾、磷、镁、钠、钙、葡萄糖、尿素、肌酐、维生素 B_1 水平。饥饿时心率减慢,所以心率有所增加,即使未达心动过速范围,也视为容量过多的前驱症状。病情严重者心电监护。

第 4～6 天(代谢异常恢复期,监测水电解质微量元素平衡)热量供应 15～20kcal/(kg·d)。三大营养素比例同前。补磷、钾和镁同前。复测血电解质浓度。补充维生素和微量元素同前。补液量量出为入,25～30ml/(kg·d)。检测项目同前。

第 7～10 天(代谢异常恢复期)热量供应 20～30kcal/(kg·d)。三大营养素比例同前。补磷、钾和镁量同前。第 7 天开始补铁。补液仍维持零平衡,30ml/(kg·d)左右,营养治疗期间肠内营养增加时,补液量应相应减少。每日查体一次(肺部啰音、呼吸频率、心率、心律和水肿程度),每周测体重 2 次。

 案例分析

静脉营养支持案例 1:

患儿,男,11 岁 7 个月,因"腹部外伤后腹痛、呕吐 14 天"于 2013 年 9 月 12 日入院。入院查体:体重 40kg,呼吸 20 次/分,心率 100 次/分,血压 108/68mmHg,体温正常,无皮肤黄染。心肺(一),腹部稍显膨隆,中下腹、右下腹有压痛,无反跳痛,叩诊无移动性浊音。入院后腹部平片提示:不完全性肠梗阻不排除。结合腹部外伤后腹痛、呕吐 14 天病史。查体中下腹、右下腹压痛。入院诊断:肠梗阻。入院后辅助检查:总胆红素 27.7μmol/L,谷丙转氨酶 41.8U/L,谷草转氨酶 30.6U/L,总胆固醇 2.84mmol/L,甘油三酯 1.18mmol/L,高密度脂蛋白 0.92mmol/L,低密度脂蛋白 1.38mmol/L,血小板计数 242×10⁹/L,白细胞 8.08×10⁹/L,血红蛋白 124g/L。

患儿入院后给予胃肠减压,禁食,并进行全肠外营养(评估营养支持<2周,采用周围静脉营养支持),按标准患儿肠外液体推荐量为2400ml,除去药物液体用量,实际给予周围静脉营养支持液体量为1500ml:

1. 6.25%复方氨基酸注射液(18AA):640ml

2. 20%中长链脂肪乳剂:300ml

3. 10%氯化钠溶液:34ml(1/4张力)

4. 10%氯化钾溶液:40ml

5. 50%葡萄糖溶液:150ml

6. 10%葡萄糖溶液:336ml

7. 复合型维生素和微量元素制剂

分析:

全合一配制,提供能量28kcal/(kg·d),其中氨基酸1g/kg,脂肪乳剂1.5g/kg,渗透压842mOsm/L(糖浓度:7.2%,非蛋白热卡:氮=152:1),建议输注速度<133ml/h。患儿全肠外营养支持48小时后,腹部立卧位平片提示未见明显肠梗阻征象。患儿呕吐停止,腹痛缓解。查体:腹部无压痛,无反跳痛,无腹胀。继续肠外营养,并加入肠内营养支持。肠内营养支持≥70%患儿能量需要量时,停止静脉营养支持。由于患儿入院时有明显呕吐及腹痛,有外伤史。辅助检查提示不完全性肠梗阻。有静脉营养的指征,故给予禁食及全肠外营养,根据病情评估选择周围静脉营养支持,患儿病情很快得到缓解,2天后逐渐加入肠内营养,减少静脉营养,1周后停止静脉营养,完全肠内营养。10天后好转出院。

静脉营养支持案例2:

患儿,男,2小时,因"胎龄30周早产后气促、反应差2小时"于2014年8月25日入院。入院查体:体重780g,呼吸58次/分,心率139次/分,血压65/32mmHg,体温正常,神清,反应差,营养差,未成熟儿,双肺呼吸音稍减低,心音欠有力,心律齐,未闻及心脏杂音,腹软,原始反射消失。入院诊断:①呼吸衰竭;②胎龄30周早产儿;③新生儿肺炎;④新生儿呼吸窘迫综合征?⑤早产儿脑损伤/颅内出血?⑥超低出生体重儿;⑦小于胎龄儿。入院后查胸片示肺炎,肝肾功:总胆红素94.4μmol/L,血小板计数167×10^9/L,白细胞6.18×10^9/L,血红蛋白154g/L。

患儿入院后洗胃,开早产儿奶,每次1ml,q2h,并进行静脉营养(评估营养支持>2周,采用中心静脉营养支持),按标准患儿液体推荐量根据日龄不同,推荐量不同,总体范围为100~150ml/kg,除去药物液体用量及奶量,实际给予静脉营养支持液体量随日龄不同液体量不同,直到第9天奶量达到60ml,静脉营养量为70ml。

1. 6.25%复方氨基酸注射液(18AA):34ml

2. 20%中长链脂肪乳剂:8ml

3. 10%氯化钠溶液:1.2ml(1/5张力)

4. 50%葡萄糖溶液:10ml

5. 10%葡萄糖溶液:16.8ml

6. 复合型维生素和微量元素制剂

分析:

全合一配制,逐渐增加奶量,提供总能量120kcal/(kg·d),其中静脉营养中氨基酸

2.5g/kg,脂肪乳剂 1.5g/kg,渗透压 928mOsm/L(糖浓度 9.8%,非蛋白热卡:氮=137:1),建议输注速度<4ml/h。患儿静脉营养支持 14 天后,奶量增加到 106ml,体重增加到 1kg。住院 3 周后,肠内营养支持≥90%患儿能量,故停止静脉营养支持,仍然坚持肠内营养,住院 8 周,体重增加到 1.8kg,胎龄纠正到 37 周。患儿为早产儿、低体重儿,有静脉营养指征,根据营养评估,静脉营养需要支持>2 周,故选用中心静脉营养。同时评估该患儿肠道无肠梗阻及肠功能衰竭,为促进患儿肠道益生菌建立及食物耐受,故同时配合一定肠内营养。因为是早产及低体重,故从较小剂量开始,随着患儿肠道功能的成熟及对食物的耐受,逐渐加量至肠内营养支持≥90%患儿能量需要量时,可停止静脉营养。由于患儿静脉营养时间较长,同时又是早产及低体重儿,故在静脉营养期间,必须每周复查肝肾功能及凝血四项一次、血常规每 3 天一次、血糖每天一次。

(程 茜 朱朝敏 刘永芳)

参 考 文 献

1. 中国居民膳食营养素参考摄入量速查手册,中国标准出版社,2013.

2. Bhatia J,Bucher C,Bunyapen C. Feeding the premature infant. In:Berdanier CD,ed. Handbook of Nutrition and Food. Boca Raton,FL:080 Press;2002:203-218.

3. Fuhrman BP,Zimmerman JJ. Pediatric Critical Care. Elsevier Medicine

4. 中国医师协会.临床技术操作规范-临床营养科分册.北京:人民军医出版社,2011.

5. 蒋朱明,于康,蔡威.肠外与肠内营养.2 版.北京:科学技术文献出版社.2010.

6. 中国医师协会.临床诊疗指南-临床营养科分册.北京:人民军医出版社,2011.

7. 中华医学会肠外肠内营养学分会儿科协作组.中国儿科肠内肠外营养支持临床应用指南.中华儿科杂志,2010,48(6):436-441.

8. Kleinman RE,Greer FR. Pediatric Nutrition Handbook. 7th Edition. Elk Grove Village,IL:American Academy of Pediatrics;2014.

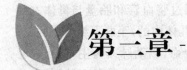

第三章

心血管系统疾病与药物治疗

第一节　小儿心血管系统的发育及解剖生理特点

一、心脏胚胎发育

原始的心脏是一个纵直的管道，由外表的收缩环把它分为三部分，由后向前为心房、心室及心球。由于遗传基因的作用，心管逐渐扭曲生长，心室的扩展和伸张较快，都位于心脏的前端。心脏的流入及排出孔道并列在一端，四组瓣膜环也连在一起，组成纤维支架。在外表上，心房和心室在第 4 周时虽已能分辨，但这时房、室是共腔的。房和室的最早划分为房室交界的背面和腹面各长出一心内膜垫，最后两垫相连。心房的左、右之分起始于第 3 周末，在心房腔的前背部长出一镰状隔，名为第一房间隔，其下缘向心内膜垫生长，暂时未长合时所留孔道名为第一房间孔。在第一房间孔未闭合前，第一房间隔的上部形成另一孔，名为第二房间孔，这样使左、右心房仍保持相通。至第五六周，于第一房间隔右侧长出一镰状隔，名第二房间隔，此隔在向心内膜垫延伸过程中，其游离缘留下一孔道，名为卵圆孔。此孔与第一房间隔的第二房间孔并非叠合，而系上下相对。随着心腔继续成长，第一房间隔与第二房间隔渐渐接近而粘合，第二房间孔被第二房间隔完全掩盖，卵圆孔处第一房间隔紧贴着作为此孔的帘膜，血流可由右推开帘膜流向左侧，反向时帘膜遮盖卵圆孔而阻止血液自左房流向右房。

室间隔的形成有 3 个来源：①肌隔，由原始心室底壁向上生长，部分地将左、右两室分开，此部分间隔较厚，所留未分隔部分名室间孔；②心内膜垫向下生长与膈肌相合，完成室间隔；③小部分为动脉总干及心球分化成主动脉和肺动脉时其间隔向下的延伸部分。后两部分形成室间隔的膜部。

原始心脏的出口是一根动脉总干，在总干的内层对侧各长出一纵嵴，两者在中央轴相连，将总干分为主动脉和肺动脉。由于该纵隔自总干分支处呈螺旋形向心室生长，使肺动脉向前、右旋转与右心室连接，主动脉向左、后旋转与左心室相连。如该纵隔发育遇到障碍，分隔发生偏差或扭转不全，则可造成主动脉骑跨或大动脉错位等畸形。

原始心脏于胚胎第 2 周开始形成，约于第 4 周起循环作用，至第 8 周房室中隔完全长成，即成为四腔心。所以心脏胚胎发育的关键时期是在第 2～8 周，先天性心脏畸形的形成主要就在这一时期。

二、胎儿血液循环及出生后的改变

1. **正常胎儿的血循环** 胎儿时期的营养和气体代谢是通过脐血管和胎盘与母体之间以弥散方式进行交换的。由胎盘来的动脉血经脐静脉进入胎儿体内的，至肝下缘分成两支；一支入肝与门静脉吻合；另一支经静脉导管入下腔静脉的混合血（以动脉血为主）进入右心房后，约 1/3 经卵圆孔入左心房，再经左心室流入升主动脉，主要供应心、脑及上肢；其余的流入右心室。从上腔静脉回流的、来自上半身的静脉血，入右心房后绝大多数流入右心室，与来自下腔静脉的血液一起进入肺动脉。由于胎儿肺处于压缩状态，故经肺动脉的血液只有少量流入肺，经肺静脉回到左心房；而大部分血液经动脉导管与来自升主动脉的血汇合后，进入降主动脉（以静脉血为主），供应腹腔器官及下肢，同时经脐动脉回到胎盘，获得营养及氧气。故胎儿期供应脑、心、肝及上肢血氧量远较下半身为高。

2. **出生后血循环的改变** 出生后脐血管阻断，呼吸建立，肺泡扩张，肺小动脉管壁肌层逐渐退化，管壁变薄、扩张，肺循环压力下降，从右心经肺动脉流入肺的血流增多，使肺静脉回流至左心房的血量亦增多，左心房压力因而增高。当左心房压力超过右心房时，卵圆孔瓣膜先在功能上关闭，到生后 5~7 个月，解剖上大多闭合。同时由于肺循环压力的降低和体循环压力的升高，流经动脉导管的血流逐渐减少，最后停止，形成功能性关闭。此外还因血氧增高，致使导管壁平滑肌收缩，故导管逐渐闭塞，约 80% 婴儿于生后 3 个月、95% 婴儿于生后 1 年内形成解剖上的关闭。若动脉导管持续未闭，可认为有畸形存在。脐血管则在血流停止后 6~8 周完全闭锁，形成韧带。

3. **心脏大小和位置** 4 个心腔的容积初生时为 20~22ml；至 1 岁时达 2 倍；2 岁半时增大至 3 倍；近 7 岁时增至 5 倍，即约 100~110ml；其后增长相当缓慢，至青春期初期，其容积仅为 140ml；以后增长又逐渐增快，至 18~20 岁时达 240~250ml。

小儿心脏的位置随年龄而改变，新生儿和小于 2 岁幼儿的心多呈横位，以后逐渐转为斜位。位置的变更与许多因素有关，例如小儿开始起立行走后肺和胸廓的发育以及横膈的下降等。

小儿心脏与体重的增长平行，但左、右心室的增长不平衡。胎儿的右心室负荷大，左心室负荷小，在新生儿时期两侧心室壁厚度几乎相等，约 4~5mm。出生后，随着小儿的成长，体循环量日趋扩大，左心室负荷明显增加，而肺循环的阻力在生后即明显下降，故左心室壁较右侧增厚更快；6 岁时左心室壁厚度达 10mm，约为新生儿时的 2 倍，而右心室壁尚不及 6mm；15 岁时左心室壁厚度增长至初生时的 2.5 倍，而右心室仅增长原来厚度的 1/3。

4. **血管特点** 小儿的动脉相对比成人粗。动脉内径与静脉内径之比在新生儿为 1∶1，成人为 1∶2。随着年龄增长，动脉口径相对较窄。在大动脉方面，10 岁以前肺动脉直径较主动脉宽，到青春期其主动脉直径超过肺动脉。在婴儿期，毛细血管特别粗大，肺、肾、肠及皮肤的微血管口径不仅相对地、而且绝对地较成人期粗大，因而对这些器官的新陈代谢和发育起到良好的作用。

5. **心率** 小儿的心率相对较快，主要由于新陈代谢旺盛，身体组织需要更多的血液供给，而心脏每搏输出量有限，只有增加搏动次数以满足需要。同时婴幼儿迷走神经兴奋性低，交感神经占优势，故心搏较易加速。心率随着年龄增长而逐渐减慢，新生儿平均每分钟 120~140 次，1 岁以内 110~130 次，2~3 岁 100~120 次，4~7 岁 80~100 次，8~14 岁

70～90 次。

小儿脉搏次数极不稳定,易受各种内外因素的影响,如进食、活动、哭闹、发热等。因此,应在小儿安静时测量脉搏。凡脉搏显著增快,而在睡眠时不见减慢者,应怀疑有器质性心脏病。

三、血压

1. 动脉血压 动脉血压的高低主要决定于心搏出量和外周血管阻力。婴儿由于心搏出量较少,血管口径较粗,动脉壁柔软,故动脉压较低,其后随年龄增长而逐渐升高。为便于推算,可采用下列公式:收缩血压＝(年龄×2)＋80mmHg,此数值的 2/3 为舒张期血压。收缩压高于此标准 20mmHg 为高血压;低于此标准 20mmHg 为低血压。小儿年龄越小则血压越低,一般收缩压低于 75～80mmHg 为低血压。正常情况下,下肢血压比上肢约高20mmHg。

2. 静脉血压 静脉压的高低与心搏出能力、血管功能及循环血容量有关。上、下腔静脉的血流返回右心室是否通畅也影响静脉压。

第二节 心力衰竭

一、病因

心力衰竭(heart failure)简称心衰,是指心脏不能提供足够的血氧以适应生理需要,由此引发的代偿机制发挥过度所致的临床表现,其为临床上的一种综合征象,而非一独立疾病。小儿时期心衰以 1 岁以内发病率最高,其中尤以先天性心脏病引起者最多见。病毒性或者中毒性心肌炎、心内膜弹力纤维增生症、心糖原累积症等亦为重要原因。儿童时期以风湿性心脏病和急性肾炎所致的心衰最为常见;此外,川崎病冠脉病变、克山病、重度贫血、甲状腺功能亢进、维生素 B_1 缺乏、电解质紊乱和缺氧等均可引起心衰。

二、临床表现

年长儿心衰的症状与成人相似,主要表现为乏力、劳累后气急、食欲减退、腹痛和咳嗽。安静时心率增快,呼吸浅表、增速,颈静脉怒张,肝增大、有压痛,肝颈静脉反流试验阳性。病情较重者尚有端坐呼吸,肺底部可听见湿啰音,并出现水肿,尿量明显减少。

婴幼儿心衰的临床表现有一定特点,常见症状为呼吸快速、表浅、频率可达 50～100 次/分,喂养困难,体重增长缓慢,烦躁多汗,哭声低弱,肺部可闻及干啰音和哮鸣音。水肿首先见于颜面、眼睑等部位,严重时鼻唇三角区呈现青紫。

三、诊断

1. 临床诊断依据

(1)安静时心率增快,婴儿>180 次/分,幼儿>160 次/分,不能用发热或缺氧解释。

(2)呼吸困难,青紫突然加重,安静时呼吸达 60 次/分以上。

(3)肝大达肋下 3cm 以上,或在密切观察下短时间内较前增大,而不能以横膈下移等原因解释者。

（4）心音明显低钝，或出现奔马律。

（5）突然烦躁不安，面色苍白或发灰，而不能用原有疾病解释。

（6）尿少、下肢水肿，已除外营养不良、肾炎、维生素 B_1 缺乏等原因所造成者。

2. 其他检查上述前 4 项为临床诊断的主要依据。尚可结合其他几项以及下列（1）～（3）项检查进行综合分析。

（1）胸部 X 线检查：心影多呈普遍性扩大，搏动减弱，肺纹理增多，肺门或者肺门附件阴影增加，肺部淤血。

（2）心电图检查：不能表明有无心衰，但有助于病因诊断及指导洋地黄的应用。

（3）超声心动图检查：可见心室和心房腔扩大，M 型超声心动图显示心室收缩时间间期延长，射血分数降低。心脏舒张功能不全时，二维超声心动图对诊断和引起心衰的病因诊断有帮助。

四、治疗原则及方案

（一）一般治疗

1. **休息和饮食**　休息可减轻心脏的负担，肾血流量可稍增多，静脉压有所下降，心率也可减慢，从而使舒张期延长，冠状动脉灌注增多。严重心力衰竭患儿应卧床，或取半卧位休息。

2. **供氧**　应供给氧气，尤其是严重心力衰竭有肺水肿者。

3. **体位**　心力衰竭患儿的肺血增多和心脏扩大使肺的呼吸活动度缩小；加以肝脏的充血增大，影响膈肌的运动，这时可用座椅使患儿取坐位或半坐位，使静脉回流缓滞，以减轻肺淤血，且可减轻肝脏对膈肌呼吸运动的障碍。

4. **维持水电解质平衡**　心力衰竭时易并发肾功能不全。进食差、长期低盐饮食和使用利尿剂更易发生电解质紊乱，必须及时纠正。

5. **纠正贫血**　如有贫血，必须纠治至血细胞比容达 40％以上，以提高单位血容量的携氧能力，减轻心脏负担。

（二）病因治疗

病因治疗对心力衰竭的控制很重要。左向右分流型先天性心脏病合并心力衰竭经药物治疗而未能控制时应及时手术治疗。高血压和肺动脉高压所导致的心力衰竭也应该及时治疗病因。心肌病患者如能获得病因诊断可予以针对性治疗，如采用酶替代疗法治疗 Pompe 病，补充肉碱治疗肉碱缺乏性心肌病。

（三）药物治疗

药物治疗主要用于心室泵血功能障碍的患儿，也适用于缓解及稳定尚残存一些心室泵血功能患儿的心衰症状，这类患儿往往正在等待后续手术等治疗手段去除潜在导致容量或压力超负荷的情形。

1. **利尿治疗**

（1）药物选择：通过促进水、钠和其他离子的排泄使尿量增加，从而减少血浆和细胞外液及体内总钠量，降低心脏前负荷、降低心室充盈压，减轻周围循环淤血和肺水肿。适用于肺循环和（或）体循环明显淤血，容量负荷过重的左心衰以及右心衰患者。本类药物是唯一能充分控制心衰患者液体潴留的药物，在儿童用于 C 到 D 级心力衰竭的患儿。

1)袢利尿剂(loop diuretic):袢利尿剂可抑制钠离子和氯离子在髓袢升支粗段的重吸收。用于急性心衰/肺水肿及难治性心衰。呋塞米(furosemide)是最常用的袢利尿剂。布美他尼(bumetanide)和托拉塞米(torasemide)是更有效的药物,不太常用,主要用于严重或对呋塞米疗效不理想的情况下。

2)噻嗪类利尿剂(thiazide diuretic):噻嗪类利尿剂抑制钠离子和氯离子在肾脏远曲小管的再吸收。它们通常被用作二线药物,用于轻度体液潴留而肾功能正常的心衰患者,有明显体液潴留,伴有肾功能受损时宜选用袢利尿剂,呋塞米的剂量与效应呈现线性关系,故剂量可不受限制。当严重心力衰竭或晚期心力衰竭患者由于胃肠道淤血水肿,肾血流量和肾功能减退时需要静脉给予利尿剂,或联合用两种以上利尿剂,噻嗪类常与袢利尿剂组合。常用氢氯噻嗪(hydrochlorothiazide)。

3)醛固酮拮抗剂(aldosterone antagonist):醛固酮拮抗剂减少钠和钾在肾脏集合管的重吸收。其保钾利尿作用,使它们特别适用于与袢利尿剂和噻嗪类药物联合使用。主要品种有螺内酯(spironolactone)、氨苯蝶啶(triamterene)、阿米洛利(amiloride)等,儿童常用螺内酯。

用法用量:

A. 呋塞米:口服 2～3mg/(kg·d),分 2～3 次;静脉注射:每次 0.5～1mg/kg,必要时每隔 2 小时再增加 1mg/kg。

B. 氢氯噻嗪:口服 1～2mg/(kg·d),分 1～2 次。

C. 螺内酯:口服 1～3mg/(kg·d),分 1～2 次。

(2)药学监护

1)不良反应监护

A. 低血钠、低血钾、代谢性碱中毒。

B. 耳鸣、眩晕、耳聋等,但大多发生在药量较大及肾功能不全者中。布美他尼较少发生听神经毒性反应。

C. 高血糖:长期使用噻嗪类可致空腹血糖、糖化血红蛋白和胰岛素轻度升高,对胰岛素敏感性降低。

D. 高脂血症:长期使用噻嗪类可致血清总胆固醇、LDL 和 VLDL 轻度升高,甘油三酯可增高或不变。

E. 噻嗪类还可致可逆性白细胞和血小板减少。

2)注意事项及用药教育

A. 用药期间限制钠盐摄入。

B. 剂量应个体化,剂量从小剂量开始。

C. 用药期间注意监测电解质、血糖、血尿酸、尿素氮、血压等。

D. 洋地黄类、胺碘酮合用时注意防止因低血钾引起的不良反应。

2. 洋地黄类正性肌力药

(1)洋地黄类正性肌力药物选择:洋地黄(digitalis)制剂可增强心肌收缩力、心输出量;降低心室舒张末期压力,改善组织灌注及静脉淤血;作用于心脏传导系统可以减慢心率;兴奋迷走神经,对抗心力衰竭时的神经内分泌紊乱。常用药物为地高辛(digoxin)、毛花苷 C(lanatoside C)。

洋地黄不是治疗心力衰竭的必用首选药物,对高血压、瓣膜病、先天性心脏病所导致的心衰疗效较好,对其他类型病因引起的心衰疗效差或无效。建议用于在左心室收缩功能不全(LVEF<40％)的慢性心衰情形下已经接受了包括 ACE 抑制剂、β 受体阻滞剂、醛固酮拮抗剂、利尿剂等药物治疗的基础上,仍然持续有 NYHA 心功能分级Ⅱ、Ⅲ和Ⅳ级心衰症状的患儿。

　　地高辛起效快,有口服和静脉两种给药途径。虽然地高辛目前在儿童无症状性心功能不全中不再使用,但由于它使用后的生理受益及症状缓解效应可用于婴幼儿 C 期心力衰竭的治疗。慢性心衰急性加重及急性心衰时,地高辛也不作为首选药物,此时常静脉用利尿剂治疗,用硝酸酯减少前负荷,并给予快速起效的血管紧张素转化酶抑制剂(angiotensin-converting enzyme inhibitors,ACEI)类药物,如果需要得到正性肌力支持,可以选择更有效的多巴胺(dopamine)、多巴酚丁胺(dobutamine)、米力农(milrinone)等。用法用量:

　　1)地高辛:口服:一日负荷量按下列剂量分 3 次或每 6～8 小时一次给予。1 个月～2 岁 0.045mg/kg;2～5 岁 0.035mg/kg;5～10 岁 0.025mg/kg;10 岁以上 0.75～1.25mg/kg;一日维持剂量为负荷量的 1/5～1/4,每 12 小时一次或每日 1 次给予。静脉注射:一日负荷量按下列剂量分 3 次或每 6～8 小时一次给予。1 个月～2 岁 0.04mg/kg;2～5 岁 0.03mg/kg;5～10 岁 0.025mg/kg;10 岁以上 0.5～1mg/kg。

　　2)毛花苷 C,静脉注射:一日负荷量按下列剂量分 3 次或每 6～8 小时一次给予。1 个月～2 岁 0.04mg/kg;2～5 岁 0.03mg/kg;用药 1、2 次后可改用地高辛负荷量或维持量。

　　3)去乙酰毛花苷(deslanoside):肌内注射或静脉注射:按下列剂量分 2～3 次间隔 3～4 小时给予,2 个月至 3 岁:每日 0.025mg/kg。静脉注射疗效满意后可改用地高辛常用维持量。

　　(2)药学监护

　　1)不良反应监护

　　A. 常见心律失常,房性心动过速伴或不伴传导阻滞,窦性心动过缓等。

　　B. 偶见恶心呕吐、腹胀、腹泻、头痛。

　　2)注意事项及用药教育

　　A. 本类药物有两种用法:负荷量法和维持量法。对于起病迅速,病情严重的急性心力衰竭患儿,采用负荷量法,以便及时控制病情;对于慢性心力衰竭的情形则采用维持量法即可。

　　B. 新生儿对地高辛耐受性不定,其肾清除率减少;早产儿对本品敏感,按其不成熟程度而减少剂量。按体重或体表面积,1 个月以上婴儿比成人用量略大。

　　C. 下列情况下慎用地高辛:低钾血症、房室传导阻滞、高钙血症、甲状腺功能减退、活动性心肌炎、肾功能不全。

　　D. 本类药物毒性诱发因素:低钾、高钙、低镁、心肌缺血、缺氧等。

　　E. 警惕中毒先兆:室性期前收缩出现或增多、窦性心动过缓、色视障碍等。

　　F. 地高辛血药浓度监测注意事项:建议以下情况需监测血药浓度:对病情不复杂的患者进行常规监测;测首次给药后达稳态的血药浓度水平;对病情不稳定的患者测首次给药后达稳态的血药浓度水平,每 5～7 天重复检测血药浓度水平,如果病情有急变或出现不良反应,可以随时抽血测浓度;肾功能有急性变化时需要测定;甲状腺功能异常时需要测定。采集血样的时间需注意：若用药之初给予负荷剂量，则起始负荷剂量给药后 12～24 小时内抽一管血，了解血药浓度的大小及患儿临床反应，但是本次测定的结果仅是了解一下情况，对后续维持剂量的确定无参考意义。若用药之初不给予负荷剂量，则起始用药后 3～5 天抽血测浓度。无论何种给药途径，取样时间均为下一剂给药前 1 小时以内。若用药过程中有剂量调整，则剂量调整后 5～7 天抽血评估新的血药浓度。

3. 非洋地黄类正性肌力药

(1)药物选择：目前认为非洋地黄类强心药只适用于外周低灌注(低血压、肾功能下降)和终末期心力衰竭的患者，其地位列于利尿剂和血管扩张剂之后。目前本类药物只能在短期内缓解心力衰竭症状，长期应用会增加病死率，目前主张连续使用非洋地黄类强心药物不宜超过 5 天。

β 肾上腺素受体激动剂与心肌细胞膜 β 受体结合，增强心肌收缩力和心输出量。常用于低输出量性急性心力衰竭、心脏术后低心输出量综合征及休克患儿。常用药物：多巴酚丁胺，多巴胺。其中中小剂量多巴胺可能对患者有益，而大剂量增加左心室后负荷，可能对患者不利。在需要同时升压效应和增加心输出量，而又没有显著心动过速的患者，多巴胺是首选正性肌力药。多巴酚丁胺没有多巴胺较强的外周作用，其最理想的治疗对象是左心室功能严重降低并伴有低心指数和较高左心室充盈压的患者。用法用量：

1)多巴胺：持续静脉滴注，5～10μg/(kg·min)小剂量开始，微量输液泵调控速度，一般用量在 20μg/(kg·min)范围内。

2)多巴酚丁胺：持续静脉滴注，小剂量开始，微量输液泵调控速度，一般用量在 20μg/(kg·min)范围内，配制方法同多巴胺。

(2)药学监护

1)不良反应监护

A. 多巴胺：①常见胸痛、呼吸困难、心悸、心律失常、乏力。②偶见恶心呕吐、头痛。

B. 多巴酚丁胺：①可见心悸、头痛、胸痛、气短等。②偶见恶心、呕吐、头痛、腿痛、咽喉部异物感。

2)注意事项及用药教育

A. 多巴胺

a. 碱性药物使多巴胺失效，不能与碳酸氢钠合用。

b. 剂量多大可导致肾功能不全及胃肠道不适(恶心、呕吐)。

c. 嗜铬细胞瘤和心律失常未纠正者禁用，多巴胺可诱发或加重室上性或室性心动过速，从而加重心肌缺血。

d. 防止血管外渗，多巴胺可产生皮肤组织的坏死和脱落。

e. 应逐渐停用，以免发生急性低血压。

B. 多巴酚丁胺

a. 当用量大于 20μg/(kg·min)时可导致心动过速和心律失常。

b. 中等剂量多巴胺和多巴酚丁胺合用能较好维持动脉血压，减轻肺淤血。

c. 不能与碱性药物配伍，输注速度过快可导致低血压。

4. 血管紧张素转化酶抑制剂

(1)药物选择：本类药物抑制血管紧张素转化酶，可降低肾素-血管紧张素-醛固酮系统的活性,使小动脉、静脉扩张,降低体循环阻力,增加冠状动脉血流与心肌供氧。ACEI 能抑制缓激肽降解达到降低后负荷作用。对大型 VSD 伴肺动脉高压者 ACEI 能减低左向右分流,改善心功能。临床用于扩张型心肌病、左向右分流型先天性心脏病(如 VSD 并肺高压)、二尖瓣或主动脉瓣反流等所致的心力衰竭等。总体来说,除外有 ACEI 使用禁忌证或对 ACEI 不能耐受,其他所有由左心收缩功能不全所致的心功能不全患儿(B 级和 C 级心衰,无论有无临床症状)均应给予 ACEI 治疗。一般与利尿剂合用,若无液体潴留则可以单独使用。该药与 β 受体阻滞剂合用有协同作用。目前临床用的本类药物有 20 余种,根据所含配基不同,分为三类:第一类含巯基,如卡托普利;第二类含羟基,如依那普利、贝那普利;第三类含磷酰基,如福辛普利等。儿科常用卡托普利(captopril)、依那普利(enalapril)和贝那普利(benazepril)。用法用量:

1)卡托普利:为短效制剂,初始剂量 0.5mg/(kg·d),每周递增一次,每次增加 0.3mg/(kg·d),最大耐受量 5mg/(kg·d),分次每 8 小时口服。持续时间至少 6 个月以上,至心脏缩小到接近正常为止。

2)依那普利:为长效制剂,初始剂量 0.05mg/(kg·d),每天 1 次口服,每周递增一次,每次增加 0.025mg/(kg·d),最大耐受量 0.1mg/(kg·d),维持时间同卡托普利。

3)贝那普利:为长效制剂,初始剂量 0.1mg/(kg·d),每天 1 次口服,每周递增一次,每次增加 0.1mg/(kg·d),最大耐受量 0.3mg/(kg·d),维持时间同卡托普利。

(2)药学监护

1)不良反应监护

A. 低血压为最常见的不良反应,大多无症状,也可表现为头晕、视物模糊,甚至肾功能的恶化,常发生于加量的开始几天,通常有利尿过度、低血容量和低钠血症病史,通过减少利尿剂,适当补充盐分,多能缓解。

B. 肾功能的损害:可见血清肌酐升高,可通过减少利尿剂剂量改善。

C. 钾潴留:特别容易发生于口服补钾的患儿,应定期检测血钾。

D. 咳嗽:不能耐受的咳嗽通常是 ACEI 停药的主要原因,停药后 1~2 周可自行缓解。

E. 血管性水肿:发生率低,以黑人多见,但可危及生命,对于有此类病史的患儿避免使用。

2)注意事项及用药教育

A. 应与利尿剂同时使用。

B. 当血流动力学不稳定时,其低血压效应可减弱利尿剂作用,应待血流动力学稳定后再使用。

C. 尽量避免水钠潴留和低血容量。

D. 即使使用 ACEI 短期未见症状改善,也应长期给药。

5. β 受体阻滞剂

(1)药物选择:本类药物可通过阻断 β 肾上腺素能的活性来阻止心脏重塑。其治疗心衰的作用机制为:①阻断神经内分系统介导的心肌重塑;②保护心肌,防止儿茶酚胺(catecholamine)对心肌的毒性作用,减少儿茶酚胺引起的心肌钙超负荷;③上调 β 受体密度,恢复心肌的正性肌力反应,改善心肌收缩功能;④减慢心率,延长舒张期,改善心肌血流灌注等。目前用于心力衰竭的品种有选择性 $β_1$ 受体阻滞剂美托洛尔(metoprolol)、比索洛尔

（bisoprolol），兼有 β₁、β₂ 和 α 受体阻滞作用的如卡维地洛（carvedilol）等。基于对成人和儿童患者目前的证据，大多数小儿心力衰竭专家推荐卡维地洛用于已接受其他心力衰竭药物稳定治疗的小儿收缩功能不全的 C 级心力衰竭治疗。β 受体阻断剂通常添加到利尿剂、地高辛和 ACE 抑制剂的既定方案中。对于已处于 D 级的失代偿性心力衰竭需停用本类药物。并且本类药物不能用于"抢救"急性心力衰竭患者，包括难治性心力衰竭需静脉给药者。儿童常用美托洛尔。

用法用量：0.2～0.5mg/(kg·d)，每周递增一次，每次增加 0.5mg/(kg·d)，最大耐受 2mg/(kg·d)，分两次口服，持续时间至少 6 个月以上，至心脏缩小至正常情况为止。

（2）药学监护

1）不良反应监护

A. 常见不良反应有疲劳、头痛、头晕、肢端发冷、心动过缓、腹痛、恶心、腹泻。

B. 可有胸痛、体重增加、心力衰竭暂时恶化、睡眠障碍、支气管痉挛等。

2）注意事项及用药教育

A. 用药过程中注意监测生命体征：心率＜45 次/分；P-Q 间期大于 0.24 秒，或收缩压小于 100mmHg 的情况下禁用。

B. 在没有伴随治疗的情况下，本品不可用于潜在的或有症状的心功能不全患者、变异型心绞痛患者。

C. 停用本品时应逐步撤药，整个撤药过程至少 2 周，剂量应逐渐减低。

D. 应避免与巴比妥类、普罗帕酮、维拉帕米联合用药。

6. 磷酸二酯酶抑制剂（phosphodiesterase inhibitor）

（1）药物选择：通过减少环腺苷酸（cAMP）降解，提高细胞内 cAMP 水平，增加 Ca²⁺ 内流产生正性肌力作用，使心输出量及每搏量增加，心室充盈压及体肺循环阻力降低，但并不增加心肌氧耗量和心率。主要用于严重或难治性充血性心力衰竭、低心输出量综合征及心肺复苏后左心收缩功能不全者。在血流动力学方面，介于纯粹的扩张血管剂（如硝普钠）和主要的正性肌力药物（如多巴酚丁胺）之间。由于其不依赖肾上腺素能受体，因此在使用 β 受体阻滞剂的同时或者临床出现肾上腺素能受体上调而导致相关药物耐受时，磷酸二酯酶抑制剂疗效仍然较好。儿童常用米力农。

用法用量：米力农：负荷量 25～75μg/kg，经过至少 15 分钟缓慢静脉注射；之后按 0.25～0.5μg/(kg·min)，维持 2～3 天，疗程应小于 2 周。

（2）药学监护

1）不良反应监护

A. 少见头痛、室性心律失常、乏力、血小板计数减少；

B. 过量可有低血压、心动过速。

2）注意事项及用药教育

A. 严重室性心律失常、重度瓣膜狭窄者禁用。

B. 严重低血压、血容量不足、肝肾功能损害严重者慎用。

C. 给药期间监测血压、心率，定期查血小板计数。

D. 对合并存在房扑或房颤患者，应先使用控制心室率的药物。

E. 逐渐减量，不可突然停药，以免发生低血压。

第三节　心律失常

正常心脏冲动起源于窦房结，以一定的频率发出激动，并按顺序激动心房、房室交接区、房室结、房室束、左右房室束、浦肯野纤维，最后到达心室肌使心室去极化。如心激动的频率、起搏点或传导不正常，都可构成心律失常(arrhythmia)。

一、期前收缩

期前收缩(premature beat)是由心脏异位兴奋灶发放的冲动所引起，为小儿时期最常见的心律失常。异位起搏点可位于心房、房室交界或心室组织。分别引起房性、交界性及室性期前收缩，其中以室性期前收缩为多见。

(一) 病因

常见于无器质性心脏病的小儿。可由疲劳、精神紧张、自主神经功能不稳定等引起，但也可发生于病毒性心肌炎、先天性心脏病或风湿性心脏病。另外，拟交感胺类、洋地黄、奎尼丁、锑剂中毒及缺氧、酸碱平衡失调、电解质紊乱(低血钾等)、心导管检查、心脏手术等均可引起期前收缩。健康学龄儿童约 $1\% \sim 2\%$ 有期前收缩。

(二) 临床表现

小儿症状较成人为轻，常缺乏主诉。个别年长儿可诉心悸、胸闷、不适。听诊可发现心律不齐，心搏提前，其后常有一定时间的代偿间歇，心音强弱也不一致。期前收缩次数因人而异，且同一患儿在不同时期亦可有较大出入。某些患儿于运动后心率增快时期前收缩减少，但也有些反而增多，前者常提示无器质性心脏病，后者则可能同时有器质性心脏病存在。

(三) 诊断

行心电图检查。根据心电图上有无 P 波、P 波的形态、P-R 的长短以及 QRS 波的形态，来判断期前收缩属于何型。

房性期前收缩的心电图特征：①P′波提前，可与前一心动的 T 波重叠，形态与窦性 P 波稍有差异，但方向一致；②P′-R>0.10 秒；③期前收缩后的代偿间歇往往不完全；④一般 P′波 QRS-T 正常，若不继以 QRS-T 波，称为阻滞性期前收缩，若继以畸形的 QRS-T 波，为心室内差异传导所致。

交界性期前收缩的心电图特征：①QRS-T 波提前，形态、时限与正常窦性基本相同；②期前收缩所产生的 QRS 波前或后有逆行 P′波，P′-R<0.20 秒，有时 P′波可与 QRS 波重叠，辨认不清；③代偿间歇往往不完全。

室性期前收缩的心电图特征：①QRS 波提前，形态异常、宽大、QRS 波>0.10s，T 波与主波方向相反；②QRS 波多无 P′波；③代偿间歇完全；④有时在同一导联出现形态不一、配对时间不等的室性期前收缩，称为多源性室性期前收缩。

(四) 治疗原则及方案

针对基本病因治疗原发病。一般认为若期前收缩次数不多、无自觉症状者可不必用药。若期前收缩次数>10 次/分，有自觉症状，或在心电图上呈多源性者，则应予以治疗。

二、阵发性室上性心动过速

阵发性室上性心动过速是由心房或房室交界处异位兴奋灶快速释放冲动所产生的一种心律失常。本病虽非常见,但是对药物反应良好,可以完全治愈的儿科急症之一,若不及时治疗易致心力衰竭。本病可发生于任何年龄,容易反复发作,但初次发病以婴儿时期为多见。

(一) 病因

可在先天性心脏病、预激综合征、心肌炎、心内膜弹力纤维增生症等疾病基础上发生,但多数患儿无器质性心脏疾患。感染为常见的诱因,也可由疲劳、精神紧张、过度换气、心脏手术时和手术后、心导管检查等诱发。

(二) 临床表现

小儿常突然烦躁不安,面色青灰或灰白,皮肤湿冷,呼吸增快,脉搏细弱,常伴有干咳,有时呕吐,年长儿还可自诉心悸、心前区不适、头晕等。发作时心率突然增快,为160~300次/分,多数>200次/分,一次发作可持续数秒钟至数日。发作停止时心率突然减慢,恢复正常。此外,听诊时第一心音强度完全一致,发作时心率较固定而规则等均为本病的特征。发作持续超过24小时者,容易发生心力衰竭。若同时有感染存在,则可由发热、周围血象白细胞增高等表现。

(三) 诊断

心电图检查:P波形态异常,往往较正常时小,常与前一心动的T波重叠,以致无法辨认。如能见到P波,则P-R间期常为0.08~0.13秒。虽然根据P波和P-R间期长短可以区分房性或者交界性,但临床上常有困难。QRS波形态同窦性。

发作的突然起止提示这类心律失常,以往的发作史对诊断也很有帮助。体格检查:心律绝对规律、匀齐,心音强度一致,心率往往超出一般窦性范围,再结合上述心电图特征,诊断不太困难,但有时需与窦性心动过速及室性心动过速鉴别。

(四) 治疗原则及方案

可先采用物理方法以提高迷走神经张力,如无效或当时有效但很快复发时,需要药物治疗。

1. 物理方法①冰水毛巾敷面法;②压迫颈动脉窦法;③以压舌板或手指刺激患儿咽部使之产生恶心、呕吐。

2. 药物治疗详见本节第五部分药物治疗。

三、室性心动过速

凡有连续3次或3次以上的室性期前收缩发生时,临床上称为室性心动过速(ventricular tachycardia),小儿时期较少见。

(一) 病因

室性心动过速可由心脏手术、心导管检查、严重心肌炎、先天性心脏病、感染、缺氧、电解质紊乱等原因引起,但不少病例的病因不易确定。

(二) 临床表现

与阵发性室上性心动过速相似,但症状较严重。小儿烦躁不安、苍白、呼吸急促。年长儿可诉心悸、心前区痛,严重病例可有晕厥、休克、充血性心力衰竭等。发作短暂者血流动力学的改变较轻;发作持续 24 小时以上者则可发生显著的血流动力学改变,且很少有自动恢复的可能。体检发现心率增快,常大于 150 次/分,节律整齐,心音可有强弱不等现象。

（三）诊断

心电图表现:心室率常在 150～250 次/分之间。P-R 间期可略有变异,QRS 波畸形,时限增宽(>0.10 秒),P 波与 QRS 波之间无固定关系,心房率较心室率缓慢,有时可见到室性融合波或心室夺获现象。

心电图是诊断室性心动过速的重要手段,但有时与室上性心动过速伴心室差异传导的鉴别比较困难,必须结合病史、体检、心电图特点、对治疗的反应等仔细加以区别。

（四）治疗原则及方案

详见本节第五部分药物治疗。

四、房室传导阻滞

心脏的传导系统包括窦房结、结间束(前、中、后束)、房室结、房室束、左右束支以及浦肯野纤维。心脏的传导阻滞可发生在传导系统的任何部位,当阻滞发生于窦房结与房室结之间时,便称为房室传导阻滞(atrioventricular block)。阻滞可以是部分性的(Ⅰ度或Ⅱ度),也可能为完全性的(Ⅲ度)。

（一）一度房室传导阻滞

1. 病因　在小儿中比较常见。大多数由急性风湿性心脏炎引起,但也可发生于发热、心肌炎、肾炎、先天性心脏病以及个别正常小儿。在应用洋地黄时也能延长 P-R 间期。由希氏束心电图证实阻滞可发生于心房、房室交界或希氏束,其中以房室交界阻滞者最常见。

2. 临床表现　一度房室传导阻滞本身对血流动力学并无不良影响,临床听诊除第一心音较低钝外,无其他特殊体征。

3. 诊断　诊断主要通过心电图检查。心电图表现为 P-R 间期延长,但小儿 P-R 间期正常值随年龄、心率不同而不同,必须加以注意。部分正常小儿静卧后 P-R 间期延长,直立或运动后可使 P-R 间期缩短至正常,此种情况说明 P-R 间期延长与迷走神经的张力过高有关。

4. 治疗原则及方案　一度房室传导阻滞应着重病因治疗,其本身无须治疗,预后较好,部分可发展为更严重的房室传导阻滞。

（二）二度房室传导阻滞

二度房室传导阻滞时窦房结的冲动不能全部传到心室,因而造成不同程度的漏搏。

1. 病因　产生原因有风湿性心脏病、各种原因引起的心肌炎、严重缺氧、心脏手术后及先天性心脏病(尤其是大动脉错位)等。

2. 临床表现　取决于基本心脏病变以及由传导阻滞而引起的血流动力学改变。当心室率过缓时可引起胸闷、心悸,甚至产生眩晕和昏厥。听诊时除原有心脏疾患所产生的改变外,尚可发现心律不齐、脱漏搏动。

3. 诊断　心电图改变可分为两种类型:①Ⅰ型(文氏型):P-R 间期逐渐延长,终于 P 波后不出现 QRS 波;在 P-R 间期延长的同时,R-R 间期往往逐步缩短,而且脱落的前、后两个 P 波的距离,小于最短的 R-R 间期的两倍。②Ⅱ型(莫氏Ⅱ型)此型 P-R 间期固定不变,但心室搏动呈规律地脱漏,而且常伴有 QRS 波增宽。

4. 治疗原则及方案　　二度房室传导阻滞的治疗应针对原发疾病。当心室率过缓,心搏出量减少可用阿托品、异丙肾上腺素治疗。预后与心脏的基础病变有关。由心肌炎引起者最后多完全恢复;当阻滞位于房室束远端,有 QRS 波增宽者预后较严重,可能发展为完全性房室传导阻滞。

(三) 三度房室传导阻滞

三度房室传导阻滞又称完全性房室传导阻滞,小儿较少见。完全性房室传导阻滞时心房与心室各自独立活动,彼此无关,此时心室率比心房率慢。

1. 病因　　病因可分为获得性和先天性两种。获得性者以心脏手术后引起的最为常见,尤其是发生于大型室间隔缺损、法洛四联症、主动脉瓣下狭窄等心脏病的手术后;其次则为心肌炎,如病毒性或白喉引起的心肌炎;此外,新生儿低血钙与酸中毒也可引起暂时性三度房室传导阻滞。

2. 临床表现　　临床表现不一,部分小儿并无主诉,获得性者和伴有先天性心脏病者病情较重。患儿因心搏出量减少而自觉乏力、眩晕、活动时气短。最严重的表现为阿-斯综合征发作,小儿检查时脉率缓慢而规则,婴儿<80 次/分,儿童<60 次/分,运动后仅用轻度或中度增加。

3. 诊断　　心电图是重要的诊断方法。由于心房与心室都以其本身的节律活动,所以 P波与 QRS 波之间彼此无关。心房率较心室率快,R-R 间期基本规则。心室波形有两种形式:①QRS 波的形态、时限正常,表示阻滞在房室束以上,以先天性者居多数;②QRS 波有切迹,时限延长,说明起搏点在心室内或者伴有束支传导阻滞,常为外科手术所引起。

4. 治疗原则及方案　　凡有低心输出量症状或阿-斯综合征表现者需进行治疗。少数患儿无症状,心室率又不太缓慢,可以不必治疗,但需随风观察。纠正缺氧与酸中毒可改善传导功能。由心肌炎或手术暂时性损伤引起者,肾上腺皮质激素可消除局部水肿,恢复传导功能。

五、药物治疗

(一) Ⅰ类抗心律失常药

1. 利多卡因(lidocaine)　　Ⅰa 类抗心律失常药,选择性作用于心室内浦肯野纤维,减少心肌动作电位 4 相钠内流,促进钾外流,降低舒张期自动去极化速度,从而降低心室自律性,并提高心室阈值。

由于其仅对心室的传导系统发生影响,对其他部位心肌组织及自主神经并无作用,因此是一窄谱抗心律失常药,仅用于室性心律失常,特别适用于危急病例,治疗强心苷所致的室性期前收缩、室性心动过速及心室颤动有效。

(1)用法用量:静脉注射或静脉滴注,首次负荷剂量 1mg/kg 静脉注射,最大用量每次100mg,必要时 15 分钟后以每次 0.5～1mg/kg 重复一次,维持量以 0.02～0.05mg/(kg·min)滴速静脉滴注。休克、肝病、心脏停搏、轻度充血性心力衰竭时以 0.02mg/(kg·min)滴速静脉滴注;中至重度充血性心力衰竭时负荷剂量减半,静脉滴注速度减慢以避免产生毒性反应。

(2)药学监护(不良反应监护)

1)主要表现在中枢神经系统,如嗜睡、眩晕、头痛、共济失调、肌震颤、惊厥、神志不清等,与剂量相关。

2)食欲缺乏、恶心、呕吐等。

3)严重的可致定向障碍、肌肉抽搐,甚至呼吸停止。

4)过量可致严重低血压,心动过缓、房室传导阻滞,甚至心脏停搏。

(3)注意事项及用药教育

1)对本品过敏或有药物过敏史、特异质反应患者,严重肝病患者,严重心力衰竭患者,完全性房室传导阻滞、室内传导阻滞患者,严重窦房结功能障碍患者,预激综合征患者禁用。

2)新生儿、肝肾功能不全患者、低血容量及休克患者、不完全性房室传导阻滞或室内传导阻滞患者、严重心动过缓者、充血性心力衰竭及严重心肌受损患者慎用。

3)注意一些药物相互作用:异丙肾上腺素增加肝血流量,使本品清除率升高。去甲肾上腺素减少肝血流量,可使本品清除率下降;β受体拮抗药和血管收缩药可使本品血药浓度升高;苯巴比妥等肝药酶诱导药可加速本品的代谢,使本品血药浓度降低,作用减弱;与抗惊厥药合用,可增加心肌抑制作用,产生心脏停搏;与普鲁卡因胺合用,可产生一过性谵妄及幻觉;西咪替丁可减少本品的清除。

4)对低血钾患者应先补钾;本品宜较长时间连续静脉输注,以维持有效血药浓度,并应逐渐停药。

2. 奎尼丁(quinidine) 系 Ia 类抗心律失常药。对心肌细胞膜有直接作用,能直接抑制心肌细胞 Na^+ 通道,减少 Na^+ 内流,对 Ca^{2+} 和 K^+ 通道亦有一定作用;还可间接作用于自主神经,阻滞 M 胆碱受体,但其作用与迷走神经张力和所用剂量有关,故用药早期血药浓度较低时,主要表现为抗胆碱作用,血药浓度达稳态时,才表现为抗心律失常作用。适用于室上性心动过速、心房颤动、心房扑动和期前收缩。目前本品已少用。

(1)用法用量:口服,先给试验量 2mg/kg,若无不良反应,1～2 小时后开始治疗,25～30mg/(kg·d),每 2 小时一次,每日 5 次,一旦转律,即改用维持量 10mg/(kg·d)。

(2)药学监护(不良反应监护)

1)奎尼丁晕厥:用药最初几天内,患者可能出现晕厥、抽搐、大小便失禁,其发生于用药无关,多见于女性,与心功能不全、低钾、对药物敏感等因素有关。

2)金鸡纳反应:呕吐、腹泻、头晕和耳鸣等。

3)心脏毒性反应:心动过速、室速、室颤、血压下降和停搏等。

(3)注意事项及用药教育

1)对本品或金鸡纳生物碱过敏患者、洋地黄中毒致二度或三度房室传导阻滞患者(除非已安装起搏器)、病态窦房结综合征患者、心源性休克患者、严重肝肾功能损害患者、血小板减少症或有既往史患者禁用。

2)心动过缓患者、低血压患者、低血钾或低血镁等引起的电解质紊乱患者、未得到控制的心力衰竭患者及一度房室传导阻滞患者慎用。

3)本品安全范围较小,个体差异较大,特别是儿童,应密切观察患者的反应;本品有注射剂,儿童目前已不用。

4)应避免夜间给药,白天给药也必须注意心律和血压。

5)对血压偏低或处于休克状态的患者,应先提高血压,纠正休克,再用本品。如血压偏低是由于心动过速,心输出量减少引起,则应用本品时需同时提高血压。

6)用药期间应保持心电图监护,定期检查血象和肝肾功能。

3. 美西律(mexiletine)　系Ⅰb类抗心律失常药,具有抗心律失常、抗惊厥及局部麻醉作用。其抗心律失常作用与利多卡因相似,能抑制 Na^+ 内流,缩短动作电位,相对延长有效不应期,降低兴奋性。治疗剂量对窦房结、心房和心室结传导影响较小,本品对心肌几乎无抑制作用。可用于急慢性室性心律失常,如室性期前收缩、室性心动过速、心室颤动及洋地黄中毒引起的心律失常。

(1)用法用量:口服,每次 3～5mg/kg,每日 3 或 4 次,稳定后减量,静脉注射或静脉滴注,每次 2～3mg/kg,加入 5%葡萄糖注射液中缓慢注入,如无效,可 30 分钟后再用一次。维持量 0.75～1mg/min 静脉滴注,心律回复后改口服。

(2)药学监护(不良反应监护)

1)可有消化不良、恶心、呕吐、便秘,腹泻等。可见谷草转氨酶升高等肝功能异常。

2)可出现眩晕、嗜睡、失眠、震颤、共济失调、昏迷、惊厥、复视、视物模糊、精神失常、白细胞及血小板减少等。

3)较少发生窦性心动过缓或窦性心脏停搏,偶可发生心房颤动、室性心动过速、低血压、心力衰竭加重。

(3)注意事项及用药教育

1)心源性休克、Ⅱ度或Ⅲ度房室传导阻滞(除非已安装起搏器)患者禁用。

2)室内传导阻滞患者、室性心动过缓者、肝血流量降低患者、严重窦性心动过缓者、严重肝功能不全者、严重充血性心力衰竭患者、低血压患者、癫痫患者、白细胞总数或中性粒细胞减少者慎用。

3)注意一些药物相互作用:与胺碘酮、奎尼丁、苯丙胺等其他抗心律失常药合用,可能有协同作用,但不宜与Ⅰb类抗心律失常药合用。在急性心肌梗死早期,吗啡使本品吸收延迟并减少。西咪替丁可使本品血药浓度发生变化,应进行血药浓度监测。阿托品可延迟本品的吸收,但不影响本品的吸收量。镇吐药如甲氧氯普胺增加胃排空,可增加本品的吸收速度。与茶碱合用,可增高茶碱的血药浓度,茶碱毒性增加。苯巴比妥、苯妥英钠、利福平等肝药酶诱导药可加速本品的代谢,使本品血药浓度降低,作用减弱。

4)碱化尿液的药物可减少本品的清除率,使血药浓度升高,作用增强;反之,酸化尿液的药物可使本品疗效降低。

4. 普罗帕酮(propafenone)　系Ⅰc类抗心律失常药。能抑制心肌和浦肯野纤维的快 Na^+ 内流,减慢动作电位 0 相去极化速度。可延长所有心肌组织的传导,并减少心肌的自发兴奋性,延长心房及房室结的有效不应期,对房室旁路的前向和逆向传导有效不应期亦有延长作用,并可产生完全性阻滞。

用于阵发性室性心动过速、阵发性室上性心动过速及预激综合征伴室上性心动过速、心房扑动或心房颤动的预防及各种期前收缩的治疗。静脉注射适用于阵发性室性心动过速及室上性心动过速(包括伴预激综合征者)。

(1)用法用量:口服,每次 5～6mg/kg,每 6～8 小时一次,见效后逐渐改为维持量每次 2～3mg/kg,每日 2 或 3 次;静脉注射,每次 1～2mg/kg 加入 5%～10%葡萄糖注射液 10～20ml 中,在 10 分钟内缓慢注入,若无效,10～20 分钟后可重复一次,总量不超过 5mg/(kg·d),见效后改为 0.5～1mg/min 静脉滴注或口服维持。

（2）药学监护（不良反应监护）

1）不良反应与剂量相关，主要有口干、舌唇麻木，可能是由于其局部麻醉作用所致。

2）此外，早期的不良反应还有头痛、头晕、视物模糊，其后可出现胃肠道障碍，如恶心、呕吐、便秘等。

3）个别患者可出现胆汁淤积性肝损伤，停药后2～4周肝酶的活性均恢复正常。

（3）注意事项及用药教育

1）无起搏器保护的窦房结功能障碍患者、严重房室传导阻滞患者、双束支传导阻滞患者、严重充血性心力衰竭患者、心源性休克及严重低血压患者禁用。

2）心肌严重损害者，严重的心动过缓患者、肝肾功能不全患者及明显低血压患者慎用。

3）本品可以增加血清地高辛浓度，并呈剂量依赖性。

4）本品有局部麻醉作用，宜在饭后与饮料或食物同时吞服，不得嚼碎。

（二）Ⅱ类抗心律失常药

1. 普萘洛尔（propranolol）　系非选择性β受体拮抗药，能阻断窦房结β受体，防止交感活动对4相去极化和异位起搏的影响，降低自律性；当血药浓度较高时，可通过降低0相钠内流以抑制窦房结和浦肯野纤维，减慢传导速度，并延长有效不应期。其对正常心率的影响小，但对运动情绪激动或窦房结功能异常而引起的心率加快影响明显。

其适用于治疗与交感神经兴奋有关的各种心率失常，如室上性心律失常中心房颤动、心房扑动、阵发性室上性心动过速以及由于焦虑或甲状腺功能亢进等引起的窦性心动过速；室性心律失常中室性期前收缩、运动或情绪变动所引发的室性心律失常。

（1）用法用量：口服，$0.5～1mg/(kg \cdot d)$，每6～8小时一次，饭前、睡前服用，根据心律失常的控制情况及耐受程度调整用量，最大剂量不超过60mg/d；严重心律失常，静脉注射，每次0.01～0.05mg/kg，6～8小时可重复，以5%葡萄糖稀释后注入，最大剂量每次1mg。

（2）药学监护（不良反应监护）

1）较常见中枢神经系统不良反应，如出现眩晕、神志不清、精神抑郁、反应迟钝等。

2）还可引起头晕（低血压所致），心率过慢（＜50/分钟）。

3）较少见发生支气管痉挛及呼吸困难、充血性心力衰竭。

4）更少见的有发热和咽痛（粒细胞缺乏）、皮疹（变态反应）、出血倾向（血小板减少）。

（3）注意事项及用药教育

1）支气管哮喘、心源性休克、Ⅱ度或Ⅲ度房室传导阻滞、重度或急性心力衰竭及窦性心动过缓患者禁用。

2）充血性心力衰竭、糖尿病、肺气肿或非过敏性支气管哮喘、肝功能不全、甲状腺功能减退雷诺综合征或其他周围血管疾病、肾衰竭患者等慎用。

3）本品可引起糖尿病患者血糖降低，但对非糖尿病患者无降糖作用，故糖尿病患者应定期检查血糖。

4）服用本品期间应定期检查血常规、血压、心功能、肝肾功能等。

5）可空腹口服或与食物共进，后者可延缓肝内代谢，提高生物利用度。

6）β受体拮抗药的耐受量个体差异大，用量必须个体化，首次用本品时需从小剂量开始，逐渐增加剂量并密切观察反应以免发生意外。

7）冠心病及甲状腺功能亢进患者使用本品不宜骤停，长期用本品者撤药须逐渐减剂量，至少经过 3 天,一般为 2 周。

2. 索他洛尔(sotalol)

(1)用法用量:口服,1mg/(kg·d),每 12 小时一次,如有必要每隔 2～3 天增加一次剂量,最大单次剂量不超过 4mg/kg,每日 2 次;静脉注射,每次 0.5～1.5mg/kg,以 5%葡萄糖稀释后注入,10 分钟内缓慢注射,如有必要可在 6 小时后重复。

(2)药学监护(不良反应监护)

1)较常见低血压、支气管痉挛、心动过缓(<50/分钟)。

2)还可引起呼吸困难、乏力眩晕。

3)较少见扭转性室性心动过速,多源性室性心动过速。

(3)注意事项及用药教育

1)下列情况慎用:支气管痉挛疾病患者、不稳定糖尿病患者。

2)用药期间关注血钾、血钙及心电图,本品引起的室性心律失常多发生在最初 7 日或开始调整剂量后 3 日。

3)服用本品患者不宜突然停药,宜在 1～2 周内缓慢减量。

4)避免与能延长 Q-T 间期的药物合用。

(三)Ⅲ类抗心律失常药

胺碘酮(amiodarone) 系Ⅲ类抗心律失常药,主要电生理效应是延长各部分心肌组织的动作电位及有效不应期,有利于消除折返激动。

口服适用于危及生命的阵发性室性心动过速及室颤的预防,也可用于其他药物无效的阵发性室上性心动过速、阵法性心房扑动、心房颤动。静脉滴注适用于利多卡因无效的室性心动过速和急诊控制心房颤动、心房扑动的心室率。

(1)用法用量:口服,7.5～15mg/(kg·d),分 3 次服,4～8 天后改为 5～6mg/(kg·d),分 2 或 3 次,饭后服。静脉注射或静脉滴注,>3 岁每次 2.5～5mg/kg,加入 5%～10%葡萄糖或 0.9%氯化钠注射液中缓慢滴入或注入。

(2)药学监护(不良反应监护)

1)肠道反应和转氨酶升高,偶致肝硬化。

2)甲亢或甲减(100mg 胺碘酮含碘 47.2mg)。

3)心脏方面:窦性心动过缓、Q-T 间期延长,静脉推注时可导致低血压、可诱发心衰,必要时使用多巴胺维持血压。

4)光过敏,角膜色素沉着。

5)肺纤维化。

(3)注意事项及用药教育

1)未安装人工起搏器的窦性心动过缓、窦房传导阻滞、窦房结疾病、高度房室传导阻滞、双或三分支传导阻滞、甲状腺功能亢进及对碘过敏者禁用。

2)注射用胺碘酮含有苯甲醇,<3 岁儿童禁用。

3)新生儿在静脉给药后可发生致命的喘息综合征,症状包括呼吸急喘、低血压、心动过缓和心血管衰竭等;重度呼吸衰竭、低血压、心肌病或心力衰竭的患者禁静脉注射。

4)禁止与某些容易导致尖端扭转型室性心动过速的药物,包括Ⅰa 类抗心律失常药如奎尼丁、丙吡胺等,Ⅲ类抗心律失常药和其他如西沙必利、二苯马尼、静脉注射红霉素、咪唑斯汀、莫西沙星、静脉注射长春胺,以及舒托必利等药物联用。

5)不建议胺碘酮与β受体拮抗药、减缓心率的钙通道阻滞药(维拉帕米、地尔硫草等)及可能导致低钾血症的刺激性通便剂合用;与吩噻嗪、三环类抗抑郁药等其他延长 Q-T 间期的药物合用,可使 Q-T 间期进一步延长,增加心律失常的危险。

6)与排钾利尿药合用,可致低血钾导致的心律失常;与洋地黄合用,可增高洋地黄类的血药浓度,甚至可达中毒水平,并可增强洋地黄类对窦房结和房室结的抑制作用。

第四节　高 血 压

高血压(hypertension)是一种以体循环动脉压升高为主要特点的临床综合征。高血压是最常见的慢性病,也是心脑血管病最主要的危险因素,脑卒中、心肌梗死、心力衰竭及慢性肾脏病等主要并发症。有效控制高血压有助于降低疾病治疗费用,提高患者生存质量。以往认为高血压属于中老年常见病,但当今由于生活水平的提高,生活方式的改变造成了该疾病在青少年人群中的发病率逐年上升。

一、病因

高血压的临床病因可分为原发性和继发性两大类。一类是原发性高血压,病因尚不明确,可能与遗传、肥胖、交感神经过度兴奋、对盐高敏感性、对胰岛素有抵抗等因素有关。另一类是继发性高血压,因年龄不同,病因分布也不同。年龄小,血压升幅高,且并无研究结果证明家族高血压病史者患继发性高血压的可能性就较高。继发性高血压大多数由肾实质或肾动脉病变引起,包括急性或者慢性肾小球肾炎、过敏性紫癜、红斑狼疮、结节性多动脉炎、溶血性尿毒症综合征、肾盂肾炎、肾结核、肾畸形(多囊肾,肾发育不良)、肾病综合征、肾血管异常、肾肿瘤、肾创伤、肾移植术后等。其他心血管疾病包括主动脉缩窄、动脉导管未闭、主肺动脉隔缺损、主动脉瓣关闭、大动脉炎等。内分泌代谢疾病包括长期应用肾上腺皮质激素或者促肾上腺皮质激素、原发性醛固酮增多症、嗜铬细胞瘤、甲状腺功能亢进、高钙血症等。还有一些少见的中枢神经系统疾病,如脑炎、脊髓灰质炎、颅内压增高及铅、汞等中毒等。

二、临床表现

高血压的临床表现决定于高血压严重度和血压升高的缓急速度。轻症高血压患儿常无明显症状,仅于体格检查时发现。血压明显增高时有头晕、头痛、恶心、呕吐等。随病情发展可出现继发性眼底、脑、肾脏及心血管的改变。长期血压升高可有左心室肥厚、扩大改变,还可因二尖瓣相对关闭不全或乳头肌缺血,而在心尖部出现收缩期杂音。肾脏受累时表现为夜尿增多,蛋白尿、管型尿,晚期可出现氮质血症及尿毒症。

儿童原发性高血压引起高血压危象并不常见,多为继发性,以肾脏、肾血管性高血压多见。高血压危象(hypertensive crisis):重症高血压是指血压持续高于同年龄、性别和身高的99 百分位。血压显著升高并伴有心脏、肾脏和中枢神经系统等靶器官损伤的重症高血压,称为高血压急症(hypertensive emergency)或高血压危象。不伴有上述靶器官急性损伤的重症高血压称为高血压亚急症(hypertensive urgency)。在儿童,高血压危象常常以高血压脑病就诊。血压的绝对值不是诊断高血压危象的唯一指标，因为每个患儿对高血压的耐受性变异很大，可有神经症状，左心衰竭、肺水肿或急性心肌缺血，以及肾衰竭等表现。若24小时内及时治疗，将血压降至安全水平，病变往往可逆，症状发作一般历时短暂，及时处理后，症状可迅速缓解。

血压突然升高引起脑血管痉挛或者强烈收缩，继而引起脑水肿和颅内压增高可致高血压脑病。高血压脑病的发病机制除血压升高外，还有肾素-血管紧张素系统作用、氧化应激作用以及内皮细胞功能异常等因素。

三、诊断

迄今为止，尚无一个公认的、统一的儿童高血压的诊断标准。百分位法是目前国内外最多采用的方法，一般认为儿童血压超过同年龄、性别组血压的第95百分位数值即可诊断高血压。

2004年，美国国家高血压教育项目（NHBPEP）儿童青少年工作组建议采用百分位法，按照以下标准将儿童血压区分为正常血压、高血压前期和高血压：①正常血压：收缩压和舒张压小于同性别、年龄和身高儿童血压的第90百分位（<90th）。②高血压前期：平均收缩压和（或）舒张压水平在90和95百分位之间。此外，当儿童青少年血压水平高于120/80mmHg但是低于95百分位时，也被认为是高血压前期。③高血压：平均收缩压和（或）舒张压大于等于同性别、年龄和身高儿童血压的第95百分位（≥95th），并且至少测量3次。

如果经过3次或3次以上测量，证实确实患有高血压，应进一步进行分期：高血压1期：第95百分位到第99百分位＋5mmHg；高血压2期：高于第99百分位＋5mmHg。

（一）病史

在询问病史时应注意有无肾炎或其他肾脏疾病史，以及脐动插管及使用特别药物例如类固醇、环孢素、伪麻黄碱、苯丙胺等病史，睡眠是否打鼾及日常饮食习惯，并询问有无高血压或者肾病家族史。

（二）体格检查

应注意上、下肢脉搏及血压的差异、腹部的血管杂音、触诊腹部有无肿块、肾区有无叩击痛，有无内分泌异常的表现及心力衰竭等。

（三）辅助检查

1. 尿常规检查　血尿、蛋白尿及管型尿对肾实质疾病诊断有价值，必要时尿细菌培养。

2. 血液检查　肾功能、尿酸、电解质、血细胞数量、甲状腺功能等。如有低血钾性碱中毒提示醛固酮活性过高。

3. 胸片、心电图及超声心动图　可以显示心脏大小，左室壁厚度，心脏重量，评估高血压严重程度以及了解心脏及主动脉弓病变。

4. 肾脏及腹部超声检查　是了解肾脏畸形、囊性及其他病变、肿瘤至关重要的检查，有时还需做放射性核素扫描。

如以上检查均正常，需进一步检测血肾素、醛固酮、皮质醇浓度及24小时尿液检查尿香草扁桃酸浓度；并可能需做肾动脉造影、磁共振显像特殊检查以找出高血压的病因。

5. 眼底检查　可估计高血压的严重程度。Ⅰ度：视网膜动脉痉挛、变细，动脉跨过的静脉有轻度狭窄；Ⅱ度：视网膜动脉壁明显增厚，呈"铜丝样"，动静脉交叉明显压迹；Ⅲ度：小动脉壁明显增厚呈"银丝样"，不能看到血流，网膜有渗出物或伴眼底出血；Ⅳ度：小动脉远端无血流，成为一纤维束，并可见视盘水肿。

四、治疗原则及方案

（一）一般治疗

儿童高血压多是继发性高血压，因此首先强调病因治疗。对于原因未明的原发性高血压应首先采用减轻体重和改变生活方式等非药物治疗方法控制血压。而对于非药物治疗无效、症状性高血压、严重高血压和伴随靶器官损害的高血压，则应考虑药物治疗。

对于无合并症以及无靶器官损害的原发性高血压儿童，血压控制目标是降低到同性别、年龄和身高儿童血压的第 95 百分位以下。但是对于有肾脏疾病、糖尿病或者高血压靶器官损害的儿童，血压控制目标是降低到第 90 百分位以下。

（二）药物治疗

高血压儿童如果合并下述 1 种及以上情况，则需要开始药物治疗：出现高血压临床症状，继发性高血压，出现高血压靶器官的损害，糖尿病，非药物治疗 6 个月后无效者。儿童、青少年的抗高血压药治疗方案的选择依据与现有指南相仿，轻度高血压宜从单药起步，小剂量单药初始治疗是可行的。治疗 8 周后血压未明显下降，可增加药量。仍然无效，或出现明显不良反应时，应考虑换药。中重度高血压单药治疗效果不佳，可考虑联合给药。

1. 所有抗高血压药都应该从最低推荐剂量开始，剂量逐渐增加，直到血压控制满意。应根据作用部位和作用机制选择用药。对于伴随肾素-血管紧张素-醛固酮系统（renin-angiotensin-aldosterone system，RAAS）过度激活的高血压，可应用 β 受体阻滞剂、ACEI、血管紧张素受体拮抗剂（angiotensin receptor blocker，ARB）或者醛固酮拮抗剂（如螺内酯）；糖尿病和蛋白尿儿童可应用 ACEI 或者 ARB；偏头痛儿童可使用 β 受体阻滞剂和钙拮抗剂（CCB）；高血压伴随室上速或者肥厚型心肌病的儿童可应用 β 受体阻滞剂。

2. 联合用药的原则　对于单药治疗血压仍未达标者，需考虑联合用药。比较合理的配伍为：ACEI 与利尿剂，CCB 与 β 受体阻滞剂，ACEI 与 CCB，利尿剂与 β 受体阻滞剂，利尿剂与 CCB 等。但是在儿童很少应用固定复合制剂。

3. 糖尿病合并高血压　首选 ACEI，最好避免应用 β 受体阻滞剂。胰岛素抵抗是 2 型糖尿病、代谢综合征的重要机制，非药物治疗如控制饮食、体育活动很重要。降压药优选 ACEI、ARB 或钙拮抗剂，其次利尿剂、β 受体阻断剂。药物联用时，可加用小剂量利尿剂。但避免噻嗪类利尿剂与 β 受体阻滞剂联用。

4. 肾脏疾病合并高血压蛋白尿肾病　可应用 ACEI，肾功能受损者应用 ACEI 应密切监测肾功能，可与 CCB 合用。慢性肾病儿童慢性肾病合并高血压时，需强化降压、降低蛋白尿、阻止肾功能恶化。一项对非糖尿病性蛋白尿的慢性肾病儿童患者的研究显示，厄贝沙坦、氨氯地平在降压方面无明显差异，但前者显著降低蛋白尿。因此，推荐 ARB 作为这类患者的首选药物。半数以上的高血压合并慢性肾病患者需联合用药才能血压达标，推荐联用利尿剂、钙拮抗剂。一项短期研究证实，ACEI 联用 ARB 可有效降低蛋白、保护肾功能。ONTARGET 研究显示，ACEI、ARB 联合可能存在负面效应，应谨慎使用。儿童糖尿病肾病相对少见,其治疗同其他慢性肾病,推测出现微量白蛋白尿作为降压的起始信号,其中控制夜间血压很关键。

5. 高血压危象治疗原则 高血压急症是指不伴有靶器官损伤的严重高血压综合征。儿童高血压急症患者应立即转入重症监护病房治疗,包括立即静脉降压、减少靶器官损害。降压过快可能导致靶器官灌注不足,最初 6～8 小时内降压不超过 25%～30%,以后 24～48 小时内将血压逐渐降至正常。其需要注意:①正确掌握降压速度:迅速将血压降至安全水平有助于改善衰竭脏器的功能,但降压过快过度又会显著减少脏器的灌注,加重和诱发靶器官的功能障碍。目前认为,应在就诊 8 小时内使血压降低 25% 左右,在随后的 24～48 小时将血压降到正常安全范围。②正确选择和应用降压药物:应先在 ICU 监护条件的情况下静脉使用降压药物,如硝普钠、尼卡地平,静脉用药 1～2 天后加用口服药物,然后逐渐停用静脉制剂维持口服用药。口服药物不能作为高血压危象的一线用药。对于难治性高血压,可考虑应用二氮嗪、肼屈嗪和可乐定等。

(三) 高血压急症

1. 钙拮抗剂(calcium channel blockers,CCB) 钙通道阻滞药是具有选择性阻滞离子通道的作用,阻滞钙离子经细胞膜上的选择性钙离子通道进入细胞内,从而降低细胞内钙离子浓度的一类降压药物。本类药物能明显降低血压和全身血管阻力,对自身调节器官(心、脑)的血管舒张作用比其他血管强。CCB 包括二氢吡啶类如硝苯地平、氨氯地平等,非二氢吡啶类如维拉帕米、地尔硫草等。维拉帕米、硝苯地平、非洛地平、地尔硫草等均可安全、有效降压。

(1)药物选择与联合用药:对于轻度高血压,通常给予单药治疗,中重度高血压单药治疗效果不佳,可考虑联合给药,常用的 CCB 药物如下:

1)硝苯地平(nifedipine):口服,高血压危象,每次 0.25～0.5mg/kg,每日 2～4 次;首次应用宜选择夜间以低剂量开始,逐渐增加剂量以防止直立性低血压。

2)氨氯地平(amlodipine):口服,初始剂量 0.1～0.2mg/kg,每日 1 次,1～2 周后可按需要增至 0.4mg/kg,每日 1 次,最大剂量 10mg,每日 1 次;大于 6 岁儿童,推荐剂量每次2.5～5mg,每日 1 次。目前的研究显示儿童氨氯地平的剂量从 0.06mg/kg 开始,逐渐加量至 0.34mg/kg,呈剂量依赖性降压作用。药动学研究显示,6 岁以下儿童体内的氨氯地平药动学参数与成年人明显不同,建议使用剂量适当增加。

3)地尔硫草(diltiazem):口服,普通片剂,开始剂量为每日 1.5～2mg/kg,分 3 或 4 次服用;缓释片,12～18 岁儿童每次 30～60mg,每日 2～3 次。

(2)药学监护

1)不良反应监护:钙拮抗剂使用时应排除低血压、重度主动脉瓣狭窄等禁忌证,该类药物宜从小剂量开始,以防诱发或加重低血压、增加心绞痛、心力衰竭甚至心肌梗死的发生率。其用药过程中需要监护以下不良反应:①常见外周水肿、头晕、头痛、恶心、乏力和面部潮红、一过性低血压等;②个别患者可发生心绞痛、心悸、鼻塞、胸闷、气短、便秘、腹泻、骨骼肌炎症、关节僵硬、肌肉痉挛、精神紧张、睡眠紊乱、视物模糊、平衡失调等;③少见贫血、白细胞减少、血小板减少、紫癜、过敏性肝炎、牙龈增生、抑郁、偏执、血药浓度峰值时瞬间失明、红斑性肢痛、抗核抗体阳性关节炎等;④可能产生心肌梗死和充血性心力衰竭、肺水肿、心律失常和传导阻滞;⑤过敏者可出现过敏性肝炎、药物疹甚至剥脱性皮炎等。

2)注意事项及用药教育:①钙拮抗剂降压的作用较强,长期用药过程中需要注意药物剂量、剂型的精确性。供成人使用的控释剂、缓释剂(如硝苯地平控释片、非洛地平缓释片)不能分劈、碾碎,因此不适合于儿童小剂量使用。儿童剂量调整应选用普通片剂用分药器刀片精确切割,或者用调羹将药片碾压成粉末后置于折纸上,按照药粉长度均匀分量。服药期间需监测血压,尤其在合用其他降压药时。②与β受体拮抗药合用有较好的耐受性和疗效,但个别患者可能诱发和加重低血压、心力衰竭和心绞痛。③可能增加血地高辛浓度,提示在初次使用、调整剂量或停用时应监测地高辛的血药浓度。④与西咪替丁、红霉素、氟康唑等药物合用时,钙拮抗剂的血浆峰浓度增加,如血压下降明显应减少剂量。⑤降压治疗过程中需要注意饮食、运动与体重控制,例如对于需要乳制品的食谱,尝试低脂肪或无脂肪牛奶,酸奶和奶酪的版本,在沙拉上使用低脂或无脂肪的沙拉酱,减少快餐店的热软糖圣代冰淇淋,该以脱脂酸奶,冰果子露或水果替代。

2. 血管紧张素转化酶抑制剂(ACEI) 血管紧张素转化酶抑制剂通过抑制肾素-血管紧张素-醛固酮系统,使血管舒张而降低血压。此外,调节肾上腺素能活性、抑制缓激肽降解等作用也是 ACEI 降血压的作用机制。

(1)药物选择与联合:对于轻度高血压,ACEI 类药物可以单用,对于中重度高血压,ACEI 类药物也可以与 CCB 类以及利尿剂联用。其中卡托普利在儿童中应用最久,其安全性、有效性得到确认,该药作用时间短,需一天 2～3 次给药,各类 ACEI 药物的参考用法如下:

1)卡托普利:口服,开始 lmg/(kg·d),分 3 次,必要时可每隔 8～24 小时增加 0.3mg/kg,直至达最低有效量,最大剂量 6mg/(kg·d),分 3 次。

2)依那普利:口服,初始 100μg/kg,每日 1 次,每 1～2 小时监测血压,如需要可逐渐增至 1mg/(kg·d),分 1 或 2 次服用,有资料显示其最佳剂量为 0.6mg/(kg·d)。

3)福辛普利(fosinopril),口服,每次 0.05～0.2mg/(kg·d),每日 1 次。最近的研究显示,该药的量效关系尚未确定,目前的给药剂量每日最高 40mg。

4)雷米普利(ramipril):口服,初始每次 0.025mg/kg,每日 1 次晨服,必要时 2～3 周渐增至每次 0.05～0.1mg/kg,每日 1 次。该药主要用于慢性肾病儿童患者,6mg/(kg·d)可有效控制 24 小时平均动脉压,低剂量 2.5mg/(kg·d)也可有效降压、减少蛋白尿。

(2)药学监护

1)不良反应监护:血管紧张素转化酶抑制剂应用时应排除、血管神经性水肿、孤立肾、双侧肾动脉狭窄而肾功能减退、肾衰竭(未经透析等肾替代治疗)的绝对禁忌证以及严重系统性红斑狼疮等自身免疫性疾病、骨髓抑制、脑动脉或冠状动脉供血不足、血钾过高、肾功能障碍、主动脉瓣狭窄等相对禁忌证。使用过程中需要注意监护以下不良反应:①低血压、心动过缓、胸痛、心悸、咳嗽、支气管痉挛、高钾血症、低钠血症、发热等;②常见有皮疹、荨麻疹、斑丘疹、血管神经性水肿等;③可出现中性粒细胞减少、嗜酸性粒细胞增多等;④血尿、蛋白尿、肾功能减退、肾小球肾炎、肾病综合征和急性肾衰竭。

2)注意事项及用药教育:①该类药物多为普通平片,可以分劈、碾碎,儿童剂量调整应选用普通片剂用分药器刀片精确切割,或者用调羹将药片碾压成粉末后置于折纸上,按照药粉长度均匀分量。该类药物对心脑血管、肾脏有较好的保护作用,使用期间需日常监测血压和电解质,肝肾功能,并注意是否有干咳现象,如发生干咳应及时和医师联系调整用药方案。

②该药与其他扩血管药同用时应从小剂量开始,服药期间避免高钾饮食,不要盲目购买所谓的低钠盐,这是因为低钠盐中钾离子含量偏高。③用药期前如发现皮肤潮红、瘙痒、灼热感、结膜炎、荨麻疹、斑丘疹、扁平苔藓、多形性红斑、脱发、天疱疮、指甲剥离等神经性水肿表现时应及时与医师联系。

3. 血管紧张素受体拮抗剂(ARB)　血管紧张素受体拮抗剂是一类对于血管紧张素 E 受体亚型 AT1 受体有高度亲和力的药物,不但可拮抗通过血管紧张素转化酶转化生成的血管紧张素 E 的生物活性,而且还可阻断通过非经典途径催化生成的血管紧张素 E 活性,同时不产生 ACEI 引起的缓激肽积聚所致咳嗽等不良反应。

(1)药物选择与联合:ARB 类药物在儿童中应用已经获得了一些积累数据,可单用于轻度高血压,也可与 CCB、利尿剂等其他降压药物联用,其相关的参考用法如下:

1)氯沙坦(losartan):口服,6 岁及以上儿童,初始每次 0.7mg/kg,最大每次 25mg,每日 1 次,血容量不足时宜采用更低的起始剂量,然后根据血压调整剂量,最大剂量 50mg/d。氯沙坦降低舒张压的效用有明显的剂量依赖性。目前研究资料显示其起始剂量为 0.75mg/(kg·d),最佳剂量为 1.44mg/(kg·d)。

2)缬沙坦(valsartan):口服,6 岁及以上儿童,起始剂量每次 40mg,每日 1 次,根据血压调整剂量,最大剂量 80mg/d。

3)厄贝沙坦(irbesartan):口服,6～12 岁,起始剂量每次 75mg,每日 1 次,最大可增至每次 150mg,每日 1 次。有资料显示其剂量 3.8～5.9mg/(kg·d)能有效降压,减少蛋白尿,最佳剂量为 75～150mg/d。

4)坎地沙坦(candesartan):口服,有资料显示 6～12 岁儿童 0.16～0.47mg/(kg·d)能明显降压,无论是否合并蛋白尿,其降压疗效无明显差异。

(2)药学监护

1)不良反应监护:血管紧张素受体拮抗剂的绝对禁忌证主要为 6 岁以下儿童、有血管神经性水肿、孤立肾、双侧肾动脉狭窄而致肾功能减退、肾衰竭(未经透析等肾替代治疗),6 岁以上的儿童慎用。使用过程中需要监护以下不良反应:①肝功能不全或有水、钠不足患者开始宜用较小剂量。②血容量不足患者可发生症状性低血压,治疗前应先纠正血容量或减少开始剂量。③常见头晕、疲乏。④少见贫血、偏头痛、咳嗽、荨麻疹、瘙痒及肝功能异常。⑤极少发生血管神经性水肿、脉管炎等变态反应。⑥对于血管张力和肾功能主要依赖肾素-血管紧张素-醛固酮系统活性的患者(如严重充血性心力衰竭患者或者肾疾病患者包括肾动脉狭窄),易出现急性低血压、氮质血症、少尿或少见的急性肾衰竭。

2)注意事项及用药教育:①该类药物一般只适合 6 岁及以上的儿童,对心脑血管、肾脏有较好的保护作用,使用期间需要日常监测血压和电解质,肝肾功能。②该药与其他扩血管药同用时应从小剂量开始,服药期间避免高钾饮食,不要盲目购买所谓的低钠盐,低钠盐中钾离子含量偏高。③与保钾利尿药、补钾剂或含钾盐代用品(如市售的低钠盐)合用时,可导致血钾升高。④一些解热镇痛药如吲哚美辛可降低氯沙坦的抗高血压作用,需注意检测日常血压调整剂量。⑤该类药物多为普通平片,可以分劈、碾碎,儿童剂量调整应选用普通片剂用分药器刀片精确切割,或者用调羹将药片碾压成粉末后置于折纸上,按照药粉长度均匀分量。⑥儿童通常喜欢含糖饮料,需要注意在日常生活中避免饮用过多的高热量饮料,如碳酸饮料。约 12 万 2～19 岁美国儿童(16.9%)肥胖。31.7%美国儿童在 2～19

岁超重或肥胖,为此美国、中国等部分城市发布了禁止在学校周边售卖碳酸饮料(汽水、可乐)的通知。

4. 利尿剂(diuretic) 利尿剂用于治疗儿童高血压的历史较久,但多数缺乏临床试验,其起始剂量基于临床经验,其用法参考如下:

(1)药物选择与联合用药:利尿剂通常作为二线抗高血压药或与其他类型药物联合使用,解决水钠潴留及用于肾脏疾病引起的继发性高血压,其具体剂量如下:

1)氢氯噻嗪:口服,$1\sim2mg/(kg \cdot d)$或$30\sim60mg/(m^2 \cdot d)$,分1或2次服用,并按疗效调整剂量。<6个月的婴儿剂量可达3mg/(kg \cdot d)。

2)呋塞米:口服,$2\sim3mg/(kg \cdot d)$,分3次;静脉注射,每次$0.5\sim1mg/(kg \cdot d)$,必要时每隔2小时再增加1mg/kg,用生理盐水稀释,最大剂量$6mg/(kg \cdot d)$;新生儿的半衰期明显延长,故新生儿用药间隔时间应适当延长。

3)布美他尼:口服,大于6个月龄,口服,每次$0.015\sim0.1mg/kg$,每日1或2次,必要时可$6\sim8$小时一次;肌内注射、静脉注射或静脉滴注,每$8\sim12$小时给予$0.1\sim0.2mg/kg$,24小时最大用量不超过0.3mg/kg。

4)螺内酯:口服,开始$1\sim3mg/(kg \cdot d)$或$30\sim90mg/(m^2 \cdot d)$,分$2\sim4$次进餐时或餐后服,连服5天后酌情调整剂量。最大剂量为$3\sim9mg/(kg \cdot d)$或$90\sim270mg/(m^2 \cdot d)$。如效果不满意,可与其他利尿药合用,但本品应减半量。

(2)药学监护

1)不良反应监护:噻嗪类利尿剂使用时需要排除磺胺过敏等禁忌证,使用期间需要监护以下不良反应:①肝、肾功能减退或无尿患者、高钙血症、低钾血症、有黄疸的婴儿慎用;②水、电解质紊乱所致的不良反应较为常见,有口干、烦渴、肌肉痉挛、恶心、呕吐和极度疲乏无力等;③应从最小有效剂量开始用药,以减少不良反应的发生,现大多主张间歇用药,即隔日用药或每周用药1或2次;④大剂量可致水、电解质紊乱,出现低钠、低钾症状和腱反射消失、低氯性碱中毒或低氯、低钾性碱中毒,有低钾血症倾向的患者,应酌情补钾或与留钾利尿药合用;⑤可有恶心、呕吐、腹泻、腹胀等胃肠道反应。

袢利尿剂:使用时应排除室性心律失常、低钾血症、水电解质紊乱、肝性脑病、无尿或严重肾功能损害等禁忌证。使用期间应注意监护以下不良反应:①有头晕、头痛、食欲缺乏、恶心、呕吐、腹痛、腹泻、口渴、皮疹、瘙痒、视物模糊、乏力、倦怠、肌肉痉挛等;②偶有粒细胞减少、血小板减少、再生障碍性贫血,肝功能损害;③大剂量可导致肾小球滤过率下降,出现少尿、水电解质紊乱、失水、低钠、低镁,偶亦出现低氯性碱中毒症状;④能引起高尿酸血症和高血糖症。

醛固酮受体拮抗剂:使用时应排除高钾血症等禁忌证。使用期间需要监护以下不良反应:①头痛、嗜睡、皮疹、精神错乱、运动失调等,停药后可消失;②可见恶心、呕吐、胃痉挛和腹泻等,可于餐时或餐后服药,以减少胃肠道不良反应;③长期应用可引起月经失调、乳房不适、多毛,男性偶见乳房特殊发育;④大剂量或长期应用可引起高钾低钠血症。

2)注意事项及用药教育

A. 袢利尿剂:应用期间应注意补充氯化钾,定期监测电解质水平。由于本品利尿作用强大、迅速,故达到利尿效果后,可采用间歇疗法,以最小量隔日使用或用药$3\sim5$天后,停药数日后再用,以免引起电解质紊乱。

B. 噻嗪类利尿剂：应从最小有效剂量开始用药，以减少不良反应的发生，也可间歇用药，即隔日用药或每周用药 1~2 次。大剂量可致水、电解质紊乱，出现低钾、低钠症状和腱反射消失、低氯性碱中毒或低氯、低钾性碱中毒，有低钾血症倾向的患者，应酌情补钾或与保钾利尿药合用。

C. 醛固酮受体拮抗剂：以螺内酯为代表的醛固酮受体拮抗剂起作用较慢，而维持时间较长，故首日剂量可增加至常规剂量的 2~3 倍，以后酌情调整剂量，用药期间如出现高钾血症，应立即停药。长期应用可引起月经失调、乳房不适、多毛，男性偶见乳房特殊发育。大剂量或长期应用可引起高钾低钠血症。

利尿剂的使用通常需要与饮食配合，特别是避免高钠饮食。如红烧酱油调味的炒菜、各种零食，特别是膨化食品或油炸食品，这些食物往往含有大量钠盐刺激味觉。家长要教育患儿清淡饮食。一些烹调方式的改变也可以减少钠盐的摄入，烹饪菜肴时不要提前腌制食品，最后阶段放盐可减少钠盐的摄入。避免使用预先包装的调味料混合，因为它们往往含有大量的钠盐，例如方便面，浓汤煲类的商品化复合调料。

5. β受体阻滞剂（β-blocker） β受体阻滞剂主要通过阻断心脏 $β_1$ 受体而降低心输出量、阻断中枢 β 受体而降低外周交感神经活性、抑制肾素释放、减少去甲肾上腺素释放以及促进前列环素生成等作用有关。β受体用于治疗儿童、青少年高血压已有多年，它是少数具有儿童、青少年降压治疗证据的药物之一：

（1）药物选择与联合用药：常用的 β受体阻滞剂包括普萘洛尔、阿替洛尔、美托洛尔，作为二线降压药，其通常与其他降压药联用，各常用的 β受体阻滞剂治疗高血压的参考用法如下：

1）普萘洛尔（propranolol）：口服，开始 0.5~1mg/（kg·d），每 6~12 小时一次，必要时隔 3~5 天可调整剂量一次，可增至 2~4mg/（kg·d）。本品不适用于高血压急症的治疗，高血压时不应静脉给予。

2）阿替洛尔（atenolol）：口服，开始 12.5~25mg/d，一次服，2 周后按需要及耐受情况可增至 50~100mg；一般 1~2 周达最大作用。

3）美托洛尔（metoprolol）：口服，起始剂量每次 1mg/kg，每日 2 次，根据血压调整剂量，可增至 8mg/（kg·d），最大剂量 400mg/d，分 2~4 次服。近期的一项安慰剂对照的美托洛尔控释片治疗高血压的研究证实，美托洛尔控释片 1.0mg/kg 和 2.0mg/kg，在治疗 52 周后，能显著降低收缩压、舒张压，且耐受性好。

（2）药学监护

1）不良反应监护：β受体拮抗药的耐受量个体差异大，用量必须个体化。首次用本品时需从小剂量开始，逐渐增加剂量并密切观察反应以免发生意外。应用本品需要注意排除支气管痉挛哮喘，心源性休克，二度Ⅱ型及三度房室传导阻滞，以及由于重度或急性心力衰竭及窦性心动过缓，心率<45 次/分、P-Q 间期>0.24 秒等禁忌证。β受体阻滞剂使用期间需要监护以下不良反应：①眩晕、神志不清、精神抑郁、反应迟钝等中枢神经系统不良反应；②还可引起头晕（低血压所致），心率过慢（<50 次/分），心脏传导阻滞；③较少见发生支气管痉挛及呼吸困难、充血性心力衰竭；④更少见的有发热和咽痛、皮疹、出血倾向；⑤不良反应持续存在时，须格外警惕雷诺征样四肢冰冷、腹泻、倦怠、眼口或皮肤干燥、恶心、指趾麻木、异常疲乏等。

2)注意事项及用药教育:①β受体阻滞剂应在清晨起床时服用,同时记录基础心率。用药期间定期检查血常规、血压、心功能、肝肾功能等,常见的剂型大都可以分劈。②可空腹口服或与食物共进,后者可延缓肝内代谢,提高生物利用度。③β受体拮抗药的耐受量个体差异大,用量必须个体化。首次用本品时需从小剂量开始,逐渐增加剂量并密切观察反应以免发生意外。④冠心病及甲状腺功能亢进症患者使用本品不宜骤停,长期用本品者撤药须逐渐递减剂量,至少经过 3 天,一般为 2 周。⑤与洋地黄合用,可发生房室传导阻滞而使心率减慢,需严密观察。⑥与钙通道阻滞药合用,特别是静脉注射维拉帕米,要十分警惕本品对心肌和传导系统的抑制。⑦与肾上腺素、去氧肾上腺素或拟交感类药物合用,可引起显著高血压、心率过慢,也可出现房室传导阻滞。

第五节　川崎病冠状动脉病变

一、病因

川崎病(Kawasaki disease,KD)于 1967 年 1 月由日本学者川崎富本首先报道,是小儿冠状动脉病变的主要原因,该病好发于儿童、是以全身血管炎性病变为主要病理改变的急性发热性疾病,多侵犯冠状动脉。目前川崎病所致的心血管损害在发达国家或者地区已成为儿童最常见的后天性心脏病之一,并且是成年后缺血性心脏病的危险因素。川崎病的心脏和冠状动脉(coronary artery,CA)受累多发生在起病 1～6 周。心血管病变主要涉及全身中小动脉及心脏,尤其是冠状动脉多被侵犯,部分患儿可形成冠状动脉瘤,如冠状动脉瘤发生钙化、狭窄及血栓,可导致心肌梗死甚至猝死。

川崎病自发现以来已有 40 余年,但病因与发病机制仍不明确,目前主要考虑存在感染、免疫和遗传三个方面。

(1)感染因素:川崎病患儿发病前常有上呼吸道或消化道感染等前驱症状,提示发病可能与感染有关,但至今未发现该病本身有传染现象。

(2)免疫因素:研究者发现一些传染性病原体可能参与川崎病的发病,在川崎病尸检病例中发现损伤的血管中有 IgA 浆细胞、单核/巨噬细胞、$CD8^+$ T 淋巴细胞浸润。川崎病的急性期,免疫细胞中的 T 细胞、B 细胞及单核/巨噬细胞等被激活,从而触发某些基因表达,产生大量细胞因子,启动细胞因子的瀑布反应,进而激活特异性免疫应答系统,引起血管内皮细胞和其他细胞的损伤,免疫系统的高度活化及免疫性血管炎是川崎病的基本病理特征,免疫活化细胞被激活是川崎病的基本免疫病理特征,因此免疫失调及免疫反应在川崎病的发病机制中起着非常重要的作用。

(3)遗传因素:川崎病不是遗传性疾病,但调查资料显示,川崎病的发生可能存在遗传易感性。

二、临床表现

高热(39℃以上)为本病最初表现,热程在 5 天以上,持续 1～2 周,热程长的可达 3～4 周;发热数日后掌跖面红肿、胀痛,躯干部出现大小不一的斑丘疹,形态无特殊,面部四肢亦有,不痒,无疱疹或结痂。发热数日两侧眼结膜充血,球结膜尤为明显,用裂隙灯可见到虹膜脱状体炎。口唇红肿、干燥、皲裂，甚至出血。舌面常呈杨梅舌，口腔黏膜充血，但无溃疡。50%～70%患儿早期有淋巴结肿大，一侧或双侧，非化脓性，数日后有消退，有时肿胀波及下颌，易误诊为腮腺炎或者淋巴结炎，淋巴结肿仅限于颈部前三角，不痛，波及其他部位很少。部分患儿可出现接种卡介苗处异常红肿、破溃。病程第2周偶可闻及二尖瓣反流的收缩期杂音。35%患儿在早期有水样泻和轻度腹痛及呕吐，如有血便，应考虑耶尔森菌感染，更要排除肠套叠。持续呕吐伴有脑膜刺激症状时，应行腰穿。起病后10天左右出现脱皮，先见于指趾甲周，呈膜样或指套样，其他部位亦可出现，如肛门周围部位，恢复期指趾甲上出现横沟，可伴有脱发。

三、诊断

至今无确诊的实验室方法，诊断只能根据临床表现综合分析。川崎病的诊断主要依赖制定的临床诊断标准。其主要症状包括：①发热持续5天以上；②四肢末端变化：在急性期有手足硬性水肿，掌跖及指趾端有红斑；在恢复期，甲床皮肤移行处有膜样脱皮；③皮疹：多形性红斑样，躯干不多，不发生水疱及痂皮；④双眼球结膜充血；⑤口腔黏膜：口唇潮红、皲裂，杨梅舌，口、咽部黏膜弥漫性充血；⑥非化脓性颈部淋巴结肿大，直径＞1.5cm。符合上述6项主要症状的5项即可诊断，如只有4项或3项，但在病程中超声心动图或血管造影证明有冠状动脉瘤者（多见于＜6个月婴儿或＞8岁年长儿），也可诊断本病，但应除外其他感染性疾病（病毒性感染、葡萄球菌感染、溶血性链球菌感染、耶尔森菌感染等）。

四、治疗原则及方案

（一）一般治疗

川崎病以全身血管炎性病变为主要病理改变的急性发热性疾病，因此及时补充水分对降低患儿体温防止脱水、血液高凝状态的纠正有一定的积极作用。另一方面随着介入、外科手术技术的发展，对于发生冠状动脉瘤等心脏病变，可经外科选择手术进行治疗。

（二）药物治疗

川崎病急性期的治疗主要应用阿司匹林联合大剂量静脉注射用人免疫球蛋白（IVIG）。阿司匹林（ASA）为治疗本病首选药物，它具有抗炎、抗血小板作用。大剂量静脉注射用人免疫球蛋白，主张早期应用，一般发病10天内应用，可降低冠状动脉扩张的发生率。急性期后在患儿热退后48至72小时之后，停用大剂量阿司匹林，然后开始给予小剂量阿司匹林治疗[3～5mg/(kg·d)]，如无证据表明有冠状动脉病变，要维持小剂量阿司匹林至起病后6至8周。如果患儿存在冠状动脉病变，则要持续应用阿司匹林。如果冠状动脉瘤较大者应并用其他抗血栓药物，如双嘧达莫或氯吡格雷。但当发生巨大血管瘤时，患儿最常用抗血栓治疗方案是小剂量阿司匹林加华法林，维持国际标准化比值（INR）在2.0至2.5。也有一些中心以低分子量肝素代替华法林治疗。

1. **抗栓药物** 抗栓药对血小板的聚集、释放等过程进行抑制，其常见的作用机制包括对血栓素（花生四烯酸）、腺苷二磷酸、糖蛋白ⅡbⅢa受体以及凝血酶原、凝血酶等凝血因子发挥抑制等途径发挥作用。其中在儿童中应用较广的药物主要以阿司匹林为代表非甾体抗炎药（NSAIDs），其他药物尚未有儿童应用经验。阿司匹林为冠脉粥样硬化病中抗血小板治疗的核心药物,其抗血小板作用早已得到公认,而且在儿童川崎病等心脏病中亦有广泛应用。尚能抑制血小板的环加氧酶,减少前列腺素的生成,可抑制血小板凝集;由于具有解热、镇痛、抗炎作用。

(1)药物选择与联合

1)阿司匹林(aspirin,ASA):开始一日80~100mg/kg,分3~4次服用;退热2~3日后改为一日30mg/kg,分3~4次服用;症状解除后减量至一日3~5mg/kg,一日1次,连服2月或更久;血小板增多、血液呈高凝状态期间,一日5~10mg/kg,顿服。

2)双嘧达莫(dipyridamole):为抗血小板聚集药及冠状动脉扩张药,可抑制血小板第一相和第二相聚集。高浓度时可抑制胶原、肾上腺素和凝血酶所致的血小板释放反应,主要用于口服抗凝药合用阿司匹林不能耐受或有出血倾向者,以增强抗血小板疗效。其儿童用法用量为:3~6mg/(kg·d),分3~4次服用。

3)华法林(warfarin):为间接作用的香豆素类口服抗凝药,通过抑制维生素K在肝脏细胞内合成凝血因子Ⅱ、Ⅶ、Ⅸ、Ⅹ,从而发挥抗凝作用。肝脏微粒体内的羧基化酶能将上述凝血因子的谷氨酸转变为γ-羧基谷氨酸,后者再与钙离子结合,才能发挥其凝血活性。华法林主用适用于巨大血管瘤患儿,最常用抗血栓治疗方案是小剂量华法林与阿司匹林合用,国外资料通常建议维持INR在1.8~2.3。

4)氯吡格雷(clopidogrel):血小板聚集抑制剂,氯吡格雷是一种前体药物,其代谢产物之一是血小板聚集抑制剂。氯吡格雷必须通过CYP450代谢,生成能抑制血小板聚集的活性代谢物。氯吡格雷的活性代谢产物选择性地抑制腺苷二磷酸(ADP)与其血小板P2Y12受体的结合及继发的ADP介导的糖蛋白GPⅡb/Ⅲa复合物的活化,因此抑制血小板聚集。由于结合不可逆,暴露于氯吡格雷的血小板的剩余寿命受到影响,而血小板正常功能的恢复速率同血小板的更新一致。由于儿童使用华法林的剂量在临床实践过程中难以掌握,因此目前氯吡格雷在儿童中也有使用。氯吡格雷的儿童参考剂量为1mg/(kg·d)〔范围1~6mg/(kg·d)〕,口服。

(2)药学监护

1)不良反应监护:阿司匹林使用时应排除其他非甾体抗炎药过敏及有活动性溃疡病或其他原因引起的消化道出血、血友病或血小板减少等禁忌证。其不良反应监护要点主要有:①可直接刺激胃黏膜,引起恶心、呕吐、上腹部不适或疼痛,长期服用可引起胃肠道出血或溃疡,隐性出血患者可导致缺铁性贫血。②长期服用可使凝血酶原减少,导致凝血时间延长,全身出血倾向增加,如同服维生素K 2~4mg/d可防止。③尚可引起粒细胞减少、血小板减少和再生障碍性贫血等。④可引起可逆性耳鸣、听力下降、头晕、头痛、精神障碍等。

双嘧达莫的不良反应与剂量有关。不良反应持续或不能耐受者少见,停药后可消除。主要为:①常见头痛、头晕、眩晕、恶心、呕吐、腹部不适、腹泻、面部潮红、皮疹、荨麻疹、瘙痒;②偶有肝功能异常;③罕见心绞痛、肝功能不全。

华法林的主要不良反应为出血,表现为轻微局部瘀斑至大出血。①最常见的为鼻出血,此外有齿龈、胃肠道、泌尿生殖系统、脊髓、大脑、心包、肺、肾上腺或肝脏,其中部分原因是用药过量或凝血酶原时间(PT)延长,若PT没有超过治疗允许范围而发生出血者,可能存在隐性病灶;②偶有偏瘫,头、胸、腹、关节或其他部位的疼痛,呼吸急促,呼吸困难,吞咽困难,不能解释的水肿或休克等；③偶有恶心、呕吐、腹泻、白细胞减少、粒细胞增高、肾病、瘙痒性皮疹、过敏反应等。

2）注意事项及用药教育

A. 阿司匹林用药时应注意：①儿童常用的小剂量阿司匹林（25mg）为肠溶片，应整片吞服，不要嚼碎以免增加胃肠道不适等副作用。如果医生处方的是阿司匹林泡腾片等即释剂型，可以把药片充分溶解在水中后再服用。②儿童患者，尤其有发热及脱水的患儿应暂时停用阿司匹林，否则易出现毒性反应，对急性发热性疾病、水症、流感患儿可能会发生严重的瑞（Reye）氏综合征（一种以急性脑病和肝脂肪变性为特点的疾病）。③儿童对阿司匹林较敏感，部分患儿如发生轻度水杨酸反应，多见于风湿病用本品治疗者，表现为头痛、头晕、耳鸣、耳聋、恶心、呕吐、腹泻、嗜睡、精神紊乱、多汗、呼吸深快、烦渴及视力障碍等应及时向医师反应调整用药。

B. 双嘧达莫用药时应注意：①对低血压患者、出血倾向者、心肌缺血患者，可能引起"冠状动脉窃血"，导致症状恶化；②如果患者正在使用以下影响凝血系统的药物，如阿司匹林、头孢孟多、头孢替坦、普卡霉素、丙戊酸、肝素、香豆素类药等，未经医生或药师允许，不要擅自使用或停用任何一种药物。

C. 氯吡格雷用药时应注意：出血及血液学异常的危险性，在治疗过程中一旦出现出血的临床症状，就应立即考虑进行血细胞计数和（或）其他适当检查。与其他抗血小板药物一样，因创伤、外科手术或其他病理状态使出血危险性增加的患儿和接受阿司匹林、非甾体抗炎药，包括 COX-2 抑制剂、肝素、血小板糖蛋白Ⅱb/Ⅲa（GPⅡb/Ⅲa）拮抗剂或溶栓药物治疗的患儿应慎用氯吡格雷。患儿应密切随访，注意出血包括隐性出血的任何体征，特别是在治疗的最初几周和（或）心脏介入治疗、外科手术之后。因可能使出血加重，不推荐需要进行择期手术的患者将氯吡格雷与华法林合用，如抗血小板治疗并非必需，则应在术前 7 天停用氯吡格雷；在安排任何手术前和服用任何新药前，患者应告知医生正在服用氯吡格雷。氯吡格雷延长出血时间，患有出血性疾病（特别是胃肠、眼内疾病）的患者慎用。

应告诉患儿及其家属，当他们服用氯吡格雷时止血时间可能比往常长，同时患儿或其家属应向医生报告异常出血情况。

应用氯吡格雷后极少出现血栓性血小板减少性紫癜（TTP），有时在短时间（<2 周）用药后出现。TTP 可能威胁患者的生命。其特征为血小板减少、微血管病性溶血性贫血、伴有神经系统异常表现、肾功能损害或发热。TTP 是一种需要紧急治疗的情况，必要时需进行血浆置换。

D. 华法林用药时应注意：①华法林可引起致死性的出血，出血多发生在用药的起始阶段和大剂量用药时（导致较高的 INR）。引起出血的危险因素包括：高度的抗凝作用（INR>4.0），年龄≥65 岁，高度变化的 INR，有胃肠道出血、高血压、脑血管疾病、严重的心脏疾病、贫血、恶性肿瘤、肾功能不全、药物联用、长期使用华法林治疗的病史，用药时应定期监测患者的 INR，使之维持在 2.0～2.5，并严密观察是否有口腔黏膜、鼻腔黏膜或皮下出血。②疗程中应定期检查血常规及肝肾功能，并随访检查大便潜血及尿潜血等。③一些食物、中草药有加强华法林抗凝效果的作用，如柚子、大蒜、生姜，以及银杏、当归、小白菊、生姜、甘草、丹参、川芎等一些中药材，食用这类食物、药物时需要监测 INR，必要时减少华法林剂量以防出血。④另一些食物、中草药可减弱华法林的作用，如菠菜、苜蓿（草头、三叶草）、香菜、甘蓝、胡萝卜、蛋黄、猪肝、绿茶以及人参、西洋参等，食用这类食物、药物时也需要监测 INR，必要时增加华法林剂量以防抗凝不足(表 3-1,表 3-2)。

表 3-1　华法林过量的常规处理措施

INR 范围	在无临床明显出血情况,华法林的药物过量治疗措施
<5.0	先停下次华法林,当 INR 恢复至治疗范围时,以较低剂量重新治疗
5.0~9.0	先停华法林 1~2 次剂量,当 INR 恢复至治疗范围内时,以较低剂量重新开始治疗,或先停一次华法林及口服 1~2.5mg 维生素 K
>9.0	先停华法林及口服 3~5mg 维生素 K

表 3-2　华法林过量的紧急处理措施

INR 范围	推荐适用于快速逆转华法林作用的措施
5.0~9.0 且已安排手术	先停华法林,手术前约 24 小时口服 2~4mg 维生素 K,另可给予一次口服维生素 K 1~2mg
>20 或严重出血	缓慢静滴维生素 K,根据病情严重程度可给予新鲜冰冻血浆或凝血因子复合物。若需要,可每 12 小时重复维生素 K 治疗

2. 免疫调节疗法　由于川崎病的病因目前尚不大清楚,可能与感染和免疫因素有关,因此循证医学的研究表明,及时给予免疫调节治疗对患者的预后改善有着积极作用。

(1)药物选择与联合用药:静脉注射用人免疫球蛋白(IVIG),发病 10 日内应用,一次输注 2g/kg,2~4 小时输入完毕,同时加口服阿司匹林 50~100mg/(kg·d),分 3~4 次,连续 4 天,以后减至 5mg/(kg·d),顿服。

(2)药学监护

1)不良反应监护:静脉注射用人免疫球蛋白的不良反应与一般血制品相似,其主要不良反应为:①个别患者在静脉滴注时出现一过性头痛、心慌、恶心等不良反应,大多轻微且常发生在输液开始 1 小时内;②偶见过敏反应(如荨麻疹、喉头水肿),严重者可出现过敏性休克;③肌内注射可有轻微的局部反应(如注射部位红肿、疼痛),偶有低热,可自行缓解;④大剂量或给药速度过快时,可见头痛、心悸、恶心和暂时性体温升高。

2)注意事项及用药教育:①静脉注射用人免疫球蛋白属于血制品,专供静脉输注用,应单独输注,不得与其他药物混合输注,尤其严禁用含氯化钠的溶液溶解本品;②对本药过敏或有其他严重过敏史者;③有抗 IgA 抗体的选择性 IgA 缺乏者、严重酸碱代谢紊乱患者、肾脏疾病患者应慎重使用;④静脉注射用人免疫球蛋白输注速度过快或个体差异。在输注的全过程定期观察患者的一般情况和生命特征,必要时减慢或暂停输注,一般无须特殊处理即可自行恢复。个别患者可在输注结束后发生上述反应,一般在 24 小时内均可自行恢复。

 案例分析

案例:

1. 病史摘要

一般项目:冯××,男,11 岁,身高 140cm,体重 61kg。

主诉:发现高血压一周。

现病史:患者上周学校体检发现血压升高,血压为 170/120mmHg,无头痛头晕,无呕吐、惊厥,无其他不适主诉,无水肿、血尿,未予治疗。为明确诊断,来我院就诊,以"血压升高原因待查"收入我院。发病以来,患儿精神尚好,食欲一般,睡眠可,大小便正常

查体:T37℃,P80 次/分,R20 次/分,BP180/120mmHg。

神志清楚,呼吸平稳,颈软,双肺呼吸音粗,无干湿性啰音。心音有力,律齐,未及病理性杂音。神经反射存在,病理性神经反射未引出。

既往史、药物过敏史:无特殊。

家族史:患儿父母、外婆、爷爷均有高血压病史。

入院诊断:高血压。

辅助检查:

血常规:白细胞 9.15×10⁹/L,血红蛋白 142g/L,血小板 189×10⁹/L。

尿、粪常规阴性,肝肾功能:肌酐 50μmol/L,尿酸 378μmol/L,谷丙转氨酶 37U/L,谷草转氨酶 47U/L,碱性磷酸酶 349U/L。

半胱氨酸蛋白酶抑制剂 C 0.86mg/L。

血清电解质 Na^+ 147mmol/L,K^+ 3.6mmol/L,Cl^- 105mmol/L,Ca^{2+} 2.3mmol/L,P^{3+} 1.19mmol/L,Mg^{2+} 0.66mmol/L

尿免疫球蛋白 G 28.40mg/L,尿转铁蛋白 6.47mg/L,尿微量白蛋白 92mg/L。

心脏彩超,降主动脉流速增快,左心收缩功能正常范围。

肾脏 B 超未见异常。

2. 治疗方案

(1)氨氯地平:口服,每日 1 次,每次 5mg,降压。

(2)贝那普利:口服,每日 1 次,每次 7.5g,降压。

(3)螺内酯:口服,每日 1 次,每次 20mg,利尿。

(4)氢氯噻嗪:口服,每日 1 次,每次 25mg,利尿。

(5)治疗过程中,患者清晨血压 130/82mmHg,下午 4 时血压 150/80mmHg,并出现干咳症状,因此停用贝那普利,改用缬沙坦每日 80mg。

3. 药学监护计划

(1)氨氯地平:儿童对氨氯地平的耐受性较好,药物治疗反应与成人相似,需要注意的是氨氯地平是一种长效平稳的降压药,起效时间较长,通常要 1 周左右,逐渐显效。6～17 岁儿童高血压患者应用本品的推荐剂量为 2.5～5mg,每日一次。

不良反应:较常见为头痛、水肿、疲劳、失眠、恶心、腹痛、面红、心悸和头晕;少见瘙痒、皮疹、呼吸困难、无力、肌肉痉挛和消化不良。极少有心肌梗死和胸痛的报道。可有水肿、头痛、眩晕、乏力等。一般较轻,能为患者耐受。

(2)贝那普利:常见的不良反应有头痛、头晕、疲乏、嗜睡、恶心、咳嗽。最常见的为头痛和咳嗽,特别是干咳与高血钾。其他少见的有症状性低血压、假性低血压、晕厥、心悸、周围性水肿、皮疹、皮炎、便秘、胃炎、焦虑、失眠、感觉异常、关节痛、肌痛、哮喘等。血管神经性水肿罕见。

(3)螺内酯:长期使用可引起高血钾,尤其在肾功能不良患者中,故肾功能不良者慎用。该患者同时使用具有保钾作用的贝那普利,因此使用期间需要检测血清电解质。该患者目前血清 K^+ 偏低,因此使用螺内酯纠正电解质。

（4）氢氯噻嗪：水、电解质紊乱较常见，表现为口干、恶心、呕吐和极度疲乏无力、肌肉痉挛、肌痛、腱反射消失等。对糖、脂、嘌呤代谢有一定影响，使用期间需要检测电解质。

4. 药学监护实施过程　密切监测患儿的血压波动情况，以及电解质、尿量等。

分析：

1. 分析与讨论

（1）抗高血压药的联合使用：该患儿血压值高达 170/120mmHg，属于中重度高血压。联合用药的目的在于提高降压疗效、减少不良反应。如合并肾脏疾病患者，单药治疗降压作用有限，早期联合给药很重要。联合方案参考 2013 年欧洲高血压指南，其推荐的有提高疗效减少副作用的联用方案主要为 ACEI/ARB＋CCB＋噻嗪类利尿剂。

患儿为青春期男性，有家族性高血压病史，尿微量白蛋白明显升高，表明其肾脏已受累，因此在抗高血压药的治疗方面应首选 ACEI/ARB 类药物以加强对肾脏的保护作用，同时加用氨氯地平与利尿剂降压。

氨氯地平属于长效降压药，半衰期在 35 小时左右，起效时间需要 96 小时左右，因此评估降压药物治疗效果需要 1 周或更长时间，不宜在短时间内频繁调整药物治疗方案。治疗过程中患者清晨血压 130/82mmHg，下午 4 时血压 150/80mmHg。贝那普利半衰期 10～11 小时，仍有较明显的峰谷比，因此换用了降压效果更平稳的缬沙坦。

（2）微量蛋白尿的药物治疗：高血压对肾脏的影响主要是高血压对肾小球造成的损伤。高血压可增加肾小球的滤过间隙，造成大分子量蛋白质的流失。由于 ACEI/ARB 类药物可扩张肾动脉，且对肾出球小动脉的扩张作用更强，因此具有降低肾小球滤过压，从而减少尿蛋白的作用，目前已经被广泛用于儿童肾病伴大量蛋白尿的治疗方案。目前儿科中较常用的药物品种包括卡托普利、贝那普利、缬沙坦等。由于该患儿在使用贝那普利治疗期间出现干咳的症状，应注意鉴别 ACEI 类药物引起的缓激肽蓄积所导致的干咳不良反应的风险。

对于不能 ACEI 类药物的不良反应的患儿可以使用 ARB 类药物。需要注意的是缬沙坦在 6 岁及以上儿童应用时，起始剂量为每次 40mg，每日 1 次，根据血压调整剂量，最大剂量 80mg/d。而该患儿已经使用了 80mg 的大剂量，需要注意药物过量所引起的肌酐、尿素氮升高等不良反应风险。目前患儿的血钾偏低，治疗过程中需要密切监测电解质。

（3）儿童患者的生活指导：该患儿 BMI 达到 31kg/m²，属于肥胖儿童，而且住院期间没有找到明显的继发性高血压因素，因此主要考虑为原发性高血压，除了上述药物治疗方案外还应该注意生活方式的指导：①减少钠盐摄入，每日食盐量逐步降至＜6g，日常生活中食盐主要来源为腌制、卤制、泡制的食品以及烹饪用盐，应尽量减少食用上述食品以及可乐、碳酸饮料、甜点等高热量食物；②体育运动强度：中量，每周 3～5 次，每次持续 30 分钟左右；③合理膳食营养均衡：a. 食用油，包括植物油（素油）＜25g/d；b. 少吃或不吃肥肉和动物内脏；c. 其他动物性食品也不应超过 50～100g/d；d. 控制体重：BMI＜24kg/m²。

2. 药物治疗小结　本例患儿高血压诊断明确。治疗过程根据临床疗效调整了药物治疗方案，临床药师密切监测药物不良反应，无严重药物不良反应（ADR）发生，治疗效果较好，患儿预后较好。治疗过程中药师与医生、护士保持了良好的沟通，针对患儿用药情况多次讨论并得出了理想的治疗方案，医生对药师的工作给予了肯定。

（孙　锟　张　健　周　佳）

参 考 文 献

1. Ricardo Munoz. Handbook of pediatric cardiovascular drugs. Springer London Ltd,2008.

2. 杨思源.小儿心脏病学.4版.北京:人民卫生出版社,2011.

3. 沈刚,李智平.新编实用儿科药物手册.3版.北京:人民军医出版社,2013.

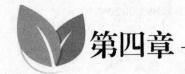

第四章

呼吸系统疾病与药物治疗

第一节　小儿呼吸系统的解剖生理特点

一、呼吸道的解剖生理特点

1. 上呼吸道　包括鼻、鼻旁窦、咽、咽鼓管、喉,是通气、加温、湿化、净化空气的主要部位。小儿解剖特点如下:

(1)三短:鼻腔短、鼻泪管短、咽鼓管短,故鼻腔感染易致结膜炎、中耳炎。

(2)鼻黏膜柔嫩,血管丰富:感染时可引起充血、水肿、堵塞,导致呼吸困难或张口呼吸。

(3)后鼻道、咽部、喉腔较狭窄:小儿的喉较成人长,喉腔较窄,声门裂在 6～7 岁时相对的狭窄,软骨柔软细弱,黏膜薄弱而富有血管及淋巴组织,因此,轻微的炎症均可引起喉道狭窄发生呼吸困难及声音嘶哑。

2. 下呼吸道　包括气管、支气管、毛细支气管、肺泡,是机体通气、换气的主要部位。小儿解剖上具有如下特点:

(1)三"小":即肺容量小、肺活量小、潮气量小。肺活量是指一次深吸气后的最大呼气量,约 50～70ml/kg。安静时年长儿用肺活量的 12.5％来呼吸;而婴幼儿则需要 30％。所以婴幼儿呼吸潜在力较差,在应付额外负担时的储备力较成人差,易出现呼吸衰竭。潮气量是指安静呼吸时每次吸入或呼出的气量,年龄越小,潮气量越小,婴儿仅为成人的 40％～50％。小儿肺脏小,肺泡毛细血管总面积与总容量均比成人小,故气体弥散量也小。气道阻力大小取决于管腔大小与气体流速等,小儿管道狭小,气道阻力大于成人,随管腔发育而递减。

(2)三"少":即肺泡数量少、支气管黏膜表面分泌型 IgA 少、肺泡表面活性物质(pulmonary surfactant,PS)少。

(3)管道较成人短且狭小,软骨柔软,缺乏弹力组织,支撑作用不力,可因黏液腺分泌不足易致气道干燥;气道黏膜血管丰富,纤毛运动较差,故婴幼儿易发生呼吸道感染,一旦感染则易于发生充血、水肿,导致呼吸道不畅。

(4)肺间质发育旺盛,含血量多,含气量少,易于感染。感染时易致黏液阻塞,引起间质炎症、肺气肿和肺不张等。

3. 胸廓　呈桶状,肋骨呈水平位,与脊柱几成直角;呼吸肌发育差,膈肌位置较高,胸腔较小,肺脏相对较大,几乎完全内充满胸廓。因此呼吸时胸廓活动范围小,肺不能充分地扩张、通气和换气,易因缺氧及二氧化碳潴留而出现青紫。

4. 呼吸频率和节律 年龄越小,呼吸频率越快。新生儿为 40~50 次/分;6~12 个月 30~35 次/分;1~3 岁 25~30 次/分;4~9 岁 20~25 次/分;8~14 岁 18~20 次/分。婴儿由于呼吸中枢尚未发育成熟,易出现呼吸节律不齐。

二、呼吸道的防御功能

外界空气中有许多有害物质,包括污染空气中的有机和无机颗粒,以及浮游于尘埃中的花粉、细菌、病毒和真菌等。由于呼吸系统有强大的生物屏障功能,故能将吸入的有害物质阻挡在上呼吸道,或通过清除和(或)消灭异物的机制而使机体免受其害。这些功能就是呼吸道的防御功能,包括非免疫性防御和免疫性防御两种机制。小儿呼吸道的非免疫性防御和免疫性防御功能均较差。

1. 非免疫性防御功能 主要通过物理、体液和细胞的作用,将吸入外界空气中的有害物质阻挡或清除、消灭之。

(1)物理作用:包括肺泡-毛细血管膜的滤过功能、气道的反射作用、清除颗粒的作用、黏液纤毛毡的作用。小儿咳嗽反射及纤毛运动功能差,难以有效清除吸入的尘埃和异物颗粒。

(2)体液的作用:气道含有一些非特异性的体液成分,可保护支气管黏膜表面,使它免受外界有害因子的侵袭,包括乳铁蛋白、α_1-抗胰蛋白酶、溶菌酶、干扰素和补体等。小儿乳铁蛋白、溶菌酶、干扰素及补体等的数量和活性不足,故易患呼吸道感染。

(3)细胞的作用:呼吸道具有防御作用的细胞主要有两种:肺泡巨噬细胞和嗜酸性细胞。小儿肺泡吞噬细胞功能不足。

2. 免疫性防御功能 可分为非特异性免疫防御和特异性免疫防御两种。

(1)非特异性免疫防御:是无须依赖任何一种特殊微生物的刺激或接触所引起的一种免疫反应,包括天然抗体、补体等。补体成分缺乏可导致呼吸道的反复感染。

(2)特异性免疫防御:包括体液免疫(特异性免疫球蛋白)和细胞免疫反应。其中分泌型IgA(SIgA)是呼吸道黏膜表面的原始防御机制,存在于鼻腔和上、中呼吸道的分泌物中。当用某些病毒疫苗如鼻病毒、副感冒病毒、腺病毒和感冒病毒等疫苗作鼻内局部免疫,可以激发 SIgA 的产生。初生的新生儿血清中 IgA 量极低,生后 1~3 月稍有增加,从儿童到青春期,仅为成人的 1/2~2/3。IgA 缺乏者易患呼吸道和胃肠道感染,或对饮食抗原有较高的血清抗体,并伴有过敏反应,如哮喘、过敏性鼻炎或湿疹等(婴儿湿疹可能与摄入的牛奶抗原有关)。

第二节 急性上呼吸道感染

急性上呼吸道感染(acute upper respiratory tract infection,AURI)简称上感,通常是指病原体侵袭鼻、咽、扁桃体及喉部引起的急性炎症,是小儿时期最常见的疾病,占急性呼吸道疾病的 50% 以上。全年皆可发病,冬春季较多。绝大多数患儿可经门诊治疗痊愈。婴幼儿上呼吸道炎症易向邻近组织扩散,部分引起并发症可迁延不愈。

一、病因

各种病毒和细菌均可引起上感,90%以上为病毒感染,部分为支原体和细菌感染,且常继发于病毒感染之后。婴幼儿因上呼吸道的解剖和免疫特点易患本病。应询问既往传染病史和预防接种史,近期有无急性传染病接触史,当地有无流行性感冒流行。

二、临床表现

年长儿鼻塞、流涕、喷嚏、干咳、咽痛等局部症状较明显。病毒感染时咽部淋巴滤泡肿大充血,细菌感染时咽部充血肿胀明显,扁桃体红肿,表面可有脓性分泌物。婴幼儿多有高热,甚至因高热引起惊厥。小婴儿常出现呕吐、腹泻。新生儿及乳儿可因鼻塞影响吮奶,甚至发生呼吸困难。若精神萎靡,不愿玩耍,面色苍白,进食少,多为重症上感病例。特殊类型的上感可有咽结膜热或疱疹性咽峡炎的表现。部分患儿在发病早期有腹痛症状,大多为暂时性肠痉挛所致;严重者一般为病原体进入血液循环侵犯肠系膜淋巴结所致,可表现为持续性右下腹痛,压痛范围较广且偏于内侧,常伴高热,体温达39℃以上,应注意与急性阑尾炎鉴别。部分肠道病毒感染者可出现不同形态的皮疹,应与出疹性急性传染病及药疹鉴别。少数患儿反复流"清涕",伴有中枢神经系统感染表现,应排除脑脊液鼻漏。

三、诊断

根据病史、流行病学、鼻咽部的症状体征,结合周围血象和阴性胸部影像学检查可做出临床诊断,一般无须病因诊断。一般来讲,病毒性感染时白细胞计数正常或轻度降低,分类中以淋巴细胞为主。细菌性感染时,白细胞计数及中性粒细胞比例明显升高。特殊情况下可行细菌培养或病毒分离,或病毒血清学检查等确定病原体。本病需与初期表现为感冒样症状的其他疾病鉴别,包括流行性感冒(简称流感)、急性细菌性鼻窦炎、过敏性鼻炎、急性传染病(如麻疹、流行性出血热、流行性脑脊髓膜炎、脊髓灰质炎、伤寒、斑疹伤寒)、婴幼儿尿路感染、胃肠炎等。

四、治疗原则及方案

由于目前尚无特效的抗病毒药物,故上感的治疗以对症、缓解感冒症状为主,同时保证休息及良好的护理,避免继发细菌感染等并发症发生。

(一)一般治疗

休息是上感患儿的基本治疗。应多饮水,饮食宜清淡、易消化而富营养。婴儿食欲不佳可适当减少哺乳量。注意口腔、眼部和鼻腔的清洁。保持室内空气清新及适当的温度和湿度,注意呼吸道隔离,防治并发症。

(二)对症治疗

1. 退热 一般情况下38.5℃以下不需药物退热,可予以物理降温。体温超过38.5℃时给予布洛芬,同时给予物理降温,如头部冷敷、温水擦浴(勿用酒精擦浴)等,忌用大剂量药物降温,以免体温骤降、出汗过多而致虚脱。

(1)药物选择和联合:可选用非甾体抗炎药,能抑制前列腺素的合成,具有解热、镇痛作用。

1）布洛芬（ibuprofen）：有两种口服溶液剂型，婴儿混悬滴剂（40mg/ml）、儿童混悬剂（20mg/ml）。每次 5～10mg/kg，口服，必要时 6～8 小时重复给药，最大剂量为 40mg/（kg·d）。

2）对乙酰氨基酚（acetaminophen）：口服或直肠给药，每次 10～15mg/kg，必要时每 4～6 小时使用一次，24 小时内不超过 4 次。

临床有交替服用对乙酰氨基酚和布洛芬的报道，但是没有联合用药的安全性和有效性的循证依据。且需关注两药长期合用可增加肾脏不良反应的发生率。

（2）药学监护：

1）不良反应监护

A. 布洛芬：①可见消化不良，也较多见胃灼烧感、胃痛、恶心、呕吐等，但症状较轻，停药消失，不停药也可耐受；②偶见消化性溃疡和消化道出血；③少见肝功能异常，主要表现为氨基转移酶升高；④少数患者用药后会出现下肢水肿；④大剂量用药可见血液系统不良反应。用药期间需监测肝、肾功能、血常规。

B. 对乙酰氨基酚：①胃肠道刺激作用小，少见恶心、呕吐、腹痛等；②罕见过敏性皮炎（皮疹、皮肤瘙痒等）、粒细胞缺乏、血小板减少、高铁血红蛋白血症、贫血、肝肾功能损害和胃肠道出血。

2）注意事项及用药教育

A. 布洛芬：①宜饭后服用；②用药期间如出现胃肠出血、肝肾功能损害、视力障碍、血常规异常以及过敏反应等，应立即停药；③消化性溃疡病史、支气管哮喘、心功能不全、高血压或出血性疾病、有骨髓功能减退病史患儿慎用。

B. 对乙酰氨基酚：①因阿司匹林过敏发生哮喘的患者中，会有少数可于服用本品后发生轻度支气管痉挛反应；②用于解热镇痛建议不超过 3 天，不宜大量或长期用药以防引起造血系统和肝肾功能损害。

2. 镇静

（1）药物选择：既往有高热惊厥史的患儿应给苯巴比妥的镇静剂量预防。如已发生惊厥，则应以地西泮、苯巴比妥、水合氯醛等抗惊厥。

1）水合氯醛（chloral hydrate）：小剂量有镇静、催眠作用，大剂量有抗惊厥作用。服药后 10～15 分钟即可入眠，1 小时达高峰，持续时间不确定，有文献报道可持续 6～8 小时。

制剂：10％水合氯醛口服溶液。口服，一次 25～50mg/kg，极量每次 1g。

2）地西泮（diazepam）：静注，每次 0.2～0.5mg/kg；极量：出生 30 天～5 岁，每次 5mg，＞5 岁，每次 10mg；静脉注射宜缓慢，速度不超过 0.08mg/（kg·min），2～4 小时后可重复治疗。口服，＞6 个月，每次 0.04～0.1mg/kg，一日 3～4 次；极量：10mg/d。6 个月内婴儿慎用地西泮，因偶可引起呼吸暂停。

3）苯巴比妥（phenobarbital）：①镇静：口服，每次 1～2mg/kg，每日 2～3 次；肌注或静注，每次 1～2mg/kg。②抗惊厥：肌注或静注，3～5mg/kg，必要时 4～6 小时后重复一次，速度＜1mg/（kg·min）。最大剂量 100mg/次。苯巴比妥在儿童用于镇静时比水合氯醛起效迅速且维持时间短。

（2）药学监护

1）不良反应监护

A. 水合氯醛：对胃黏膜有刺激，易引起恶心、呕吐。过量体征可见持续的精神错乱、吞咽困难、嗜睡、体温低、顽固性恶心、呕吐胃痛、癫痫发作、呼吸短促或困难、心率过慢、严重乏力,肝肾损害。

B. 地西泮:①常见嗜睡、头晕、乏力,大剂量可见共济失调、震颤、意识混乱等;②偶见低血压、呼吸抑制、尿潴留、抑郁;③罕见皮疹、白细胞减少。

C. 苯巴比妥:①常见嗜睡、眩晕、头痛、乏力;②偶见皮疹、剥脱性皮炎、药物热等过敏反应,如出现应立即停药;③大剂量时可出现眼球震颤、共济失调和严重的呼吸抑制。

2)注意事项与用药教育

A. 水合氯醛:口服后快速代谢为活性代谢产物三氯乙醇,有文献报道其有可蓄积性,可导致中枢神经系统过度抑制和其他综合征的发生,故不建议为保持镇静状态而重复使用水合氯醛。

B. 地西泮:静注需缓慢,注射过快可导致呼吸暂停、低血压、心动过缓或心搏停止。

C. 苯巴比妥:本品为肝药酶诱导剂,可加速其他一些药物的代谢,如皮质激素、洋地黄类药物、环孢素、氟哌啶醇、甲硝唑等,使其作用减弱。

3. 解除鼻塞、流涕等症状 目前上呼吸道感染常用复方制剂来解除发热、鼻塞、流涕、喷嚏、干咳等临床症状。一般原则,患儿只有单一症状的,建议只选择单一药物,不选复方制剂。患儿有多种症状的,可对症选择有针对性配方的复方制剂。复方制剂可包含解热镇痛抗炎药、抗组胺药、减充血剂、镇咳祛痰药等药物成分,由其中数种成分组成。

(1)抗组胺药(antihistamine drug):通过阻断组胺 H_1 受体而缓解组胺释放引起的打喷嚏、流鼻涕等过敏症状。由于无抗胆碱作用的第二代 H_1 受体阻断药不能缓解普通感冒引起的打喷嚏、流鼻涕,故应选择同时具有抗胆碱作用的第一代 H_1 受体阻断药,主要选用马来酸氯苯那敏,也可选用苯海拉明,但新生儿、早产儿禁用苯海拉明。

(2)减充血剂:伪麻黄碱等减充血剂可通过直接和间接激动 α_1 肾上腺素受体,选择性地收缩上呼吸道毛细血管,消除鼻咽部黏膜充血,减轻鼻塞症状。

婴儿鼻塞如严重影响吮奶和睡眠,可先清除鼻腔分泌物后用 0.5% 盐酸麻黄碱溶液滴鼻,一般在睡前或进食前进行,1 日内次数不超过 3~4 次,单侧鼻孔每次 1 滴,连续使用时间最好不超过 3 日。

(3)镇咳药:复方制剂中主要选用氢溴酸右美沙芬,可通过抑制延髓咳嗽中枢而镇咳。其单一药物制剂主要用于干咳,适用于上呼吸道感染时的咳嗽。2 岁以下儿童不宜使用;2~6 岁,一次 2.5~5mg,一日 3~4 次;6~12 岁,一次 5~10mg,一日 3~4 次。

4. 其他 咽痛者可用温淡盐水或复方硼砂溶液漱口,或以咽喉片含化。咽峡部疱疹、溃疡不能进食者,除静脉输液补充能量,局部可用锡类散等局部涂抹,以促进溃疡愈合。

(三)抗感染治疗

1. 抗病毒治疗 急性上呼吸道感染大多由鼻病毒、冠状病毒、流感病毒、副流感病毒、腺病毒等病毒所致,病程有自限性,目前无有效的抗病毒药物。

2. 抗菌治疗

(1)抗菌药物的选择:急性上呼吸道感染无须预防性使用抗生素,少数患儿可为细菌性感染或在病毒感染基础上继发细菌性感染,如合并中耳炎、鼻窦炎、化脓性扁桃体炎,可予以抗菌治疗。

1)急性细菌性咽炎及扁桃体炎:病原菌主要为 A 组 β 溶血性链球菌。青霉素为首选,可选用青霉素 G,或口服阿莫西林。第一代或第二代头孢菌素也可选用。青霉素过敏患者可口服红霉素等大环内酯类药物。疗程均需 10 天。

2)急性细菌性中耳炎:病原菌以肺炎链球菌、流感嗜血杆菌和卡他莫拉菌最为常见,少数为 A 组溶血性链球菌、金黄色葡萄球菌等。初治宜口服阿莫西林。如当地流感嗜血杆菌、卡他莫拉菌产 β 内酰胺酶菌株多见时,也可选用阿莫西林/克拉维酸口服。其他可选药物有复方磺胺甲噁唑和第一代、第二代口服头孢菌素。疗程 7～10 天,以减少复发。中耳有渗液时需采取标本做细菌培养及药敏试验。

3)急性细菌性鼻窦炎:病原菌以肺炎链球菌、流感嗜血杆菌、卡他莫拉菌最为常见,少见厌氧菌、金黄色葡萄球菌、化脓性链球菌及其他革兰阴性杆菌。抗菌药物的选用与急性细菌性中耳炎相同。疗程 10～14 天,以减少复发。

(2)抗菌药物的用法用量、不良反应、注意事项等内容请见本章第四节。

第三节　细支气管炎

细支气管炎(bronchiolitis)是一种以发作性喘憋为特征的特殊类型肺炎,为婴幼儿时期最常见的急性下呼吸道感染。仅见于 2 岁以下小儿,尤以 6 个月以内的婴儿最为多见。病死率约为 1‰。

一、病因

主要由病毒引起,其中呼吸道合胞病毒(respiratory syncytial virus,RSV)最常见,也是最易引发重症的病原体,其他为人偏肺病毒、腺病毒、副流感病毒、流感病毒、肠道病毒、肺炎支原体等。病理表现包括小气道急性炎症、水肿、上皮细胞坏死,黏液分泌增多及支气管痉挛。

二、临床表现

早期呈病毒性上呼吸道感染症状,1～2 天后迅速出现持续、剧烈的刺激性咳嗽和发作性呼吸困难,症状轻重不等,常影响吮奶及进食。可有发热,但多在 38℃ 以下或不发热,与病情并无平行关系。发作时患儿烦躁不安,呼吸、心率增快,有鼻翼扇动、吸气三凹征,发绀明显,两肺听诊有广泛哮鸣音,不喘时可听到中、细湿罗音或捻发音。因不显性失水增加和液体摄入不足,部分患儿有较严重的脱水。重者可发展成心力衰竭及呼吸衰竭。年龄较小的患儿可出现呼吸暂停。死亡多由于长时间呼吸暂停、失代偿性呼吸性酸中毒、严重脱水等。

三、诊断

患儿上感后出现突然发作性喘憋是本病特征性表现。约 2/3 患儿的血白细胞计数为 $10×10^9/L～15×10^9/L$。胸部 X 线检查多表现为过多通气、小片肺不张影等非特异征象,一般不推荐作为常规检查。鼻咽分泌物病原学检查是临床诊断的有力依据。诊断细支气管炎后应进一步进行病情程度分级(表 4-1)。主要与哮喘、异物吸入、充血性心力衰竭、胃食管反流等相鉴别。

表 4-1　细支气管炎病情程度分级

临床特征	轻度	中度	重度
精神状况	正常	轻微或间断烦躁、易激惹	极度烦躁不安和/或昏迷、嗜睡
呼吸频率	正常	轻度三凹征	三凹征明显，鼻翼扇动
辅助呼吸肌	不参与或者轻微	肋间隙凹陷较明显	肋间隙凹陷极明显
喂养	正常	喂养量下降	拒食
吸氧	不需要用氧（动脉血氧饱和度＞93%）	轻度缺氧（动脉血氧饱和度 90%～93%）	低氧血症（动脉血氧饱和度＜90%）
呼吸暂停	无	一过性短暂呼吸暂停	呼吸暂停频率逐渐增加或时间延长

四、治疗原则及方案

该病治疗以支持治疗为主，保证呼吸道通畅和足够氧供，同时加强监测和护理，注意预防和纠正酸中毒和心力衰竭。

（一）支持治疗

大多数患儿呈轻度、自限过程，可居家治疗，注意患儿饮食和液体摄入、呼吸及体温情况，若病情变化则随时到医院就诊。中、重度患者需入院治疗。

1. 保证呼吸道通畅，吸氧，定期测定血氧饱和度，使之保持在 94%～96%。

2. 保证足够碳水化合物供应，有明显脱水酸中毒者，应及时给予静脉补液，注意电解质及酸碱平衡。

3. 加强护理，细致观察和评估病情变化。

（二）吸入治疗

1. 吸入支气管扩张剂

(1)药物选择和联合：细支气管炎患儿无须常规吸入支气管舒张剂，有反复喘息症状的患儿，可以考虑使用速效 β_2 受体激动剂吸入治疗，必要时可给予短效抗胆碱能药物联合吸入治疗。

1)速效 β_2 肾上腺素受体激动剂（简称速效 β_2 受体激动剂）：通过对气道平滑肌和肥大细胞等细胞膜表面 β_2 受体的作用，舒张气道平滑肌，减少肥大细胞和嗜酸粒细胞脱颗粒和介质的释放，降低微血管的通透性，增加气道上皮纤毛的摆动等，缓解支气管痉挛。常用药物为沙丁胺醇、特布他林。

A. 吸入用硫酸沙丁胺醇(salbutamol sulfate)溶液(5mg/ml)，松弛气平滑肌作用强，通常在 5min 内起效，疗效可维持 4～6 小时，是缓解喘息症状发作的首选药物。

用法用量：雾化器雾化吸入给药，硫酸沙丁胺醇 0.15mg/kg（最低 2.5mg，最多 5mg），5 至 15 分钟内吸入。如果用药后 1 小时内与用药前对比呼吸窘迫的症状和体征有改善，则可以根据呼吸困难的情况继续每 4～6 小时给予一次，根据症状和体征改善的程度及时停用药物。

B. 硫酸特布他林(terbutaline)雾化液(5mg/2ml)，起效慢于沙丁胺醇，且其支气管舒张作用也相对较弱。

用法用量：作为初始治疗，应按需用药，不必定时用药。体重＞20kg：5mg/次；≤20kg为2.5mg/次；24小时内最多可给药4次。如1整瓶药液未一次用完，可在雾化器中保存24小时。

2）短效抗胆碱能药物：在支气管平滑肌局部产生抗胆碱能作用，其支气管舒张作用比β₂受体激动剂弱，起效也较慢，但持续时间更为长久。常用药物为吸入用异丙托溴铵（ipratropium bromide）溶液（$500\mu g/2ml$），雾化器雾化吸入给药，$250\mu g$/次；24小时内最多可给药4次。

（2）药学监护

1）不良反应监护

A. 雾化吸入β₂受体激动剂：①常见肌肉震颤，通常表现为手颤，罕见肌肉痉挛；②偶见头晕、头痛、不安、失眠；③可见心悸、心动过速，罕见心律失常，需监测心率及心律；④口、咽刺激感，患儿可能表现为哭闹、拒绝雾化；⑤罕见过敏反应（如血管性水肿、皮疹、支气管痉挛、低血压），如有应及时停药；⑥大剂量使用可致严重低钾血症，需监测血清钾浓度。

B. 雾化吸入抗胆碱能药物：常用于：①头痛；②咽喉刺激、咳嗽、口干；③胃肠动力障碍（包括便秘、腹泻和呕吐）；④恶心和头晕；⑤瞳孔增大、眼压升高等；⑥偶见过敏反应。

如吸入后出现支气管痉挛症状或原有症状加重，应即时停止雾化吸入，评估患儿的状况及改用其他治疗。

2）注意事项及用药教育

A. β₂受体激动剂长期用药可形成耐受性，不仅疗效降低，而且可能使喘息加重。雾化吸入一般剂量无效时，不能随意增加药物剂量或使用次数，反复过量使用可导致支气管痉挛，如有发生应立即停药，更改治疗方案。

B. 雾化吸入注意事项：建议使用氧气作为驱动力，氧气流量宜为6～8L/min。对大多数雾化器，适当的雾化药液容量为2～4ml。尽可能使用密闭式面罩吸入器。婴幼儿哭闹时吸气短促，会影响吸气效果，因此最好在安静状态下吸入。

2. 吸入性糖皮质激素

（1）药物选择和联合用药：不建议吸入糖皮质激素用于细支气管炎的治疗或防止后续的喘息发作，仅在喘憋症状严重或不能缓解时添加吸入性糖皮质激素。常用药物：吸入用布地奈德（budesonide）混悬液（1mg/2ml）。

雾化吸入，布地奈德混悬液1mg/次，每6～8小时一次，疗程因人因病情而异。重症患儿：布地奈德混悬液1mg/次和支气管扩张剂20分钟给药一次，如有需要，治疗开始第1小时内可给予3次，以后按需可每4～8小时重复。必要时可联合全身性糖皮质激素。喘息减轻后，布地奈德混悬液1mg/次，2次/天，2～3天，如病情稳定则进一步减量为布地奈德混悬液0.5mg/次，2次/天或1mg/次，1次/天。

（2）药学监护

1）不良反应监护

A. 布地奈德：耐受性好，大多数不良反应很轻，且为局部性。常见轻度咽喉刺激、发声困难；口咽及咽喉念珠菌感染，需注意观察患儿口腔是否有鹅口疮症状出现，如有应给予对症治疗；过敏反应，如皮疹、接触性皮炎、荨麻疹、血管神经性水肿，如有发生及时停药。

B. 吸入糖皮质激素：可能出现全身使用糖皮质激素的体征或症状，包括肾上腺功能低下和生长速度减慢，长期接受吸入治疗的患儿应定期测量身高。

2）注意事项及用药教育

A. 吸入用布地奈德混悬液在贮存中会发生一些沉积。如果在振荡后，不能形成完全稳定的悬浮，则应丢弃。

B. 吸入用布地奈德混悬液可与 0.9％氯化钠溶液和/或含特布他林、沙丁胺醇、色甘酸钠或异丙托溴铵的雾化液混合，应在混合后 30 分钟内使用。

C. 防止药物进入眼睛，使用面罩吸入时，在吸药前不能涂抹油性面霜吸药后立即清洗脸部，以减少经皮肤吸收的药量。

D. 雾化吸入后清水漱口，婴儿可用棉签蘸清水或喂服清水清洁口腔。

E. 雾化吸入注意事项：同前"吸入支气管扩张剂"用药教育项内容描述。

（三）全身性糖皮质激素

对于单纯细支气管炎首次初发病例，不建议常规全身用糖皮质激素。前期曾通过口服或静脉途径接受糖皮质激素治疗而改善喘息状态的患儿，或有喘息病史通过吸入激素来控制症状的患儿，可以应用甲泼尼龙（methylprednisolone）1～2mg/（kg·d）或口服泼尼松 1～2mg/（kg·d），用 1～3 天。对于不存在气道高反应性疾病但患有细支气管炎的婴儿，不应当使用糖皮质激素。

（四）抗感染治疗

1. 抗病毒药物：如利巴韦林对呼吸道合胞病毒（RSV）有体外活性，但临床疗效不明显，故不主张常规使用。

2. 抗生素的使用

（1）使用指征：常规使用抗生素并不能影响细支气管炎的病程。病毒病因诊断明确者不推荐使用抗生素。下列情况有使用抗生素的指征：病情严重者、病程≥7 天、早产儿、营养缺乏患儿、原有心肺疾病和免疫功能缺陷患儿或已明确有细菌感染者。

（2）抗生素选择：可选用青霉素、阿莫西林、第一代或第二代头孢菌素，病原诊断明确为肺炎支原体、衣原体者选用大环内酯类抗生素。

（3）抗生素剂量与疗程：剂量参见肺炎章节。疗程一般为 5～10 天。对严重细菌感染或高危儿以及支原体、衣原体感染者，疗程需延长至 2 周或更长，疗程中必要时应根据细菌培养和药敏结果调整抗生素的使用。

第四节　肺　炎

一、定义和分类

肺炎（pneumonia）系由各种病原体感染或其他因素所致的肺部炎症，是儿童尤其是婴幼儿期重要的常见疾病，也是我国 5 岁以下儿童死亡的首位原因。可依据病理形态、病原体、病程等进行分类。

（一）病理分类

可分为支气管肺炎（小叶性肺炎）、大叶性肺炎、间质性肺炎、细支气管炎等，其中以支气管肺炎最为多见。

（二）病因分类

可分为感染性肺炎和非感染病因引起的肺炎。感染性肺炎包括细菌性肺炎、病毒性肺炎、真菌性肺炎、支原体肺炎、衣原体肺炎等，其中肺炎链球菌是儿童期肺炎最常见的细菌病原，呼吸道合胞病毒是引起肺炎的首位病毒病原。非感染病因引起的肺炎，包括吸入性肺炎、过敏性肺炎、嗜酸细胞性肺炎、坠积性肺炎等。

（三）病程分类

大部分肺炎为急性过程，病程在 1 个月以内者为急性肺炎。伴有营养不良、免疫缺陷者，病程常迁延。病程在 1~3 个月者为迁延性肺炎。病程超过 3 个月以上者为慢性肺炎。

（四）其他分类

从病原学和抗生素合理使用角度，可分为：①社区获得性肺炎（community acquired pneumonia，CAP），是指无明显免疫抑制的儿童在医院外或住院 48 小时内发生的肺炎；②医院获得性肺炎（hospital acquired pneumonia，HAP），又称医院内肺炎，为住院 48 小时后发生的肺炎。

二、临床表现

常有受凉、淋雨、疲劳、病毒感染史，多继发于上呼吸道感染。主要表现为发热、咳嗽、呼吸增快、呼吸困难、胸壁吸气性凹陷、屏气、胸痛、头痛或腹痛等症状。对于 3 岁以上儿童，胸部湿性啰音和管状呼吸音对于肺炎具有较高的诊断价值。腋温＞38.5℃伴三凹征，尤其胸壁吸气性凹陷和呼吸增快（除外因哭闹、发热等所致者）应视为病情严重。病毒性肺炎和支原体肺炎常出现喘鸣，需与哮喘相鉴别。可并发胸腔积液、脓胸、脓气胸、肺脓肿、支气管胸膜瘘、坏死性肺炎以及急性呼吸衰竭。肺外并发症包括脑膜炎、脑脓肿、心包炎、心内膜炎、骨髓炎、关节炎以及脓毒症、溶血性尿毒症综合征等。

三、诊断

本病以发热、咳嗽、气促、呼吸困难和肺部啰音为主要临床表现。病毒性感染时，外周血白细胞计数正常或轻度降低，分类中以淋巴细胞为主；细菌性感染时，白细胞计数、中性粒细胞比例及 C 反应蛋白明显升高。胸片 X 线检查为确诊依据。常见的临床类型包括肺炎链球菌肺炎、金黄色葡萄球菌肺炎、病毒性肺炎、支原体肺炎等。有痰者应行痰涂片染色与细菌培养。应常规进行流感病毒和其他常见呼吸道病毒、支原体检测。诊断肺炎后应进一步进行病情程度分级。轻症是指以呼吸系统症状为主，其他系统仅轻微受累，无全身中毒症状者；重症者除呼吸系统出现呼吸衰竭外，其他系统易严重受累，可有酸碱失调，水、电解质紊乱，全身中毒症状，甚至危及生命。主要与急性支气管炎、肺结核、支气管哮喘合并肺部感染、支气管异物等相鉴别。

四、治疗原则及方案

应采取综合疗法，积极有效地控制感染，缓解症状，改善肺的通气功能，并积极防治并发症。

1. 一般治疗　保证休息和合理饮食，防止呛咳窒息。注意水和电解质的补充，纠正酸中毒和电解质紊乱。保持室内空气清新，条件许可时不同病原体感染患儿宜分室居住，以免交叉感染。

2. 抗病原微生物治疗

(1)抗菌药物　有效和安全是选择抗菌药物的首要原则，主张适宜剂量、合适疗程，要兼顾个体特点。

1)抗菌药物指征：学龄前社区获得性肺炎(CAP)患儿常规不需要使用抗菌药物，因为大多数的临床疾病是由病毒病原体引起的。CAP抗菌药物治疗应限于细菌性肺炎、支原体和衣原体肺炎、真菌性肺炎等，单纯病毒性肺炎无使用抗菌药物指征，但必须注意细菌、病毒、支原体、衣原体等混合感染的可能性。

2)抗菌药物的选择：小儿肺炎多始于经验性选用抗菌药物。经验性选择抗菌药物要考虑能覆盖CAP最常见病原菌。

儿童CAP最常选用的抗菌药物为β-内酰胺类和大环内酯类抗生素。可根据年龄及其CAP可能的优势病原来经验性选择。3个月以下儿童有沙眼衣原体肺炎可能，而5岁以上者肺炎支原体肺炎、肺炎衣原体肺炎比率较高，故均可首选大环内酯类。对4月龄～5岁CAP患儿，尤其重症患儿，考虑到目前肺炎链球菌分离菌株对大环内酯类严重耐药，因此大环内酯类(红霉素、阿奇霉素、克拉霉素)不推荐作为怀疑肺炎链球菌CAP的经验治疗，应首选大剂量阿莫西林或头孢菌素。

A. 轻度肺炎：可给予口服抗菌药物治疗。对1～3月龄患儿，需考虑沙眼衣原体可能，可首选大环内酯类抗生素，如红霉素、克拉霉素、阿奇霉素等。对4月龄～5岁患儿，应考虑肺炎链球菌，首选口服阿莫西林，剂量加大至80～90mg/(kg·d)，也可选择阿莫西林/克拉维酸(7∶1剂型)、头孢羟氨苄、头孢克洛、头孢丙烯、头孢地尼等。如怀疑早期金黄色葡萄球菌肺炎，应优先考虑口服头孢地尼。对5～18岁患儿，支原体肺炎、衣原体肺炎比例较高，可以首选大环内酯类口服，8岁以上儿童也可以口服多西环素或米诺环素，若起病急，伴脓痰，应疑及肺炎链球菌感染所致，可联合阿莫西林口服。

B. 重度肺炎：多选择静脉途径联合用药，选用的抗生素应能覆盖肺炎链球菌、流感嗜血杆菌、卡他莫拉菌和金黄色葡萄球菌，以及肺炎支原体和肺炎衣原体，同时要考虑病原菌耐药状况。可以首选下列方案之一：

a. 阿莫西林/克拉维酸(5∶1)、氨苄西林/舒巴坦(2∶1)或阿莫西林/舒巴坦(2∶1)。

b. 头孢呋辛、头孢曲松或头孢噻肟。

c. 怀疑金黄色葡萄球菌肺炎，选择苯唑西林或氯唑西林，万古霉素不作首选。

d. 考虑细菌合并有支原体或衣原体肺炎，可以联合使用大环内酯类＋头孢曲松/头孢噻肟。

C. 病原菌一旦明确，选择抗菌药物就应针对该病原。

a. 肺炎链球菌(SP)：青霉素敏感肺炎链球菌(PSSP)首选青霉素或阿莫西林，青霉素中敏肺炎链球菌(PISP)首选大剂量青霉素或阿莫西林，青霉素耐药肺炎链球菌(PRSP)首选头孢曲松、头孢噻肟，备选万古霉素或利奈唑胺。

b. 流感嗜血杆菌(HI)、卡他莫拉菌(MC)：首选阿莫西林/克拉维酸、氨苄西林/舒巴坦或阿莫西林/舒巴坦，备选第2、3代头孢菌素或新一代大环内酯类。

c. 葡萄球菌：MSSA、甲氧西林敏感的凝固酶阴性葡萄球菌（MSCNS）首选苯唑西林或氯唑西林、第1～2代头孢菌素，备选万古霉素。MRSA、耐甲氧西林凝固酶阴性葡萄球菌（MRCNS）首选万古霉素，备选利奈唑胺，严重感染可联合用利福平。

d. 肠杆菌科细菌（大肠埃希菌、肺炎克雷伯菌等）：不产超广谱 β-内酰胺酶（ESBLs）菌应依据药敏选药，首选第3代或第4代头孢菌素或哌拉西林等广谱青霉素，备选替卡西林/克拉维酸、哌拉西林/他唑巴坦；产 ESBLs 菌轻中度感染首选替卡西林/克拉维酸、哌拉西林/他唑巴坦，重症感染或其他抗菌药物治疗疗效不佳时选用厄他培南、亚胺培南、美罗培南和帕尼培南。

产头孢菌素酶（AmpC 酶）者可首选头孢吡肟，备选亚胺培南、美罗培南和帕尼培南。

e. A 群链球菌：首选大剂量青霉素、阿莫西林、氨苄西林，备选头孢曲松、头孢噻肟。

f. 肺炎支原体、衣原体、百日咳杆菌：首选大环内酯类，8 岁以上可选择多西环素。

g. 嗜肺军团菌：首选大环内酯类，可联用利福平。

3）抗菌药物用法用量与注意事项：见表 4-2。

表 4-2　儿童社区获得性肺炎常用抗微生物药物的剂量和用法

抗菌药物	给药途径、剂量及给药间隔 [mg/(kg·次)]	药学监护
青霉素类		①使用前详细了解患儿既往用药史、过敏史，有无家族变态反应疾病史。以往对青霉素过敏者禁用。使用前必须做皮肤敏感试验，阳性反应者禁用。②肾功能严重损害者慎用。③使用前新鲜配制
青霉素 G(penicillin)	肌注或静滴：2.0 万～5.0 万 U/(kg·次)，每 6 小时一次；大剂量 5.0～10.0 万 U/(kg·次)，每 6 小时一次	大剂量或肾功能不全患儿使用，可发生神经毒性反应（青霉素脑病）
阿莫西林（amoxicillin）	口服：常用剂量 10～15，每 6～8 小时一次；大剂量：25～30，每 6～8 小时一次；最大 2.0g/次	口服时胃肠道反应较常见，应用于传染性单核细胞增多症极易发生皮疹等过敏反应，应避免使用
氨苄西林/舒巴坦(2：1)(ampicillin/sulbactam(2：1))	静滴：25.0/12.5～75.0/37.5，每 6～8 小时一次；最大 1.5g/次	过敏反应同青霉素类
阿莫西林-克拉维酸钾（amoxicillin-clavulanate potassium）	口服(规格：7：1 口服剂)：20.00/2.85～30.00/4.29，每 8 小时一次；最大 1.0/0.143g/次 静滴(规格：5：1 注射剂)：30，每 6～8 小时一次；最大 1.2g/次	注射剂不能与含有葡萄糖、葡聚糖或酸性碳酸盐的溶液混合，建议用 0.9%氯化钠注射液稀释
哌拉西林/他唑巴坦(8：1)	静滴：大于 9 月龄：112.5，每 8 小时一次；2～9 月龄：90，每 8 小时一次；最大 4.5g/次	

续表

抗菌药物	给药途径、剂量及给药间隔 [mg/(kg·次)]	药学监护
头孢菌素类		①对头孢菌素过敏者、有青霉素有过敏性休克史者禁用;②对青霉素过敏者、严重肝肾功能不全者、有胃肠道疾患者,尤有溃疡性结肠炎、局限性肠炎或假膜性肠炎患者、高度过敏性体质者慎用
头孢唑啉(cefazolin)	肌注或静滴:15～25,每6～8小时一次;最大1.0g/次	早产儿及1个月以下新生儿不推荐应用
头孢拉定(cefradine)	口服:6.25～12.50,每6小时一次;肌注或静滴:1周岁以上:12.5～25.0,每6～8小时一次;最大1.0g/次	肌注局部疼痛明显,应深部注射;对肾功能减退者应减少剂量
头孢羟氨苄 (cefadroxil)	口服:15～25,每12小时一次;最大1.0g/次	不良反应主要是胃肠道反应
头孢克洛(cefaclor)	口服:10～15,每8小时一次;最大0.5g/次	宜空腹口服,食物可延迟吸收
头孢丙烯(cefprozil)	口服:7.5～15.0,每12小时一次;最大0.5g/次	肾功能不全或与利尿剂合用时应监测肾功能;<6个月婴儿不推荐使用
头孢地尼(cefdinir)	口服:3～6,每8小时一次;最大0.2g/次	饭前1小时或饭后2小时服用;主要经肾排泄,肝功能受损者不需调整剂量
头孢呋辛 (cefuroxime)	肌注或静滴:15～25,每6～8小时一次;最大1.5g/次	肾功能不全时应调整剂量
头孢噻肟 (cefotaxime)	静滴:50,每8小时一次;最大2.0g/次	肾功能不全时应调整剂量
头孢曲松(ceftriaxone)	肌注或静滴:40～80,每日1次;最大2.0g/次	不能与含钙溶液同时使用。≤28天新生儿如需要或预期需要使用含钙静脉输液营养液治疗,禁用头孢曲松
头孢他啶(ceftazidime)	肌注或静滴:15～50,每8小时一次;最大2.0g/次	肾功能不全时应调整剂量
头孢哌酮舒巴坦(2:1)(cefoperazonesulbactam)	静滴:常规:15～30,每6～12小时一次;大剂量:40～80,每6～12小时一次;最大:舒巴坦不超过80mg/(kg·d)	用药期间应进行出血时间、凝血酶原时间监测。同时可应用维生素K_1预防出血发生。
头孢吡肟(cefepime)	静滴:30～50,每8～12小时一次;最大1.5g/次	
头霉素类		
头孢美唑 (cefmetazole)	静滴:12.5～50,每6～12小时一次;最大2.0g/次	肾功能不全时应调整给药间隔

抗菌药物	给药途径、剂量及给药间隔 [mg/(kg·次)]	药学监护
头孢西丁(cefoxitin)	静滴:20~40,每 6~8 小时一次;最大 2.0g/次	
大环内酯类		主要不良反应为胃肠道反应及不同程度肝脏损害
红霉素(erythromycin)	口服:10~15,每 8 小时一次;静滴: 10~15,每 12 小时一次;最大 0.5g/次	口服及静滴均可引起较严重的胃肠道反应和肝毒性;与茶碱类合用,可导致茶碱清除减少,血药浓度增加;静滴速度宜缓,静滴药液浓度以 1%~5%为宜
阿奇霉素(azithromycin)	口服:10,每天 1 次,连续 3 天;最大 0.5g/次	口服适宜在餐前 1 小时或餐后 2 小时服用;肾功能不全时不需剂量调整,轻、中度肝硬化患者如仅需短疗程(3~5 天)用药,不需剂量调整
克拉霉素(clarithromycin)	口服:7.5,每 12 小时一次;最大 0.5g/次	不良反应主要为胃肠道反应;肝功能损害、中度至严重肾功能损害者慎用
碳青霉烯类		
亚胺培南/西司他丁 (imipenem/cilastatin)	静滴:15,每 6 小时一次;最大 0.5g/次	有抽搐、肌阵挛等神经系统不良反应,癫痫患者慎用;肾功能减退时应调整剂量
美罗培南(meropenem)	静滴:10~20,每 8 小时一次;最大 0.5g/次	与丙戊酸钠有药物相互作用,不建议合用
糖肽类		
万古霉素(vancomycin)	静滴:10,每 6 小时一次或 20,每 12 小时一次;最大 0.5g/次	具有一定耳、肾毒性,应掌握适应证,轻症感染不宜选用。给药期间应定期复查肾功能,必要时监测听力。肝功能不全不需调整剂量。必要时需监测血药浓度。稀释液浓度需<5mg/ml,滴速应缓慢,以减少红人综合征、血栓性静脉炎
替考拉宁(teicoplanin)	静滴:前 3 剂 10,每 12 小时一次,后 10,每日 1 次;最大 0.4g/次	肾功能不全者应调整剂量
其他		
利福平(rifampicin)	口服:10~20,每日 1 次;最大 0.3g/次	肝功能不全应避免使用。定期复查肝功能及血常规。应于餐前 1 小时或餐后 2 小时服用,最好清晨空腹一次服用。服药后其便、尿、唾液、汗液等分泌物均可显橘红色

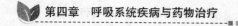

续表

抗菌药物	给药途径、剂量及给药间隔 [mg/(kg·次)]	药学监护
氨曲南(aztreonam)	肌注或静滴：30，每 6～8 小时一次；最大 0.5g/次	
克林霉素(clindamycin)	口服或静滴：10，每 8～12 小时一次；最大 0.45g/次	口服胃肠道反应较多见；快速滴注可能发生低血压、心电图变化，以及神经-肌肉阻断作用
利奈唑胺(linezolid)	口服或静滴：10，每 8 小时一次；最大 0.6g/次	不良反应主要为消化道反应，皮疹、药物热、肝酶升高、血小板和中性粒细胞抑制
甲硝唑(metronidazole)	口服：12.5，每 12 小时一次；最大 0.5g/次	消化系统不良反应常见：恶心、呕吐、食欲缺乏、腹部绞痛；大剂量时可出现神经系统不良反应
	静滴：首剂 15.0，后 7.5，每 6～8 小时一次；最大 1.0g/次	

4)疗程：初始治疗 48 小时后应作病情和疗效评估，CAP 抗菌药物疗程一般用至热退且平稳、全身症状明显改善、呼吸道症状部分改善后 3～5 天。病原微生物不同、病情轻重不等、存在菌血症与否等因素均影响 CAP 疗程，一般肺炎链球菌肺炎疗程 7～10 天，流感嗜血杆菌肺炎、MSSA 肺炎 14 天左右，而 MRSA 肺炎疗程宜延长至 21～28 天，革兰阴性肠杆菌肺炎疗程 14～21 天，肺炎支原体(MP)肺炎、肺炎衣原体(CP)肺炎疗程平均 10～14 天，个别严重者可适当延长，嗜肺军团菌肺炎 21～28 天，真菌性肺炎疗程则需 1～2 个月左右。

(2)抗病毒治疗：目前有肯定疗效的抗病毒药物较少。

1)流感病毒：在地区性流感病毒广泛传播时，伴流感病毒感染的中重度 CAP 应尽快给予抗病毒药物治疗，早期抗病毒治疗可给患儿带来最大益处，所以治疗不应延迟至确认流感病毒检测结果阳性时。阴性流感诊断结果，特别是迅速抗原检测，不能完全排除流感。感染症状出现 48 小时后抗病毒治疗对严重感染者仍可提供临床效益。金刚烷胺对 A 型流感病毒有效，但因其中枢神经系统不良反应以及目前耐药情况严重，在儿科使用受限。奥司他韦、扎那米韦为神经氨酸酶抑制剂，对流感病毒 A 型、B 型均有效。

A. 奥司他韦(oseltamivir)：用于出现流感症状不超过 2 日的 1 岁及以上儿童。≤15kg，一次 30mg；15～23kg，一次 45mg；23～40kg，一次 60mg；＞40kg，一次 75mg，均为一日 2 次给药，连服 5 天。13 岁以上儿童用法同成人。

儿童口服奥司他韦耐受性好，最常见的不良反应是轻度恶心和呕吐，要警惕可能引起的精神障碍等不良反应。

注意事项：需在流感症状开始的第 1 日或第 2 日开始治疗(理想状态是 36 小时内)，早期服用疗效好。

B. 扎那米韦(zanamivir)：可用于 8 岁以上的青少年患者，每次 2 喷(每次总剂量 10mg)，每 12 小时给药一次，共 5 天。强调在发病 36～48 小时内用药，但病情严重或正在进行性恶化者在症状出现 48 小时后进行治疗仍有效。本药哮喘患儿慎用。与支气管扩张药合用时,宜先使用支气管扩张剂。

2)呼吸道合胞病毒:吸入利巴韦林治疗 RSV 所致 CAP 婴儿的有效性仍存在争议,利巴韦林对 RSV 有体外活性,但不推荐用于 RSV 肺炎治疗,主要是考虑到气溶胶管理、该药对暴露的医务人员潜在的毒性作用及其疗效等问题。

3)巨细胞病毒

A. 药物选择:更昔洛韦(ganciclovir)为儿童巨细胞病毒感染的一线用药。儿童 CMV 肺炎可先作诱导治疗,5mg/(kg·次),每 12 小时一次,静脉滴注,持续 2 周后再维持治疗:10mg/(kg·次),每周 3 次,或 5mg/(kg·次),每日 1 次,根据病情持续治疗至少 10 天。

B. 不良反应监护:要注意该药的骨髓毒性,可致粒细胞、血小板减少,当外周血中性粒细胞$\leqslant 0.5 \times 10^9$/L 或血小板$\leqslant 25 \times 10^9$/L 时必须停药。应定期监测血常规。有消化系统不良反应,如恶心、呕吐、腹泻、肝功能异常、胆汁淤积、肝衰竭等,需定期监测肝功能。

3. 对症治疗

(1)氧疗:凡有呼吸困难、喘憋、口唇发绀、面色苍灰,或海平面呼吸空气条件下血氧饱和度$\leqslant 0.92$ 或动脉氧分压$\leqslant 60$mmHg 时,应立即给氧。若常规给氧方法仍难以纠正低氧血症,可使用无创正压通气给氧。

(2)改善通气功能:保持呼吸道通畅,及时清除上呼吸道分泌物,变换体位,予雾化吸入、服用祛痰剂化痰,喘憋严重者可试用支气管扩张剂解痉,以利痰液排出。

(3)退热:可口服对乙酰氨基酚、布洛芬等,温水擦浴有时可作为解热治疗的辅助措施。

(4)止咳:对小婴儿频咳或体质衰弱小儿的干咳,应予止咳处理。

(5)镇静:安静休息是减轻患儿心脏负荷,预防和减少心脏并发症的最基本和有效的治疗措施。必要时可适当给予苯巴比妥、水合氯醛等。

4. 糖皮质激素的应用

(1)使用指征:CAP 患儿无常规使用糖皮质激素的指征,下列情况时可以短疗程(3～5日)使用糖皮质激素:①喘憋明显伴呼吸道分泌物增多者;②中毒症状明显的重症肺炎,如合并缺氧中毒性脑病、休克、脓毒血症者,有急性呼吸窘迫综合征者;③胸腔短期有较大量渗出者;④肺炎高热持续不退伴过强炎性反应者。有细菌感染者必须在有效抗菌药物使用的前提下加用糖皮质激素。

(2)药物选择:可选用泼尼松/泼尼松龙/甲泼尼龙 1～2mg/(kg·d),或琥珀酸氢化可的松(hydrocortisone)5～10mg/(kg·d),或地塞米松(dexamethasone)0.2～0.4mg/(kg·d),疗程 3～5 天,病情改善后停用。

 案例分析

案例:

1. 病史摘要

一般项目:周××,女,2 岁,体重 10kg。

主诉:发热伴咳嗽 17 天。

现病史:患儿于入院前 17 天无明显诱因下出现发热,腋下 38.5℃,同时伴咳嗽,以夜间为主,不剧,为阵发性连声咳,伴少量白色泡沫痰,不易咳出。无喘息、气促,无呼吸困难,无口唇发绀,无胸痛,无呕吐、腹泻。当地医院就诊,以"肺炎"收治入院,予"红霉素、氨曲南"抗感染治疗后体温正常,2 天后皮肤出现散在风疹团,药疹不能排除,后停用氨曲南,体温再次上升至 39℃以上,复查胸部 CT 示"两肺多发感染,右上肺感染为甚",予"美罗培南"抗感染 2 天后体温无下降,改用"利福霉素、阿奇霉素"联合抗感染,患儿仍发热,最高 40℃,伴咳嗽,随即转院治疗。为进一步治疗就诊于某院,门诊拟"肺部感染"收治入院。

自发病来,患儿神清,精神欠佳,胃纳不佳,睡眠可,大便 3～4 天一次,小便正常。

既往史、个人史、家族史:无特殊。

过敏史:青霉素过敏,否认其他药物及食物过敏。

入院查体:T 39.3℃,P 116 次/分,R 30 次/分,BP 90/60mmHg。神清,精神可,呼吸稍促。双肺呼吸音粗,两肺可闻及痰鸣音,右上肺可闻及细湿罗音。心律齐,心音有力,各瓣膜区未及病理性杂音。腹平软,无压痛,无反跳痛和肌紧张,肝脾肋下未及。神经系统无异常。

辅助检查:

当地医院查血清免疫:肺炎支原体 IgM(＋),IgG(＋)。结核抗体(一)。胸部 CT:两肺多发感染,右上肺感染为甚,右肺门明显增浓,考虑有肿大淋巴结存在。

入院检查:血常规:WBC 9.57×10⁹/L,N 73.4％,Hb 116g/L,PLT 246×10⁹/L,CRP 22mg/L。胸片:右上肺炎症。

入院诊断:肺炎支原体肺炎。

2. 治疗过程　患儿入院后经验性给予阿奇霉素 0.1g qd ivgtt 联合头孢吡肟 0.5g bid ivgtt 抗感染治疗,同时给予布洛芬解热、布地奈德联合特布他林雾化吸入平喘、氨溴索止咳化痰对症治疗。第 1～3 天,患儿仍持续高热,最高达 40.0℃,实验室检查回报冷凝集试验 1∶64,肺炎支原体抗体 IgM(＋),肝肾功能正常。第 4 天复查胸片示两肺炎症较入院时胸片加重,血常规:WBC 2.86×10⁹/L,N％ 71.8％,L 25.5％,Hb 103g/L,PLT 137×10⁹/L,CPR 54mg/L,停头孢吡肟,加用亚胺培南西司他丁钠 0.2g q8h ivgtt 抗感染。d 5 仍高热,加用甲泼尼龙 10mg q12h ivgtt 抗炎。患儿体温自第 6 天起有明显下降,阿奇霉素已使用 5 天,停用,自第 6 天起起加用克拉霉素 75mg bid po 联合用亚胺培南/西司他丁钠继续抗感染治疗。第 7 天血常规:WBC 4.19×10⁹/L,N％ 39.9％,L 53.7％,Hb 113g/L,PLT 172×10⁹/L,CPR<8mg/L。第 8 天体温基本恢复正常,停亚胺培南/西司他丁钠,加用头孢美唑 0.5g q12h ivgtt 联合克拉霉素继续抗感染治疗。第 8 天甲泼尼龙减为 qd 给药,第 9 天停甲泼尼龙改为泼尼松 5mg bid po 口服抗炎至第 12 天停用。第 14 天复查胸片:两肺炎症较老片(第 4 天)好转,患儿体温无反复出院。

3. 药学监护计划

(1)初始抗感染治疗方案的制定:根据患儿临床表现、实验室病原学检查结果、影像学结果分析,患儿肺炎诊断明确,有肺炎支原体感染依据,同时患儿病程较长,细菌混合感染可能性极大,入院初始抗感染治疗方案应考虑选择予大环内酯类抗生素联合广谱抗生素。患儿曾接受红霉素静脉给药治疗,疗效不佳,《美国 2011 年婴幼儿及儿童社区获得性肺炎管理的临床实践指南》推荐,肺炎支原体感染可选用阿奇霉素静脉滴注 10mg/kg,第 1～2 天,适当时改为口服。考虑到目前肺炎支原体耐药率不断上升这样一个现状,临床给予阿奇霉素 10mg/kg qd 静脉给药,同时联合头孢吡肟抗感染。

(2)初始药学监护计划:由于注射用阿奇霉素的说明书注明在 16 岁以下儿童和青少年

中应用的疗效与安全性尚未证实。初始治疗药物中药师需重点关注阿奇霉素的使用,稀释后的稀释液浓度≤1mg/ml,滴注时间不小于3小时,并加强对该药的不良反应监护。

1)过敏反应:患儿有青霉素过敏史,且从现病史可见,当地医院给予红霉素、氨曲南治疗时曾出现风团疹,药疹不能排除,大环内酯类抗生素也有交叉过敏反应,因此使用阿奇霉素、头孢吡肟时均要密切注意观察是否有皮疹等过敏反应发生。

2)胃肠道反应:阿奇霉素静滴给药后最常见的不良反应为胃肠道反应,可见腹泻或稀便、恶心、腹痛、呕吐,应及时对症处理,停用后通常可恢复。

3)监测肝功能:阿奇霉素主要经肝脏代谢,对肝功能的影响较大,应注意监测谷丙转氨酶(ALT)、谷草转氨酶(AST)、胆红素等指标。

4)少数患者使用阿奇霉素后会发生与静脉注射相关的不良反应,最常见者为注射部位疼痛和局部炎症反应,应严格控制稀释液浓度和滴速。

5)心血管系统的不良反应:阿奇霉素可能导致心律失常(室性心动过速、Q-T间期延长、尖端扭转型室性心动过速),观察患儿是否有心率加快、心悸不适等反应。

6)密切关注患儿体温、呼吸、咳嗽等症状变化。

(3)用药教育

1)雾化给药方式:指导家长正确使用雾化装置,雾化面罩要罩住口鼻,防止药物进入眼睛。雾化时让患儿正常呼吸即可,如患儿哭闹可暂停雾化,哭闹时吸气短促,药雾微粒主要以惯性运动方式留存在口咽部,而且烦躁不安也使面罩不易固定,最好在安静状态下吸入。

2)最好饭前雾化,指导家长在雾化后给予患儿正确的拍背,空心掌拍背,由下而上,掌握一定的力度,时间至少15分钟,通过有效拍背使痰液易于咳出或下咽,从而更好的解除气道的阻塞,有利于患儿呼吸道的通畅。

3)雾化前不要涂抹油性面膏,结束后立即清洗脸部,以减少经皮肤吸收的药量。雾化后用清水漱口,防止长期用药引起口咽部念珠菌感染。

4. 药学监护实施过程 每日监测患儿体温、呼吸频率、心率、肺部体征变化情况,观察有无皮疹、恶心、呕吐、腹痛、腹泻等症状,一周1次复查肝肾功能状况。本患儿在住院治疗过长中无药物不良反应发生,肝肾功能监测指标正常。患儿第4天血常规示WBC $2.86 \times 10^9/L$,Hb 103g/L,分析原因,患儿持续高热,非甾体抗炎药布洛芬长期使用对造血系统有抑制作用,多种抗生素长期使用,长时间感染的疾病因素也对血细胞减少有一定关系,药师密切关注血常规异常指标的复查结果,提醒临床定期复检,结果恢复正常。

分析:

1. 分析与讨论

(1)抗感染治疗:患儿入院后3天,体温仍持续高热,第4天复查胸片炎症有加重趋势,血常规提示白细胞计数偏低,CRP明显升高,考虑感染控制不力所致,临床调整抗感染治疗方案,停头孢吡肟,加用亚胺培南/西司他丁钠加强抗感染力度。阿奇霉素用至第5日,患儿仍有高热,外院治疗时也曾使用阿奇霉素(疗程不详),阿奇霉素耐药不能排除,同时考虑持续高热是否与肺炎支原体肺炎的异常免疫反应相关。针对存在耐药菌的问题,可采取加大给药剂量以及延长给药疗程来获得临床收益,由于目前临床上对阿奇霉素的给药疗程一直存在争议,至今仍无共识理论,儿童使用静脉给药方式为超说明书用药,尤其需谨慎。克拉霉素属十四元环大环内酯类抗生素,抗菌谱与红霉素等相同,对革兰阳性菌如链球菌属、肺炎球菌、葡萄球菌的抗菌作用略优,且对诱导产生的红霉素耐药菌株亦具一定抗菌活性。阿奇霉素组织浓度高,克拉霉素相对来说血液浓度较阿奇霉素高,此时患儿不能排除存在支原体血症。肺炎支原体肺炎一般疗程为 2～3 周,重症需 4～6 周,克拉霉素有儿童口服制剂,不良反应较少,适宜后续治疗。加用抑制免疫治疗后患儿热退,患儿临床表现明显好转,复查血常规示 WBC、CRP 正常,亚胺培南/西司他丁钠及时降级为头孢美唑。

(2)抑制免疫治疗:有研究表明,肺炎支原体感染人体后与人体免疫系统相互作用,能产生广泛的异常免疫反应。对急性期病情发展迅速严重的 MP 肺炎或肺部病变迁延而出现肺不张、肺间质纤维化、支气管扩张或有肺外并发症者,可应用肾上腺皮质激素阻断相关的免疫学发病机制。肾上腺糖皮质激素如氢化可的松或琥珀酸氢化可的松,每次 5～10mg/(kg·d),静滴;或地塞米松 0.1～0.25mg/(kg·次),静滴;或甲泼尼龙 1～2mg/(kg·d),静滴;或泼尼松 1～2mg/(kg·d),分次口服,一般疗程 3～5d(阻止免疫反应过程中的炎性介质作用)。

此病例属于重症的肺炎支原体肺炎,可以给予抑制免疫治疗,选用甲泼尼龙 1mg/kg q12h 静滴,并根据患儿的临床表现的好转,逐渐减量为泼尼松 1mg/(kg·d),直至停药,疗程为 7 天。

(3)对症支持治疗:支原体肺炎临床表现多样,咳嗽剧烈,肺部体征少,仅少数可闻及湿性啰音。在给予大环内酯类抗生素抗支原体感染的同时,给予雾化吸入糖皮质激素,可减轻气道炎症反应,促进纤毛上皮细胞功能的恢复,对减轻气道高反应和非特异性炎症有较好疗效。有研究报道,布地奈德混悬液还有助于支原体肺炎病原的清除。对于支原体肺炎急性期有明显咳嗽、喘息,胸片示有明显炎症的患儿可给予布地奈德混悬液 0.5～1mg/次,联合使用支气管扩张剂如特布他林雾化溶液、吸入用异丙托溴铵溶液,雾化吸入,2 次/天,可用 1～3 周。本患儿入院后给予每次布地奈德混悬液 1mg 联合特布他林雾化溶液 2.5mg 雾化吸入,一天 2 次,有效改善咳嗽症状。

2. 药物治疗小结 本例患儿诊断明确,为肺炎(支原体感染)。药物治疗方案为大环内酯类抗生素联合 β-内酰胺类抗生素抗感染,肾上腺皮质激素抑制免疫治疗,吸入性糖皮质激素联合 β_2 受体激动剂雾化吸入、氨溴索化痰等对症治疗。治疗过程中临床药师与医师、护士积极沟通,特别加强对超说明书使用药物的关注,制订详细监护计划,密切监测药物不良反应,无严重不良反应发生,同时做好对患儿家属的用药教育,治疗效果较好,患儿预后较好。

第五节 支气管哮喘

一、病因

支气管哮喘(bronchial asthma)简称哮喘,为儿童时期最常见的慢性呼吸道疾病,是基因因素和环境因素共同作用下的多基因遗传病。现已明确,哮喘是由多种细胞(如嗜酸粒细胞、肥大细胞、T 淋巴细胞、中性粒细胞及气道上皮细胞等)和细胞组分共同参与的气道慢性炎症性疾病。气道高反应性、气道可逆性阻塞为其基本病理生理特征。吸入过敏原(花粉、尘螨、动物毛屑及排泄物、蟑螂、真菌等)、食入过敏原(牛奶、鱼、虾、鸡蛋和花生等)、呼吸道感染(尤其是病毒及支原体感染)、强烈的情绪变化、运动和过度通气、冷空气、药物(如阿司匹林等)、职业粉尘及气体均可引起哮喘发作。

二、临床表现

咳嗽和喘息呈阵发性发作，以夜间和清晨为重。发作前可有流涕、喷嚏和胸闷，发作时呼吸困难，呼气相延长伴有喘鸣声。严重病例呈端坐呼吸、恐惧不安、大汗淋漓、面色青灰。部分患儿可以咳嗽为唯一或主要表现，不伴有明显喘息。哮喘发作在合理应用常规缓解药物治疗后，仍有严重或进行性呼吸困难者称为"哮喘危重状态"。表现为哮喘急性发作，出现咳嗽、喘息、呼吸困难、大汗淋漓和烦躁不安，甚至表现出端坐呼吸、语言不连贯、严重发绀、意识障碍及心肺功能不全的征象。既往有反复喘息发作史，常伴湿疹、过敏性鼻炎史。可有哮喘、过敏性鼻炎等家族史。

三、诊断

哮喘诊断根据 2008 年我国儿童支气管哮喘诊断与防治指南：

1. 反复发作的喘息、气促、胸闷或咳嗽，多与接触变应原、冷空气、物理或化学性刺激、病毒性上/下呼吸道感染、运动等有关。

2. 发作时双肺可闻及散在或弥漫性以呼气相为主的哮鸣音，呼气相延长。

3. 支气管舒张剂有显著疗效。

4. 除外其他疾病所引起的喘息、气促、胸闷或咳嗽。

5. 临床表现不典型者（如无明显喘息或哮鸣音），应至少具备以下 1 项：①支气管激发试验或运动激发试验阳性。②证实存在可逆性气流受限：a. 支气管舒张试验阳性：吸入速效 β_2 受体激动剂后 15 分钟第一秒用力呼气量（FEV1）增加≥12%；b. 抗哮喘治疗有效：使用支气管舒张剂和口服（或吸入）糖皮质激素治疗 1～2 周后 FEV1 增加≥12%；③呼气流量峰值（PEF）每日变异率（连续监测 1～2 周）≥20%。

符合第 1～4 条或第 4、5 条者，可以诊断为哮喘。需与细支气管炎、肺结核、气道异物、支气管狭窄或软化、心源性喘息（先天性心脏病、心肌病、心内膜弹力纤维增生症）、纵隔疾病（恶性淋巴瘤、神经母细胞瘤、畸胎瘤、胸腺瘤和胸腺肥大）、咽喉部疾病（咽后壁脓肿、扁桃体肥大、腺样体肥大、急性喉炎、喉白喉、喉气管支气管炎、喉软骨软化病和喉蹼等）等相鉴别。

哮喘诊断后应进行病情严重程度分级、急性发作严重度分级和哮喘控制水平分级。病情严重程度的分级主要用于初次诊断和既往虽被诊断但尚未按哮喘规范治疗的患儿，作为制订起始治疗方案级别的依据（表 4-3）。哮喘控制水平分级用于评估已规范治疗的哮喘患儿是否达到哮喘治疗目标及指导治疗方案的调整以达到并维持哮喘控制（表 4-4）。

表 4-3　儿童哮喘严重程度分级

严重程度	日间症状	夜间症状/憋醒	应急缓解药的使用	活动受限	肺功能	急性发作（需使用全身激素治疗）
<5 岁						
间歇状态（第1级）	≤2 天/周，发作间歇无症状	无	≤2 天/周	无		0～1 次/年

严重程度	日间症状	夜间症状/憋醒	应急缓解药的使用	活动受限	肺功能	急性发作(需使用全身激素治疗)
轻度持续(第2级)	>2天/周,但非每天有症状	1~2次/月	>2天/周,但非每天使用	轻微受限		≥2次/年,根据发作的频度和严重度确定分级
中度持续(第3级)	每天有症状	3~4次/月	每天使用	部分受限		
重度持续(第4级)	每天持续有症状	>1次/周	每天多次使用	严重受限		

≥5岁

间歇状态(第1级)	≤2天/周,发作间歇无症状	≤2次/月	≤2天/周		FEV1或PEF≥正常预计值的80%,PEF或FEV1变异率<20%	0~1次/年
轻度持续(第2级)	>2天/周,但非每天有症状	3~4次/月	>2天/周,但非每天使用		FEV1或PEF≥正常预计值的80%,PEF或FEV1变异率20%~30%	≥2次/年,根据发作的频度和严重度确定分级
中度持续(第3级)	每天有症状	>1次/周,但非每晚有症状	每天使用		FEV1或PEF达正预计值的60%~79%,PEF或FEV1变异率>30%	
重度持续(第4级)	每天持续有症状	经常出现,通常每晚均有症状	每天多次使用		FEV1或PEF<正常预计值的60%,PEF或FEV1变异率>30%	

注:①评估过去2~4周日间症状、夜间症状/憋醒、应急缓解药物使用和活动受限情况;②患儿只要具有某级严重程度的任一项特点,就将其列为该级别;③任何级别严重程度,包括间歇状态,都可以出现严重的急性发作

表 4-4　儿童哮喘控制水平分级

控制程度	日间症状	夜间症状/憋醒	应急缓解药的使用	活动受限	肺功能（≥5岁者适用）	定级标准	急性发作（需使用全身激素治疗）
控制	无（或≤2天/周）	无	无（或≤2次/周）	无	≥正常预计值或本人最佳值的80%	满足前述所有条件	0～1次/年
部分控制	＞2天/周或≤2天/周但多次出现	有	＞2次/周	有	＜正常预计值或本人最佳值的80%	在任何1周内出现前述1项特征	2～3次/年
未控制						在任何1周内出现≥3项"部分控制"中的特征	＞3次/年

注：①评估过去2～4周日间症状、夜间症状/憋醒、应急缓解药使用和活动受限情况；
②出现任何一次急性发作都应复核维持治疗方案是否需要调整

四、治疗原则与方案

（一）哮喘治疗的目标和原则

儿童哮喘的治疗目标包括：①有效控制急性发作症状，并维持最轻的症状，甚至无症状；②防止症状加重或预防复发；③尽可能将肺功能维持在正常或接近正常水平；④防止发生不可逆的气流受限；⑤保持正常活动（包括运动）能力；⑥避免药物的不良反应；⑦防止因哮喘死亡。

治疗原则为长期、持续、规范、个体化治疗。急性发作期强调快速缓解症状，如抗炎、平喘治疗；慢性持续期和缓解期重在防止症状加重或预防复发，如抗炎、降低气道高反应性、防止气道重塑、避免触发因素、做好自我管理。注重药物治疗和非药物治疗相结合，不可忽视非药物治疗如哮喘教育、变应原回避、患儿心理问题的处理、生命质量的提高、药物经济学等诸方面在哮喘治疗和管理中的作用。

（二）药物选择

治疗哮喘的药物包括控制药物和缓解药物。控制药物是长期使用的药物，用于抑制气道炎症。缓解药物是指能快速缓解支气管收缩及其他伴随急性症状的药物，用于哮喘急性发作期，按需使用（表4-5）。

1. 哮喘急性发作期治疗方案　儿童支气管哮喘急性发作表现为起病缓急和病情轻重不一，进行性加重，以呼气流量降低为其特征，治疗目的在于尽快缓解症状，解除气流受限和改善低氧血症。

表 4-5　哮喘的控制药物和缓解药物

控制药物	缓解药物
吸入型糖皮质激素	吸入型速效 β_2 受体激动剂
长效 β_2 受体激动剂	全身性糖皮质激素
白三烯(LT)调节剂	抗胆碱能药物
缓释茶碱	口服短效 β_2 受体激动剂
肥大细胞膜稳定剂	茶碱类
全身性糖皮质激素	

(1)速效 β_2 受体激动剂:是任何年龄患儿哮喘急性发作的基本治疗药物。作用于气道平滑肌 β_2 肾上腺素能受体,舒张气道平滑肌,缓解支气管痉挛。首选吸入治疗,吸入型速效 β_2 受体激动剂疗效可维持 4～6 小时,是缓解哮喘急性症状的首选药物。使用射流式雾化吸入器供药,缺氧严重者,应使用氧气作为驱动气流,以保证雾化吸入治疗时的供氧,氧气流量 6～8L/min。严重哮喘发作时第 1 小时可每 20 分钟吸入一次,以后每 1～4 小时可重复吸入。常用药物:沙丁胺醇,每次 2.5～5mg,或特布他林,每次 2.5～5.0mg。如无雾化吸入器,可使用压力型定量气雾剂经储雾罐吸药,每次单剂喷药,连用 4～10 喷,用药间隔与雾化器吸入方法相同。详细药学监护、注意事项及用药教育见"细支气管炎"一节。

部分危重症或无法使用吸入治疗患儿,可静脉注射 β_2 受体激动剂。药物剂量:沙丁胺醇 15mg/kg 静脉注射 10 分钟以上;病情严重需维持静脉滴注,剂量为 1～2mg/(kg·min),最大不超过 5mg/(kg·min)。静脉应用 β_2 受体激动剂时容易出现心律失常和低钾血症等严重不良反应,要严格掌握指征及剂量,并做必要的 ECG、血气及电解质等监护。

(2)糖皮质激素:全身应用糖皮质激素是治疗儿童哮喘持续状态的一线药物,早期使用可以减轻疾病的严重程度,给药后 3～4 小时即可显示明显的疗效。

药物选择:口服泼尼松短程治疗(1～7 天),每日 0.5～2mg/kg,分 2～3 次。一般不主张长期使用口服糖皮质激素治疗儿童哮喘。严重哮喘发作时应静脉给予甲基泼尼松龙 0.5～2mg/(kg·次),根据病情可间隔 4～6 小时一次,或琥珀酸氢化可的松或氢化可的松,每次 5～10mg/kg,每日 2～3 次输注。一般静脉糖皮质激素使用 1～7 天,症状缓解后即停止静脉用药,若需持续使用糖皮质激素者,可改为口服泼尼松。对于大多数儿童哮喘持续状态,高剂量糖皮质激素并不能提高疗效。

吸入型糖皮质激素(ICS)对儿童哮喘急性发作的治疗有一定的帮助,选用雾化吸入布地奈德混悬液,每次 0.5～1mg,每 6～8 小时一次。但病情严重时不能以吸入治疗替代全身糖皮质激素治疗,以免延误病情。吸入型糖皮质激素详细用法用量、药学监护、注意事项及用药教育见"细支气管炎"一节。

(3)抗胆碱能药物:是儿童危重哮喘联合治疗的组成部分,其临床安全性和有效性已确立,对β₂受体激动剂治疗反应不佳的重症者应尽早联合使用。吸入型抗胆碱能药物舒张支气管的作用比β₂受体激动剂弱,起效也较慢,但长期使用不易产生耐药,不良反应少。

对于哮喘发作加重者,异丙托溴胺和短效β₂受体激动剂(SABA)联合吸入所产生的支气管扩张作用优于两者单用,尤其适用于夜间哮喘及痰多患儿;在哮喘病情转重考虑加用茶碱前,可先合用此两药雾化吸入治疗,以增强支气管扩张作用并维持疗效,但不推荐两者长期联用作为维持。

常用药物:吸入用异丙托溴铵溶液(500μg/2ml),雾化器雾化吸入给药,250~500μg/次;24小时内最多可给药4次。其药学监护、注意事项及用药教育见"细支气管炎"一节。

(4)短效茶碱:短效茶碱具舒张气道平滑肌、强心、利尿、扩张冠状动脉等作用,可作为缓解药物用于哮喘急性发作的治疗,主张将其作为哮喘综合治疗方案中的一部分,而不单独应用治疗哮喘,一般不作为首选用药。适用于对最大剂量支气管扩张药物和糖皮质激素治疗无反应的重度哮喘。

常用药物:氨茶碱(aminophylline):负荷量4~6mg/kg(最大剂量≤250mg),缓慢静脉滴注20~30分钟,继之持续静脉滴注0.7~1mg/(kg·h)。也可采用间歇给药,每6~8小时缓慢静滴4~6mg/kg。

氨茶碱治疗窗窄,需注意其不良反应。当引入或撤出与氨茶碱有药物相互作用的药物时,需特别小心。长时间使用者最好监测茶碱的血药浓度。监测茶碱血药浓度在10~20mg/L范围内,可获得满意的支气管舒张效果,近来研究结果提示在5~10mg/L的茶碱低血药浓度也可收到较好疗效。茶碱血清浓度为15~20mg/L时常可见其相关不良反应,特别是在治疗开始时,早期多见的不良反应有恶心、呕吐、易激动、失眠等;当血清浓度超过20mg/L,可出现心动过速、心律失常;超过40mg/L,可发生发热、失水、惊厥等症状,严重者甚至呼吸、心跳停止致死。建议在ECG监护下使用。

(5)硫酸镁(magnesium sulfate):2006年GINA方案推荐硫酸镁为危重哮喘发作时的缓解用药,其安全性良好。药物剂量为一日25~40mg/kg(≤2g/d),分1~2次,加入10%葡萄糖注射液中缓慢静滴,酌情使用1~3天。不良反应常见一过性面色潮红、恶心等,通常在药物输注时发生。如过量,可静脉滴注10%葡萄糖酸钙注射液拮抗。

2. 长期规范化治疗方案 根据年龄分为5岁以上儿童哮喘的长期治疗方案(表4-6)和5岁以下儿童哮喘的长期治疗方案(表4-7)。长期治疗方案分为5级,从第2级到第5级的治疗方案中都有不同的哮喘控制药物可供选择。对以往未经规范治疗的初诊哮喘患儿根据病情严重程度分级,选择第2级、第3级和第4级治疗方案。在各级治疗中,每1~3个月审核一次治疗方案,根据其控制情况选择适当的治疗方案。如哮喘控制,并维持至少3个月后,治疗方案可考虑降级,直至确定维持哮喘控制的最小剂量。如部分控制,考虑升级治疗以达到控制,但首先要检查患儿吸药技术、遵循用药方案的情况、避免变应原和其他触发因素等。如未控制,升级治疗直至达到控制。

对于5岁以下儿童哮喘的长期治疗,最有证据的治疗是吸入糖皮质激素,并且在第2步推荐使用低剂量吸入糖皮质激素作为初始控制治疗。如果低剂量吸入糖皮质激素不能控制症状,增加吸入糖皮质激素剂量是最好的选择。

表 4-6 ≥5 岁儿童支气管哮喘长期治疗方案

分级	治疗级别				
	第 1 级	第 2 级	第 3 级	第 4 级	第 5 级
非药物干预	哮喘教育				
	环境控制				
缓解药物	按需使用速效 β_2 受体激动剂				
控制药物	一般不需要	选用以下一种 • 低剂量吸入糖皮质激素（ICS） • 白三烯受体拮抗剂（LTRA）	选用以下一种 • 低剂量 ICS 加吸入型长效 β_2 受体激动剂（LABA） • 中高剂量 ICS • 低剂量 ICS 加 LTRA	选用以下一种 • 中高剂量 ICS 加 LABA • 中高剂量 ICS 加 LTRA 或缓释茶碱 • 中高剂量 ICS/LABA 加 LTRA 或缓释茶碱	选用以下一种 • 中高剂量 ICS/LABA 加 LTRA 和（或）缓释茶碱加口服最小剂量的糖皮质激素 • 中高剂量 ICS/LABA 加 LTRA 和（或）缓释茶碱，≥12 岁可加抗 IgE 治疗

注：ICS：吸入性糖皮质激素；LTRA：白三烯受体拮抗剂；LABA：长效 β_2 受体激动剂

表 4-7 ＜5 岁儿童支气管哮喘长期治疗方案

分级	治疗级别				
	第 1 级	第 2 级	第 3 级	第 4 级	第 5 级
非药物干预	哮喘教育				
	环境控制				
缓解药物	按需使用速效 β_2 受体激动剂				
控制药物	一般不需要	选用以下一种 • 低剂量 ICS • 白三烯受体拮抗剂（LTRA）	选用以下一种 • 中高剂量 ICS • 低剂量 ICS 加 LTRA	选用以下一种 • 中高剂量 ICS 加 LTRA • 中高剂量 ICS 加缓释茶碱 • 中高剂量 ICS/LABA 加 LTRA 或缓释茶碱	选用以下一种 • 高剂量 ICS 加 LTRA 与口服最小剂量的糖皮质激素 • 高剂量 ICS/LABA 与口服最小剂量的糖皮质激素

注：ICS：吸入性糖皮质激素；LTRA：白三烯受体拮抗剂；LABA：长效 β_2 受体激动剂

哮喘控制药物主要有以下几类：

（1）吸入性糖皮质激素（ICS）：ICS是儿童哮喘长期控制治疗的首选药物。ICS与全身用GCS相比，有如下优点：①吸入后能增加呼吸道局部浓度和延长在局部停留时间，局部抗炎作用强，低剂量即有显著的抗炎作用；②经呼吸道吸入，生物利用率高，消化道吸收率和肝脏首过代谢率均低，进入血循环量少，故高效而低毒。但ICS不能治愈哮喘，通常在使用3～7日后症状减轻，3～4周后症状明显改善，停药数周或数月后部分患儿又出现症状，要长期、规范吸入1～3年才能起预防作用，规律ICS治疗可降低哮喘恶化的风险。

当ICS和长效 β_2 受体激动剂或其他长效支气管舒张药联合治疗时，如患儿仅获得部分疗效时，建议加大ICS剂量，一般不要超过推荐的ICS最大剂量。

1）药物的选择：儿童常用的ICS主要有布地奈德和丙酸氟替卡松等。

A. 布地奈德

a. 特点：对GCS受体的亲和力较强，吸入较低剂量即可产生气道局部抗炎作用；吸入气道和肺泡中后约70%可吸收入血，肝脏首过代谢率高（85%～90%），代谢物的生物活性极低，其糖皮质激素全身活性比母体化合物低100多倍，故布地奈德的全身不良反应，特别是下丘脑-垂体-肾上腺皮质轴的抑制作用明显减少。

b. 制剂：布地奈德雾化混悬液：建议根据病情采用适宜治疗剂量（表4-8）。

布地奈德气雾剂：2～7岁，一日200～400μg，分2～4次吸入。7岁以上，一日200～800μg，分2～4次吸入。

布地奈德粉吸入剂（≥6岁儿童）：原来未接受激素治疗或为吸入激素治疗的，起始200～400μg/次，一日1次；或100～200μg/次，一日2次；原来接受口服激素治疗，起始200～400μg/次，一日1次；最高推荐剂量：400μg/次，一日2次。当哮喘控制后，应减至最低剂量。粉吸入剂同等剂量吸入效果大于压力气雾剂，转换剂型时需考虑减量（一半）。

B. 丙酸氟替卡松

a. 特点：为目前已知的在气道内抗炎强度最强的ICS；具有较高的脂溶性，其脂溶性是布地奈德的300倍；对人体肺和支气管内的GCS受体具有高度选择性，并有很强的亲和力，其亲和强度是布地奈德的2.6倍；口服生物利用度几近于零（<1%），可降低吸入用药时因吞咽和吸收所带来的全身性不良反应。

b. 制剂：丙酸氟替卡松吸入气雾剂：4岁以上儿童，每次50～100μg，每日2次。

表4-8 儿童常用吸入型糖皮质激素的估计等效一日剂量

药物种类	低剂量(μg)		中剂量(μg)		高剂量(μg)	
	>5 岁	≤5 岁	>5 岁	≤5 岁	>5 岁	≤5 岁
丙酸倍氯米松	200～500	100～200	～1000	～400	>1000	>400
布地奈德	200～600	100～200	～1000	～400	>1000	>400
丙酸氟替卡松	100～250	100～200	～500	～500	>500	>500
布地奈德雾化混悬液		250～500		～1000		>1000

2)药学监护

A. 不良反应监护

a. 局部不良反应:常见口咽部念珠菌感染、声嘶,以及偶因上呼吸道刺激引起咳嗽,建议每次吸药后清水漱口。

b. 速发或迟发的过敏反应:包括皮疹、接触性皮炎、荨麻疹,罕见血管神经性水肿(主要为面部和口咽部水肿)、呼吸困难或支气管痉挛。

B. 注意事项与用药教育

a. 对生长的影响:儿童生长迟缓与口服糖皮质激素治疗相关,长期研究未显示低剂量吸入激素治疗对儿童生长发育、骨质代谢、下丘脑-垂体-肾上腺轴有明显的抑制作用。晨起一天一次可以将对生长的抑制作用降到最低。仍建议对接受长期吸入糖皮质激素治疗的儿童定期测量身高。

b. 肾上腺皮质功能抑制:ICS 对肾上腺皮质功能抑制取决于药物使用的剂量、频次、疗程与每日使用时间。一般认为,儿童使用推荐的中、低剂量对肾上腺皮质无明显的抑制作用,而长期大剂量使用 ICS 可能对肾上腺皮质产生明显的抑制作用,严重者可导致肾上腺皮质危象,甚至死亡。因此儿童应避免长期大剂量使用 ICS。

c. 骨质疏松:长期口服皮质激素可导致骨质疏松并增加骨折的危险性。但在长期使用中低剂量 ICS 的哮喘儿童中的研究显示,虽然儿童骨代谢率高于成人,其骨质密度随年龄增加的速率与对照组相同,并不增加骨折的发生。

(2)全身性糖皮质激素

A. 常用药物:泼尼松(prednisone)[0.5~2mg/(kg·d)]。

口服糖皮质激素仅适用于重症未控制的哮喘患儿。在哮喘治疗中,长期吸入糖皮质激素的治疗指数(疗效/不良反应)始终优于长期口服糖皮质激素。长期口服糖皮质激素副作用大,选择最低有效剂量,避免长期使用。

B. 不良反应:长期使用可引起骨质疏松症、高血压、下丘脑-垂体-肾上腺轴的抑制、肥胖症、青光眼、皮肤变薄导致皮纹和易于出现瘀斑、肌无力等。

(3)长效 β_2 受体激动剂: β_2 受体激动剂可按作用维持时间、起效时间分类(表 4-9)。

表 4-9　β_2 受体激动剂的分类

起效时间	作用维持时间	
	短效(作用维持 4~6 小时)	长效(作用维持 12 小时)
速效(数分钟起效)	沙丁胺醇吸入剂 特布他林吸入剂	福莫特罗吸入剂
慢效(30 分钟起效)	沙丁胺醇口服剂 特布他林口服剂	沙美特罗吸入剂

1)常用药物

A. 吸入型长效 β_2 受体激动剂(LABA),包括沙美特罗和福莫特罗。

a. 特点:该类药物具有强亲脂性,能完全被细胞膜吸收,与 β_2 受体结合位点牢固结合,对支气管平滑肌细胞产生强而持久的扩张作用,气道扩张强度是沙丁胺醇的 4 倍。沙美特罗的强亲脂性使其迅速进入细胞膜脂质层,随后缓慢地侧向扩散至受体结合位点,因起始动作用慢,且其与膜脂质层解离的速度也非常缓慢,所以可不断发挥作用。福莫特罗对 β_2 受体选择性增强,内在活性及其与 β_2 受体的亲和力更高。此类药物对哮喘的气道炎症无影响,因此不应单独用于哮喘治疗。GINA 推荐 LABA 与 ICS 联合应用具有协同抗炎和平喘作用,能发挥最大效应,主要用于经中等剂量吸入糖皮质激素仍无法完全控制的≥5 岁儿童哮喘的联合治疗。联合制剂有:①沙美特罗替卡松(salmeterol and fluticasone)粉吸入剂($50\mu g/100\mu g$):≥4 岁,一次 1 吸,一日 2 次。②布地奈德福莫特罗(budesonide and formoterol)粉吸入剂($80\mu g/4.5\mu g$):≥6 岁,一次 2 吸,一日 2 次。在常规治疗中,当一日 2 次剂量可有效控制症状时,应逐渐减少剂量直至最低有效剂量,甚至一日 1 次给药。

b. 药学监护:①可有心率增快、骨骼肌震颤及头痛,为暂时性表现,可随规律治疗而减轻;②偶见心律失常(敏感型患者);③曾见关节痛、肌痛及皮疹、水肿、口咽部刺激报道。

B. 长效口服 β_2 受体激动剂

a. 特点:可减轻哮喘的夜间症状;仅在需要额外支气管扩张作用的少数情况下使用;对运动诱发性支气管痉挛几乎无预防作用。

b. 常用药物:沙丁胺醇缓释剂、特布他林缓释剂。

2)药学监护:①长效口服 β_2 受体激动剂的不良反应高于吸入性 β_2 受体激动剂,主要表现为心血管系统不良反应(心动过速)、骨骼肌震颤等,不主张长期使用;②常规单用长效口服 β_2 受体激动剂治疗哮喘可能是不利的,必须与 ICS 联合使用;③β_2 受体激动剂可能会引起低钾血症,当与黄嘌呤衍生物、糖皮质激素、利尿剂等合用时可能增加低钾血症的发生,这种情况下建议监测血钾浓度;④无论长效还是短效制剂,均可导致相对的受体耐受现象,疗效降低;⑤不良反应的程度取决于剂量和给药途径,从小剂量逐渐加至治疗量常能减少不良反应。

(4)白三烯受体拮抗药(LTRA):白三烯受体拮抗剂是一类新的非激素类抗炎药。其能抑制白三烯引起的气道平滑肌收缩和对气道的致炎作用,还能减少由变应原刺激所引起的气道内炎症介质的合成和释放。不仅能抑制速发相哮喘反应,且能抑制迟发相反应乃至气道重塑。

1)常用药物:孟鲁司特(montelukast)。

A. 特点:可单独应用于轻度持续哮喘的治疗,尤其适用于无法应用或不愿使用 ICS,或伴过敏性鼻炎的患儿,以及阿司匹林过敏性哮喘和运动诱发性支气管痉挛。可与 ICS 联合治疗中重度持续性哮喘患儿,可以减少糖皮质激素的剂量,并提高 ICS 的疗效。

B. 制剂:孟鲁司特钠咀嚼片及颗粒剂。1～5 岁,一次 4mg,一日 1 次;6～14 岁,一次 5mg,一日 1 次;≥15 岁,一次 10mg,一日 1 次;睡前服用。

2)药学监护:①不良反应主要为一过性皮疹、上感样症状、头痛、腹痛等,有精神系统紊乱报告,包括攻击性行为、兴奋、焦虑、抑郁、烦躁不安;②与 ICS 合用时,可根据临床控制情况逐渐减少合并使用的 ICS 剂量,但不应突然停用糖皮质激素。

(5)组胺 H_1 受体拮抗剂:组胺 H_1 受体拮抗剂作为辅助控制药物,对哮喘的作用有限,但有助于具有明显特应性(如伴变应性鼻炎和湿疹等)患儿哮喘的控制。第一代抗组胺药(如苯海拉明、异丙嗪)只能部分阻断抗原诱导的支气管收缩反应。第二代抗组胺药(如氯雷他定、西替利嗪)疗效优于第一代抗组胺药且不良反应(如嗜睡)较小。氯雷他定为长效、低镇静作用的抗组胺药,选择性阻断作用强,起效快。西替利嗪可抑制组胺诱导的支气管收缩,较高浓度尚能抑制嗜碱性粒细胞脱颗粒,但对乙酰胆碱诱导的支气管痉挛无作用。

氯雷他定(loratadine):一日1次,1~2岁,一次2.5mg;2~12岁,≤30kg,一次5mg,>30kg,一次10mg。

西替利嗪(cetirizine):1~2岁:建议服用滴剂,早上和晚上各服用0.25ml(2.5mg,约5滴);2~6岁,每日一次5mg或每次2.5mg,每日2次;6~12岁,每日一次10mg或每次5mg,每日2次。

药学监护:①不良反应:本类药物偶见头痛、头晕、困倦、嗜睡、口干、肠胃不适,西替利嗪儿童过量使用有致激动表现的报道;②抗组胺药能阻止或降低所有变应原的阳性反应发生,因此在作皮试前的约48小时应停止使用本类药物。

3. 变应原特异性免疫治疗　变应原特异性免疫治疗又被称为特异性免疫治疗,它是通过对过敏患者反复皮下注射过敏原提取液,最终达到降低对过敏原敏感反应的治疗手段。在无法避免接触变应原或药物治疗无效时,可考虑针对变应原的特异性免疫治疗。目前我国儿童哮喘治疗中可应用的标准化变应原特异性免疫治疗主要为户尘螨,疗效和安全性良好,通常治疗疗程3~5年,适用对象为5岁以上轻、中度尘螨过敏性哮喘(稳定期)合并或不合并过敏性鼻炎。在免疫治疗过程中,主张同时进行基本的哮喘控制药物治疗。

免疫治疗引起的严重过敏反应可危及生命,可能于30分钟内发生反应。因此,患者在注射后必须观察30分钟。如果出现过敏反应的症状或体征,如皮疹、荨麻疹、支气管痉挛、衰弱等,即使症状很轻微,也需留室观察,直至这些症状完全消失。

4. 哮喘患儿及家属的用药教育　用药教育的内容应根据患儿具体情况来制定。主要内容应包括:

(1)使患儿家属了解儿童哮喘的发病及治疗特点,以及症状缓解后积极预防的意义,坚持长期规范的药物治疗,切忌断断续续地用药,避免病情反复,减少住院次数。

(2)指导如何及时发现、尽可能避免药物不良反应的发生,解除患儿及家长因过分担心药物不良反应而不能坚持长期用药的顾虑,提高用药依从性。

(3)患儿应避免接触花粉、尘螨、烟雾、刺激气体、剧烈运动等诱发哮喘的危险因素。

(4)指导吸入装置的正确使用及吸药技术,避免吸入方法不正确,药物未达治疗部位而错误地认为药物无效,遂更换或停止用药。

(5)哮喘急性发作时的紧急处理措施,了解赴医院就诊的时机等,以及定期随访。

(鲍一笑　李　方　包　军)

参 考 文 献

1. 沈晓明,王卫平.儿科学.7版.北京:人民卫生出版社,2008:275.

2. Newhause, M. ,Sanchis, J. ,Bienenstock, J. Lung defense mechanism. New Engl J Med. 1976;295:990-996,1045-1050.

3. Margaret TW. Immunology of the lung. In: Current Topics in Immunology. Edward Arnold; 1978:118-140.

4. Brain JD,Proctor DF,Reid LM,et al. Respiratory defense mechanisms. In:Lung Biology in Health and Disease. New York:Marcel Dekker;1977:125-247,403-711,894-1023.

5. 中华医学会儿科学分会呼吸学组.急性呼吸道感染抗生素合理使用指南(试行)(下部分).中华儿科杂

志,2001,39(6):379-383.

6. 陆权. 儿童呼吸安全用药专家共识:感冒和退热用药. 中国实用儿科杂志,2009,24(6):442-446.

7. Mary Anne Koda-Kimble,Lloyd Yee Young,Wayne A. Kradjan,et al. 王秀兰,崔红,侯安存译. 临床药物治疗学. 8 版:儿科分册. 人民卫生出版社,北京:2007.

8. Subcommittee on Diagnosis and Management of Bronchiolitis. Diagnosis and Management of Bronchiolitis. Pediatrics,2006,118(4):1774.

9. 中华医学会儿科学分会呼吸学组,《中华儿科杂志》编辑委员会. 儿童社区获得性肺炎管理指南(2013 修订)(上). 中华儿科杂志,2013,51(10):745-752.

10. 中华医学会儿科学分会呼吸学组,《中华儿科杂志》编辑委员会. 儿童社区获得性肺炎管理指南(2013 修订)(下). 中华儿科杂志,2013,51(10):856-862.

11. Bradley JS,Byington CL,Shah SS,et al. The Management of Community-Acquired Pneumonia in Infants and Children Older Than 3 Months of Age:Clinical Practice Guidelines by the Pediatric Infectious Diseases Society and the Infectious Diseases Society of America. Clinical Infectious Diseases Advance Access,2011:30.

12. Heffelfinger JD,et al. Evaluation of children with recurrent pneumonia diagnosed by World Health Organization criteria. Pediatr Infect Dis J,2002,21(2):108-112.

13. British Thoracic Society of Standards of Care Committee. BTS guidelines for the community acquired pneumonia in childhood. Thorax,2002,57(suppl):S1-S34.

14. 洪建国,陈强,陈志敏,等. 儿童常见呼吸道疾病雾化吸入治疗专家共识. 中国实用儿科杂志,2012,27(4):265-269.

15. 申昆玲,李云珠,李昌崇,等. 糖皮质激素雾化吸入疗法在儿科应用的专家共识. 临床儿科杂志,2011,29(1):86-91.

16. 中华医学会儿科学分会呼吸学组. 儿童支气管哮喘诊断与防治指南. 中华儿科杂志,2008,46(10):745-753.

17. 范永琛. 小儿慢性支气管炎临床分型及治疗原则. 临床儿科杂志,2003,21(7):418-420.

18. Adkinson NF Jr,Bochner BS,Busse WW,et al. Middleton's allergy:principles & practice. 7th ed. Philadelphia:WB Saunders,2009.

19. Nelson HS. Advances in upper airway diseases and allergen immunotherapy,J Allergy Clin Immunol,2007,119:872-880.

20. Simons FER:Advances in H1-antihistamines,N Engl J Med,2004,51:2203-2217.

21. 车大钿,陆权. 儿童哮喘的药物治疗. 世界临床药物,2009,30(3):182-185.

22. 国家药典委员会. 中华人民共和国药典临床用药须知. 2010 版. 北京:中国医药科技出版社,2011.

23. 《中国国家处方集》编委会. 中国国家处方集:化学药品与生物制品卷儿童版. 2013 版. 北京:人民军医出版社,2013.

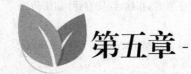

第五章

消化系统疾病与药物治疗

第一节　小儿消化系统的生理特点和微生态环境

一、小儿消化系统的生理特点

婴儿胃呈水平位,食管下端贲门括约肌发育不成熟,控制能力差,不能有效地抗反流,常发生胃食管反流,一般9个月大时消失。肠道固定差,易发生肠套叠。早产儿肠乳糖酶活性低,肠壁屏障功能和肠蠕动协调能力差,因此,易发生乳糖吸收不良、细菌经肠黏膜吸收引起全身性感染和粪便滞留或功能性肠梗阻。婴儿期胆汁分泌较少,胰淀粉酶、脂肪酸和蛋白酶活力较低,对淀粉、脂肪和蛋白质的消化和吸收不够完善。新生儿肝细胞和肝功能不成熟,解毒能力差。

二、小儿消化系统的微生态环境

胎儿消化道内无细菌,出生后细菌很快从口、鼻、肛门侵入肠道,大多集中在大肠及直肠内。而肠道菌群受食物成分影响,母乳喂养者以双歧杆菌为主;人工喂养者以大肠埃希菌(大肠杆菌)为主。消化道功能紊乱时,肠道细菌大量繁殖可进入小肠甚至胃而致病。

第二节　胃食管反流

胃食管反流(gastroesophageal reflux,GER)主要是由于食管下端括约肌功能障碍和(或)组织结构异常,以致胃或十二指肠内容物反流至食管而引起食管黏膜的炎症(糜烂、溃疡),并可并发食管出血、狭窄及Barrett食管(食管鳞状上皮被胃黏膜上皮取代),后者是食管的癌前病变。严重反流易引起吸入性肺炎、窒息和生长发育障碍等。

一、病因

食管下括约肌周围组织薄弱或缺陷,压力降低致抗反流屏障功能低下。食管廓清能力降低、胃排空能力低下时反流物中的某些物质,如胃酸、胃蛋白酶,以及从十二指肠反流入胃的胆盐和胰酶,在食管内停留时间延长使食管黏膜的屏障功能受损。

二、临床表现

1. 呕吐　婴幼儿以呕吐为主,呕吐物为胃内容物,有时含有少量胆汁,也可表现为溢乳、反刍或吐泡沫。年长儿以反胃、反酸、嗳气多见。

2. 反流性食管炎　年长儿常见烧灼感、咽下痛,婴幼儿表现为喂奶困难、烦躁、拒食。严重者可发生糜烂或溃疡,出现呕血或便血。

3. Barrett 食管　慢性胃食管反流食管下端鳞状上皮被增生的柱状上皮替代,易发生食管溃疡、狭窄和腺癌。

4. 食管外症状　反流物刺激可引发反复呼吸道感染、哮喘,早产儿和小婴儿可出现窒息和呼吸暂停。因呕吐和食管炎引起的营养摄入不足可致营养不良、贫血。

三、诊断

1. 内镜及病理活检　内镜检查是确定有无食管炎的主要方法,食管炎的严重程度常用洛杉矶分类法分级。

A 级:食管黏膜有破损,但无融合,病灶直径<0.5cm。

B 级:食管黏膜有破损,但无融合,病灶直径>0.5cm。

C 级:食管黏膜破损且有融合,范围小于食管周径的 75%。

D 级:食管黏膜破损且有融合,范围大于食管周径的 75%。

食管黏膜有明显糜烂、结节,或齿状线以上发现有孤立性红斑,应做病理活检,以确定有无 Barrett 食管或癌变。

2. 24 小时食管 pH 或胆汁监测　可确定有无胃、十二指肠反流存在,正常食管 24 小时 pH<4 的时间应小于 4%,超过此值即认为食管有酸暴露,是胃食管反流的有力证据。

3. 上消化道 X 线钡餐检查　确定有无食管狭窄等并发症,并可协助诊断有无食管裂孔疝。

4. 其他　下食管括约肌测压、滴酸试验等对疾病的诊断与评估有助。频繁发作的胸痛应做心电图等检查,除外心绞痛。

四、治疗原则及方案

生理性胃食管反流通常会自愈,治疗的目的在于治愈病理性胃食管反流,预防并发症,避免外科治疗。婴幼儿胃食管反流伴有神经系统紊乱时(如脑性麻痹),胃食管反流不可能自行缓解,必须给予抗反流药物和外科干预治疗。

胃食管反流的药物治疗原则应针对上述提及的发病机制,改善局部黏膜防御能力,提高食管的清除功能,降低食管黏膜的胃酸、胆汁暴露时间,减少胃酸的分泌以及可能存在的胆汁反流,以减少或消除其对食管和胃、食管黏膜的损害作用。

(一) 一般治疗

患儿无危及生命的并发症时,首先采用饮食、体位治疗及其他相关措施。

1. 体位疗法　为防止吸入性肺炎,严重反流者睡眠时,可抬高床头 15~20cm(或 15°~30°),婴儿采用仰卧位,年长儿可采用左侧卧位。对于婴幼儿来说,睡眠时采用俯卧位可以减少反流,但是俯卧位是导致婴儿、尤其是肥胖婴儿猝死综合征的危险因素。

2. 饮食疗法

(1)饮食应以易消化的软食为主,忌食辛辣、高脂肪食物和咖啡等易致反流的饮料。婴幼儿牛奶蛋白过敏的临床表现与此相似,建议选择低变应原配方奶粉。

(2)适当增加饮食的稠厚度,少量多餐喂养,睡前 2～3 小时不再进食。

3. 其他措施

(1)过度肥胖者应减肥,减少腹腔压力,减少胃液反流几率。

(2)运动时,裤带不宜勒得过紧,避免腹压过高,增加胃液反流几率。

(二)药物治疗

胃食管反流造成黏膜炎症性损伤的最主要因素是胃酸,或是胃酸同胆汁酸的共同刺激,因此针对胃酸或胆汁酸的治疗为首选治疗。

1. 抗酸剂　抗酸剂为无机弱碱类,能直接中和胃酸,但不能促使病变愈合。易吸收的抗酸剂如碳酸氢钠,因为可能引起碱中毒,产生 CO_2 以及可造成继发性胃酸过多的反跳等不良反应,已经很少使用。

2. 抑酸剂　近年来,治疗胃食管反流的抑酸剂,尤其是质子泵抑制剂(PPI)药物是治疗 GER 的主流药物,其具有良好的有效性和耐受性。药物治疗在较大龄儿童中已有大量的经验,但在新生儿、婴儿中的使用疗效尚待观察,所以应用时要慎重。

胃黏膜细胞表面有 3 种受体,分别为组胺 2 型受体(H_2 受体)、乙酰胆碱受体和促胃液素受体。当这些受体与相应的物质作用后,激活细胞内的 cAMP 和发生 Ca^{2+} 离子转移,最后作用于壁细胞微管的质子泵(H^+-K^+-ATP 酶),将 H^+ 离子(形成 HCl)分泌到胃腔。抑酸剂通过选择性阻断内源性和外源性组胺和其受体结合,有效地抑制胃酸的分泌。

(1)质子泵抑制剂:目前的抑酸剂中,质子泵抑制剂(PPI)的作用最强,是治疗 GER 最有效的抑酸剂,常用奥美拉唑(omeprazole)、兰索拉唑(lansoprazole)、雷贝拉唑(rabeprazole)、埃索美拉唑(esomeprazole)等。各研究显示 PPI 对 ERD 患儿食管黏膜愈合和缓解 GER 相关症状的疗效始终优于 H_2 受体拮抗剂(H_2RA)。此外,PPI 的食管炎症愈合率和胃灼热症状缓解率较 H_2RA 高 2 倍以上。

各种 PPI 治疗 GER 的疗程不尽相同,但大多数建议连续使用 8～12 周,待症状控制后,逐渐减量,以免突然停药导致症状复发。糜烂性食管炎的黏膜愈合、症状改善推荐服用 8 周 PPI。不同种类的 PPI 治疗效果无明显差异,ERD 分级越低,愈合可能越早。

PPI 初始治疗应为每天 1 次,对夜间症状者,可改为 2 次/天。对于 PPI 反应欠佳者,增加剂量或改为 2 次/天或换用其他种类的 PPI 可能改善症状。

PPI 长期应用可能会过度抑制胃酸分泌,反馈性引起胃的 G 细胞增生和高促胃液素血症。但有研究随访了 PPI 维持治疗 GER 达 11 年者,没有发生严重不良反应,肯定了 PPI 维持治疗的安全性。

1)用法用量

A. 奥美拉唑:口服,开始治疗 1mg/kg(一日最大剂量 40mg),1 次/日,有效后减量至 0.5mg/kg,维持 4～8 周,早餐前服用。静脉注射,1 个月～12 岁,最初 0.5mg/kg(最大 20mg),1 次/日。12～18 岁,一次 40mg,1 次/日。

B. 兰索拉唑:口服,体重＜30kg,一次 0.5～1mg/kg(最大 15mg),1 次/日;体重＞30kg,一次 15～30mg,1 次/日。

C. 埃索美拉唑：口服，1～12岁，一次10～20mg，1次/日，持续4周。12～18岁，一次10～20mg，1次/日，持续8周。

2）药学监护

A. 疗效评估：PPI抑酸效果强大，缓解疼痛症状高于H_2受体拮抗剂。单次口服后，可使6小时内胃酸分泌停止，抑酸作用可持续24小时。

B. 不良反应：①泌尿系统：急性肾功能损伤，其发生率大小为奥美拉唑＞埃索美拉唑＞雷贝拉唑；②消化系统：奥美拉唑诱发胰腺炎，兰索拉唑引起结肠炎；③导致感染：PPI增加呼吸道和胃肠道感染的危险性。

C. 注意事项：静脉注射要缓慢，不宜快速推注，注射速度要大于5～10分钟。肝肾衰竭者剂量减半。

D. 用药教育：大量接受PPI抑酸治疗者因其胃内pH的升高，可能出现钙吸收障碍，继而出现骨折危险升高，也可改变胃内正常菌群，导致致病菌定殖，增加吸入性肺炎发生率。

（2）组胺受体拮抗剂：通过一般治疗，不能消除症状的轻症患儿，可以加用一种常规剂量的组胺受体拮抗剂（H_2受体拮抗剂，H_2RA），如西咪替丁（cimetidine）、雷尼替丁（ranitidine）、法莫替丁（famotidine）等，12周内可以使1/3～1/2的患儿症状缓解，食管炎症得以治愈。增加H_2受体拮抗剂的剂量，可以在一定程度上提高疗效，但剂量增大至常规剂量的2倍以上时，临床受益不再增加，如果仍无效，可更换质子泵抑制剂。

1）用法用量

A. 西咪替丁：口服，新生儿，一次5mg/kg，4次/日；1个月～12岁，一次5～10mg/kg（最大剂量400mg），4次/日；12～18岁，一次400mg，2～4次/日。静脉注射与滴注，一次5～10mg/kg，一次最大量200mg，每4～6小时一次。

B. 雷尼替丁：口服，一日4～6mg/kg（一日最大剂量300mg），每12小时一次或睡前一次服用，疗程4～8周。缓慢静脉注射，新生儿，一次0.5～1mg/kg，每6～8小时一次；6个月～18岁，一次1mg/kg（最大50mg），2次/日或每6～8小时一次。

C. 法莫替丁：口服，一日0.6～0.8mg/kg（一日最大剂量40mg），每12小时一次或睡前一次服用，疗程4～8周。静脉滴注，一次不能超过20mg，每12小时一次。

2）药学监护

A. 疗效评估：显著抑制胃酸分泌，单次给药后可抑制基础胃酸分泌减少至少90%以上，持续时间达2小时以上，法莫替丁的抑酸效果可持续12小时以上。

B. 不良反应：不良反应较少和轻微，常见腹泻、腹胀、血清转氨酶轻度升高等，偶有白细胞减少、轻度转氨酶增高。

C. 注意事项：雷尼替丁8岁以下儿童禁用；西咪替丁可通过血脑屏障，具有一定的神经毒性，突然停药后有"反跳现象"。

D. 用药教育：一般不良反应轻，不影响治疗，必要时停药；因可能对骨髓有一定的抑制作用，用药期间应注意检查血象。

3. 胃黏膜保护剂　胃黏膜损害是由攻击因子的增强和（或）保护因子的减弱所致。因此，药物治疗主要是消除攻击因子（如抑制胃酸）和增强胃黏膜防御因子（胃黏膜保护）两方面。胃黏膜保护剂能修复损伤的黏膜上皮和重建黏膜下组织，从而促进溃疡预后，降低复发率。常用的药物，如硫糖铝（sucralfate）、蒙脱石（montmorillonite）。

硫糖铝能增加胃肠道黏液和碳酸氢盐的分泌,抑制胃酸的弥散,降低胃液中胃蛋白酶浓度并抑制其活性。此外,硫糖铝能促进糖蛋白和磷脂的合成,改善黏膜屏障的保护作用,增加胃黏膜血流量、刺激 PGE_2 分泌而加快胃黏膜上皮的修复,发挥其对胃黏膜的保护作用。

蒙脱石主要成分为双八面体蒙脱石微粒,具有很强的覆盖能力、较高的定位能力及较强的吸附能力,对消化道的病毒、病菌及其产生的毒素有固定、抑制作用,并通过与黏液蛋白的相互结合,防止多种病原体及毒素对消化道黏膜的损害,维护正常的生理功能。

胃黏膜保护剂对于治疗轻度食管炎有效,对重度食管炎则效果较差。因此在治疗 GER 时未被广泛应用。

(1)用法用量

1)蒙脱石:口服,1 岁以下,一日 3g,分 2~3 次;1 岁以上,一次 3g,1~3 次/日。

2)硫糖铝:口服,12 岁以下,一次 250~500mg,4~6 次/日;12 岁以上,一次 1~2g,2~4 次/日;持续 4~6 周,可延长至 12 周。

(2)药学监护

1)疗效评估:服药 1 小时可起效,用于胃肠道内疼痛症状的辅助治疗,但不能用于解痉。

2)不良反应:少数人可能产生轻度便秘。

3)注意事项:习惯性便秘者、肾功能不全者慎用。婴儿使用含铝的抗酸药会造成血铝水平增加,可导致骨量减少和神经毒性。治疗急性腹泻,应同时注意纠正脱水。

4)用药教育:注意服药姿势,服药后应静卧 1 小时,这样既可以减慢药物排空速度,延长药物局部作用时间,又能减少十二指肠液的反流,减轻对胃黏膜的腐蚀作用,提高疗效。建议餐前一小时或者睡前服用。

4. 促胃肠动力药 胃食管反流是一种动力障碍性疾病,常存在食管、胃运动功能异常,PPI 及 H_2 受体拮抗剂治疗无效时,可应用促胃肠动力药。促动力药增加食管下括约肌张力、促进胃和食管排空以减少胃食管反流,并增加食管的廓清能力。有研究显示,与单用 PPI 相比,PPI＋莫沙必利疗法可显著控制 ERD 患儿的症状。

临床上常用的促动力药如多潘立酮(domperidone)、西沙必利(cisapride)、莫沙必利(mosapride)等,多为成人用药。其中,西沙必利因心脏副作用已停用,莫沙必利无儿童剂型,且未获 FDA 批准用于治疗消化不良,多潘立酮是目前唯一获 FDA 批准的儿童促动力药。多潘立酮为多巴胺受体拮抗剂,直接作用于胃肠壁,可增加胃窦和十二指肠动力,促进胃排空,明显改善症状。

(1)用法用量:多潘立酮,口服,一次 0.3mg/kg,3 次/日。

(2)药学监护

1)疗效评估:口服给药后起效快,可显著改善呕吐、反流等症状。

2)不良反应:在治疗早期,偶见轻度腹部痉挛、皮疹、头痛、嗜睡、溢乳、男性乳房女性化等,停药后即可恢复正常。

3)注意事项:机械性肠梗阻、消化道出血者禁用。

4)用药教育:多潘立酮有时可能会造成泌乳素增高,但停药后症状会消失,如需长期应用可停药两周后继续服用。

(三) 手术治疗

手术治疗是接受长期治疗 GER 患儿的一个选择,不推荐用于 PPI 治疗无反应的患儿。

目前用于治疗 GER 的手术方式主要有腹腔镜胃底折叠术、肥胖症治疗手术以及应用 LINX 抗反流系统的辅助食管下段括约肌关闭。GER 患儿手术治疗的适应证有依从性差、药物不良反应、严重食管裂孔疝、药物治疗无效的糜烂性食管炎、难治性 GER、pH 阻抗监测发现的与反流症状相关的异常非酸反流且同时服用 PPI 者。

 案例分析

案例:

1. 病史摘要

一般项目:女婴,4 月大。

主诉:呕吐 3 月余。

现病史:患儿出生后 2 周,出现呕吐,进食后 10 分钟至半小时出现,呕吐物为胃内容物,非喷射性,有奶瓣,每次量不等,无黄色胆汁样物,偶有少量血丝,无血凝块,曾有 3 次喘息性支气管炎,治疗后好转,起病以来体重增长缓慢,多次查血常规提示轻度贫血。大小便正常,门诊以"呕吐待查"收入院。

既往史:出生时无窒息抢救史,无外伤史,无手术史,无输血、血制品史。

其他病史:否认传染病接触史,否认有家族遗传病史。

体格检查:体重 6kg,神志清楚,反应好,呼吸 34 次/分。皮肤黏膜稍苍白。前囟平软。颈软,无抵抗。双肺呼吸音清,未闻及干湿性啰音。心率 128 次/分,律齐,心音有力,未闻及病理性杂音。腹平软,无压痛,无反跳痛,肝脾不大,未触及包块,肠鸣音正常。四肢肌力 V 级,肌张力正常。四肢暖。

入院诊断:①呕吐待查:胃食管反流? 肥厚性幽门狭窄? ②轻度营养不良。

入院检查:血气电解质、生化、大小便未见异常。血常规:Hb 99g/L。腹部 B 超:幽门未见异常。胸片:未见异常。腹部平片提示:肠功能紊乱。上消化道造影:胃纳造影剂反流至食管中段,未见食管扩张,幽门通过顺利。胃镜检查:食管充血明显,下段见散在糜烂灶,未见活动性出血,贲门口松弛,胃窦充血,未见糜烂灶。幽门形态正常。

最后诊断:①胃食管反流;②反流性食管炎;③轻度营养不良;④轻度贫血。

2. 治疗方案

奥美拉唑:口服,一次 7.5mg,1 次/日,有效后减量至一次 3mg,1 次/日。

蒙脱石散:口服,一日 3g,分 3 次。

多潘立酮:口服,一次 1.8mg,3 次/日。

3. 药学监护计划

奥美拉唑:耐受性良好,不良反应几乎涉及人体的各个系统。常见的不良反应是中枢神经系统和消化系统,如头痛、腹泻、便秘、腹胀等,偶见头晕、皮疹、肝酶升高。一般症状较轻,停药后可自行缓解。主要经过肝脏代谢,对肝脏有一定的毒性。

蒙脱石散:偶见便秘,大便干结。

多潘立酮:偶见轻度腹部痉挛、皮疹、头痛、腹泻等。

4. 药学监护实施过程 监测患儿肝脏功能,进行相关的生化检查;观察患儿是否出现头痛、腹泻、便秘、腹胀等症状,如果症状严重,需停药处理。

分析:

1. 分析与讨论

(1)一般治疗:患儿4月大,体重6kg,轻度营养不良,日常饮食为牛奶。嘱咐患儿穿宽松的衣服,少量多餐喂养,适量添加增稠剂。卧床时,采用仰卧位,头颈部抬高15°～30°。

(2)药物治疗:改变体位和添加增稠剂不能明显缓解反流症状,同时需加用药物治疗。首先根据患儿体重,给予口服奥美拉唑,一次7.5mg,1次/日,有效后减量至一次3mg,1次/日。餐前半小时服用,维持4～8周。

上消化道造影,胃纳造影剂反流至食管中段,反流胃内容物可能造成广泛的食管损伤,加用胃黏膜保护剂蒙脱石散,口服,一日3g,分3次。促动力药物多潘立酮,口服,一次1.8mg,3次/日。餐前一小时或者睡前服用。

经药物治疗后,患儿呕吐症状逐渐好转,不需手术治疗。

2. 药物治疗小结　保守治疗和生活方式改变是GER治疗的基础。包括喂养技巧、用量和次数,将喂养配方变稠,会减少反流发作,但不能减少无反流性发作的次数。

药物治疗用于中和胃内容物的酸度,或促进胃内出口的运动,以缓解症状。治愈后,仍有多数患儿出现复发,所以,药物治疗应维持足够的疗程。

第三节　小儿腹泻病

腹泻病(diarrhea)是一组多病原、多因素引起的以大便次数增多和大便性状改变(呈稀水便、糊状便、黏液脓血便)为特点的一组消化道综合征。急性轻症腹泻病常可自愈,重症腹泻以往是造成婴幼儿死亡的重要病因之一,现在随着诊断、治疗技术的提高,死亡率已大大降低。腹泻病若及时正确治疗,多数预后良好,但病程迁延易引起患儿营养不良和生长发育障碍。

一、病因

病因分为感染性和非感染性因素。

1. 感染性因素

(1)病毒:是我国目前婴幼儿腹泻的主要病因,主要病原为轮状病毒、肠道腺病毒、诺如病毒和星状病毒,其他有肠道病毒(包括柯萨奇病毒、埃可病毒)和冠状病毒等。

(2)细菌:主要包括:①致腹泻大肠埃希菌:根据引起腹泻的大肠埃希菌毒力基因、致病性、致病机制和临床症状分为肠致病性大肠埃希菌、肠产毒性大肠埃希菌、肠侵袭性大肠埃希菌、肠出血性大肠埃希菌和肠聚集性大肠埃希菌;②志贺菌;③沙门菌;④空肠弯曲菌;⑤伤寒杆菌。

(3)真菌:致腹泻的真菌有念珠菌、曲霉菌、毛霉菌等。

(4)寄生虫:临床已少见,病原可以为蓝氏贾第鞭毛虫、阿米巴原虫和隐孢子虫等。

2. 非感染性因素

(1)食饵性腹泻:多为人工喂养儿,常因喂养不定时,饮食量不当,突然改变食物品种,或过早喂给大量淀粉或脂肪类食品引起。

(2)症状性腹泻:由于发热或病原体的毒素作用而并发腹泻,如患中耳炎、上呼吸道感染、肺炎、肾盂肾炎、皮肤感染或急性传染病。

（3）过敏性腹泻：由于过敏引起的腹泻，如对牛奶或大豆（豆浆）过敏。

（4）其他：原发性或继发性双糖酶缺乏，活力降低（主要为乳糖酶），导致肠道对糖的消化吸收不良，使乳糖积滞引起腹泻。气候突然变化、腹部受凉肠蠕动增加；天气过热、消化液分泌减少等都可能诱发消化功能紊乱致腹泻。

二、临床表现

临床主要表现为大便次数增多≥3 次/天，性状改变，严重的可伴有精神萎靡或不安等神经症状。

三、诊断

1. 大便次数增多≥3 次/天，呈稀水便、糊状便、黏液脓血便。

2. 根据病程分类：急性腹泻病，病程≤2 周；迁延性腹泻病，病程为 2 周～2 个月；慢性腹泻病，病程＞2 个月。

3. 对腹泻病患儿进行有无脱水和电解质紊乱的评估。

脱水程度的分级与评估：见表 5-1。

表 5-1　脱水程度

	轻度脱水	中度脱水	重度脱水
丢失体液	占体重 5%	占体重 5%～10%	占体重 10%以上
精神状态	稍差	萎靡或不安	极度萎靡，重症病容
皮肤弹性	尚可	差	消失（捏起皮肤回复≥2 秒）
唇舌黏膜	稍干燥	干燥	干燥
前囟眼窝	稍有凹陷	凹陷	明显凹陷
尿量	稍少	明显减少	极少甚至无尿
四肢	暖	稍凉	厥冷
脉搏	正常	快	快而弱
血压	正常	正常或下降	降低、休克

4. 根据大便细菌培养以及病毒、寄生虫检测明确感染病因。

5. 对慢性腹泻病还须评估消化吸收功能、营养状况、生长发育等。

四、治疗原则及方案

腹泻是多种疾病的一个临床表现，针对病因治疗是根本。但在病因未明之前，对症治疗也是必需的。治疗方案包括：预防和纠正脱水、营养治疗、补锌治疗、合理使用抗生素、其他对症治疗。

（一）预防和纠正脱水

1. 预防脱水　从患儿开始腹泻，就给予口服足够的口服补液盐Ⅲ（ORS）以预防脱水。建议在每次稀便后给予补充一定量的液体（＜6 个月，50ml；6 个月～2 岁，100ml；2～10 岁，150ml；10 岁以上的患儿能喝多少给多少），直到腹泻停止。

2. 轻中度脱水 口服补液及时纠正脱水,应用 ORS,用量(ml)＝体重(kg)×(50～75),4 小时内服完,密切观察患儿病情,并辅导母亲给患儿服用 ORS 液,以下情况提示口服补液可能失败:①持续、频繁、大量腹泻[＞10～20ml/(kg·h)];②ORS 液服用量不足;③频繁、严重呕吐。如果 4 小时后患儿仍有脱水表现,要调整补液方案。

3. 重度脱水 静脉输液。液体采用静脉用糖盐混合溶液,需到医院进行。首先以 2∶1 等张液 20ml/kg,于 30～60 分钟内静脉推注或快速滴注以迅速增加血容量,并进行评估,如循环未改善则可再次扩容。在扩容后根据脱水性质(等渗性脱水选用 2∶3∶1 液,低渗性脱水选用 4∶3∶2 液)按 80ml/kg 继续静滴,先补 2/3 量,在一定时间内输注完毕(婴幼儿 5 小时,较大儿童 2.5 小时);在补液过程中,每 1～2 小时评估一次患儿脱水情况,如无改善,则加快补液速度;婴儿在 6 小时后或较大儿童在 3 小时后重新评估脱水情况,选择适当的补液方案继续治疗;一旦患儿可以口服(通常婴儿在静脉补液后 3～4 小时后,儿童在 1～2 小时后)即给予 ORS。

4. 鼻饲管补液 重度脱水时如无静脉输液条件,立即转运到其他医疗机构静脉补液,转运途中可以用鼻饲点滴方法进行补液。液体采用 ORS 液,以每小时 20ml/kg 的速度补充,如病人反复呕吐或腹胀,应放慢鼻饲点滴速度,总量不超过 120ml/kg。每 1～2 小时评估一次患儿脱水情况。

5. 纠正代谢性酸中毒 一般主张 pH＜7.3 时可用碱性液。若已知血气分析结果,可用碱过剩(BE)值按公式计算:5％碳酸氢钠毫升数＝[正常 BE(mmol/L)－测定 BE(mmol/L)]×体重(kg)×0.4,一般可首次补给 1/2 计算量,密切观察病情,复查血气分析,随时调整剂量。

(1)用法用量:口服补液盐,临用前,将一袋量溶解于 250ml 温开水中,随时口服。儿童开始时 50ml/kg,4 小时内服用,以后根据患儿脱水程度调整剂量直至腹泻停止。婴幼儿应用本品时需少量多次给予。重度脱水或严重腹泻应以静脉补液为主,直至腹泻停止。

(2)药学监护

1)疗效评估:口服补液主要目的是补充经腹泻丢失和预计丢失的水和电解质,根据患儿的腹泻、脱水等情况判断补液效果。

2)不良反应:恶心,呕吐,多为轻度。常发生于开始服用时,此时可分次少量服用。

3)注意事项:一般不用于早产儿。随访检查:血压、体重、血电解质(主要为 Na^+ 和 K^+)、失水体征、粪便量。严重失水或应用后失水无明显纠正者需改为静脉补液。

4)用药教育:口服补液盐的配制:含有碳酸氢钠的口服补液盐,只能使用蒸馏水或温(凉)开水(不可以用开水或高温水)冲配,配制成的液体亦不能加热灭菌,以免碳酸氢钠加热分解,使 HCO_3^- 丢失而不能进入体内,达不到应有的目的。以枸橼酸钠代替碳酸氢钠的口服补液盐配方,可以沸水配制。

(二)营养治疗

1. 饮食调整

(1)一般饮食:患儿腹泻期间,应继续母乳喂养。年龄在 6 个月以下的非母乳喂养儿继续喂食配方奶,年龄在 6 个月以上的患儿继续食用已经习惯的日常食物,如粥、面条、烂饭、蛋、鱼末、肉末。鼓励患儿进食,如进食量少,可增加喂养餐次。避免给患儿喂食含粗纤维的蔬菜和水果以及高糖食物。病毒性肠炎常继发双糖酶(主要是乳糖酶)缺乏,对疑似病例可暂时喂养低（或去）乳糖配方奶,时间1～2周,腹泻好转后转为原有喂养方式。

1)糖源性腹泻:以乳糖不耐受最多见,治疗宜采用去双糖饮食,可采用去（或低）乳糖配方奶。

2)过敏性腹泻:以牛奶过敏较常见,避免食人过敏食物,不限制已经耐受的食物。婴儿通常能耐受深度水解配方奶,如仍不能耐受,可采用氨基酸为基础的配方奶。

(2)要素饮食:要素饮食含有人体所需的全部营养成分,包含氨基酸、必需脂肪酸、维生素、电解质和微量元素等,在临床营养治疗中可保证危重患儿的能量及营养素的摄入,改善患儿营养状况,以达到治疗和辅助治疗的目的。适用于慢性腹泻、肠黏膜损伤、吸收不良综合征者。

2. 静脉营养　又称肠外营养,在机体不能通过胃肠摄取食物营养时,用以补充机体所需的营养物质及热量。主要用于少数重症病例,如不能耐受口服营养物质、伴有重度营养不良及低蛋白血症者。腹泻导致大量蛋白质及其他营养物质丢失,使营养不良状态持续、肠黏膜生长恢复不良、蛋白质不足。给予静脉营养液可以提供热量和蛋白质,保证患儿营养供给,满足生理需要、补充疾病消耗、促进肠黏膜损伤的修复、恢复双糖酶的活性,同时可减轻婴幼儿的饥饿感、延长喂养间隔时间、减轻胃肠道负担。

(三) 补锌治疗

儿童缺锌可导致肠绒毛萎缩、肠道双糖酶活性下降,而腹泻可导致锌大量丢失。研究发现,腹泻患儿补锌治疗后,腹泻病程、病愈后腹泻再发生率、大便排出总量均明显降低。在年龄小于12个月的男性患儿、消瘦或基础血清锌值较低的个体,补锌治疗体现了更好的疗效。腹泻患儿在腹泻开始时均应补锌。

锌的作用在不同年龄或营养状况患儿间无明显差异。不同锌制剂如硫酸锌(zinc sulfate)、醋酸锌(zinc acetate)或葡萄糖酸锌(zinc gluconate)疗效相同。最佳补锌的剂量尚未确定,根据WHO推荐,补锌剂量:急性腹泻病患儿能进食后即予以补锌治疗,大于6个月的患儿,每天补充含元素锌20mg,小于6个月的患儿,每天补充元素锌10mg,共10～14天。元素锌20mg相当于硫酸锌100mg,葡萄糖酸锌140mg。

(四) 合理使用抗生素

临床上腹泻可有感染性和非感染性之分。非感染性腹泻,系指各种因素导致小肠或大肠黏膜等分泌或吸收水、电解质等物质的功能紊乱,不是由病原微生物感染引起,一般不需要使用抗菌药物。感染性腹泻,系由细菌、病毒、真菌、寄生虫等病原体引起的腹泻,在明确诊断为感染性腹泻后,需要合理、足量、规范地使用抗生素。

抗生素杀灭病原菌的同时,也会破坏肠道正常菌群,引起肠道菌群失调,从而导致抗生素相关性腹泻。所以,应当严格控制抗生素的使用指征和疗程。抗生素治疗感染性腹泻48小时后,如果病情未见好转,需考虑更换抗生素;如果病情好转,应使用至体温正常、症状消失后的3～4天。

(五) 其他对症治疗

1. 应用肠黏膜保护剂:如蒙脱石散,能够覆盖胃肠黏膜表面,修复发炎或溃疡的肠黏膜而不影响对营养物质的正常吸收;同时抑制、吸附固定引起腹泻的细菌、细菌毒素、病毒等一系列病原体,而不伤害寄居肠道的正常有益菌群。

2. 补充维生素A:长期腹泻等影响维生素的吸收、储存。维生素A可促进肠黏膜上皮细胞的生长发育,增强对致病微生物的防御能力,从而减少发病。

3. 微生态疗法:给予益生菌(probiotics)如双歧杆菌、乳酸杆菌等。小儿免疫功能低下,肠黏膜屏障功能较差,易受外界影响出现腹泻。调节肠道微生态平衡有利于增强肠黏膜屏障作用,改善腹泻症状。

(1)用法用量

布拉氏酵母菌:口服,3 岁以下,一次 250mg,1 次/日;3 岁以上,一次 250mg,2 次/日。

双歧杆菌乳杆菌三联活菌:口服,1 岁以下,一次 105mg;1~6 岁,一次 210mg;6~13 岁,一次 210~420mg;均为 2~3 次/日。

(2)药学监护

1)疗效评估:常用剂量治疗 2 日后,症状仍无改善,再重新评估药物。

2)不良反应:偶见全身过敏反应、顽固性便秘等,停药后可恢复。

3)注意事项:对微生态制剂过敏者禁用;有潜在真菌感染者、果糖不耐受者和半乳糖吸收障碍者禁用布氏酵母菌。

4)用药教育:益生菌与抗生素、制酸药、铋剂、鞣酸等应错时分开服用,以免影响益生菌疗效。抗生素对益生菌亦有杀灭作用,如果与有益生菌成分的药物同时服用,抗生素会影响益生菌的疗效,因此两类药物的服用时间至少应间隔 2 小时以上。

4. 应用抗分泌药物:用于分泌性腹泻。

5. 中医治疗:采用辨证方药、针灸、穴位注射及推拿等方法。

 案例分析

案例:

1. 病史摘要

一般项目:男婴,7 月大。

主诉:排黄色水样便 4 天,精神差 1 天。

现病史:患儿 4 天前开始大便次数增多,7~10 次/天,为黄色水样便,无黏液脓血,起病初伴呕吐,非喷射样,无呕吐咖啡样物。曾发热 1 天,热峰 39℃,曾在门诊予口服止泻药物对症处理,大便无改善,入院前一天开始出现尿量减少,胃纳差,嗜睡,进食减少至平日一半,门诊以"急性腹泻病,中度脱水,电解质紊乱?"收入院。

既往史:出生时无窒息抢救史,无外伤史,无手术史,无输血、血制品史。

其他病史:否认传染病接触史,否认家族遗传病史。

体格检查:WT 8kg,BP 65/45mmHg,神志清楚,反应差,呼吸 39 次/分。皮肤弹性差,黏膜未见苍白、黄染。前囟凹陷。颈软,无抵抗。双肺呼吸音清,未闻及干湿性啰音。心率 148 次/分,律齐,心音有力,未闻及病理性杂音。腹稍胀,无压痛,无反跳痛,肝脾不大,未触及包块,肠鸣音活跃。四肢肌力Ⅴ级,肌张力正常。四肢肢端稍凉,CRT 3 秒。

入院诊断:急性腹泻病,中-重度脱水,电解质紊乱?

入院检查:血气电解质分析:pH 7.24,钾 3.0mmol/L,钠 130.0mmol/L,乳酸 1.80mmol/L,葡萄糖 4.0mmol/L,细胞外液碱过剩−10.50mmol/L,生化、血常规未见异常。大便常规 WBC、RBC 阴性,大便轮状病毒阳性。

最后诊断:①轮状病毒性肠炎;②中重度脱水;③代谢性酸中毒;④低钠血症;⑤低钾

血症。

2. 治疗方案

(1)口服补液盐:一袋量溶解于250ml温开水中,随时口服。开始时50ml/kg,4小时内服用,以后根据脱水程度调整剂量直至腹泻停止。

(2)葡萄糖酸锌:口服,一次10mg,每日2次。

3. 药学监护计划　静脉补液过程中,每1～2小时评估一次患儿脱水情况,如无改善,加快补液速度;6小时后重新评估脱水情况。在静脉补液的3～4小时后,给予口服补液盐。同时,保证摄入充足热量及营养物质。

4. 药学监护过程　在补液过程中,定期监测、评估患儿脱水情况的改善,并进行血气及电解质指标检查;计算并确保患儿能够摄入所需要的热量。

分析:

1. 分析与讨论

(1)纠正脱水:患儿4天前开始排黄色水样便,7～10次/天,起病初伴有呕吐,在门诊对症处理无改善,入院前一天出现尿量减少,胃纳差,嗜睡。根据体格检查:BP 65/45mmHg,呼吸39次/分,心率148次/分,反应差,皮肤弹性差,前囟凹陷,四肢肢端稍凉,CRT 3秒。诊断为中-重度脱水。首先予静脉输液,予等张生理盐水160ml于30分钟内静脉推注,迅速增加血容量。30分钟后评估脱水情况,患儿肢端回暖,脱水情况好转。予4:3:2液按80ml/kg继续静滴,在5小时内先补充2/3量,并每一小时评估脱水情况一次。补液结束后,患儿呼吸平稳,前囟逐渐饱满,脱水状况得到纠正。停止静脉补液,继续予口服补液盐预防脱水。

(2)纠正代谢性酸中毒:患儿血气电解质pH 7.24,予碱性液纠正酸水平。根据碱过剩(BE)值公式计算得5%碳酸氢钠毫升数24ml。将5%碳酸氢钠加入到纠正脱水的补液中,首次补充1/2计算量,输入完毕后复查血气,酸中毒逐渐纠正。

(3)营养治疗:患儿7月大,平时食用牛奶和其他辅食。腹泻期间,继续日常的饮食习惯,嘱咐家长增加喂养次数,每次少量进食,避免喂食含粗纤维的蔬菜和水果以及高糖食物。如果喂食奶粉含有双糖类成分,暂时避免食用,换用去乳糖奶粉。

(4)补锌治疗:在腹泻的开始,予葡萄糖酸锌,一次10mg,每日2次,疗程2周。

2. 药物治疗小结　轮状病毒感染性腹泻,不需用抗生素。患儿出现不同程度的脱水及电解质酸碱平衡紊乱,严重者可危及生命,所以预防和纠正脱水非常重要。若呕吐频繁,大便次数和量较多,伴尿量明显减少,皮肤弹性下降,四肢发凉,则已发展为中-重度脱水,应尽快静脉补液。

饮食上,轮状病毒破坏小肠上皮细胞,导致乳糖向其他单糖转化受阻引起的腹泻,应避免喂养含双糖类的奶粉,母乳中含有乳糖也不适宜,建议低乳糖或无乳糖配方乳。

第四节　胃十二指肠溃疡

胃十二指肠溃疡指胃十二指肠黏膜被胃消化液所消化而形成深达黏膜下层的黏膜破损,是一种良性慢性过程,其预后良好但易复发,十二指肠溃疡(duodenal ulcer,DU)复发率比胃溃疡(gastric ulcer,GU)更高。依病因分为原发性溃疡和继发性溃疡。消化性溃疡病死率低,死亡原因主要是严重大出血或急性穿孔等并发症。

一、病因

病因尚无明确结论,胃酸和胃蛋白酶是消化性溃疡的主要原因。目前被多数学者所接受的理论是天平学说。当攻击因子大于保护因子时,黏膜正常的防御功能被破坏,进而出现病理性改变。攻击因子包括盐酸、胃蛋白酶原、幽门螺杆菌(*Helicobacter pylori*,Hp)、促胃液素、药物、精神因素等,防御因子包括黏液-碳酸氢盐屏障、黏膜上皮细胞的整复功能、黏膜血流和酸碱平衡、前列腺素、黏膜含有的巯基和胃肠激素等。

二、临床表现

多数患儿以呕血、便血、穿孔为最早发现的症状。婴幼儿常表现为食欲差,反复呕吐、烦躁不安,以呕血、便血就诊。学龄前和学龄儿童,90%患儿可述说腹痛,疼痛部位多位于上腹部或脐周,与进食无明显关系,且多伴有恶心、反酸、食欲不振、贫血。

三、诊断

1. 内镜检查　内镜检查是诊断消化性溃疡最好的检查方法,胃镜下见黏膜缺损呈圆形、椭圆形、线形、不规则形,底部平坦,边缘整齐,为白苔或灰白苔覆盖,或为一片充血黏膜上散在小白苔,形如霜斑,称"霜斑样溃疡"。

2. 上消化道钡餐检查　小儿溃疡病与成人比较其病变比较浅,临床应用较少。

3. Hp检测　检测方法包括胃黏膜活组织检查、快速脲酶试验、黏膜细菌培养、^{13}C-尿素呼气试验以及血清学Hp-IgG、大便Hp抗原检测。Hp感染的诊断标准:①胃黏膜组织Hp细菌培养阳性;②胃黏膜组织切片染色见到大量典型Hp细菌;③胃窦黏膜组织切片染色见到少量Hp细菌、快速脲酶试验、^{13}C-尿素呼气试验、血清学Hp抗体、大便Hp抗原。以上任意两项阳性均可诊断Hp感染。若患儿两周内曾服用抗生素、抑酸剂,上述检查可呈假阴性。

4. 其他　怀疑促胃液素瘤时,做血清促胃液素测定和胃液分析,促胃液素瘤时血清促胃液素、基础胃酸分泌率及最大胃酸分泌率均升高。活动性溃疡时大便潜血试验可呈阳性。

四、治疗原则及方案

近年来,胃十二指肠溃疡的治疗已有显著的改变,包括一般治疗、药物治疗、并发症治疗和外科治疗。单纯的胃十二指肠溃疡的治疗目标是缓解症状、促进溃疡愈合、防止溃疡病复发和预防并发症。胃十二指肠溃疡的主诉多为消化不良,因此对于患儿来说治疗的重点就在于缓解这些症状。合并幽门螺杆菌(Hp)感染者应予以抗Hp治疗。大多数无并发症的十二指肠溃疡均能治愈。

(一)一般治疗

1. 生活规律,避免过度劳累和精神紧张,保持情绪乐观。

2. 饮食规律,定时适量,食物宜软易消化,避免过硬、过冷、过酸、粗糙的食物和酒类以及含咖啡因的饮料,改变睡前进食的习惯。

3. 尽量避免对胃有刺激的药物如非甾体抗炎药(NSAIDs)和肾上腺皮质激素等药物。

（二）药物治疗

胃十二指肠溃疡的药物治疗主要包括三个方面：抑制胃酸分泌，强化黏膜防御能力，抗Hp治疗。

1. 抑制胃酸治疗　胃十二指肠溃疡的发生是由于对胃-十二指肠黏膜有损害作用的侵袭因素与黏膜自身防御/修复因素之间失去平衡，但溃疡的最终形成是胃酸/胃蛋白酶自身消化所致。而胃蛋白酶生物活性与胃液 pH 高低密切相关，所以抑制胃酸分泌的药物可以有效促进溃疡愈合。抑制胃酸治疗还可以预防溃疡复发。

常用的抑酸药主要有 H_2RA 和 PPI 两大类。H_2RA 通过抑制组胺受体而减少胃酸分泌，PPI 作用于壁细胞分泌胃酸最终步骤的关键酶 H^+-K^+-ATP 酶，抑制胃酸的药理作用较 H_2RA 强，作用更持久。疗程一般为胃溃疡 6～8 周，十二指肠溃疡 4～6 周，抑酸药治疗胃溃疡疗程较长。标准剂量的 H_2RA 与 PPI 治疗溃疡，PPI 的治愈率更优，但是 6 个月后的溃疡复发率类似。

维持治疗一般多用 H_2RA，常用半量标准剂量睡前顿服，效果不佳者也可全量分两次口服维持，或半量每周 2～3 次口服维持。维持治疗的时间须根据具体病情决定，短则 3～6 个月，长则 1～2 年，或者更长时间。H_2RA 全量维持效果不佳者需换用 PPI。

此外，临床上亦使用抗酸药、促胃液素受体拮抗剂、乙酰胆碱受体拮抗剂以辅助缓解和消除症状。抗酸药多为碱性药物，可中和胃酸，从而降低胃蛋白酶的活性，减少胃液消化作用；促胃液素受体拮抗剂通过竞争促胃液素受体，抑制胃酸和胃蛋白酶的分泌；乙酰胆碱受体拮抗剂通过抑制迷走神经及壁细胞乙酰胆碱受体，抑制胃酸分泌（现临床已经很少用），缓解症状和促进溃疡愈合。

（1）用法用量

1）质子泵抑制剂

A. 奥美拉唑：口服，0.6～0.8mg/(kg·d)，1 次/日。静脉滴注，1 个月～12 岁，最初0.5mg/kg，必要时增加至 2mg/kg；12～18 岁，一次 40mg，1 次/日。

B. 兰索拉唑：口服，体重<30kg，0.5～1mg/kg（最大 15mg）；体重>15kg，一次 15～30mg；1 次/日。

2）H_2 受体拮抗剂

A. 西咪替丁：口服，新生儿，一次 5mg/kg，4 次/日；1 个月～12 岁，一次 5～10mg/kg（最大量 400mg），4 次/日；12～18 岁，一次 400mg，2～4 次/日。静脉注射与滴注，一次 5～10mg/kg，2～4 次/日，一日剂量不宜超过 2g。

B. 雷尼替丁：口服，一日 3～5mg/kg，每 12 小时一次或睡前一次服用。缓慢静脉注射，新生儿，一次 0.5～1mg/kg，每 3～4 小时一次；6 个月～18 岁，一次 1mg/kg（最大 50mg），2 次/日或每 3～4 小时一次。

C. 法莫替丁：口服，一次 0.6～0.8mg/kg（一日最大剂量 40mg），每 12 小时一次或睡前一次服用。静脉滴注，一次不能超过 20mg，每 12 小时一次。

3）抗酸药

A. 复方氢氧化铝片：口服，2～10 岁，一次 1/2～2 片；11 岁以上，一次 2～4 片；3 次/日。

B. 氢氧化铝片（aluminum hydroxide tablets）：口服，5～6 岁，一次 1/2～1 片；7～10

岁,一次 1 片;11 岁以上,一次 1～3 片;3 次/日。

C. 复方石菖蒲碱式硝酸铋片:口服,一次 1～2 片,3 次/日。

4)促胃液素受体拮抗剂

丙谷胺(proglumide):口服,一次 10～15mg/kg,3 次/日。

5)乙酰胆碱受体拮抗剂

A. 颠茄片(belladonna tablets):口服,一日 0.2～0.6mg/kg,分 3 次服用,极量一次 1mg/kg。

B. 阿托品(atropine):口服,一次 0.01mg/kg,每 4～6 小时一次,极量一次 0.3mg。

C. 溴丙胺太林(propantheline bromide):口服,1 个月～12 岁,一次 0.3mg/kg(最大量 15mg),3～4 次/日;12～18 岁,一次 15mg,3 次/日,饭前 1 小时以及睡前分别再服 30mg(一日最大量 120mg)。

(2)药学监护

1)疗效评估:抑酸剂和抗酸剂的起效快,均可快速缓解胃灼热、胃痛等症状,但胃肠黏膜的修复需要一定的时间,所以需要一定的疗程,如胃溃疡 6～8 周,十二指肠溃疡 4～6 周,再评估疗效。

2)不良反应:胃肠道反应较常见,如腹泻、腹胀、便秘;肝胆系统反应可见血清转氨酶、胆红素升高;血液系统可见粒细胞减少、血小板计数减少;神经系统可见头痛、耳鸣,如西咪替丁可透过血脑屏障;其他系统的不良反应如偶有皮疹、荨麻疹(应停药)等。

3)注意事项:8 岁以下禁用雷尼替丁;青光眼患儿禁用乙酰胆碱受体拮抗剂。

4)用药教育:抗酸治疗的目的是溃疡完全愈合,但在溃疡完全愈合以前,症状往往早已消失,但绝对不应以症状消失作为停止抗酸治疗的标准。抗溃疡药物服药的最佳时间根据胃酸分泌的两个高峰,一是在餐后,二是在凌晨 2 时左右。

2. 胃黏膜保护剂　胃黏膜防御屏障削弱是消化性溃疡发生的重要因素之一。胃黏膜防御能力下降后,胃肠道中大量溶血卵磷脂、胆汁酸、胰腺消化酶返回入胃腔,破坏胃黏膜引起胃黏膜充血、水肿、糜烂。因此加强对胃黏膜的保护,是治疗溃疡的重要环节。

传统的胃黏膜保护剂如硫糖铝等,可中和胃酸,尚有黏膜保护作用,价廉、不良反应少。铋剂能与溃疡基底膜坏死组织上的蛋白或氨基酸结合,形成蛋白质-铋剂复合物,覆盖于溃疡表面保护黏膜。较新的如米索前列醇(misoprostol),可增强黏膜抗损伤能力和加速溃疡的愈合。

(1)用法用量

1)枸橼酸铋钾(bismuth potassium citrate):口服,一日 4～6mg/kg(以含铋量计算),分 3～4 次服用。

2)硫糖铝:口服,1 个月～12 岁,一次 250～500mg,每 4～6 小时一次;12 岁以上,一次 1～2g,每 4～6 小时一次。

3)磷酸铝凝胶(aluminum phosphate gel):口服,一次 10～20g,2～4 次/日。

4)L 谷氨酰胺呱仑酸钠:口服,每次 1 袋(0.67g),3 次/日,可根据年龄适当调整剂量。

5)复方谷氨酰胺(compound glutamine):口服,每次 1 袋(0.66g),3 次/日,可根据症状适当调整剂量。

米索前列醇：口服，一次 200μg，4 次/日。

康复新：通利血脉，养阴生肌。口服，一次 10ml，3 次/日。

（2）药学监护

1）疗效评估：服药 1 小时可起效，用于胃肠道内疼痛症状的辅助治疗，但不能用于解痉。

2）不良反应：较常见胃肠道反应如便秘、腹泻、恶心等。

3）注意事项：枸橼酸铋钾服药期间，口内可能带有氨味，并可使舌苔及大便呈灰黑色，停药后即自行消失。米索前列醇与抗酸药（尤其是含镁抗酸药）合用时会加重米索前列醇所致的腹泻、腹痛等不良反应。

4）用药教育：建议晨起或睡前空腹服用；服药期间，注意给予足量的水避免便秘。

3. 抗 Hp 治疗　大量研究表明，Hp 感染是消化性溃疡的主要病因，根除 Hp 可促进溃疡愈合，降低溃疡复发率及并发症发生率，还可使大多数 Hp 相关性溃疡完全治愈。

由于大多数抗生素在胃内低 pH 环境中活性降低并且不能穿透黏液层，所以 Hp 感染不易清除。迄今尚无单一药物可有效根除 Hp，因此开发了抑酸剂、抗生素或铋剂联合应用的方案。根据治疗药物的种类数目，分为单药治疗、二联治疗、三联治疗和四联治疗。目前最常用的是 PPI 或 H_2RA 为基础的三联治疗方案，见表 5-2。

PPI 为基础的三联治疗方案由一种 PPI 加上克拉霉素（clarithromycin）、阿莫西林（amoxicillin）、甲硝唑（metronidazole）、替硝唑（tinidazole）等的两种抗生素组成，疗程一般为 7 天，是目前应用最广泛的方案。可用 H_2RA 替代 PPI 以降低费用，但疗效亦有降低。研究表明，PPI 为基础的三联方案可有效根除 Hp，使大多数相关性溃疡完全治愈。

表 5-2　幽门螺杆菌根除方案

方案	药物/剂量/次数	疗程（天）	备注
10 天序贯疗法	前 5 天，PPI*＋阿莫西林，每日 2 次	10	—
	后 5 天，PPI*＋克拉霉素＋甲硝唑，每日 2 次		
三联疗法（PPI）	PPI*＋两种抗生素**，每日 2 次	7	H_2RA 可替换 PPI；青霉素过敏
	H_2RA＋两种抗生素，每日 2 次	7～14	时选用甲硝唑

*：PPI 剂量：奥美拉唑 1～2mg/(kg·d)（最大 40mg），分 2 次服用。

**：克拉霉素 20mg/(kg·d)（最大 1g），阿莫西林 50mg/(kg·d)（最大 2g）；甲硝唑 30mg/(kg·d)（最大 1g），均分 2 次服用

（三）大出血治疗

消化性溃疡出血是上消化道出血的最常见病因，占其中的 1/3～1/2。10%～15% 的溃疡患儿以出血为首发症状。治疗按上消化道出血常规处理。

（四）外科治疗

无并发症的胃十二指肠溃疡主要是内科治疗，无并发症的慢性溃疡除非经过详尽的诊断和充分的内科治疗，决不能轻易进行外科手术。内科保守治疗失败，或出现并发症如穿孔、出血不止等可行手术治疗。对症状严重的患儿，不能无限期的推迟手术治疗，这不但增加患儿的痛苦，而且发生急性并发症时手术的危险性更高。

案例分析

案例：

1. 病史摘要

一般项目：男童,10 岁大。

主诉：反复腹痛 1 年,加重 3 天。

现病史：患儿 1 年前无明显诱因出现间歇性腹痛,为剑突下和脐周痛为主,无转移性右下腹痛,进食后明显,症状反复,期间可好转数天至 1 周,3 天前进食汤圆后腹痛加重,呕吐 1 次,无咖啡样物,非喷射性,中药治疗未见好转,以"腹痛待查:胃十二指肠炎?"收入院。患儿起病以来胃纳欠佳,近 1 年体重无增长,大便硬结,每 2～3 天排 1 次,小便正常。

既往史：出生时无窒息抢救史,无外伤史,无手术史,无输血、血制品史。

其他病史：否认传染病接触史,其父亲有胃溃疡病史,Hp 阳性。

体格检查：体重 25kg,神志清楚,呼吸 21 次/分,黏膜稍苍白,无黄染。颈软,无抵抗。双肺呼吸音清,未闻及干湿性啰音。心率 98 次/分,律齐,心音有力,未闻及病理性杂音。腹软,剑突下和脐周压痛,无反跳痛,肝脾不大,未触及包块,肠鸣音正常。四肢肌力 V 级,肌张力正常。四肢肢端暖。

入院诊断：腹痛待查:胃十二指肠炎?

入院检查：血气电解质分析、生化未见异常。血常规 Hb 93g/L,血 Hp-IgM 阳性,大便常规 WBC、RBC 阴性,潜血阳性,腹部 B 超、腹部平片未见异常。胃镜检查:胃窦近小弯处见一椭圆形溃疡灶,边缘整齐,周边充血水肿,见灰白苔覆盖,无活动性出血。黏膜病理检查:送检胃窦黏膜上皮完整,腺体无萎缩,固有层多量淋巴细胞、浆细胞浸润,表面可见少量螺旋杆菌,未见肠化。Giemsa:Hp(＋)。

最后诊断：①胃溃疡;②幽门螺杆菌感染;③轻度蛋白质热能营养不良。

2. 治疗方案

奥美拉唑：口服,一次 20mg,bid。

克拉霉素：口服,一次 0.25g,bid。

阿莫西林：口服,一次 0.5g,bid。

3. 药学监护计划

奥美拉唑：不良反应最常见头痛、腹泻、恶心、便秘,发生率均在 1‰～3‰。奥美拉唑与克拉霉素联用,可增加中枢神经系统(主要是头痛)及胃肠道不良反应的发生率。

抗生素(克拉霉素和阿莫西林)：抗生素杀灭细菌无专一性,可破坏胃肠道的正常菌群,造成恶心、腹泻、腹胀等不良反应。如果细菌清除不完全,存活的细菌极有可能产生耐药。

4. 药学监护过程 监测患儿的腹痛情况是否好转,观察患儿是否出现头痛、腹泻、恶心、便秘等反应,如果症状严重,暂时停药,并给予相应的对症治疗。

分析：

1. 分析与讨论

(1)一般治疗：注意饮食规律,定时进餐,避免过饱和饥饿;食用较软易消化食物,避免过硬、过冷、过酸、粗糙的食物,同时避免睡前进食。

(2)药物治疗：胃镜示,胃窦近小弯处见一椭圆形溃疡灶,边缘整齐,无活动性出血。黏膜病理示,表面可见少量螺旋杆菌,Giemsa:Hp(＋)。诊断为幽门螺杆菌感染相关溃疡,溃疡症状不是十分严重,首先是药物治疗。予三联抗 Hp 治疗:奥美拉唑 20mg,bid,克拉霉素 0.25g,bid,阿莫西林 0.5g,bid,疗程 10 天。10 天后调整奥美拉唑 20mg,qd。抑酸治疗,总疗程 4～8 周。8 周复查胃镜,观察 Hp 是否根治。复诊时,再调整药物剂量和疗程。

2. 药物治疗小结　以 PPI 为基础的三联治疗方案,由一种 PPI 加上克拉霉素、阿莫西林、甲硝唑(替硝唑)等的两种抗生素组成,疗程一般 7～14 天,是目前应用最广泛的方案,可有效根除幽门螺杆菌,使大多数相关性溃疡完全治愈。注意复查^{13}C-尿素呼气试验等检查,评估幽门螺杆菌是否复发。

第五节　炎 性 肠 病

炎性肠病主要包括溃疡性结肠炎(ulcerative colitis,UC)和克罗恩病(Crohn's disease,CD)两个类型,是一种病因尚不十分清楚的慢性肠道炎症性疾病。

一、溃疡性结肠炎

溃疡性结肠炎又称非特异性溃疡性结肠炎,是一种原因不清楚的结肠黏膜和黏膜下层的非特异性慢性炎症,少数累及回肠末端。小儿发病率较低,主要发生在青春期和学龄期儿童,小婴儿也可发病,但更少见。溃疡性结肠炎病程漫长,可以多次缓解和复发,不容易彻底治愈,预后好坏取决于病型、有无并发症和治疗条件,轻型病例预后较好,重型较差,少数暴发型者,病情凶险,病死率高。

(一) 病因

1. 病因未明,可能与自身免疫原因、感染、食物过敏、遗传和精神因素有关。

2. 内镜下表现为:①黏膜血管纹理模糊、紊乱或消失、充血、水肿、易脆、出血和脓性分泌物附着,亦常见黏膜粗糙,呈细颗粒状;②病变明显处可见弥漫性、多发性糜烂或溃疡;③缓解期患儿可见结肠袋囊变浅、变钝或消失以及假息肉和桥形黏膜等。

3. 黏膜组织学检查　活动期和缓解期的表现不同。

(1)活动期:①固有膜内有弥漫性、慢性炎性细胞和中性粒细胞、嗜酸性粒细胞浸润;②隐窝有急性炎性细胞浸润,尤其是上皮细胞间有中性粒细胞浸润和隐窝炎,甚至形成隐窝脓肿,可有脓肿溃入固有膜;③隐窝上皮增生,杯状细胞减少;④可见黏膜表层糜烂、溃疡形成和肉芽组织增生。

(2)缓解期:①中性粒细胞消失,慢性炎性细胞减少;②隐窝大小、形态不规则,排列紊乱;③腺上皮与黏膜肌层间隙增宽;④Paneth 细胞化生。

(二) 临床表现

1. 消化系统表现　腹泻、便血和腹痛为最主要症状,重者有腹胀、纳差、恶心、呕吐,体检可发现左下腹压痛,出现肠型,可有腹肌紧张、反跳痛等。

2. 全身表现　可有发热、贫血、消瘦和低蛋白血症等。

3. 肠外表现　可有关节炎、结节性红斑、坏疽性脓皮病、口腔黏膜溃疡以及眼部、肝胆等器官系统受累。

4. 并发症　包括中毒性巨结肠、大出血、穿孔、癌变等。

（三）诊断

完整的诊断应包括疾病的临床类型、严重程度、病情分期、病变范围和并发症。

1. **临床类型** 可分为初发型、慢性复发型、慢性持续型和暴发型。初发型指无既往史而首次发作；暴发型指症状严重，血便每日 10 次以上，伴全身中毒症状，可伴中毒性巨结肠、肠穿孔、脓毒血症等并发症。除暴发型外，各型可相互转化。

2. **严重程度** 可分为轻度、中度和重度。轻度：患儿腹泻每日 4 次以下，便血轻或无，无发热、脉搏加快或贫血，红细胞沉降率（ESR）正常；中度：介于轻度和重度之间；重度：腹泻每日 6 次以上，伴明显黏液血便，体温＞37.5℃，脉搏＞90 次/分，血红蛋白（Hb）＜100g/L，ESR＞30mm/h。

3. **病情分期** 分为活动期和缓解期。Sutherland 疾病活动性指数（DAI），也称 Mavo 指数，较为简单实用（表 5-3）。慢性活动性或顽固性溃疡性结肠炎指诱导或维持缓解治疗失败，通常为糖皮质激素抵抗或依赖的病例。前者指泼尼松龙足量应用 4 周不缓解，后者指泼尼松龙减量至 10mg/d（即无法控制发作）或停药后 3 个月复发者。

表 5-3 **Sutherland 疾病活动性指数**（DAI）

临床表现	0 分	1 分	2 分	3 分
腹泻	正常	超过正常 1～2 次/天	超过正常 3～4 次/天	超过正常 5 次/天
血便	无	少许	明显	以血为主
黏膜表现	正常	轻度易脆	中度易脆	重度易脆伴渗出
医师评估病情	正常	轻	中	重

注：总分为各项之和，≤2 分为症状缓解，3～5 分为轻度活动期，6～10 分为中度活动期，11～12 分为重度活动期。

4. **病变范围** 分为直肠、直乙状结肠、左半结肠（结肠左曲以远）、广泛结肠（结肠左曲以近）、全结肠。

5. **肠外表现和并发症** 肠外可有关节、皮肤、眼部、肝胆等系统受累；并发症可有大出血、穿孔、中毒性巨结肠和癌变等。

（四）治疗原则及方案

在排除各种"有因可查"的结肠炎后，可对疑诊病例以本病治疗，初期建议先不用糖皮质激素。随后，根据分级、分期、分段的原则治疗。分级治疗，指按疾病的严重度，采用不同药物和不同治疗方法；分期治疗，指疾病的活动期和缓解期，活动期以控制炎症和缓解症状为主要目标，缓解期则应继续维持缓解，预防复发；分段治疗，指确定病变范围以选择不同的给药方法，远端结肠炎可采用局部治疗，广泛性结肠炎或有肠外症状者则以系统性治疗为主。溃疡性直肠炎治疗原则和方法与远端结肠炎相同，局部治疗更为重要，优于口服用药。

溃疡性结肠炎很难治愈，治疗的目的在于控制症状和减少复发。治疗强度取决于症状严重强度，20％～30％的溃疡性结肠炎患儿症状可自行缓解。用于轻症结肠炎的一线药物是对氨基水杨酸（aminosalicylate），若中重度结肠炎治疗无效，必须口服糖皮质激素治疗，通常选用泼尼松。激素治疗症状不缓解或激素依赖时，换其他药物或最终考虑外科手术。同时，辅以营养、支持、对症和心理等综合治疗。

活动期的治疗目标是尽快控制炎症，缓解症状；缓解期应继续维持治疗，预防复发。

1．活动期的治疗

（1）轻度溃疡性结肠炎：可选用美沙拉嗪（mesalazine，5-氨基水杨酸，5-ASA），对于远端型（病变＜25cm）局部用美沙拉嗪；病变＞25cm直至结肠左曲者，采用美沙拉嗪口服合并局部治疗（栓剂、泡沫剂以及保留灌肠）。

（2）中度溃疡性结肠炎：病变超过结肠左曲直至盲肠者（广泛型），美沙拉嗪口服与局部治疗（栓剂、泡沫剂以及保留灌肠）联合应用、结合激素治疗为最佳方案。美沙拉嗪治疗2～4周后，如果对治疗无反应，应换用口服糖皮质激素。

（3）重度溃疡性结肠炎：重度溃疡性结肠炎一般病变范围较广，病情发展较快，需及时处理，给药剂量要足，治疗方法如下：

1）如患儿尚未服用过糖皮质激素，可口服泼尼松或泼尼松龙，观察7～10天，亦可直接静脉给药；已使用糖皮质激素者，应静脉滴注氢化可的松（hydrocortisone）或甲泼尼龙（methylprednisolone），分次静脉给予。口服糖皮质激素5mg以上，持续2月以上者应检查骨密度。

2）肠外应用广谱抗生素，控制肠道继发感染，如硝基咪唑（nitroimidazole）、喹诺酮类制剂、氨苄西林（ampicillin）或头孢类抗生素等。

3）应使患儿卧床休息，适当输液补充电解质，以防水盐平衡紊乱。

4）便血量大、Hb＜90g/L和持续出血不止者应考虑输血。

5）营养不良、病情较重者可予要素饮食，病情严重者应予肠外营养。

6）对于严重广泛的溃疡性结肠炎，静脉应用糖皮质激素仍无效者可考虑予环孢素（ciclosporin）静脉滴注，通常一周内即起效。由于药物的免疫抑制作用、肾脏毒性作用以及其他不良反应，应严格监测环孢素血药浓度。因此，从医院监测条件综合考虑，主张该方法在少数医学中心使用。对于激素依赖者，建议加用硫唑嘌呤（AZA）或巯嘌呤（6-MP）。

7）上述治疗无效者考虑生物制剂，如英夫利昔单抗（infliximab）。随着英夫利昔单抗在儿科领域的广泛应用和深入研究，其在儿童克罗恩病诱导缓解中的作用及远期疗效得到越来越多学者的肯定。

8）慎用解痉剂和止泻剂，以避免诱发中毒性巨结肠。

9）如上述药物疗效不佳，应及时内、外科会诊，确定结肠切除手术的时机和方式，同时应严格掌握手术指征。

10）密切监测患儿的生命体征和腹部体征变化，尽早发现和处理并发症。

2．缓解期的治疗

除初发病例、轻症远端结肠炎，患儿症状完全缓解后，可停药观察，所有患儿完全缓解后均应继续维持治疗。维持治疗的时间尚无定论，可能是3～5年甚至终生用药，诱导缓解后6个月内复发者也应维持治疗。糖皮质激素无维持治疗的效果，在症状缓解后应逐渐减量，过渡到用氨基水杨酸维持治疗。维持缓解，建议采用与诱导缓解相同剂量的美沙拉嗪，除非不能耐受药物不良反应，并同时予叶酸（folic acid）口服。

3．其他治疗　美沙拉嗪和免疫抑制剂均无效者，应考虑应用新型生物制剂，如抗肿瘤坏死因子α（TNF-α）单克隆抗体，亦可用益生菌维持治疗。中药方剂中不乏抗炎、止泻、黏膜保护、抑制免疫反应等多种药物，作为替换治疗的重要组成部分，可以辨证施治，适当选用。多种中药灌肠制剂也有一定的疗效，但需进一步按现代医学的原理进行科学总结。治疗中应注重对患儿的教育,以便提高治疗的依从性、早期识别疾病发作和定期随访。

4. 治疗的药物

(1)抗炎治疗

1)诱导缓解

A. 糖皮质激素:对于急性、重症溃疡性结肠炎患儿,糖皮质激素是最有效的缓解药物。有研究示,每日服用15~60mg泼尼松,45%~90%的患儿临床症状出现改善和缓解,每日服用40~60mg泼尼松,缓解率相应提高。为达到快速治疗反应,可采用静脉注射糖皮质激素。因此,对于轻中度急性溃疡性结肠炎患儿,起始治疗采用口服糖皮质激素治疗是有效的,更严重的患儿在经过肠胃外糖皮质激素治疗取得最初满意疗效后,可以采用口服糖皮质激素治疗来代替。

B. 柳氮磺吡啶(sulfasalazine)和美沙拉嗪:因为柳氮磺吡啶疗效确定并较糖皮质激素不良反应少,所以被认为是治疗溃疡性结肠炎病情恶化时的常用药物。自美沙拉嗪面世以来,柳氮磺吡啶的应用逐渐减少。有研究示,口服美沙拉嗪1.5~4.8g/d治疗轻中度溃疡性结肠炎患儿,40%~74%的患儿临床症状得以改善和缓解,每日剂量大于2g时,病情改善率随剂量进一步提高。尽管柳氮磺吡啶比美沙拉嗪便宜,但是因为后者有良好的耐受性而常被选用。总之,口服美沙拉嗪的复合制剂通常被认为是轻中度病情恶化的溃疡性结肠炎患儿的一线药物。

C. 硫唑嘌呤和巯嘌呤:硫唑嘌呤转化为巯嘌呤,后者代谢为巯嘌呤核苷酸,抑制嘌呤核苷酸合成和细胞增殖,还能通过抑制自然杀伤细胞活性和细胞毒性T细胞功能而调节免疫反应。硫唑嘌呤和巯嘌呤用于对系统激素治疗无反应的活动性溃疡性结肠炎患儿。常用于控制静止期的激素依赖性的炎性肠病。

D. 环孢素:选择性抑制T细胞介导的免疫反应,具有较巯嘌呤和咪唑嘌呤起效更快的优点,口服和静脉注射均用于控制重度溃疡性结肠炎,通常用于对糖皮质激素疗效不佳的重度溃疡性结肠炎患儿。

2)缓解维持治疗

A. 糖皮质激素:对于病情已缓解的患儿,口服或局部应用糖皮质激素并不能防止溃疡性结肠炎复发。

B. 柳氮磺吡啶:对于病情已缓解的溃疡性结肠炎患儿,口服柳氮磺吡啶可以明显减少复发机会。有资料示,服用柳氮磺吡啶1~4g持续6~12个月,71%~88%的患儿病情得以缓解。因此,如果柳氮磺吡啶的长疗程治疗中断,疾病复发率明显增加,除非出现不可耐受的不良反应,应该一直应用柳氮磺吡啶进行预防性治疗。

C. 美沙拉嗪:大多数不能耐受柳氮磺吡啶的患儿很可能对美沙拉嗪反应良好。因为,少有证据表明某种美沙拉嗪比同类的其他药物效果好,所以安全性、成本和病变范围决定了药物的选择。如果溃疡性结肠炎病变在远端结肠或直肠,则美沙拉嗪灌肠剂或栓剂是合适的选择。口服美沙拉嗪适合于病变更广泛的患儿。

D. 硫唑嘌呤和巯嘌呤:用于对系统激素治疗无反应的活动性溃疡性结肠炎患儿,还可用于溃疡性结肠炎的维持治疗以及激素依赖患儿的"激素节制疗法"。

(2)其他治疗:纠正水、电解质平衡紊乱。贫血者予以输血,低蛋白血症者输注白蛋白。重症患儿予全肠外营养。一般病例并无指征使用抗生素,但重症、继发感染者,应积极抗菌治疗,给予广谱抗生素,建议静脉给药,合用甲硝唑对厌氧菌感染有效。

(3)药物用法用量及药学监护

1)氨基水杨酸

A. 用法用量

a. 柳氮磺吡啶:口服,活动期,2～12岁,一次10～15mg/kg(最大量1g),4～6次/日,直至缓解。12～18岁,一次1～1.5g,4次/日,直至缓解。缓解期,2～12岁,一次5～7.5mg/kg(最大量500mg),4次/日。12～18岁,一次0.5～1g,4次/日。

b. 美沙拉嗪:口服,急性发作期,5～12岁,一次15～20mg/kg(最大量1g),3次/日。12～18岁,一日2～4g,分3～4次给药。缓解期治疗,5～12岁,一次10mg/kg(最大剂量500mg),一日2～3次;12～18岁,一次0.5～1g,2次/日。

B. 药学监护

a. 疗效评估:服药后,临床症状的改善需要一段时间,如美沙拉嗪需要25天。在临床症状如腹泻得以控制后,亦需要继续用药,直到内镜检查疗效满意后,可减少到维持剂量。

b. 不良反应:常见恶心、畏食、体温上升、红斑及瘙痒、头痛、心悸不良反应;较少见不良反应如头晕、耳鸣、蛋白尿、胃痛、腹痛、红细胞异常等可能与剂量相关;可能与剂量无关的不良反应如无菌性脑膜炎、咳嗽发热、肝炎、荨麻疹水肿等。

c. 注意事项:伴有肾功能不良者、血尿和高蛋白尿的患儿慎用。柳氮磺吡啶浓度超过50μg/ml时具有毒性,故应减少剂量,避免毒性反应,2岁以下禁用。美沙拉嗪2岁以下儿童不宜用。

d. 用药教育:服药应从小剂量开始服用,以减少胃肠道反应,如果胃肠反应持续存在,应停用5～7日,然后再从较低的剂量重新开始。片剂应在一日固定时间服用,进餐时服用为佳。肠溶片能降低胃肠道不良反应,不可压碎及掰开服用。症状好转后,需要长期服用维持。

2)糖皮质激素

A. 用法用量

a. 泼尼松或泼尼松龙:口服,2～18岁,一日2mg/kg,一日最大剂量不超过60mg,1次/日,直到病情明显缓解。溃疡性结肠炎的疗程较短,克罗恩病的疗程较长,用药4～8周,以后逐渐减量,每周减量5mg。

b. 氢化可的松:静脉滴注,2～18岁,一次10mg/kg,1次/日(全天最大量400mg)。

c. 甲泼尼龙:静脉滴注,1个月～18岁,一日0.5～1.7mg/kg,一日最大量60mg。分2～4次给予。

B. 药学监护

a. 疗效评估:对于病情严重、有明显活动和病变范围较广泛者,一般采用全身性用药的方式,一般用5～7天,腹泻症状好转后改为口服制剂。根据病情好转的情况,再逐渐减量。

b. 不良反应:短期全身性不良反应少,长期使用可导致内分泌系统、消化系统、心血管系统、神经系统等多系统不良反应。对于儿童,尤其需要注意其可继发青春前期生长和发育迟缓、骨质疏松继发病理性骨折和低钾碱中毒。

c. 注意事项:糖皮质激素的使用可以模仿、掩盖或恶化症状及疾病的并发症;溃疡性结肠炎患儿易罹患肠壁穿孔,药物导致的皮肤萎缩使肠壁穿孔的易感性增强。

d. 用药教育：糖皮质激素减量应在严密观察病情与糖皮质激素反应的前提下个体化处理，要注意可能出现的以下现象：①停药反应：长期中或大剂量使用糖皮质激素时，减量过快或突然停用可出现肾上腺皮质功能减退样症状，轻者表现为精神萎靡、乏力、食欲减退、关节和肌肉疼痛，重者可出现发热、恶心、呕吐、低血压等，危重者甚至发生肾上腺皮质危象，需及时抢救。②反跳现象：在长期使用糖皮质激素时，减量过快或突然停用可使原发病复发或加重，应恢复糖皮质激素治疗并常需加大剂量，稳定后再慢慢减量。

3）免疫抑制剂

A. 用法用量

a. 硫唑嘌呤：口服，2～18岁，一日1.5～3mg/kg，一日1次。

b. 巯嘌呤：口服，2～18岁，一日0.5～1.5mg/kg，最大不超过50mg，一日1次。

c. 环孢素：口服，2～18岁，一日2mg/kg，一日2次，可根据药物血浓度调节剂量，最大量不超过5mg/kg，疗程3个月。静脉滴注，3～18岁，一次0.5～1mg/kg，一日2次。疗程2～4周。

d. 英夫利昔单抗：与TNF-α的可溶形式和跨膜形式高亲和力结合，抑制其与受体的结合，从而使TNF失去生物活性。静脉滴注，6～18岁，初始计量5mg/kg，在首次给药后的第2周、第6周再给5mg/kg，然后每8周给药5mg/kg，共8次；对于疗效不佳的患儿，可考虑将剂量调整至10mg/kg。维持治疗剂量的间隔根据疗效确定，一般初次给药10周后评估。

B. 药学监护

a. 疗效评估：不同药物的起效时间、维持治疗时间差别较大。如巯嘌呤一般在应用了3～4个月后，疗效才明显。环孢素，短期静脉应用（7～14天）诱导缓解后即改为口服，建议控制在6个月以内。使用英夫利昔单抗第二周即临床有效，随后每周维持治疗，一般维持6～8个月。

b. 不良反应：较常见，且各类药物的不良反应具有各自的特点，如硫唑嘌呤类药物治疗的过敏反应最常见；环孢素最常见多毛症和感觉异常、高血压，较严重的包括肾毒性、感染和神经毒性；英夫利昔单抗多见输液反应、再次给药后的迟发性过敏/迟发性反应和感染等。

c. 注意事项：硫唑嘌呤，G-6-PD缺乏者可能引起溶血，应避免使用。接受英夫利昔单抗5mg/kg治疗的克罗恩病患儿可见贫血、血便、白细胞减少，6岁以下的克罗恩病患儿的研究尚未进行。

d. 用药教育：免疫抑制剂的有效治疗浓度与中毒浓度的差距很小，且不同个体对药物的吸收和代谢的差异很大，因此需要慎重选择免疫抑制剂的治疗剂量。需要严格遵照医嘱服药，尽量避免服用可以影响药物吸收代谢的药物或食物，以减少血药浓度异常波动导致的毒副反应。虽然环孢素中毒症状及临床效果与其血药浓度之间没有直接联系，但仍应定期检测其血药浓度。

4）抗感染药物

A. 用法用量：甲硝唑：阻碍细菌代谢作用，对专性厌氧菌有杀灭作用，且有一定的免疫抑制作用。口服，每日20～50mg/kg；静脉滴注，首次剂量15mg/kg，维持量7.5mg/kg，每6～8小时一次。

B. 药学监护

a. 疗效评估：抗厌氧菌感染效果佳，根据感染症状的控制情况决定具体用药疗程，也可根据细菌毒素的检查及细菌培养结果判断。

b. 不良反应：消化道反应最为常见，如恶心、呕吐，一般不影响治疗；神经系统症状如头痛、眩晕，大剂量可致抽搐。少数病例发生荨麻疹、口中金属味及白细胞减少等，均属可逆性，停药后自行恢复。

c. 注意事项：甲硝唑代谢产物可使尿液呈深红色，出现运动失调或其他中枢神经系统症状时停药。

d. 用药教育：甲硝唑重复一个疗程之前，应监测白细胞计数。厌氧菌感染合并肾衰竭者，给药间隔时间应由 8 小时延长至 12 小时。应用期间应减少钠盐摄入量，如食盐过多可引起钠潴留。

5. 外科手术治疗

（1）绝对指征：大出血、穿孔、明确或高度怀疑癌变者以及组织学检查发现重度异型增生或肿块性损害伴轻、中度异型增生。

（2）相对指征：重度溃疡性结肠炎伴中毒性巨结肠、静脉用药无效者；内科治疗症状顽固、体能下降、对糖皮质激素抵抗或依赖的顽固性病例，替换治疗无效者；溃疡性结肠炎合并坏疽性脓皮病、溶血性贫血等肠外并发症者。

6. 癌变的监测　对病程 8～10 年以上的广泛性结肠炎、全结肠炎和溃疡性结肠炎合并原发性硬化性胆管炎者，应行监测性结肠镜检查，至少 2 年一次，并做多部位活检。对组织学检查发现有异型增生者，更应密切随访，如为重度异型增生，一经确认即行手术治疗。

二、克罗恩病

克罗恩病是一种消化道的慢性、反复发作和非特异性的透壁性炎症，病变呈节段性分布，可累及消化道任何部位，其中以末端回肠最为常见，结肠和肛门病变也较多。本病还可伴有皮肤、眼部及关节等部位的肠外表现。克罗恩病病程漫长，有多次缓解和复发，不容易彻底治愈，预后好坏取决于病型、有无并发症和治疗条件，轻型病例预后较好，重型较差，少数暴发型者，病情凶险，病死率高。

（一）病因

病因尚未明确，可能与自身免疫、病毒感染、有毒物质刺激或过敏体质有关，亦存在遗传因素。内镜可见节段性、非对称性的黏膜炎症、纵行或阿弗他溃疡、鹅卵石样改变，可有肠腔狭窄和肠壁僵硬等。病变部位病理较典型的改变有：①非干酪性肉芽肿；②阿弗他溃疡；③裂隙状溃疡；④固有膜慢性炎性细胞浸润、腺窝底部和黏膜下层淋巴细胞聚集；⑤黏膜下层增宽；⑥淋巴管扩张；⑦神经节炎；⑧隐窝结构大多正常，杯状细胞不减少等。

（二）临床表现

起病大多隐匿、缓慢，病程漫长，活动期与缓解期交替，少数因并发症而表现为急腹症。

1. 消化系统表现　腹痛、腹泻、腹部肿块、瘘管形成与肛门直肠周围瘘管或脓肿等病变最为明显。腹痛多呈痉挛性，位于脐周或右下腹，腹泻多因肠道炎症渗出和吸收不良引起，瘘管与肛周病变属本病临床特征之一。

2. 全身表现　常有不同程度的发热、营养不良、儿童生长发育迟滞等。

3. 肠外表现　可累及全身多个系统，如杵状指（趾）、关节炎、结节性红斑、口腔黏膜溃疡、虹膜睫状体炎、胆管周围炎等。

4. 并发症表现 以肠梗阻最为多见,其次为腹腔脓肿、急性穿孔或大出血等;尚可有胆石症、尿路结石及脂肪肝等。

(三) 诊断

1. 诊断标准 在排除肠结核、阿米巴痢疾、耶尔森菌等慢性肠道感染、肠道淋巴瘤、憩室炎、缺血性肠炎、贝赫切特综合征以及溃疡性结肠炎等基础上,可按下列标准诊断:

(1)具备上述临床表现者可临床疑诊,安排进一步检查。

(2)同时具备临床表现者和影像学检查,如肠钡剂造影,必要时结合钡剂灌肠,可见多发性、跳跃性病变,呈节段性炎症伴僵硬、狭窄、裂隙状溃疡、瘘管、假息肉和鹅卵石样改变等。腹部超声、CT、MRI 可显示肠壁增厚、腹腔或盆腔脓肿、包块等,或肠镜检查表现,临床可拟诊为本病。

(3)如再加上黏膜组织学检查或手术切除标本病理检查,发现非干酪性肉芽肿和其他 1 项典型表现或无肉芽肿而具备上述 3 项典型组织学改变者,可以确诊,即强调临床拟诊,病理确诊。不过由于这些条件在临床上难以满足,使该诊断标准应用受限。

(4)初发病例、临床表现和影像或内镜检查以及活检难以确诊时,应随访观察 3~6 个月,如与肠结核混淆不清者应按肠结核作诊断性治疗 4~8 周,以观后效。

(5)克罗恩病诊断成立后,诊断内容应包括临床类型、严重程度(活动性、严重度)、病变范围、肠外表现和并发症,以利全面评估病情和预后,制订治疗方案。

2. 临床类型 可参考疾病的主要临床表现作出判断,按 2005 年蒙特利尔世界胃肠病大会克罗恩病分类中的疾病行为分型,可分为狭窄型、穿通型和非狭窄非穿通型(炎症型)。各型可有交叉或互相转化,涉及治疗方案的选择。

3. 严重程度 严重度与活动性均反映克罗恩病的严重程度,常合并使用。克罗恩病的严重度可参考临床表现判断,无全身症状、腹部压痛、包块和梗阻者为轻度;明显腹痛、腹泻、全身症状和并发症为重度;介于其间者为中度。儿科克罗恩病活动指数(PCDAI)评分可正确估计病情和评价疗效(表 5-4)。

表 5-4 儿科克罗恩病活动指数(PCDAI)评分

项目	评分	项目	评分
腹痛	—	压痛或者无压痛肿块	5
无	0	压痛、肌卫、明确的肿块	10
轻度,不影响日常生活	5	肛旁疾病	—
中/重度,夜间加重,影响日常生活	10	无或无症状皮赘	0
每日便次	—	1~2 个无痛性瘘管、无窦道、无压痛	5
0~1 次稀便,无血便	0	活动性瘘管、窦道、压痛、脓肿	10
1、2 次带少许血的糊状便或 2~5 次水样便	5	肠外疾病[3]	—
6 次以上水样便或肉眼血便或夜间腹泻	10	无	0
一般情况	—	1 个表现	5
好,活动不受限	0	≥2 个表现	10

续表

项目	评分	项目	评分
稍差,偶尔活动受限	5	红细胞压积(%)	—
非常差,活动受限	10	男、女(<10 岁)≥33;女(10~19 岁)≥34;男(11~15 岁)≥35;男(>15~19 岁)≥37	0
体重	—	男、女(<10 岁)28~32;女(10~19 岁)29~33;男(11~15 岁)30~34;男(>5~19 岁)32~36	2.5
体重增长	0	男、女(<10 岁)<28;女(10~19 岁)<29;男(11~15 岁)<30;男(>15~19 岁)<32	5
体重较正常轻≤10%	5	血沉(mm/h)	—
体重较正常轻≥10%	10	<20	0
身高[1](诊断时)或身高速率[2]	—	20~50	2
身高下降 1 个百分位等级内或身高生长速率在-1 个标准差之内	0	>50	5
身高下降 1~2 个百分位等级或身高生长速率在−1~−2 个标准差	5	白蛋白(g/L)	—
身高下降 2 个百分位等级以上或身高生长速率在−2 个标准差以下	10	>35	0
腹部	—	25~35	5
无压痛无肿块	0	<25	10

注:[1]百分位数法评价身高的方法常分为第 3、10、25、50、75、90、97 百分位数,即 7 个百分位等级,如"10→25→50"为上升 2 个百分位等级;[2]以 cm/年表示,需要超过 6~12 个月的测量方可得到可靠的身高速率,与正常相比标准差;[3]1 周内超过 3 天体温>38.5℃、关节炎、葡萄膜炎、皮肤结节性红斑或皮肤坏疽

4. **病变范围** 病变部位和范围参考影像学检查和内镜检查结果确定,可分为小肠型、结肠型、回结肠型。此外,如消化道其他部分受累,亦应注明,受累范围>100cm 者属广泛性。

5. **肠外表现和并发症** 肠外表现可有口、眼、关节、皮肤、泌尿以及肝胆等系统受累;并发症可有肠梗阻、瘘管、炎性包块或脓肿、出血、肠穿孔等。

(四)治疗原则及方案

克罗恩病治疗目标与溃疡性结肠炎相同,均为诱导和维持缓解,防治并发症,改善患儿的生活质量。与溃疡性结肠炎相比,克罗恩病有如下特点:疾病严重程度与活动性判断不如溃疡性结肠炎明确;临床缓解与肠道病变恢复常不一致;治疗效果不如溃疡性结肠炎;疾病过程中病情复杂多变。因此,必须更重视病情的观察和分析,更强调个体化的治疗原则。

在活动期,诱导缓解治疗方案的选择主要依据疾病的活动性、严重度、病变部位以及治疗的反应和耐受性而决定。在缓解期必须维持治疗,防止复发,出现并发症应及时予以相应的治疗。尽管相当部分克罗恩病患儿最终难免手术治疗,但由于术后复发率高,克罗恩病的基本治疗仍是内科治疗。应在治疗过程中慎重评估手术的价值和风险以及手术范围,以求在最合适的时间施行最有效的手术。同时,辅以戒烟、营养、对症和心理等综合治疗。

克罗恩病治疗原则与溃疡性结肠炎相似,治疗方案略有不同。氨基水杨酸类药物应视病变部位选择,作用逊于溃疡性结肠炎,免疫抑制剂、抗生素和生物制剂使用较为普遍。

1. 活动期的治疗

(1)回结肠型克罗恩病

1)轻度治疗:口服足量的柳氮磺吡啶(SASP)或美沙拉嗪(5-ASA)作为初始治疗,有条件者口服布地奈德(budesonide),则疗效更佳。

2)中度治疗:初始治疗可选择糖皮质激素,布地奈德(国内尚无口服制剂)亦可。合并感染加用抗生素,如甲硝唑。不推荐美沙拉嗪。

3)重度治疗:首先使用糖皮质激素,口服泼尼松或泼尼松龙,观察7~10天,亦可直接静脉给药,滴注氢化可的松或甲泼尼龙,分次静脉给予。口服糖皮质激素5mg以上,持续2个月以上者应检查骨密度。对于激素依赖者,建议加用硫唑嘌呤(AZA)或巯嘌呤。上述药物治疗无效或不能耐受者应对手术治疗进行评估,或有条件的可使用生物制剂,如英夫利昔单抗,初始治疗有效但之后无效的,可考虑增加剂量。

(2)结肠型克罗恩病

1)轻、中度治疗:可选用美沙拉嗪或柳氮磺吡啶。治疗开始即可使用糖皮质激素。远段病变可辅以局部治疗,药物和剂量同回结肠型克罗恩病。

2)重度治疗:药物选择同重度回结肠型克罗恩病。

(3)小肠型克罗恩病

1)轻度治疗:回肠病变可用足量的美沙拉嗪控释剂;广泛性小肠克罗恩病,营养治疗作为主要治疗方法。

2)中、重度治疗:使用糖皮质激素(布地奈德最佳)和抗生素,推荐加用硫唑嘌呤或巯嘌呤,不能耐受者可改为甲氨蝶呤(methotrexate)(临床使用少)。营养支持治疗则作为重要辅助治疗措施。如上述治疗无效,则考虑应用英夫利昔单抗或手术治疗。

(4)其他情况:累及胃、十二指肠者治疗与小肠型克罗恩病相同。加用质子泵抑制剂抑制胃酸。肛门病变,如肛瘘,抗生素是一线治疗选择,或加用脓肿引流、皮下置管等。其他部位瘘管形成者治疗与上述中、重度的诱导缓解方案相同,亦可考虑应用英夫利昔单抗或手术治疗,具体方案需因人而异。

2. 缓解期的治疗 首次药物治疗取得缓解后,可用美沙拉嗪维持缓解,药物剂量与诱导缓解的剂量相同。频繁复发和(或)病情严重者,在使用糖皮质激素诱导缓解时,应加用硫唑嘌呤或巯嘌呤,并在取得缓解后继续以硫唑嘌呤或巯嘌呤维持缓解,不能耐受者改用小剂量甲氨蝶呤;使用英夫利昔单抗诱导缓解者,推荐继续定期使用以维持缓解,但最好与其他药物,如免疫抑制剂联合使用。上述维持缓解治疗用药时间与溃疡性结肠炎相同,一般为3~5年甚至更长。

3. 其他治疗 基于发病机制研究的进展,有多种免疫抑制药物,特别是新型生物制剂可供选择。益生菌也可用于维持治疗。中药方剂中不乏抗炎、止泻、黏膜保护、抑制免疫反应等多种药物,作为替换治疗,可辨证施治,适当选用。

4. 治疗药物的选择

(1)抗炎治疗

1)诱导缓解

A. 糖皮质激素:糖皮质激素是治疗急性症状性克罗恩病应用最广泛的药物。研究表明约有60%～80%活动性克罗恩病患儿对糖皮质激素治疗有反应。这些药物在回肠和回结肠病中尤其有效,甚至可诱导中重度克罗恩病患儿病情缓解。

B. 柳氮磺吡啶:柳氮磺吡啶也广泛推荐并用于治疗轻中度的症状性克罗恩病患儿,一般在治疗4～6周后症状开始好转。有资料示,柳氮磺吡啶疗效限于病变位于结肠或回结肠的患儿,而对只局限于小肠的病变无效。未经治疗的结肠病变对柳氮磺吡啶的反应优于泼尼松,若不考虑病变部位,泼尼松的治疗效果优于柳氮磺吡啶。合用泼尼松及柳氮磺吡啶并不比单独使用泼尼松进行治疗的效果更好。总之,轻度活动期患儿通常使用美沙拉嗪开始治疗,而更重的患儿通常使用糖皮质激素。

C. 抗菌药物:某些抗菌药物如硝基咪唑类有一定的疗效,如甲硝唑对肛周病变有效。长期使用抗菌药物的不良反应多,可与其他药物联合短期应用,以增强疗效。

2)缓解维持治疗

A. 糖皮质激素:当糖皮质激素缓解克罗恩病活动期的症状后,就应逐渐减少其用量。减量原则通常是缓慢减量(每周减5%～10%),服用数周至数月。一些研究证明糖皮质激素对克罗恩病维持缓解无效,而继续治疗许多患儿依旧处于活动期。但是,一部分克罗恩病患儿长期服用糖皮质激素可以预防症状复发。

B. 柳氮磺吡啶:大规模长期研究证实,无论病变部位在何处,给有症状的克罗恩病患儿持续使用柳氮磺吡啶预防克罗恩病复发并没有明显疗效,但是对克罗恩病术后患儿的维持治疗可能有效。

C. 硫唑嘌呤和巯嘌呤:越来越多的证据表明硫唑嘌呤和巯嘌呤在克罗恩病维持缓解中起作用。在降低克罗恩病复发中的益处远大于其长期的不良反应。

D. 其他药物:许多其他免疫抑制剂亦用于克罗恩病,英夫利昔单抗对维持缓解的疗效亦已得到证实。

(2)其他治疗:纠正水、电解质平衡紊乱;贫血者予以输血,低蛋白血症者输注白蛋白。重症患儿予要素饮食或全肠外营养。

(3)药物用法用量及药学监护

1)氨基水杨酸:相关内容同"溃疡性结肠炎"。

2)糖皮质激素

A. 用法用量:布地奈德:抑制免疫反应和降低抗体合成,从而使组胺等过敏活性介质的释放减少和活性降低。口服,一日一次9mg,晨起服用,疗程8周,每周减量3mg,2～4周减完。

B. 药学监护

a. 疗效评估:本品9mg/d与口服泼尼松龙40mg/d比较,疗效基本相仿。

b. 不良反应:神经系统如头痛、头晕;胃肠道系统如恶心、腹泻;速发或迟发的过敏反应;罕见肾上腺功能减退和生长缓慢。

c. 注意事项:2岁以下儿童慎用或不用。

d. 用药教育:布地奈德的全身作用,如体重下降、淋巴组织及肾上腺皮质萎缩,比其他糖皮质激素弱或相当。但是在长期使用后,可能一段时间内存在肾上腺皮质功能不全,建议进行血液学和肾上腺皮质功能检测。

其余相关内容同"溃疡性结肠炎"。

3）免疫抑制剂：相关内容同"溃疡性结肠炎"。

4）抗感染药物：相关内容同"溃疡性结肠炎"。

5. 手术治疗和术后复发的预防

（1）手术指征：手术治疗是克罗恩病治疗的最后选择，适用于积极内科治疗无效而病情危及生命或严重影响生存质量者，以及有并发症（穿孔、梗阻、腹腔脓肿等）需外科治疗者。

（2）术后复发的预防：克罗恩病病变肠道切除术后的复发率相当高。患儿术后原则上均需用药预防复发。一般选用美沙拉嗪。硝基咪唑类抗生素有效，但长期使用不良反应多。硫唑嘌呤或巯嘌呤在易于复发的高危患儿中考虑使用。预防用药推荐在术后2周开始，持续时间不少于2年。

6. 癌变的监测 小肠克罗恩病炎症部位可能并发癌变，但不发生于结肠，应重点监测小肠。结肠克罗恩病癌变危险性与溃疡性结肠炎相近，检测方法相同。

 案例分析

案例：

1. 病史摘要

一般项目：男童，5岁大。

主诉：反复排黏液血便3个月，发热2天。

现病史：患儿3月前无明显诱因出现排黏液血丝便，伴腹痛，脐周痛为主，多次门诊查大便 WBC＋～＋＋，RBC＋，予阿莫西林克拉维酸钾、头孢菌素抗感染及对症治疗，症状反复，近2天出现发热，热峰38.9℃，间中呕吐，无咖啡样物，非喷射性，以"慢性腹泻"收入院。患儿起病以来胃纳欠佳，近3月体重减轻1kg，小便正常。

既往史：出生时无窒息抢救史，反复口腔溃疡病史，无外伤史，无手术史，无输血、血制品史。

其他病史：否认传染病接触史，否认有家族遗传病史。

体格检查：体重12.5kg，神志清楚，呼吸21次/分，黏膜稍苍白，无黄染，无皮疹、水肿。颈软，无抵抗。双肺呼吸音清，未闻及干湿性啰音。心率101次/分，律齐，心音有力，未闻及病理性杂音。腹软，脐周压痛，无反跳痛，肝脾不大，未触及包块，肠鸣音正常。四肢肌力Ⅴ级，肌张力正常，四肢关节未见红肿。四肢端暖，肛门6点方向见皮赘，未见肛裂。

入院诊断：①慢性腹泻病；②肛门皮赘；③营养不良。

入院检查：血气电解质分析：pH 7.340，钾 3.0mmol/L，钠 131.0mmol/L，乳酸1.40mmol/L，葡萄糖4.1mmol/L，细胞外液碱过剩－5.50mmol/L。生化：白蛋白32.6g/L，球蛋白22.5g/L，pANCA阳性。血常规：Hb 98g/L；大便常规：WBC＋，RBC＋，潜血阳性；大便培养：产气荚膜杆菌阳性，致病性大肠埃希菌、志贺菌、沙门菌、空肠弯曲菌阴性；腹部B超、腹部平片未见异常。胃镜检查：胃窦十二指肠黏膜充血，十二指肠球部前壁见一溃疡灶，大小约1.5cm×1.0cm，表面覆盖白苔，未见活动性出血。肠镜检查：回盲部黏膜充血、水肿，见片状糜烂，息肉样增生，各段结肠黏膜充血，升结肠、横结肠见散在纵行溃疡，溃疡之间呈现铺路卵石样改变。黏膜病理：镜下成纤维细胞、小血管增生，多量中性粒细胞浸润，发现肉芽肿，中心无干酪坏死。

最后诊断：①克罗恩病；②十二指肠球部溃疡；③肛门皮赘；④轻度营养不良；⑤低钾血症；⑥低钠血症。

2. 治疗方案

甲泼尼龙：静脉滴注,12.5mg/日,分成2次服用。

甲泼尼龙片：口服,24mg/日,分成2次服用,并逐渐减量,每周减量2mg。

巯嘌呤：口服,8mg/日,一日1次。

甲硝唑：静脉滴注,一次0.1g,q8h。

奥美拉唑：静脉滴注,一次12.5mg,qd。

10％KCl：口服,一次3ml,tid。稀释后服用。

布拉氏酵母菌：口服,一次250mg,bid。

3. 药学监护计划　糖皮质激素：大剂量糖皮质激素会削弱宿主的抵抗力从而导致对真菌、细菌和病毒的易感性增加。不良反应可涉及全身系统,如体液及电解质紊乱、骨质疏松、消化道溃疡和癫痫发作等。长期每天分次给予糖皮质激素会抑制儿童生长。

4. 药学监护过程　监测患儿是否继发细菌、真菌、病毒感染；监测患儿身高及骨密度情况；定期监测肾上腺功能；观察是否出现体液潴留、骨质疏松、消化道出血等症状。

分析：

1. 分析与讨论

(1)抗炎治疗：患儿诊断为克罗恩病,根据肠镜结果示病变部位主要在结肠。患儿反复排黏液血便3月,伴腹痛,起病以来体重减轻1kg,且已发热2天,考虑为中重度活动期病变。首先,予甲泼尼龙12.5mg/日,分成2次服用,静脉滴注；3天后,腹痛明显缓解,无发热,予停用静脉糖皮质激素,改为口服甲泼尼龙片24mg/日,分成2次服用；再3天后,患儿无明显腹痛,且腹痛无反复,逐渐减量,每周减量2mg。减量期间,腹痛稍有反复,予暂缓激素的减量,病情恢复平稳后,继续减量。开始使用糖皮质激素的同时,加用巯嘌呤口服,8mg/日,qd。

(2)抗感染治疗：患儿发热2天,热峰38.9℃,反复排黏液血便。不排除炎症引起的发热,存在肠道感染的可能,予甲硝唑0.1g,q8h静脉滴注。

(3)营养治疗：饮食予白粥、瘦肉等不易引起过敏的食物,同时加用去乳糖奶粉,提供机体所需的热量。

(4)其他对症治疗：患儿有呕吐,胃纳欠佳,予奥美拉唑抑酸治疗；口服10％KCl,喝加盐开水,以纠正低钾、低钠；加用布拉氏酵母菌促进肠道菌群平衡的恢复。

2. 药物治疗小结　儿童克罗恩病的治疗目的在于抑制炎症,诱导和维持缓解、防止复发,同时避免长期的并发症,更重要的是促进儿童生长发育,保持健康的生理和心理状态。儿童活动期克罗恩病主要采用糖皮质激素诱导缓解,控制症状迅速,但糖皮质激素可减少免疫细胞凋亡数量,降低肠黏膜免疫系统的耐受能力,长期应用出现Cushing综合征,增加死亡的风险,还易导致激素依赖和(或)耐药。糖皮质激素不宜用于维持治疗。

绝大部分克罗恩病患儿存在营养缺陷,生长发育受到影响。肠内营养不仅可以增强患儿的营养状态,并且直接减少炎症反应,对肠黏膜的生长和增殖及肠屏障功能的维护有特殊作用。

第六节　急性胰腺炎

急性胰腺炎(acute pancreatitis)是多种病因引起胰酶激活,继以胰腺局部炎症反应为主要特征,伴或不伴有其他器官功能改变的疾病。轻型胰腺炎病情呈自限性,一般病程在1~2周后胰腺的形态和功能恢复正常。重型胰腺炎少见,有器官衰竭或坏死、脓肿、假性囊肿等局部并发症存在时病情急重,有50%的胰腺坏死出现器官衰竭,病死率高。

一、病因

小儿急性胰腺炎致病因素与成人不同,最常见的原因:①继发于身体其他部位的细菌或病毒感染如急性流行性腮腺炎、肺炎、菌痢、扁桃腺炎等;②上消化道疾患或胆胰交界部位畸形,胆汁反流入胰腺,引起胰腺炎,如胆总管囊肿、十二指肠畸形等;③药物诱发:应用大量肾上腺激素、免疫抑制药、吗啡以及在治疗急性淋巴细胞白血病时应用门冬酰胺酶等可引起急性胰腺炎;④可并发于全身系统性疾病,如红斑狼疮、过敏性紫癜、甲状旁腺功能亢进症、克罗恩病、川崎病等。仍有一些病例无肯定的致病因素。

胰蛋白酶催化胰酶系统,激活补体和激肽系统,进而引起胰腺局部组织炎症反应,激活的消化酶和活性物质经血循环、淋巴管可转移至全身,包括白细胞趋化、活性物质释放、氧化应激、微循环障碍、细菌易位等,引起全身多脏器损害。

二、临床表现

1. 腹痛　为上腹部疼痛,多呈持续性。
2. 恶心、呕吐　呕吐物为食物与胃、十二指肠分泌液。
3. 休克　见于重症急性胰腺炎,病人出现烦躁不安、面色苍白、腹部和腰部大片瘀斑、四肢湿冷、血压下降、脉搏增快,发生突然死亡,经尸体解剖证实为急性坏死出血型胰腺炎。
4. 体征　上腹压痛(脐上偏左或偏右),有些病人伴局部肌紧张;部分病人脐周皮肤出现蓝紫色瘀斑(Cullen征)或两腰侧出现棕黄色瘀斑(Grey Turner征)。

三、诊断

患儿出现上腹部持续性疼痛、呕吐应考虑急性胰腺炎。急性胰腺炎诊断分为轻症急性胰腺炎与重症胰腺炎两类,少数病情极其凶险的,可称为暴发性胰腺炎。

1. 轻症急性胰腺炎
(1)急性持续腹痛(偶无腹痛)。
(2)血清淀粉酶或脂肪酶活性增高≥正常值上限3倍。
(3)影像学提示胰腺有(或无)形态改变。
(4)无器官功能障碍或局部并发症,对液体补充治疗反应良好。
(5)John评分<3分(表5-5)。
2. 重症急性胰腺炎
(1)具备轻症急性胰腺炎的临床表现和生化改变。
(2)具备下列症状之一者:①胰腺局部出现并发症:CT检查发现胰周渗出显著,胰腺实质内或胰周单个液体积聚,广泛的胰腺内、外积液,胰腺和脂肪坏死,胰腺脓肿等。②发病后72 小时内出现下列之一者:肾衰竭、呼吸衰竭、休克、凝血功能障碍、败血症、全身炎症反应综合征等,John 评分≥3 分(见表 5-5)。

表 5-5　John 评分指标

入院时	入院后 48 小时以内
年龄<7 岁	血清钙<2.05mmol/L
体重<23kg	人血白蛋白<26g/L
白细胞数>$18.5×10^9$/L	尿素氮升高>1.8mmol/L
血清乳酸脱氢酶>2000IU/L	估计体液丢失>75ml/kg

注:每一项计 1 分

四、治疗原则及方案

急性胰腺炎的治疗目的主要包括抑制胰腺分泌,对症支持治疗,并发症的监测和治疗。随着研究的深入,目前轻型急性胰腺炎以非手术治疗为主,而重型急性胰腺炎应根据具体情况予以不同的治疗。总之,在急性胰腺炎的治疗过程中,应根据病程采取个体化综合治疗,以提高急性胰腺炎患儿的生存率。

(一)非手术治疗

1. 一般治疗　禁食、胃肠减压,补液、纠正水电解质及酸碱平衡紊乱,解痉止痛。

(1)禁食、胃肠减压:轻型急性胰腺炎患儿,一般只需禁食 3～5 天即可,重型急性胰腺炎应根据临床情况适当延长禁食时间。胃肠减压,可以缓解因肠麻痹所致的腹胀、呕吐,还可以减少胃酸刺激分泌胰酶,阻止病情的发展。同时,需防止胃肠减压可能导致的电解质紊乱,及胃内的无胃酸状态可能增加的胃黏膜损伤。

(2)补液、纠正水电解质紊乱及酸碱平衡失调:重型急性胰腺炎的炎症渗出,以及腹膜炎导致的肠麻痹引起的呕吐、肠腔积存内容物等,可致严重的体液和大量电解质丢失。水、电解质的大量丢失,可导致酸碱平衡失调,诱导低容量性休克,所以在疾病过程中,应注意及时补液,纠正酸碱平衡失调。

(3)解痉止痛:重型急性胰腺炎的腹痛剧烈,少数患儿甚至可导致疼痛休克,因此应及时使用止痛药。可予哌替啶(pethidine),不推荐使用吗啡和胆碱能受体拮抗剂,如山莨菪碱。有研究示,低浓度、小剂量的局麻药镇痛效果较好,同时可改善胰腺血液循环。

2. 抑制胰腺分泌

(1)生长抑素及类似物:包括生长抑素(somatostatin)和长效八肽生长抑素类似物奥曲肽(octreotide)。生长抑素可抑制胰腺分泌、胰腺外分泌、胰腺促分泌素、胃液分泌,阻止血小板活化因子产生后引起的毛细血管渗漏综合征;刺激肝、脾及循环中网状内皮细胞系统的活性;松弛 Oddi 括约肌;保护胰腺细胞。但大规模随机研究及临床循证研究并未发现此类药物(生长抑素及其类似物、抑肽酶、加贝酯等)能改善重症急性胰腺炎患儿的预后。有研究认为重症急性胰腺炎早期(发病 72 小时内)应用有效。

1)用法用量

A. 生长抑素:是人工合成的肽类激素,存在于下丘脑和胃肠道。用法用量:静脉滴注,首先缓慢静脉注射 3.5μg/kg 作为负荷剂量,然后立即以每小时 3.5μg/kg 的速度持续静脉滴注给药,急性胰腺炎连续给药 72～120 小时。

B. 奥曲肽:静脉滴注,初始剂量 2～10μg/(kg·d),每 12 小时一次。根据患儿的反应,可考虑通过增加给药次数(6～8 小时一次)或增加每剂剂量,以增加给药剂量。最大剂量为 40μg/(kg·d)。最多治疗 5 天,可用生理盐水稀释或葡萄糖液稀释。

2)药学监护

A. 疗效评估:根据临床应用效果,用药 24 小时后,发热、腹痛减轻,血液淀粉酶下降,胰腺病变程度减轻,早期应用可避免发展成严重病情。

B. 不良反应:常见不良反应有恶心、呕吐,少见腹痛、腹泻和血糖轻微变化;血液系统可见在静脉用药期间出现白细胞计数增多;其他系统的不良反应,如头痛、呼吸困难等罕见。

C. 注意事项:生长抑素滴注速度高于每分钟 50μg 时,会出现恶心和呕吐现象。胰岛素依赖型糖尿病或已患糖尿病患儿,应密切监测血糖水平。应避免给予胰岛素所需的葡萄糖,如果必须给予,应同时给予胰岛素。

D. 用药教育:由于本类药物可抑制生长激素、胰高糖素和胰岛素的释放,在治疗初期会引起短暂的血糖水平下降,对接受胰岛素治疗的糖尿病患儿,其胰岛素的用量可能减少。此外,还可能降低患儿餐后糖耐量,少数长期给药者可导致持续的高血糖症。

(2)H_2受体拮抗剂(H_2RA)和质子泵抑制剂(PPI):通过减少胃酸进入十二指肠时对胰腺的刺激作用,减少胰酶分泌,防止应激性胃黏膜病变的发生,主张短期内使用。如西咪替丁、雷尼替丁、奥美拉唑等。

3. 营养支持　急性胰腺炎时,机体处于高分解代谢状态,伴有炎性渗出。长期禁食等可导致患儿并发负氮平衡和低蛋白血症,因此,应根据临床状况,给予营养支持。在发挥营养支持的最大作用的同时,注意不能增加或刺激胰液的分泌,以达到安全有效的营养支持目的。例如,采用鼻-空肠置管输注肠内营养时,不增加胰腺外分泌;给予静脉输注肠外营养时,不刺激胰腺外分泌。

急性胰腺炎营养支持原则:尽早给予鼻-空肠置管肠内营养。如果存在肠壁水肿、麻痹,导致营养和水分吸收不良,且肠内营养不能满足机体的需要时,需要同时加用静脉营养。

4. 抗生素合理应用　非胆源性重型急性胰腺炎不推荐抗生素,对胆源性急性胰腺炎应常规使用抗生素。坏死性胰腺炎并发热、白细胞计数增高和(或)器官衰竭者,应进行细菌培养予以合适的抗生素。抗生素选择抗菌谱能覆盖革兰阴性菌和厌氧菌、脂溶性强且能有效通过血-胰屏障的种类。一线用药有甲硝唑、第三代头孢菌素,严重时可予碳青霉烯类抗生素如亚胺培南/西司他丁(imipenem and cilastatin)。

5. 其他治疗方法　胰酶替代、肠道去污、腹腔灌洗、中药治疗等。

(二) 手术治疗

由于重症急性胰腺炎患儿早期可并发全身炎症反应综合征状态,早期积极手术可能加重多器官功能障碍。所以,应在非手术综合治疗之后,同时具有手术指征时考虑外科手术。根据病因采用不同的手术方式,如内镜治疗,国外在成人中开展较多,但儿童方面经验很少。

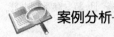 案例分析

案例：

1. 病史摘要

一般项目：男童，7岁。

主诉：腹痛、呕吐3天，发热1天。

现病史：患儿3天前进食大量海鲜、鸡翅后出现腹痛，脐周上痛为主，伴呕吐多次，无咖啡样物，非喷射性，门诊予止呕等对症治疗，症状无改善。昨天出现发热，热峰39℃，无寒战、抽搐，呕吐加重，伴精神差，以"腹痛呕吐待查"收入院。患儿起病以来精神胃纳欠佳，大小便正常。

既往史：出生时无窒息抢救史，无外伤史，无手术史，无输血、血制品史。

其他病史：否认传染病接触史，否认有家族遗传病史。

体格检查：体重25.5kg，神志清楚，呼吸21次/分，黏膜无黄染、皮疹。颈软，无抵抗。双肺呼吸音清，未闻及干湿性啰音。心率100次/分，律齐，心音有力，未闻及病理性杂音。腹软，脐周压痛，无反跳痛，肝脾不大，未触及包块，肠鸣音正常。四肢肌力Ⅴ级，肌张力正常。四肢端暖。

入院诊断：腹痛、呕吐待查。

入院检查：血气电解质分析：pH 7.590，钾2.9mmol/L，钠132.0mmol/L，乳酸1.10mmol/L，葡萄糖4.0mmol/L，细胞外液碱过剩＋5.50mmol/L。血清钙2.2mmol/L，人血白蛋白36g/L，尿素氮1.2mmol/L。血常规：Hb 118g/L，a-淀粉酶850U/L，脂肪酶197U/L，大小便常规，腹部平片未见异常，腹部B超见胰腺肿胀，未见腹腔积液。CT检查发现胰周少量渗出，胰腺肿胀，未见胰腺和脂肪坏死，未见假性囊肿和脓肿形成。

最后诊断：①急性胰腺炎；②低钾血症；③低钠血症；④代谢性碱中毒。

2. 治疗方案

生长抑素：静脉滴注，首先慢速冲击注射（3～5分钟）250μg，然后以3μg/(kg·h)的速度持续静脉滴注，共72小时。在连续给药过程中，换药间隔最好小于3分钟。

奥美拉唑：静脉滴注，一次12mg，qd。

3. 药学监护计划 生长抑素：少数病例用药后出现恶心、眩晕、面部潮红。当注射速度超过50μg/min时，病人会发生恶心和呕吐。

4. 药学监护过程 监测患儿腹痛症状是否好转，并监测脂肪酶、淀粉酶等的生化检查；观察患儿是否出现与用药有关的恶心、呕吐等症状。

分析：

1. 分析与讨论

（1）一般治疗：患儿出现腹泻、呕吐，淀粉酶、脂肪酶增高，腹部B超示胰腺肿胀，CT示胰腺肿胀，诊断急性胰腺炎。首先予禁食、胃肠减压。血气示低钾、低钠，先予0.9%生理盐水100ml＋10%氯化钾3ml，纠正水电解质紊乱及酸碱平衡失调。输液完毕后，复查血气，根据结果，调整补液方案。

（2）药物治疗：静脉滴注生长抑素，首先慢速冲击注射（3～5分钟）250μg，然后立即进行以3μg/(kg·h)的速度持续静脉滴注给药，并维持滴注速度低于每分钟50μg，共72小时，

输液过程未见恶心和呕吐现象。加用奥美拉唑 0.5mg/kg，一周后复查 B 超，胰腺肿胀好转。

（3）营养治疗：患儿 7 岁，体重 25.5kg，营养评价中等，因需减少食物等对胰腺分泌的刺激，给予空肠置管行肠内营养。待胰腺肿胀好转后，经评估逐渐改为经口进食。

2. 药物治疗小结　患儿的急性胰腺炎为轻型，以内科治疗为主，抑制胰腺分泌的同时，维持机体的水、电解质、营养平衡等。经过 3～5 天的治疗后，胰腺水肿逐渐好转，最终痊愈。

第七节　功能性消化不良

功能性消化不良（functional dyspepsia，FD）又称非溃疡性消化不良，不是一个独立的疾病，是一种病因未明的、未能发现器质性或全身性疾病的慢性、持续性或反复发作性上腹部症候群，症状超过 4 周以上。低风险，预后良好。

一、病因

病因未明，目前认为是多种因素综合作用的结果，包括饮食与环境因素、胃酸、慢性胃炎、十二指肠炎、幽门螺杆菌（Hp）感染、胃肠运动功能异常、内脏感觉异常、心理社会因素等。以腹痛为主的功能性消化不良患儿胃黏膜活检可能仅提示轻度、慢性炎症，因而不提倡常规行内镜检查。

二、临床表现

按照罗马Ⅱ标准，据北美保健网络的调查，4～18 岁儿童中 12.5％～15.5％患有此病。表现为腹上区的疼痛或不适感觉（可表现为早饱、胀满、嗳气、恶心、呕吐等）。

三、诊断

对于 4～18 岁儿童和青少年，必须符合下列条件，并且症状每周至少 1 次，持续 2 个月以上：

1. 腹上区（脐上）持续性或复发性疼痛或不适感。

2. 排便后不缓解，或与大便的次数及性状无关（不是肠易激综合征）。

3. 没有可用以解释这些症状的炎症性、器质性、代谢性疾病及新生物形成的依据。予辅助检查排除其他消化系统相关疾病包括：

（1）血常规：排除贫血、嗜酸细胞增多和感染因素。

（2）肝功能检测：排除肝胆系统疾病。

（3）大便常规及寄生虫检查：排除寄生虫感染。

（4）红细胞沉降率、CRP、血管炎四项：排除炎性肠病。

（5）血淀粉酶、脂肪酶，尿淀粉酶：排除胰腺炎。

（6）腹部超声：排除胰腺、肝、胆道的疾病。

（7）消化道内镜检查：可用于那些吞咽困难、尽管使用了抑酸剂但症状仍持续的患儿、停药后症状又反复者或考虑有幽门螺杆菌感染相关性疾病者。

（8）氢呼吸试验：排除乳糖不耐受及肠道菌群失调。

四、治疗原则及方案

功能性消化不良的发病机制十分复杂,涉及胃酸分泌异常、胃肠运动和胃排空功能改变、内脏感觉敏感性改变、Hp 感染、神经系统功能异常和心理社会因素等。由于功能性消化不良发病机制和原因未完全明确,治疗主要是针对患儿的主要症状进行治疗。功能性消化不良的治疗应依据个体化原则,主要包括一般治疗和药物治疗。

(一) 一般治疗

虽然没有明确的功能性消化不良的特别饮食,但有消化不良的临床症状期间,应避免甜食、刺激性食物、高脂饮食等以免加重腹胀、嗳气症状。

因为进食频繁可影响胃肠运动的正常节律,应定时定量进餐,不建议白天加用点心,夜间可根据需要加用少量点心。

生活作息规律,保证睡眠充足,心态良好,并适当增加运动。

(二) 药物治疗

1. 抑酸治疗　抑酸剂主要有两大类,H_2 受体拮抗剂(H_2RA)和质子泵抑制剂(PPI),它们对胃酸分泌有明显的抑制作用,可以缓解酸相关的症状。有研究显示,不同 H_2RA 的抑酸效果不同。所以,不是所有的 H_2RA 可用于功能性消化不良。目前常用药物有西咪替丁、雷尼替丁等,疗程一般为 6~8 周,症状缓解后可逐渐减量。PPI 对于功能性消化不良症状的改善,优于 H_2RA,有效率为 31%~86%,对于 Hp 阳性和腹痛为主要症状的功能性消化不良效果较好。疗程一般为 4~6 周,症状缓解后可换用 H_2RA。目前常用药物的有奥美拉唑等。

(1)用法用量

1)西咪替丁:口服,新生儿,一次 5mg/kg,4 次/日;1 个月~12 岁,一次 5~10mg/kg(最大量 400mg),4 次/日;12~18 岁,一次 400mg,2~4 次/日。静脉注射与滴注,一次 5~10mg/kg,2~4 次/日,一日剂量不宜超过 2g。

2)雷尼替丁:口服,一日 4~6mg/kg(一日最大剂量 300mg),q12h 或睡前一次服用。缓慢静脉注射,新生儿,一次 0.5~1mg/kg,3~4 小时一次;6 个月~18 岁,一次 1mg/kg(最大50mg),2 次/日或 3~4 小时一次。

3)奥美拉唑:口服,开始治疗 1mg/kg(一日最大剂量 40mg),1 次/日,有效后减量至0.5mg/kg。静脉注射,1 个月~12 岁,最初 0.5mg/kg(最大 20mg),1 次/日。12~18 岁,一次 40mg,1 次/日。

(2)药学监护

1)疗效评估:可快速缓解胃酸、胃痛症状,有助于缓解因胃酸分泌异常导致的神经焦虑等不适,对功能性消化不良有一定的辅助作用。

2)不良反应:胃肠道反应较常见,如腹泻、腹胀、便秘,肝胆系统反应可见血清转氨酶、胆红素升高,血液系统可见粒细胞减少、血小板计数减少,神经系统可见头痛、耳鸣,如可透过血脑屏障的西咪替丁,其他系统的不良反应如偶有皮疹、荨麻疹(应停药)等。

3)注意事项:质子泵抑制剂如奥美拉唑,主要经 CYP2C19 和 CYP3A4 代谢,CYP2C19的基因多态性可影响其药动学和药效学。临床应用时,要注意监测肝药酶对药效的影响。

4)用药教育:婴儿使用含铝的抗酸药会造成血铝水平增加,可导致骨量减少和神经毒性,不能随意增加剂量。服用 H_2 受体拮抗剂应在餐中或餐后即刻服用,不能与抗酸药同时服用,若需共用时,应安排不同时间给药。

2. 胃肠动力调节 促动力药物对于功能性消化不良的疗效尚未明确,但一般认为促动力药物可以改善相关的上腹部饱胀、胀满、恶心等症状。目前常用的药物有甲氧氯普胺(metoclopramide)、多潘立酮、红霉素(erythromycin)。

红霉素类药物结合并激动胃动素受体,产生促动力效应,对缓解部分症状有效,但是目前临床上没有无抗菌活性的红霉素类促动力药物。

(1)用法用量

1)甲氧氯普胺:多巴胺(DA_2)受体拮抗剂,促进胃及上部肠段的运动。肌内或静脉注射,6 岁以下,一次 0.1mg/kg;6～14 岁,一次 2.5～5mg。

2)多潘立酮:拮抗胃肠道 DA_2 受体介导的平滑肌松弛。口服,一次 0.3mg/kg,3 次/日。

3)红霉素:结合并激动胃动素受体,产生促动力效应。口服,一次 3～5mg/kg,一日 3 次,餐前 1 小时服用。

(2)药学监护

1)疗效评估:可快速缓解腹胀、腹痛和嗳气症状,促进胃排空,缓解因消化动力不足导致的不适,对功能性消化不良有一定的辅助作用。

2)不良反应:常见胃肠道不良反应,腹痛、腹泻、恶心、呕吐,神经系统不良反应,昏睡、烦躁不安、疲惫无力,少见其他系统不良反应。

3)注意事项:甲氧氯普胺静脉注射应慢,1～2 分钟注完,快速给药可出现烦躁不安,随即进入昏睡状态。红霉素属于抗生素类药品,长期使用会出现不良反应,如胃肠道菌群失调,甚至会促使细菌产生耐药性。

4)用药教育:口服促动力药,应餐前 15～30 分钟服用。当与抗酸剂或抑制胃酸分泌药物合用时,后两类药应于饭后服用。食物可影响吸收,如进食减少吸收,牛奶同服可增加吸收。

3. 胃黏膜保护 因为功能性消化不良患儿一般存在胃酸相对或绝对增多,所以,理论上胃黏膜保护剂也可能具有一定的缓解作用。目前常用药物有蒙脱石散。

4. 抗幽门螺杆菌(Hp)治疗 Hp 感染在功能性消化不良的发病机制中未完全明确,有资料显示根除幽门螺杆菌治疗有利于症状缓解,但也有研究未能证明功能性消化不良患儿可获益。所以,应严格把握指征,不能盲目抗 Hp 治疗。

5. 其他对症治疗 排除其他的器质性病变因素后,社会、心理的刺激因素也可导致相关的症状,心理学治疗对于功能性消化不良患儿是有益的。抗抑郁药的使用虽然有争议,但对于抑郁、焦虑明显的患儿是有帮助的。常用的有三环类抗抑郁药、选择性 5-羟色胺再摄取抑制剂等,建议在专科医师指导下服用。

(龚四堂　何艳玲　祁俊华)

参 考 文 献

1. 亚太地区胃食管反流的处理共识. 胃肠病学,2008,13(7):421-436.
2. 中华医学会儿科学分会消化学组. 小儿胃食管反流诊断治疗方案(试行). 中华儿科杂志,2006,44

(2):96.

3. 中华医学会儿科学分会消化学组. 儿童腹泻病诊断治疗原则的专家共识. 中华儿科杂志,2009,47(8):634-636.

4. 中华医学会消化病学分会幽门螺杆菌学组/全国幽门螺杆菌研究协作组.第四次全国幽门螺杆菌感染处理共识报告. 中华内科杂志,2012,51(10):832-837.

5. 中华医学会消化病学分会炎症性肠病组. 炎症性肠病营养支持治疗专家共识. 中华内科杂志,2013,52(12):1082-1087.

6. 中华医学会.维生素矿物质补充剂在炎症性肠病防治中的临床应用:专家共识. 中华临床营养杂志,2013,21(4):252-256.

7. 中华医学会消化病学分会炎症性肠病组. 炎症性肠病诊断与治疗的共识意见. 中华内科杂志,2012,51(10):818-831.

8. 中华医学会消化病学分会胰腺疾病学组. 中国急性胰腺炎诊疗指南.解放军医学杂志,2004,29(7):646-648.

9. 中国医师协会急诊医师分会. 2013 中国急诊急性胰腺炎临床实践指南. 中国急救医学,2013,33(12):1-16.

10. 中华医学会儿科学分会消化学组. 中国儿童功能性消化不良诊断和治疗共识. 中华儿科杂志,2012,50(6):423-424.

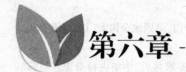

第六章

肝脏系统疾病与药物治疗

第一节 小儿肝脏病理生理特点

一、小儿肝脏生理功能

自人胚第 6 周起,肝造血干细胞开始造血;足月儿生后造血干细胞逐渐减少,生后 2 个月已无造血功能。出生后肝脏重量的增加较体质量慢,出生时肝脏质量占体重的 4%～5%,5 岁时占体重的 3.3%,成年后占 2%～3%。婴幼儿肝下缘在锁骨中线右肋缘下约 2cm,剑突下可触及肝脏;4 岁时一般不能触及肝脏。

肝脏具有生物转化功能,即通过氧化、还原、水解、合成等反应,使脂溶性较强而极性较低的物质转化为水溶性而极性较强的物质,易于细胞外液运送,便于经肾脏或胆汁排出。经肠道吸收的有毒物质、体内代谢产生的各种生物活性物质、代谢终产物以及由外界进入体内的各种物质,包括药物、毒物等,由肝脏的生物转化作用解毒排出体外,但也有经生物转化后毒性增加的。肝脏进行生物转化的酶位于内质网膜上,第一阶段的生物转化为氧化反应,第二阶段为结合反应。小儿肝细胞内质网膜上的酶活性低,尤以早产儿和新生儿药物代谢酶的活力低,出生后 1 个月酶活力显著增高。苯巴比妥(phenobarbital)可促进新生儿和早产儿肝细胞内质网发育增生,合成酶增多,增强有关代谢。

肝脏参与碳水化合物、蛋白质、脂肪等能量物质的代谢。碳水化合物是人体的重要热能物质。血糖高时,肝脏将其合成肝糖原;血糖低时,肝脏通过肝糖原水解或者糖异生,释放葡萄糖维持血糖稳定。小儿肝糖原储存相对较少,容易发生低血糖。肝细胞能合成多种蛋白质,也能通过转氨作用,调节氨基酸的种类适应于蛋白质合成,满足小儿生长发育对蛋白质的高需求。肝脏合成的各种蛋白在血清中清除速度不同,以凝血因子较快,其次为纤维蛋白原,白蛋白存留较久。在严重肝病时,凝血障碍较早出现,而白蛋白下降较迟。脂肪代谢过程产生热能为婴儿重要能量来源。

肝脏参与多种维生素、激素的代谢。胡萝卜素经肝内胡萝卜素酶的作用转化为维生素 A,人体 95% 的维生素 A 储存于肝脏。维生素 B_{12}、B_6、K 主要存储于肝脏,碳水化合物肝内代谢时需要维生素 B 作为辅酶,肝脏合成凝血酶原必须有维生素 K 参与。雌激素在肝内进行代谢和灭活,其产物经胆汁排出;肝脏疾病时,雌激素代谢和灭活障碍,机体雌激素水平增高,出现蜘蛛痣、肝掌等表现。糖皮质激素的中间代谢大部分在肝脏进行。肝脏损害时,皮质醇及醛固酮有所增加,致使水、钠体内潴留,是腹水和水肿的原因之一。此外,肝脏是铁、铜的主要存储和代谢器官,肝脏损伤时,铜蓝蛋白合成减少或障碍,铜储存于肝脏;运铁蛋白合成减少时,则铁蓄积。

肝脏具有胆汁排泄功能。胆汁具有防腐作用,可抑制肠道内细菌生长。胆汁对消化脂类食物起重要作用,有利于脂类物质以及脂溶性维生素的吸收和利用。胆汁可促进胰酶、肠酶的消化作用,增强肠的活动。胆汁的重要有机物是胆汁酸,由胆固醇在肝细胞内合成。肝细胞合成胆汁酸需要多种酶的共同作用,酶的缺陷可导致胆汁酸合成或酰化障碍。胆汁酸是胆汁流形成的主要动力,参与胆汁酸分泌的转运体功能障碍,可造成严重的胆汁淤积。胆汁的其他成分包括胆固醇、磷脂、胆红素及盐类等。

二、小儿肝脏辅助检查特点

由于肝脏功能储备强大,许多肝脏疾病常在发展到晚期时才有临床症状,因此其诊断很大程度上依赖于辅助检查。不仅儿童期肝脏疾病谱不同于成人,儿童期嗜肝病毒血清学检查和部分常用酶学检查、合成功能指标和特异性血清学指标也有儿科的特点。

(一)反映肝脏损伤的常用酶学指标

反映肝脏损伤的常用酶学指标包括反映肝细胞损伤的指标和反映胆汁淤积和胆道系统损伤的指标。反映肝细胞损伤的检测指标以转氨酶最常用。谷丙转氨酶(ALT)和谷草转氨酶(AST)是肝损伤和肝细胞坏死的敏感标志。只要有1%的肝细胞坏死,血清中ALT活性即可增高1倍。ALT正常值随年龄而变化,除出生后数天明显升高外,儿童期常仅有成人的50%左右。需注意的是,ALT和AST均为非特异性指标。其他许多器官受累,尤其是肌肉损伤时也可明显升高,比如进行性肌营养不良时。可影响转氨酶检测值的其他因素包括采血的时间、标本溶血、运动、体质指数(BMI)等,应予注意。

反映胆汁淤积及胆道损伤的检测指标包括碱性磷酸酶(ALP)、γ-谷氨酰转肽酶(GGT)以及胆红素和胆汁酸检查等。血清中的ALP来自肝、骨及妊娠时的胎盘,某些肿瘤(如支气管肺癌)时其值亦升高。在儿童期,其正常值由于骨骼的生长而呈现年龄依赖性。同时,儿童期骨病引起的ALP升高远较肝病引起的升高常见,且其增高常难于区分是肝病还是骨病所致,因此ALP在儿童的应用受到一定局限。近年来,GGT在儿科肝病的临床意义受到关注。GGT在预示肝胆疾病的最敏感指标之列,多达90%的原发性肝病均可有GGT升高。最高水平的GGT见于胆道阻塞,但非常高的GGT也见于肝内淤胆性疾病,如Alagille综合征。最近研究发现,GGT水平与特发性婴儿肝炎综合征的预后有关,伴正常GGT的婴儿肝炎综合征预后较差。现已明确,其中有部分病例是因为胆盐合成缺陷所致,部分病例属于家族性胆汁淤积综合征。与ALP不同,血清GGT水平在骨病或活跃期骨生长的儿童不升高,同时由于儿童期较少用药,即使用药往往病史清楚,儿童也较少饮酒,故影响GGT的因素在儿童较成人明显少,在检测儿童肝胆系统疾病时较ALP更有意义。但需注意,新生儿GGT水平可以很高,可达正常成人上限的5~8倍。在大约6~9月龄达成人水平。虽然该酶在体内分布广泛,其升高也并非一定意味肝脏疾病,但当怀疑有胆道疾病时,GGT是一个非常有意义的指标。

血清胆红素可能不是反映肝病或其预后的特别敏感指标,但其仍是必要的检查项目。当出现孤立性胆红素增高时(其他常规的肝功能检查正常)或新生儿黄疸时须分别测定总胆红素和直接胆红素。值得注意的是,婴儿期肝脏功能处于成熟过程之中,结合胆红素从肝细胞分泌入胆管的功能发育不完善,胆红素的排泄成了其代谢的限速步骤。因此,婴儿肝炎患者血清胆红素升高主要是直接胆红素升高,表现类似阻塞性黄疸;而一些肝前因素如溶血等引起的胆红素产生增加也可表现为双相反应。血胆汁酸检测近年开始应用于临床。因为在新生儿和早期婴儿有生理性淤胆而使其基线水平升高,使得新生儿和早期婴儿肝病时胆汁酸升高的解释复杂化。

(二)评估肝脏合成功能的指标

反映肝脏合成功能的指标包括人血白蛋白和凝血功能。血清中的蛋白大多数是在肝脏中合成的,如 α、β 球蛋白、白蛋白和凝血因子。人血白蛋白正常值随年龄不同,新生儿为 28~44g/L,1 周龄达成人水平 37~50g/L,至 6 岁时上升到 45~54g/L 并保持此浓度至成人期,然后下降至典型的成人水平。男女无显著区别。白蛋白只在肝细胞的粗面内质网合成。正常肝脏每日合成 150mg/kg,它的生物半衰期约为 19~21 天,是多种物质(如非结合胆红素)的运载体。显著的肝脏实质的病变可影响白蛋白的合成,从而使人血白蛋白水平降低,因此人血白蛋白浓度是反映受损肝脏残存的合成功能的主要指标。因为白蛋白的半衰期长,因此其降低常作为慢性肝病而非急性肝病的征象。然而代偿期的慢性肝病可因急性疾病如败血症或仅仅是轻微的疾病表现出人血白蛋白浓度的突然下降。在有腹水时,人血白蛋白降低可能主要因为分布容量扩大的缘故。其他非肝脏的原因包括营养不良或经肾脏(肾病综合征)、肠道(蛋白丢失性胃肠病)和皮肤(烧伤等)的丢失过多也可导致低蛋白血症。

肝脏在凝血机制中发挥重要作用。反映凝血功能的常用指标有凝血酶原时间(PT)和部分凝血活酶时间(APTT)。PT 涉及肝脏合成的纤维蛋白原(Ⅰ)、凝血酶原(Ⅱ)、Ⅴ、Ⅶ和Ⅹ因子的相互作用,对任何单个的凝血因子缺乏不敏感,直到低于正常 10% 时才会有 PT 的显著延长;APTT 涉及更多的凝血因子,包括因子Ⅸ和Ⅷ,但不包括因子Ⅶ。PT 可以用绝对时间(秒)表示,也可以与正常对照的比例表示,后者称为国际标准化比值(INR)。在排除维生素 K 缺乏后,凝血功能试验是检测肝脏合成功能的合适指标。因为有几种凝血因子的血浆半寿期很短(如Ⅶ因子只有 3~5 小时),PT 可及时反映肝脏合成功能变化,是判定预后的好指标。慢性肝病出现 PT 延长也提示预后不良,PT 延长的同时人血白蛋白降低是决定预备肝移植的最重要的指标。任何晚期的肝实质疾病都可有 PT 延长。在一些新生儿期遗传性代谢疾病,可出现 PT 显著延长,和肝功能失常的其他指标不成比例。

另外,在肝脏疾病时,血氨升高是肝衰竭的典型表现。氨是氨基酸代谢产物,主要通过尿素循环清除。尿素循环中酶的缺陷、Reye 综合征以及急性和慢性肝性脑病时血氨明显升高。影响血氨的肝外因素包括年龄、运动、检测时间等。和正常成人比较,新生儿期正常值可高 4~8 倍,其他 3 岁以下儿童可高 2~3 倍,青春期时达到成人水平;静脉血氨水平低于动脉;运动后可增高 3 倍;如果血标本未能及时检测,延迟 1 小时后可使标本中血氨升高 20%,2 小时后升高 100%。

(三)肝炎血清学标志物

儿童期肝炎血清学指标检测应特别注意以下问题:①注射乙肝疫苗可引起血液 HBsAg 检测阳性,阳性率可达 50% 以上,但持续多不超过注射后 2 周;②病毒感染指标的母婴传播:HBsAg 作为颗粒,虽不能通过胎盘,但分娩时可有微量母血进入胎儿体内,可引起极低滴度的 HBsAg 阳性,此时并不代表新生儿已受到感染,而高滴度 HBsAg 的存在或 HBsAg

持续阳性则说明已发生感染。HBeAg 由于分子量很小，可通过胎盘，但滴度明显低于母体，常在 4 月龄前消失，因此在 HBeAg 阳性母亲所生婴儿中检测到 HBeAg 阳性要结合婴儿年龄等综合判断。抗-HBs、抗-HBe、抗-HBc 作为 IgG 抗体都可自由通过胎盘，母亲传递的抗-HBs 对婴儿有保护力，抗-HBe 常在 1 岁内消失，而抗-HBc 在部分儿童可持续阳性至生后 18 个月，在 2 岁前消失。丙型肝炎病毒（HCV）筛查试验最常用的是酶免疫法（EIA）检测抗-HCV。抗-HCV 可由母亲通过胎盘传给胎儿，因此小于 15~18 月龄的孩子中，抗-HCV 的存在不能作为评价 HCV 母亲垂直传播感染婴儿的证据。只有在 18 月龄后抗-HCV 仍阳性，才能认为是 HCV 母婴传播所致，表示丙型肝炎呈活动性或曾受到过感染。出生后 3 个月内的 HCV PCR 检测假阳性率和假阴性率相对较高，6 月龄时 HCV RNA PCR 检测阳性的敏感性和特异性分别为 81% 和 93%。

第二节　病毒性肝炎

病毒性肝炎（viral hepatitis）是由嗜肝病毒所致的全身性传染病，主要累及肝脏。通常把引起肝炎为主要临床表现的病毒称为肝炎病毒，至少存在 5 种肝炎病毒，即甲、乙、丙、丁、戊型肝炎病毒，分别引起甲、乙、丙、丁、戊型病毒性肝炎。其中甲型、戊型肝炎多为急性起病，预后良好；部分乙型、丙型、丁型肝炎患者可演变成慢性肝炎、肝硬化，甚至原发性肝癌。

一、甲型肝炎

（一）病因

甲型肝炎由甲型肝炎病毒（HAV）引起。甲型肝炎患者和隐性感染者是疾病的主要传染源。HAV 主要经粪-口传播。

（二）临床表现

典型病例表现为急性黄疸型肝炎，可分为 3 期，即黄疸前期、黄疸期和恢复期。黄疸前期：起病急，有畏寒、发热、食欲缺乏、恶心、呕吐、肝区疼痛，尿色逐渐加深。黄疸期：自觉上述症状有所好转，发热减退，但尿色继续加深，巩膜、皮肤黄染，肝大，肝区有压痛及叩击痛。恢复期：黄疸逐渐消退，症状减轻至消失，肝脾回缩，肝脏生化指标逐渐恢复正常。急性甲型肝炎也可表现为急性重型肝炎、淤胆型肝炎。

（三）诊断

依据流行病学史、接触史、临床特点及实验室检查，主要是抗 HAV-IgM 阳性及 ALT 升高可做出诊断。黄疸前期需与上呼吸道感染、肠道感染等进行鉴别，出现尿色加深是该病的重要线索。

（四）治疗

甲型肝炎属于自限性疾病，预后良好，急性期可予对症支持治疗。

二、乙型肝炎

（一）病因

乙型肝炎由乙型肝炎病毒（HBV）引起，主要传染源为急慢性患者和无症状慢性乙肝病毒携带者，其中无症状慢性乙肝病毒携带者是重要传染源。主要传播途径包括：输血传播、生活上密切接触、母婴传播、医源性传播等。随着乙肝疫苗的普遍接种，儿童乙型肝炎病毒感染已明显减少。90％以上的慢性 HBV 感染儿童系因母婴传播所致。

(二) 临床表现

急性乙型肝炎临床表现同甲型肝炎相似，分为急性黄疸型、急性无黄疸型，多为自限性。慢性乙肝病毒感染的自然史可被划分为 4 期：免疫耐受期、免疫清除期、非活动期和再活动期。大多数慢性 HBV 感染儿童会持续处于免疫耐受期直到较大儿童期或青少年时期。慢性肝炎的临床症状主要有乏力、消瘦、肝区不适，临床特征主要有面色晦暗、蜘蛛痣、肝掌、肝脾大等。

(三) 诊断及监测

根据流行病史、接触史、急性肝炎表现、肝生化指标异常，特别是 ALT 和 AST 升高，HBsAg 阳性，支持急性乙型肝炎的诊断。若 HBsAg 阳性持续时间超过 6 个月，即可考虑慢性乙肝病毒感染。慢性 HBV 感染儿童应终生监测病情进展，包括体检、实验室检测 ALT、AFP、HBeAg、抗-HBe 和 HBV DNA 等。血清 ALT 升高或肝病理提示肝炎病变，考虑慢性乙型肝炎；如出现门静脉高压表现，考虑乙型肝炎肝硬化。

(四) 治疗原则及方案

1. 急性乙型肝炎大多能自愈，除必要的对症和支持治疗外，无须特殊药物治疗。

2. 慢性乙型肝炎的总体目标是：抑制病毒复制，减轻肝脏炎症，逆转肝脏纤维化，从而保护肝脏。关键治疗是抗 HBV 治疗；抗 HBV 治疗的最终目标是减少进展性肝病、肝硬化和肝癌的风险。是否需要抗 HBV 治疗，涉及很多因素，如年龄、肝病的严重程度、其他医疗因素及有无肝病或肝癌的家族史。病人的依从性也是必须考虑的因素。

决定是否需要抗 HBV 治疗的主要指标包括 ALT 水平、HBV DNA 水平和肝脏组织学指标(图 6-1)。一般认为 ALT 持续大于 2 倍正常上限(ULN)，应该考虑抗病毒治疗。ALT 升高的病人需检测 HBV DNA，如超过 2000IU/ml，要进一步评价肝脏组织学，并除外其他原因。肝组织学可评价肝脏炎症和纤维化的程度，中重度的炎症和(或)中度以上的门脉纤维化需要抗病毒治疗。对于 ALT 正常的免疫耐受期儿童和非活动期 HBsAg 携带者在一般情况下不推荐抗 HBV 治疗。

然而，无论 HBV-DNA 和 ALT 水平的高低，有一些特殊慢性乙型肝炎儿童需要考虑短期或长期抗 HBV 治疗。这些指征包括：①肝脏合成功能快速恶化；②代偿性或失代偿性肝硬化；③HBV 感染引起的肾小球肾炎；④预防或治疗肝移植后 HBV 感染复发；⑤肝移植的受体抗-HBc 阴性而供体抗-HBc 阳性；⑥需要免疫抑制或化疗；⑦重叠感染(HBV/HIV、HBV/HCV、HBV/HDV)；⑧有肝癌家族史的免疫活动期患儿。

FDA 批准了 7 种药物应用于成人慢性乙型肝炎，包括普通干扰素(interferon，IFN)和聚乙二醇干扰素(pegylated interferon)，以及 5 种核苷类似物：拉米夫定(lamivudine，LAM)、阿德福韦酯(adefovir dipivoxil，ADV)、恩替卡韦(entecavir，ETV)、替比夫定(telbivudine，LdT)、富马酸替诺福韦二吡呋酯(tenofovir disoproxil fumarate，TDF)。其中 4 种已经被 FDA 批准用于儿童(<18 岁)慢性乙肝患者：拉米夫定可用于 2 岁以上儿童，阿德福韦酯用于 12 岁以上儿童，恩替卡韦用于 16 岁以上儿童，普通干扰素可用于 12 个月以上的儿童。没有药物被批准用于 1 岁以下婴儿，通常这个年龄段也不需要抗病毒治疗。而国内拉米夫定仅批准用于 12 岁以上儿童。

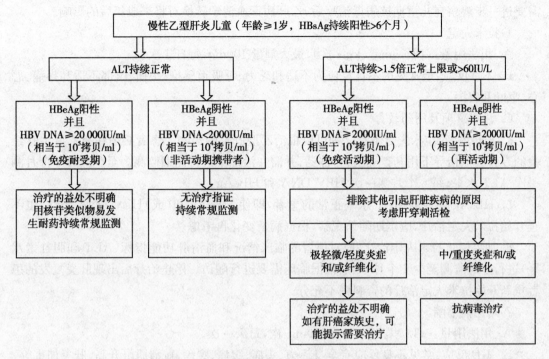

图 6-1 如何选择需要抗 HBV 治疗的儿童患者

（1）普通 α 干扰素（IFN-α）

1）IFN α-2b 的用法用量：皮下注射，第一周，300 万单位/（m²·次），每周 3 次；之后 600 万单位/（m²·次），每周 3 次；最大剂量可 1000 万单位/（m²·次），每周 3 次；疗程为 24 周。

2）不良反应：最常见为流感样症状（发热、寒战、肌痛、头痛和全身不适），通常在给药后 1～2 小时内发生。其他为骨髓抑制，精神神经系统症状（疲劳、冷漠、激动、健忘、焦虑），甲状腺功能障碍，转氨酶升高，肌酐、尿素氮升高等。

3）不良反应监测：治疗前需检查血常规、肝肾功能、甲状腺功能、心电图等。治疗 1 周、2 周、4 周、8 周、12 周、16 周、24 周以及治疗结束后 3 个月和 6 个月监测血常规、肝功能。治疗期间至治疗结束后 6 个月应注意观察患者精神状况变化。如原患甲状腺功能异常者，治疗期间每 3 个月复查促甲状腺激素（TSH）。

4）注意事项及用药教育

A. 使用本品的儿童（1～17 岁）可发现暂时性的生长延缓，停药后可恢复。

B. 以下患者禁用：对干扰素 α-2b 或任何一种干扰素或某一赋形剂过敏者；肝功能失代偿者；联合利巴韦林用药时，严重的肾功能不全患者（肌酐清除率＜50ml/min）。

C. 在本品联合用药治疗时，如出现严重的神经精神方面的不良反应，尤其是抑郁症，应停止治疗。

D. 中性粒细胞小于 0.5×10^9/L 或血小板小于 25×10^9/L，应停止治疗。

（2）核苷类似物：基于药物的作用强度和耐药的风险，已批准用于儿童慢性乙型肝炎的核苷类似物选择的理想顺序是恩替卡韦、阿德福韦酯和拉米夫定。但目前恩替卡韦仅批准用于 16 岁以上儿童，阿德福韦酯用于 12 岁以上儿童。由于药效低或容易耐药，阿德福韦酯和拉米夫定在成人已不再推荐作为一线治疗药物。但这些药物用于儿童的时间并不长，还需要进一步观察在儿童期抗病毒治疗后,乙肝病毒血清学转换对将来成年后的影响。

1)拉米夫定

A. 用法用量:口服,3mg/(kg·次),最大剂量100mg,每日1次。

B. 不良反应:最常见的不良反应为不适和乏力、呼吸道感染、头痛、腹部不适和疼痛、恶心、呕吐和腹泻。

C. 注意事项及用药教育

a. 告知患者,拉米夫定不是一种可以根治乙型肝炎的药物。患者必须在有乙肝治疗经验的专科医生指导下用药,不能自行停药,并需在治疗中进行定期监测。至少应每3个月测一次ALT水平,每6个月测一次HBV DNA和HBeAg。

b. HBsAg阳性但ALT水平正常的患者,即使HBeAg和(或)HBV DNA阳性,也不宜开始拉米夫定治疗,应定期随访观察,根据病情变化再考虑。

c. 如果停止拉米夫定治疗,应对患者的临床情况和血清肝功能指标(ALT和胆红素水平)进行定期监测至少4个月,之后根据临床需要进行随访。停止治疗后出现肝炎复发的患者重新开始拉米夫定治疗的资料尚不充分。

2)阿德福韦酯

A. 用法用量:≥12岁儿童,口服,10mg/次,每天一次。

B. 不良反应:常见不良反应有全身乏力、头痛、腹痛、腹泻、血清肌酐升高、肝炎加重等。

C. 注意事项及用药教育

a. 长期服用可能导致迟发性肾毒性,特征为迟发性血清肌酐逐渐升高和血清磷降低。治疗期间需注意监测肾功能。

b. 出现乳酸性酸中毒或明显的肝毒性时(这可能包括肝大和脂肪变性,甚至无明显的转氨酶升高),应该暂停治疗。

c. 治疗期间需至少每3个月监测肝功能、HBV DNA定量和乙肝病毒血清标志物。

d. 可能发生停止治疗后的肝炎恶化。停止阿德福韦酯治疗后,必须严密监测肝功能数月,包括临床表现和实验室指标。

3. 耐药的处理 严格掌握适应证是减少耐药的最佳方法。拉米夫定单药治疗产生的耐药株几率非常高。如果患者已经接受拉米夫定治疗并超过24周,HBV DNA仍可以检测到或持续升高,肝活检提示2期以上肝纤维化,则有以下3个选择:①停止抗病毒治疗,严密观察;②加用其他药物如阿德福韦酯;③改用干扰素。肝炎严重时,最好加用一种抗病毒药物。须注意,失代偿性肝硬化禁忌使用干扰素。

同样,如果患者出现阿德福韦酯初始治疗耐药,且只有轻症炎症活动,建议停用抗病毒药物;如果是中度炎症活动,建议停用抗病毒药物并严密监测;如果是重度炎症,建议改用干扰素,或加用拉米夫定(如果从未用过拉米夫定)。

三、丙型肝炎

(一) 病因

丙型肝炎由丙型肝炎病毒(HCV)感染引起。HCV属于RNA病毒。潜伏期患者、急性病毒性肝炎、慢性丙型肝炎患者和无症状携带者是该病的主要传染源。HCV主要经血或血制品传播。

（二）临床表现

急性 HCV 感染初期多数无明显症状和体征，部分患者可出现 ALT 轻度升高或黄疸，80%～85% 的患者不能清除病毒，进入慢性持续感染。急性丙型肝炎多数表现为无黄疸型肝炎，少数表现为黄疸型肝炎。慢性丙型肝炎患者很少有明显临床表现，症状多为非特异性，如乏力、恶心、右上腹痛等。

（三）诊断

抗 HCV 抗体、HCV RNA 检测常用于 HCV 感染的特异性诊断。根据病史、临床表现、常规实验室检查及特异性血清病原学可确诊。HCV 感染后，ALT 长期持续升高或波动，持续或间歇病毒血症超过 6 个月，考虑慢性丙型肝炎。

（四）治疗

急性丙型肝炎容易慢性化，早期抗 HCV 治疗，可阻断其慢性发展。急性丙型肝炎发病 1 月内，血清 ALT 持续升高、HCV RNA 阳性的急性丙型肝炎患者应给予抗 HCV 治疗。慢性丙型肝炎如无治疗禁忌证，HCV RNA 阳性，均应考虑抗 HCV 治疗。聚乙二醇干扰素-α 联合利巴韦林（ribavirin）是抗 HCV 治疗的经典方案，新的治疗药物正在不断上市。

四、丁型肝炎

（一）病因

丁型肝炎由丁型肝炎病毒（HDV）与 HBV 共同感染引起。HDV 是一种不完全的病毒，其复制需要 HBV 存在。抗-HBs 阳性者不会感染 HDV。急性和慢性丁型肝炎以及 HDV 携带者是传染源。输血或血制品是传播 HDV 的最主要途径之一。

（二）临床表现

HDV 感染只能与 HBV 感染同时发生或继发于 HBV 感染者中。同时感染又称混合感染，表现与急性乙型肝炎相似，可出现 2 个 ALT 高峰。继发感染又称重叠感染，临床表现取决于 HBV 对肝脏的损害程度。

（三）诊断

抗 HDV 抗体检测敏感度和特异度较高。HDAg 检测有助于早期诊断。根据病史，HBV、HDV 血清标志物及肝生化指标综合分析。必要时可行肝脏穿刺检查，检测肝组织内的病毒抗原。

（四）治疗

HDV 和 HBV 感染所致的急性肝炎多为自限性，无须特殊治疗。

五、戊型肝炎

（一）病因

戊型肝炎由戊型肝炎病毒（HEV）感染所致。HEV 为单股正链 RNA 病毒。潜伏期末和急性期戊型肝炎患者传染性最强。以粪-口传播为主。

（二）临床表现

戊型肝炎的临床表现与甲型肝炎极为相似，可表现为急性黄疸型、急性无黄疸型、急性重型和亚急性重型。

（三）诊断

抗 HEV IgM 阳性或抗 HEV IgG 由阴转阳或抗体滴度由低转高 4 倍以上均可作为近期感染 HEV 的标志。血液或粪便中检测 HEV RNA 可明确诊断。

（四）治疗

本病治疗原则与甲型肝炎类似，无特殊治疗。

第三节　自身免疫性肝炎

自身免疫性肝炎（autoimmune hepatitis，AIH）是一种原因未明的肝实质慢性进行性炎症性疾病，多数病例对免疫抑制剂治疗反应良好。AIH 发病的高峰年龄在青春前期的女孩，但也有早在 6 月龄明确诊断的。根据检测到的自身抗体不同，儿童 AIH 可被分为两型：Ⅰ型以抗平滑肌抗体（SMA）和（或）抗核抗体（ANA）阳性为特征，Ⅱ型以抗肝肾微粒体抗体 1（LKM1）或抗肝溶质抗原 1 型抗体（LC1）阳性为特征。

一、病因

自身免疫性肝炎的病因未明，以高丙种球蛋白血症、自身抗体阳性及组织学存在界面性肝炎和门管区浆细胞浸润为特征，反映了诱发因素、自身抗原、遗传倾向和免疫调节网络之间复杂的相互作用。界面性肝炎和淋巴浆细胞浸润是其组织学特性，胆管减少或破坏性胆管炎提示非 AIH 或可能 AIH 合并有胆管病变。

二、临床表现

儿童期 AIH 的病情易波动，临床表现呈多样化。其就诊模式可归结为 3 种，最常见的就诊表现类似于急性病毒性肝炎，初期有不适、恶心、呕吐、厌食和腹痛等非特异性症状，继之出现黄疸、黑尿和灰白色大便。第 2 种形式起病隐袭，以进行性疲劳、复发性黄疸、头痛、厌食和体重下降为特征。第 3 种就诊模式，以慢性肝病的并发症就诊，如食管静脉曲张引起的消化道出血、出血倾向、慢性腹泻、体重下降和呕吐。AIH 还可伴有其他自身免疫性疾病。

三、诊断

所有表现出慢性或急性严重肝病症状和体征的儿童均应疑及 AIH 并予以除外。儿童 AIH 的诊断需要有特征性的表现并除外其他表现相似的疾病。大多数患者有高丙种球蛋白血症，几乎都由 IgG 显著升高引起。界面性肝炎是 AIH 的组织学特征，门管区的浆细胞浸润使其更具有特征性，然而无门管区浆细胞浸润并不能除外 AIH 诊断。国际自身免疫性肝炎小组提出的诊断标准对儿童 AIH 在自身抗体滴度上要求与成人有所不同。儿童 AIH 的自身抗体的滴度较低，任何滴度的自身抗体阳性结合其他必须条件足以做出肯定诊断。自身抗体表达在 AIH 病程中可有变化，因此一次自身抗体阴性不能除外 AIH 的诊断；同理，在无其他支持证据时，单凭高滴度的自身抗体也不能确立诊断。

在明确诊断时血清转氨酶水平从正常上限的 1.5～50 倍不等，GGT 和 ALP 水平常轻度升高。当 GGT 水平超过正常上限 7～8 倍，应当考虑有胆管损伤存在，需行胆管造影以除外 AIH 和自身免疫性硬化性胆管炎重叠综合征。

四、治疗原则及方案

由于儿童 AIH 就诊时半数以上有肝硬化,诊断和治疗的延误又常影响远期预后,因此除存在严重肝硬化而无炎症活动证据的 AIH 儿童外,大多数患儿在确诊后需要及时治疗。

(一) 药物治疗

1. 泼尼松(泼尼松龙)　泼尼松(泼尼松龙)是所有治疗方案的基础。

用法用量:开始剂量 1～2mg/(kg・d),最大剂量不超过 60mg/d。多数治疗方案中,大剂量泼尼松(prednisone)使用 2 周。如果转氨酶水平趋向正常,在 6～8 周内减量至能维持正常转氨酶水平的最小剂量(根据不同年龄,维持剂量通常为 2.5～5mg/d)。减量和维持治疗方案在不同的中心差别很大。有的中心很快将激素改为隔日口服,并对无禁忌证者早期加用硫唑嘌呤(azathioprine)或巯嘌呤(mercaptopurine)。而英国国王学院医院认为隔日服用激素复发的危险性高,每日服用小剂量激素更有效。同时该中心仅在单用泼尼松龙(prednisolone)未能使肝功能试验持续改善,或维持转氨酶水平正常所需的泼尼松龙剂量太大时加用硫唑嘌呤。

2. 硫唑嘌呤

用法用量:起始剂量为 0.5mg/(kg・d),如无毒性作用,则可逐渐增加到每日最大量 2mg/(kg・d),直到生化指标得到控制。对硫唑嘌呤不耐受或无反应的患者可试用吗替麦考酚酯(MMF)治疗。无论单用糖皮质激素或糖皮质激素联合硫唑嘌呤,几乎所有的儿童在治疗的最初 2～4 周内肝功能改善,80%～90%在 6～12 月内取得实验室指标缓解。

(二) 药学监护

1. 不良反应　泼尼松较大剂量使用易引起高血糖、消化道溃疡、电解质紊乱、类库欣综合征症状。硫唑嘌呤可致骨髓抑制、肝功能损害、畸胎,亦可发生皮疹,偶见肌萎缩。

2. 注意事项和用药教育　儿童 AIH 治疗的目标是使用尽可能低剂量的药物保持血清转氨酶正常或仅轻微异常,期望的是长期低剂量的治疗。遇有影响情感、体形、容貌和生长有关的不良反应时调节剂量要个体化。

在治疗的最初 4～6 周内,应经常检测肝功能指标、血细胞计数和淀粉酶。大多数 AIH 儿童,特别是 LKM1 阳性儿童常需要终生免疫抑制剂治疗。在肝功能持续正常数年、IgG 水平正常、自身抗体阴性或低滴度、肝组织学无炎症或仅有轻微炎症的情况下才可考虑停药。停药时要注意监测肝功能,告知患儿及家属复发的危险以及再治疗的必要。

第四节　肝豆状核变性

肝豆状核变性(hepatolenticular degeneration)又名 Wilson 病(Wilson disease,WD),属于常色体隐性遗传病,以原发性铜代谢障碍为特征,临床表现多样,主要表现为肝病、神经精神症状、角膜色素沉着(K-F 环),早期诊断,及时正确治疗,预后良好。如果未能及早识别并适当治疗,肝脏和神经系统损伤可快速进展,甚至可出现急性肝衰竭。一般认为我国肝豆状核变性的发病率高于西方国家。

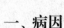

一、病因

肝豆状核变性的致病基因是 *ATP7B* 基因,编码金属转运 P 型腺苷三磷酸(ATP)酶 B (ATP7B)。ATP7B蛋白主要功能是铜的跨膜运输,将铜转运入高尔基复合体或毛细胆管内,在铜的排泄中起主要作用。ATP7B功能缺陷导致铜在肝细胞内转运和经胆汁排泄障碍,过量的铜沉积于肝细胞内,造成肝损害;最终过量的铜溢出到肝外组织如脑、角膜、肾脏以及骨骼、关节、皮肤等部位,不可逆性损伤细胞骨架蛋白等致使细胞凋亡,出现相应临床症状。另外,铜离子不能进入高尔基复合体将引起高尔基复合体内新合成的铜蓝蛋白(apoceruloplasmin)不能荷铜。未荷铜的铜蓝蛋白非常容易降解,导致低铜蓝蛋白血症。肝脏病理最早期改变为轻度脂肪病变、糖原核和局灶肝细胞坏死,也可表现为类似典型自身免疫性肝炎的病理改变。随疾病进展,可表现为肝纤维化,甚至肝硬化。电镜下,肝豆状核变性早期可见多形性和异常增大的线粒体,晚期可见含铜的紫褐质颗粒。表现为急性肝衰竭时,可见大片状的肝细胞坏死,但以肝细胞凋亡为特征。

二、临床表现

肝豆状核变性最早出现的往往是肝功能异常(主要为转氨酶升高)。在 10 岁前,超过80%的病例因为肝病而就诊;从 10～18 岁,约一半以肝病就诊,一半以神经精神疾病就诊;成人期,约75%的病例因神经精神疾病而就诊;10 岁以后,也有小部分病例因为肾脏、内分泌和血液系统表现就诊。

肝豆状核变性患者的肝脏表现可模拟各种肝脏疾病,包括无症状转氨酶升高、急性肝炎、肝大、单纯的脾大、脂肪肝、自身免疫性肝炎、代偿性或失代偿性肝硬化、急性肝功能衰竭等。其他主要表现包括神经精神表现、角膜 K-F 环和向日葵样白内障。此外,铜沉积于肾脏可出现肾脏异常;血液系统受累最常见的是 Coombs 阴性的血管内溶血;心脏的受累可引起心电图异常;骨骼系统常表现为骨质减少;皮肤受累可有皮肤色素加深、黑棘皮病等。

血液生化指标显示,除极早期患者外,多数肝豆状核变性患者转氨酶升高,但转氨酶升高程度和病情严重程度不平行。多数肝豆状核变性患者铜蓝蛋白降低,明显降低($<5mg/ml$)时强烈提示诊断。血清铜包括铜蓝蛋白结合铜和非铜蓝蛋白结合铜。肝豆状核变性患者血清铜可降低或正常,由于血铜蓝蛋白结合铜降低,提示非铜蓝蛋白结合铜升高。肝豆状核变性患者治疗前,非铜蓝蛋白结合铜多$>250\mu g/L$,$<50\mu g/L$ 表示治疗过度。症状性肝豆状核变性患者治疗前,24 小时尿铜多$>100\mu g$,但由于尿铜排泄量和年龄显著相关,单纯依赖 24 小时尿铜作为筛查指标可能漏诊。每克肝组织铜含量超过 $250\mu g$ 是肝豆状核变性最好的生化证据。

三、诊断

典型的肝豆状核变性诊断并不困难,根据典型三联症:肝病、神经系统异常、角膜 K-F 环阳性即可确诊,或者肝病发病年龄在 5～40 岁,凭借血清铜蓝蛋白低下和角膜 K-F 环阳性也可确诊。然而将近一半的肝病患者表现并不典型,并且越来越多的患者在轻微肝病时即被发现,这就需要医生保持高度的警惕性。任何不明原因转氨酶升高在除外其他常见原因后要考虑到肝豆状核变性的可能。急性肝炎表现,但病毒病原学指标阴性,或伴有轻微的溶血性贫血或血尿酸水平降低时,急性肝功能衰竭伴有 Coombs 阴性的溶血性贫血均要考虑到肝豆状核变性,全面的分析临床、病理和实验室指标,或借助基因诊断技术来明确诊断。2003 年 Ferenci P 等提出了肝豆状核变性的评分法诊断(表 6-1),有较好的准确性。

表 6-1 肝豆状核变性诊断评分系统

生化	评分	临床症状和体征	评分
肝铜含量(无胆汁淤积情况下)		K-F 环	
正常(<50μg/g 干重)	−1	无	0
<5×ULN(50~250μg/g 干重)	+1	有	+2
>5×ULN(>250μg/g 干重)	+2	Coombs 阴性溶血	
Rhodanine 染色*		无	0
阴性	0	有	+1
阳性	+1	支持肝豆状核变性诊断的神经系统症状和(或)典型的脑部 MRI	
血清铜蓝蛋白		阴性	0
正常(>20mg/ml)	0	轻度	+1
10~20mg/ml	+1	严重	+2
<10mg/ml	+2	ATP7B 基因检测	
24 小时尿铜		未发现突变	0
正常	0	一条染色体突变	+1
(1~2)×ULN	+1	两条染色体突变	+4
>2×ULN	+2		
正常,但青霉胺激发试验>5×ULN	+2		

注:>4 分,肝豆状核变性;2~3 分,可能为肝豆状核变性,尚需进一步寻找证据;0~1 分,不考虑肝豆状核变性。

* 未能测肝铜含量时采用

肝豆状核变性可分为肝病型、神经型和其他型。肝病型指确诊时经过详细的临床神经科检查排除神经、精神症状者,又分为急性肝病型(H_1)和慢性肝病型(H_2)。神经型指确诊时具有神经和(或)精神症状,可伴有肝病(N_1,有肝病症状或在诊断过程中发现存在肝病基础),或不伴肝病(N_2,无肝病症状且肝穿刺病理无肝病证据),不能明确是否伴肝病时为不确定型(N_X)。具有肝病和神经症状以外的表现的病例分为其他型。

四、治疗原则及方案

肝豆状核变性的治疗取决于患者在诊断时是否有临床症状,或实验室或组织学进行性损伤的证据;是肝病型,还是神经型,或是无临床症状、体征。症状性患者或就诊时有活动性疾病的患者的初始治疗目前多数专家推荐螯合剂治疗,部分专家用锌剂治疗也能取得良好的效果。螯合剂使用经验最多的仍是青霉胺,但曲恩汀(trientine)在国外越来越多用于一线治疗,包括用于失代偿性神经疾病和肝病患者。螯合剂和锌剂联合治疗(需要分开服用)

在理论上有优势,但是否优于螯合剂单用仍需要更多的循证医学依据。通常经过2~6个月的初始治疗,患者症状消失或生化指标稳定以后,可改为维持剂量的螯合剂或锌剂。症状前病人可直接用锌剂治疗。除非肝移植,肝豆状核变性需要终身治疗,随意停药可导致症状再现和肝功能衰竭。肝豆状核变性导致的肝功能衰竭相当多需要肝移植才能存活。

(一)一般治疗

1. 患者教育　正确认识疾病,消除恐惧心理,理解规律用药的意义,强调长期随访的必要性;自我认识疾病活动的征象,遵从医嘱,定期随诊。

2. 饮食　不需要严格限制饮食,但通常应该避免食用含铜量特别高的食物,如贝类、坚果、巧克力、蘑菇和动物内脏,尤其是在治疗的第一年。无铜饮食虽会延缓疾病发展,但不足以作为单独的治疗手段。另外,如果饮水中铜的含量太高,或自来水使用的是铜水管,应该纯化后饮用,或使用纯净水。不使用铜餐具。

(二)治疗药物

1. 二巯丙醇(BAL)　是第一个有效的肝豆状核变性治疗药物,由于需要肌内注射和注射时疼痛较重,现已很少用。

2. 青霉胺(penicillamine)　是金属螯合剂,口服吸收良好,但和金属同时口服,可显著减少吸收。80%的青霉胺通过肾脏排泄,分泌半衰期1.7~7小时,个体差异很大。治疗肝豆状核变性的主要作用是促进铜从尿中排出,同时诱导金属硫蛋白。此外,青霉胺可干扰胶原交联,有免疫抑制作用。青霉胺的疗效确切,对症状型肝病患者,治疗2~6个月常可使合成功能恢复,黄疸和腹水等体征改善。继续治疗,常可观察到进一步的改善。依从性不好的患者,常在停药后1~12月出现肝病的显著进展或肝衰竭,可导致死亡,或只有肝移植才能存活。

(1)用法用量:治疗从小剂量开始,然后逐渐加量,可改善青霉胺的耐受性。成人最大剂量1~1.5g/d,儿童20mg/(kg·d),分2~4次服用。维持剂量成人0.75~1g/d,儿童10~15mg/(kg·d),分2次服用。餐前1小时或餐后2小时服用效果最好。同时口服补充维生素B_6(vitamin B_6)25~50mg/d。

(2)药学监护

1)不良反应监护:青霉胺有较多的不良反应,大约30%的患者常因不良反应停药。服药的第1~3周可有早期过敏反应(表现为发热和皮疹)、淋巴结病、中性白细胞减少或血小板减少、蛋白尿。发生早期过敏反应应立即停药。由于目前有替代治疗办法,因此不必要使用脱敏治疗或为了使用青霉胺而同时使用糖皮质激素抗过敏。晚发性不良反应包括以蛋白尿和其他管型尿为表现的肾毒性,以血尿、蛋白尿、抗核抗体阳性为特征的狼疮样综合征,并可有骨髓抑制和皮肤改变。出现肾毒性时要立即停药。长期不良反应包括肾毒性、停药后重新开始治疗时的严重过敏反应、重症肌无力、多发性肌炎、味觉丧失、免疫球蛋白A水平低下、浆液性视网膜炎等。过度治疗可出现中性粒细胞减少、铁粒幼细胞贫血、肝铁沉着症等。

2)注意事项及用药教育:肾功能不全、粒细胞缺乏症、再生障碍性贫血、青霉素过敏患者禁用。口服铁剂或锌剂者,宜在服用铁剂或锌剂前2小时服用青霉胺。应每日连续服用,即使暂时停药数日,再次用药时亦可能发生过敏反应,宜从小剂量开始。

3. 曲恩汀　金属螯合剂,1969年在国外作为青霉胺的替代品上市。主要通过促进肾脏排铜起作用,用于对青霉胺不耐受,或病史提示可能不耐受的患者,如有肾脏疾病史、脾功能亢进引起血小板减少、自身免疫倾向的患者。用药初期也可有神经系统症状加重。也可用于初始治疗,包括失代偿性肝硬化的初始治疗。

(1)用法用量:曲恩汀的剂量和服用方法和青霉胺相同。

(2)药学监护

1)不良反应监护:一般认为曲恩汀不良反应较少,青霉胺的不良反应通常也在换用曲恩汀后消失。过度治疗可引起体内铁过多,发生铁粒幼细胞贫血。

2)注意事项及用药教育:曲恩汀和铁剂可形成有毒的复合物,应注意避免同用。补充铁剂或锌剂时,应与曲恩汀间隔 2 小时。服药后至少间隔 1 小时才能服用其他食物、药物或乳制品。

4. 锌剂　主要机制是诱导金属硫蛋白,减少铜在肠道的吸收。由于铜可随着肠道细胞的更新排出体外,同时唾液和胃液继续排铜,因此形成铜的负平衡。主要用于维持治疗和无症状或症状前患者的初始治疗,也有报道用于症状性患者的初始治疗。

(1)用法用量:较大儿童和成人,起始剂量以元素锌计为 150mg/d;体重低于 50kg 的儿童,起始剂量以元素锌计 75mg/d,分 3 次。剂量需要根据治疗反应个性化调整。锌剂和食物同服降低疗效。为了保证依从性,个别情况下可通过增加剂量补偿。

(2)药学监护

1)不良反应监护:胃部不适是主要的不良反应,和锌盐的种类有关,醋酸锌和葡萄糖酸锌通常耐受性更好,但有个体差异。服用锌剂可有血脂酶和淀粉酶升高,但无胰腺炎的临床和放射学依据。偶有肝病加重的报道,少见神经系统症状加重。

2)注意事项及用药教育:餐后服用可减少胃肠道刺激;不能与牛奶同服。与铝盐、钙盐、硫酸镁、鞣酸等不可同用。

(三) 治疗监测

由于需要终身治疗,治疗的监测非常重要,目的是确认临床和生化的改善、保证依从性,并及时发现不良反应。治疗初期随访较频繁,以后至少每年 2 次。随访应该注意症状和体征,以及一些实验室检查,包括铜代谢指标。青霉胺和曲恩汀治疗初期 24 小时尿铜排泄可非常高,维持治疗期间应接近 $200\sim500\mu g$。尿铜排泄低于 $200\mu g/d$ 提示依从性不好,或过度治疗,需结合非铜蓝蛋白结合铜判断。依从性不好者,血非铜蓝蛋白结合铜升高,$>150\mu g/L$;治疗过度者,非铜蓝蛋白结合铜低于 $50\mu g/L$。锌剂治疗时,需根据临床和生化改善以及 24 小时尿铜调整剂量。稳定治疗状态下,24 小时尿铜排泄应小于 $75\mu g/d$,血非铜蓝蛋白结合铜浓度趋向于正常。可检测尿锌观察依从性。

(四) 特殊情况下的治疗

无症状或症状前的患者,使用螯合剂或锌剂,可预防症状出现或疾病进展。3 岁以下儿童首选锌剂。

失代偿性肝硬化患者可试用螯合剂和锌剂的联合治疗。通常每日 2 次锌剂(起始剂量成人每次 50mg 元素锌,或儿童 25mg 元素锌),2 次螯合剂(每次 500mg,或 10mg/kg),中间间隔 $5\sim6$ 小时。如果治疗有效,可在 $3\sim6$ 个月后转换为单用足量锌剂或单用足量螯合剂治疗;如果无效,要考虑肝移植。

许多肝豆状核变性引起的急性肝功能衰竭需要肝移植,具体取决于病情的严重程度。

可试用肝豆状核变性肝衰竭的新预测评分系统,总分≥11预后不良,要积极考虑肝移植(表6-2)。在等待移植的过程中,血浆滤过或透析可保护肾脏,分子吸附再循环系统(molecular adsorbents recirculating system,MARS)有助于稳定病情。

表 6-2　肝豆状核变性肝衰竭预后新评分系统

	分数				
	0	1	2	3	4
胆红素($\mu mol/L$)	0~100	101~150	151~200	201~300	>300
国际标准化比值(INR)	0~1.29	1.3~1.6	1.7~1.9	2.0~2.4	>2.5
谷草转氨酶(IU/L)	0~100	101~150	151~300	301~400	>401
白细胞计数($10^9/L$)	0~6.7	6.8~8.3	8.4~10.3	10.4~15.3	>15.4
白蛋白(g/L)	>45	34~44	25~33	21~24	<20

妊娠期应该继续药物治疗。如果原来治疗使用螯合剂,需减少到最小必须剂量,尤其在分娩前6周,因为螯合剂影响伤口的愈合。锌剂不需要减量。治疗期间应更密切随访。使用螯合剂治疗的妇女不应母乳喂养。

肝移植适用于急性肝功能衰竭起病,或失代偿性肝硬化药物治疗效果不佳时。肝移植后铜的代谢异常被纠正,因此不需要继续肝豆状核变性的药物治疗。有报道神经系统症状在肝移植后可逐渐缓解。携带者可以作为供肝来源。

第五节　婴儿胆汁淤积症

婴儿胆汁淤积症,在西方多称为新生儿胆汁淤积症(neonatal cholestasis),是指在3月龄以内出现的以血中直接胆红素升高为主要表现,伴或不伴肝脾大的疾病。之所以冠以"新生儿"是因为多数专家认为这类疾病起源于新生儿期,可以在新生儿期后才出现临床表现。国外文献报道活产婴儿发生率约1:5000~1:2500。国内缺乏相应的流行病学资料,但普遍认为其发病率明显高于西方国家。由于胆汁淤积只是一个症状诊断,不同病因的治疗和预后不同。因此及早明确胆汁淤积的病因,对于疾病的治疗和预后有重要意义。

一、病因

根据病变部位的不同,可分为由肝内病变、肝外病变,或同时累及肝内及肝外的病变引起。肝外病变如胆总管囊肿、胆总管穿孔、胆管狭窄、黏稠胆汁综合征、胆石症等;同时累及肝内和肝外的疾病主要是胆道闭锁;肝内病变常见原因包括各种感染、内分泌代谢异常、各种遗传性胆汁淤积综合征,以及其他疾病。

胆道闭锁占婴儿(新生儿)胆汁淤积症约1/3,是胆汁淤积症最常见的原因。胆道闭锁是同时累及肝外及肝内的坏死性炎症性胆管病变,新生儿期起病,在年长儿和成人无类似疾病存在。胆道闭锁如果不治疗,均在2岁前进展为肝硬化而死亡,是目前儿童肝移植的最主要原因。东亚国家胆道闭锁的发生率高于西方国家。欧美国家发生率在1:19 000~1:

15 000，我国台湾的发生率在 1：5000。葛西（Kasai）手术的效果和手术的日龄直接相关，手术越早，效果越好，45 日龄内进行葛西手术能取得最好的胆汁流恢复率和长期存活率。因此对胆道闭锁必须保持足够高的警觉，以期早日明确诊断，早日进行手术。

citrin 缺陷是近年来认识的一种常染色体隐性遗传病，由 *SLC25A13* 基因突变引起，在我国属于最常见的遗传性疾病之一，南方地区基因携带率高达约 1/30。*SLC25A13* 基因编码 citrin 蛋白，位于线粒体内膜上。citrin 蛋白功能缺陷可导致线粒体功能障碍，影响氨基酸、葡萄糖、脂肪酸代谢，引起新生儿肝内胆汁淤积（neonatal intrahepatic cholestasis），是我国南方和长江流域常见的婴儿（新生儿）胆汁淤积原因之一。

先天性胆汁酸合成缺陷（congenital bile acid synthetic defect，CBAS）是近年认识的引起婴儿胆汁淤积的一类重要原因，指一类从胆固醇合成胆汁酸过程中的酶缺陷所致的遗传性疾病，多属于常染色体隐性遗传。其共同的机制是初级胆汁酸的缺乏和（或）非典型毒性胆汁酸的蓄积，可在新生儿期引起致命性的胆汁淤积性肝病，在儿童期和成人期引起进行性神经系统疾病。目前已发现 11 种酶缺陷可引起相关疾病，从儿童到成人，可出现不同的疾病谱，如表 6-3 所示。多数先天性胆汁酸合成缺陷患者可通过口服补充初级胆汁酸及脂溶性维生素等治疗获得良好疗效，因此早期识别和明确诊断尤为重要。

表 6-3　胆汁酸合成过程中酶缺陷引起的疾病

反应类型	酶	基因名称（缩写）	染色体定位	临床、代谢特征	MIM 编号
固醇核修饰	氧固醇 7α-羟化酶	cytochrome P450，subfamily 7A，polypeptide 1（CYP7A1）	8q12.1	高胆固醇血症	118455
	3β-羟基-C₂₇-类固醇脱氢酶	3-beta-hydroxy-delta-5-C27-steroid oxidoreductase（HSD3B7）	16p11.2	肝内胆汁淤积（CBAS-1）	607765
	δ-4-3-氧固醇-5β-还原酶	aldo-keto reductase family 1，member D1（AKR1D1）	7q33	新生儿肝衰竭、（CBAS-2）	235555
	氧固醇 7α-羟化酶	cytochrome P450，family 7，subfamily B，polypeptide 1（CYP7B1）	8q21.3	高氧固醇血症、新生儿肝衰竭、CBAS-3；痉挛性截瘫 5A	613812 270800 603711
	固醇 12α-羟化酶	cytochrome P450，subfamily 8B，polypeptide 1（CYP8B1）	3p22.1	顽固性便秘	602172
侧链修饰	固醇 27-羟化酶	cytochrome P450，subfamily 27A，polypeptide 1（CYP27A1）	2q35	脑腱黄瘤病、进行性中枢神经系统病变	213700 606530
	胆固醇 25-羟化酶	cholesterol 25-hydroxylase（CH25H）	10q23.31	肝内胆汁淤积	604551
	2-甲酰基辅酶 A 消旋酶	alpha-methylacyl-CoA racemase（AMACR）	5p13.2	成人进行性感觉神经病变、CBAS-4	214950
	D-双功能蛋白	enoyl-CoA hydratase/3-hydroxyacyl CoA dehydrogenase（EHHADH）	3q27	神经功能缺陷	607037

续表

反应类型	酶	基因名称(缩写)	染色体定位	临床、代谢特征	MIM 编号
酰化作用	胆汁酸辅酶 A：连接酶	solute carrier family 27(fatty acid transporter),member 5(SLC27A5)	19q12.43	肝内胆汁淤积	603314
	胆汁酸辅酶 A：氨基酸 N-酰基转移酶	bile acid-CoA：amino acid N-acyltransferase(BAAT)	9q22.3	家族性高胆烷血症	607748

进行性家族性肝内胆汁淤积(progressive familial intrahepatic cholestasis,PFIC)是一组常染色体隐性遗传病,以肝内胆汁淤积为主要表现,通常在婴儿或儿童期起病,最终进展至肝功能衰竭。根据致病基因不同,PFIC 主要分为 3 型。PFIC1 以往称为 Byler 病,由 *ATP8B1* 基因突变引起,该基因编码 FIC1 蛋白。FIC1 蛋白是一种氨基磷脂的内向翻转酶,参与维持膜的不对称脂质分布。PFIC2 以往称为 Byler 综合征,由 *ABCB11* 突变引起,该基因编码胆汁盐输出泵(bail salt export pump,BSEP);BSEP 位于肝细胞毛细胆管膜,其功能缺陷会影响胆盐的分泌,进而影响胆汁流的形成,导致胆汁淤积。PFIC3 由 *ABCB4* 基因突变引起,该基因编码 3 型多药耐药 P 糖蛋白(class Ⅲ multidrug resistance P-glycoprotein,MDR3),主要分布于肝细胞的毛细胆管面。MDR3 功能为磷脂酰胆碱转出酶(floppase),负责将肝细胞内的磷脂酰胆碱转运至胆汁中,乳化胆盐。MDR3 缺陷导致磷脂分泌障碍,胆汁中的磷脂与胆盐比例失衡,胆盐的去垢毒性增强,损伤肝细胞和胆管上皮细胞,进而引起胆汁淤积。

Alagille 综合征(Alagille syndrome)曾称为综合征性的小叶间胆管缺乏,是具有表型特征的慢性胆汁淤积的最常见原因,可累及身体多个脏器,包括肝脏、心脏、骨骼、眼睛和颜面等。Alagille 综合征由 *JAG1* 或 *NOTCH2* 基因突变引起,属于常染色体显性遗传病,已证实哺乳动物大多数组织都有此基因的表达,其对心脏、肝脏、骨骼、眼睛和面部等组织器官的生长发育起着很重要的调节作用。肝脏活检病理发现小叶间胆管减少或缺乏曾被认为是 Alagille 综合征的最重要的恒定的特征,但少部分的 Alagille 综合征患者在疾病早期可有小胆管的增生,此时和胆道闭锁鉴别非常困难。

目前仍有许多胆汁淤积症病因未明,称为特发性婴儿(新生儿)肝炎。随着研究的深入,会不断有新的病因被发现。

二、临床表现

(一) 胆道闭锁

典型的胆道闭锁见于足月产正常出生体重儿,表现为生后不久出现黄疸、大便颜色变淡和尿色加深。腹部 B 超常显示肝脏增大、无胆管扩张、禁食 4 小时未见胆囊或小胆囊,然而胆囊正常也不能排除胆道闭锁。超声显示肝门纤维块(三角征)是胆道闭锁的特异性表现,但依赖于操作者的经验,敏感性在 49%~75%。同位素肝胆显像、十二指肠液引流、肝活检病理、内镜逆行胰胆管造影等也有助于鉴别诊断。如果经过上述检查,仍不能除外胆道闭锁,应及时转外科进行腹腔镜或开腹胆道造影。

(二) citrin 缺陷引起的新生儿肝内胆汁淤积

citrin 缺陷引起的新生儿肝内胆汁淤积(neonatal intrahepatic cholestasis caused by citrin deficiency，NICCD）表现为婴儿期肝内胆汁淤积、弥漫性肝脂肪变性，可伴有低出生体重、低蛋白血症、凝血障碍、肝大或肝功能异常，通过无乳糖、强化中链脂肪酸的饮食干预多数在 1 岁前症状消失，进入大体正常的适应期。此期可有明显挑食、偏食，喜食高蛋白饮食，部分病例可有生长发育迟缓、胰腺炎、脂肪肝等。该病除少部分有婴儿期死亡外，其危害主要是很可能在青春期或成年后发展为由同一基因突变引起的瓜氨酸血症Ⅱ型（citrullinemia typeⅡ，CTLN2），表现为反复高氨血症和有关的神经精神症状，并常于发病数年后因脑水肿而死亡。

（三）先天性胆汁酸合成缺陷

不同的酶缺陷引起的先天性胆汁酸合成缺陷，可出现不同严重程度的临床表现。最常见的临床表现为婴儿期进行性肝内胆汁淤积，也可以是其他的临床表现，如出生时即为严重肝脏疾病、新生儿肝炎及儿童晚发型肝病。其中，固醇核环结构修饰作用中的酶缺陷，多数表现为进行性胆汁淤积性肝病，临床出现血清肝酶升高、高结合胆红素血症及脂溶性维生素吸收不良；侧链修饰作用中的酶缺陷则常表现为神经系统功能紊乱症状，如感觉神经障碍、痴呆、白内障等，而近年也有严重肝病的报道；另外一些病人为胆汁酸合成过程中的酰化作用缺陷，虽也可表现为胆汁淤积症状，但它最主要的临床表现是严重的脂溶性维生素吸收不良。临床上若出现明显胆汁淤积，血清总胆汁酸不升高，GGT 水平不升高，需高度怀疑先天性胆汁酸合成缺陷，行胆汁酸谱精细分析和（或）基因诊断确诊。

（四）进行性家族性肝内胆汁淤积

进行性家族性肝内胆汁淤积（PFIC）主要临床表现包括进行性肝内胆汁淤积、黄疸、皮肤瘙痒，通常在成年前发展为肝硬化、终末期肝病。PFIC1 通常在 1 岁之前发病，平均发病年龄是 3 月龄，腹泻、营养物质吸收障碍及生长发育障碍较常见，可出现肝外临床表现包括复发性胰腺炎、腹泻、感音神经性听力损失、慢性咳嗽或喘息等。PFIC2 通常在新生儿期起病，病情进展较快，大多在 10 岁前进展为肝硬化而发生肝功能衰竭；脂溶性维生素缺乏和生长迟缓更明显，通常无肝外表现。PFIC3 表现多样，可从婴儿期胆汁淤积到成年肝硬化患者。不同于 PFIC1 和 PFIC2，PFIC3 患儿多有 GGT 升高。

表 6-4　进行性家族性肝内胆汁淤积（PFIC）1～3 型的特征

	PFIC 1 型	PFIC 2 型	PFIC 3 型
遗传模式	常染色体隐性	常染色体隐性	常染色体隐性
染色体定位	18q21-22	2q24	7q21
基因	*ATP8B1*	*ABCB11*	*ABCB4*
蛋白	FIC1	BSEP	MDR3
主要表达部位	肝毛细胆管、胆管细胞、肠道、胰腺	肝毛细胆管	肝毛细胆管
蛋白功能	氨基磷脂内转位	胆盐外运	磷脂酰胆碱外转位
瘙痒	严重	非常严重	严重
其他表现	腹泻、胰腺炎、听力丧失、生长发育障碍	胆结石	胆结石

续表

	PFIC 1 型	PFIC 2 型	PFIC 3 型
血γ-谷氨酰转肽酶	正常	正常	升高
血谷丙转氨酶	轻度升高	显著升高	轻度升高
血甲胎蛋白	正常	升高	正常
血总胆汁酸	升高	非常高	升高
血总胆固醇	正常	正常	正常
肝活检	毛细胆管胆汁淤积、炎症不明显，无胆管增生；免疫组化 GGT 消失或减少	毛细胆管胆汁淤积、小叶纤维化、肝巨细胞样变，无胆管增生；免疫组化 BSEP 消失或减少	胆管增生，门管区纤维化；免疫组化 MDR3 消失或减少，起病晚者可正常

（五）Alagille 综合征

Alagille 综合征常表现为不同程度的胆汁淤积，多数在婴儿早期出现；瘙痒是 Alagille 综合征的突出表现；肝大见于绝大部分 Alagille 综合征患者，脾大开始时少见，但随病情进展，可见于约 70% 的患者；可有严重的高脂血症，尤其以血中胆固醇升高最明显，严重者可见多发性黄瘤。肝病严重程度是影响 Alagille 综合征患者预后的主要原因。其他表现包括：肺动脉流出道或外周肺动脉狭窄（可合并其他畸形）、蝶状椎骨、角膜后胚胎环、特殊面容等。

三、诊断

黄疸属于婴儿，特别是新生儿的常见临床表现。由于新生儿或婴儿胆汁淤积的病因中，许多疾病属于急症，需要及时处理，因此对于黄疸的婴儿或新生儿要首先明确是否胆汁淤积引起的黄疸。尿色加深和（或）大便颜色变淡提示结合胆红素升高的黄疸，尿液胆红素阳性要进一步进行血液的检测。对于足月儿大于 2 周龄，早产儿大于 3 周龄，黄疸持续，或黄疸退而复现，一定要进行血总胆红素和结合胆红素检测。总胆红素低于 85.5μmol/L 时，结合胆红素超过 17.1μmol/L，或总胆红素高于 85.5μmol/L 时，结合胆红素超过 20% 定义为结合胆红素升高，应按胆汁淤积性黄疸鉴别诊断。

详细的病史询问和体格检查可为鉴别诊断提供帮助。辅助检查首先评估疾病的严重程度以及损伤性质，包括血清总胆红素和结合胆红素、ALT、AST、ALP、GGT、白蛋白、凝血酶原时间、血糖等。结合胆红素升高病例要进一步区分是因为胆汁淤积还是肝功能不全或肝功能衰竭。此时要结合凝血酶原时间来判断。对凝血酶原时间延长者，要注射维生素 K 以后再进行复查，以除外维生素 K 缺乏的影响。结合胆红素升高，伴维生素 K 不能纠正的凝血酶原时间延长归类为肝功能不全或肝衰竭引起，按照肝功能衰竭鉴别诊断和处理。注射维生素 K 以后凝血酶原时间正常者，按胆汁淤积鉴别诊断和处理。

引起婴儿胆汁淤积的原因众多，超声波及影像学检查有助于发现大多数的肝外胆道疾病。超声波发现异常患者，或虽然超声波未发现胆道异常，但其他临床和化验检查高度提示胆道系统损伤时，需进一步影像学检查，包括 CT 或 MRI。MRCP（磁共振胆道造影）对诊断结石和其他胆管系统的病变具有较高的敏感性。少数患者需胆道造影来明确诊断。

胆道闭锁要放在最重要的位置。脓毒症、尿路感染以及酪氨酸血症、citrin 缺陷症、甲状腺功能减退、先天性胆汁酸合成障碍等遗传代谢和内分泌疾病引起的肝内胆汁淤积也必须优先考虑。因为这些疾病经过适当的抗生素治疗、或饮食干预、或药物替代多能取得良好的结局,而延误治疗会引起不可逆的并发症,甚至死亡。需要注意的是,许多情况下胆汁淤积可由多种致病因素混合存在,因此胆汁淤积症患儿即使已确诊,仍然有存在其他疾病的可能性。如果按照初步诊断经适当治疗后黄疸仍不缓解,应当考虑进一步评估。

对于常规检查仍不能明确病因的肝内胆汁淤积者,可考虑肝活检。肝外胆道梗阻可引起胆管扩张,活检可引起继发性胆汁性腹膜炎,因此是肝活检的禁忌证。

其他鉴别胆汁淤积病因的辅助检查还包括针对病毒、细菌和寄生虫等感染因素的检查,如巨细胞病毒、单纯疱疹病毒、风疹病毒、呼肠病毒 3 型、腺病毒、肠道病毒、微小病毒 B19、各种嗜肝病毒、人类免疫缺陷病毒、梅毒、李斯特菌病、结核病等的病原学、免疫学或分子生物学指标;针对血液系统疾病、染色体异常、尼曼匹克 C 型、药物等的检查指标。

四、治疗原则及方案

伴有凝血酶原时间延长、发热、一般情况差的患儿应该入院治疗。怀疑肝外胆道梗阻或胆道闭锁,或不能除外上述情况的患者,肝内胆汁淤积,经过常规检查仍不能明确病因,或针对性治疗效果不理想者,应及时转往有条件的医院进行针对性的检查和处理。

(一) 病因治疗

婴儿(新生儿)胆汁淤积症最重要的是尽快明确病因。确定为肝外胆管疾病者,及时请外科手术处理。经过一系列常规检查,胆道闭锁仍不能除外者,及时造影检查,确诊后根据小儿状况决定进行葛西手术,或继续随访患儿,必要时进行肝移植手术。

对于肝内胆汁淤积:脓毒血症和尿路感染需要抗生素治疗;甲状腺功能减退或全垂体功能减退症需要补充甲状腺激素或其他相应激素;考虑为 citrin 缺陷症者,及时更换无乳糖和(或)添加中链脂肪酸的配方奶;诊断为胆汁酸合成缺陷者,3 型应尽快肝移植,1 型、2 型可使用鹅去氧胆酸或胆酸治疗,起始剂量 8～12mg/(kg·d),分两次,根据患者临床表现和尿胆汁酸谱检测结果调整剂量;家族性进行性肝内胆汁淤积 1 型或 2 型可根据基因突变情况,选择进行胆汁分流术。一些全身性疾病的对因治疗请参看相关疾病章节。

(二) 对症处理

利胆治疗可选用熊去氧胆酸(ursodeoxycholic acid),一般剂量为 15～20mg/(kg·d),分两次服用,可根据具体病因和治疗反应调整剂量。胆汁淤积患儿多有脂溶性维生素吸收障碍,需常规补充维生素 D、维生素 E 和维生素 K,并根据血中维生素浓度及凝血酶原时间测定结果调整维生素的剂量和补充方式。维生素 A 的补充根据血浓度检测决定。

瘙痒严重者可试用考来烯胺(cholestyramine)。成人剂量通常每次 4g,可使用橙汁等送服,每日 3 次。儿童剂量根据体重折算。考来烯胺需要和其他药物分开服用,其他药物至少在服用考来烯胺前 1 个小时以上服用。不良反应主要是便秘或腹泻,以及脂溶性维生素缺乏。

(三) 支持治疗

注意营养补充,多数胆汁淤积患儿长链脂肪酸吸收不良,因此可使用强化中链脂肪酸的配方奶;纠正水电解质紊乱,保证机体内环境稳定。

(四) 合并症处理

合并肝功能衰竭者,按肝功能衰竭常规处理;对发展为急性肝功能衰竭或失代偿终末期肝病者,可考虑肝移植。

 案例分析

案例:

一般情况:患儿,男,6月龄(BOD:2008年11月3日),汉族,浙江人。

主诉:持续皮肤黄染6个月,发热2天伴皮肤巩膜黄染加重。

现病史:患儿生后即有轻度的皮肤黄染伴眼黄,食欲欠佳。至1月龄始发现皮肤黄染逐渐明显,伴尿色深黄,大便颜色变浅伴脂肪泻。在当地予中药治疗半个多月,黄疸稍好转。2月龄时,收住当地省儿童医院。查B超提示:肝脏回声增强,胆囊细小,僵硬;MRI提示:胆总管、肝总管显示不清楚,胆囊细长,考虑胆道闭锁可疑。4月龄时,患儿转至北京某儿童医院,考虑胆道闭锁可疑,遂行剖腹探查,术中见胆道通畅,给予胆道冲洗。之后到武汉等多地就诊,患儿黄疸有减轻趋势,但消退非常缓慢,且转氨酶持续升高。为进一步诊治,患儿至我院就诊。

出生史、家族史:患儿系G4P2(2次非医学指征流产),胎龄39周,剖宫产(因母亲子宫肌瘤),出生体重3100g,身长50cm。有一姐姐,12岁,健康。其父母为第4代近亲。无类似疾病史。母亲乙肝小三阳,孕期无特殊不适,无用药史。

查体:生命体征正常,体重6kg,身高62cm。神志清,未见特殊面容和畸形。皮肤巩膜中度黄染,面部和手掌毛细血管扩张,全身未见抓痕,无皮疹及出血点。呼吸平稳,双肺呼吸音清,心前区未闻及杂音。腹稍隆,腹部静脉扩张,可见从腹部向胸部血流。腹软,无肌紧张、反跳痛,未及包块,肋下3cm,质硬,脾肋下1.5cm,无移动性浊音,肠鸣音正常。全身无水肿。四肢无畸形,无异常神经系统体征。

辅助检查:外院辅助检查:血TORCH、嗜肝病毒A~E、HIV、EB病毒(EBV)、梅毒等活动感染指标均阴性;甲状腺功能:游离甲状腺素(FT_4)和促甲状腺激素(TSH)均在正常范围内;血常规及网织红细胞计数正常、Coombs试验阴性;凝血酶原时间、纤维蛋白原、出血时间和部分凝血活酶时间均正常;血串联质谱氨基酸及肉碱谱除十八酰基肉碱稍增高外,余未见明显异常。胸片未见明显异常,无蝴蝶状椎骨;心电图正常,听力筛查通过。B超提示:肝脏回声增强,胆囊细小,僵硬;MRI提示:胆总管、肝总管显示不清楚,胆囊细长,考虑胆道闭锁可疑。经皮肝穿刺活检,肝组织病理提示为非特异性改变,包括肝细胞肿胀、水样变、气球样变,明显胆汁淤积;偶见多核巨细胞;个别肝细胞坏死,炎症细胞浸润;小叶间胆管可见,胆管数量减少,胆管内无胆汁淤积,病理诊断"新生儿肝炎"。肝功能检查见表6-5,多次总蛋白及白蛋白均正常,血糖3.08~3.29mmol/L,血胆固醇2.40~2.95mmol/L。

表6-5 患儿肝功能随访及药物治疗过程

Age (wks)	TB (μmol/L)	DB (μmol/L)	ALT (U/L)	AST (U/L)	GGT (U/L)	TBA (μmol/L)	TCh (mmol/L)	治疗起始
9	211.2	164.4	217	238	20	ND	2.40	
11	143.6	122.6	184	262	23	ND	ND	UDCA 20mg/kg

续表

Age (wks)	TB (μmol/L)	DB (μmol/L)	ALT (U/L)	AST (U/L)	GGT (U/L)	TBA (μmol/L)	TCh (mmol/L)	治疗起始
13	94.6	85	69	90	20	ND	ND	
16	98.6	55.5	77	121	21	ND	2.95	
18	89.1	46.6	175	152	29	ND	3.83	Stop UDCA
24	85.6	36.6	159	154	15	1.0	ND	
26	77.1	61.7	261	237	19	3.9	2.40	UDCA 100mg/kg
29	82.3	66.1	131	106	20	42.2	2.40	UDCA 25mg/kg
31	68.5	59.2	123	77	20	13.0	2.03	
33	51.5	44.8	124	74	20	14.9	2.01	
37	37.1	33.1	122	67	19	14.7	2.12	UDCA 50mg/kg
41	52.0	41.9	76	57	17	21.7	1.83	
45	11.6	9.5	69	41	20	4.9	2.27	
49	12.0	9.7	39	36	15	7.1	1.96	
56	4.0	2.0	21	26	ND	18.5	ND	
70	3.0	1.8	19	27	22	19.9	2.17	
84	3.7	1.1	17	27	14	35.7	2.16	TUDCA 10mg/kg
86	41	28	41	52	15	1.9	ND	UDCA 50mg/kg
93	3.0	1.6	23	27	6	28.5	2.09	
109	3.1	1.3	14	26	14	4.1	2.35	
125	4.7	1.9	11	23	13	3.4	2..22	
133	2.8	1.0	29	27	27	19.7	2.81	CDCA 10mg/kg
153	2.4	0.9	19	28	19	23.3	3.77	
163	1.7	0.9	24	30	17	28.6	3.16	
正常范围	5.1~17.1	0~6	0~40	0~40	7~50	0~10	3.1~5.9	

　　我院辅助检查：血常规：白细胞9×10^9/L，中性粒细胞0.36，淋巴细胞0.52，红细胞3.6×10^{12}/L，血红蛋白110g/L，血小板115×10^9/L；肝功能：总胆红素77μmol/L，直接胆红素62μmol L，谷丙转氨酶261U/L，谷草转氨酶237U/L，γ-谷氨酰转肽酶19U/L，总胆汁酸3.9μmol/L，总胆固醇2.4mmol/L。B超：肝脾大，肝脏质地欠均匀。

　　诊断：婴儿胆汁淤积症；先天性胆汁酸合成缺陷？

　　进一步检查：血尿胆汁酸谱分析：血异常胆汁酸3β,7α-二羟胆烷酸和3β,7α,12α-三羟胆烷酸占血中胆汁酸的79.4%；3β,7α,12α-三羟胆烷酸占尿中胆汁酸的87.9%，提示先天性胆汁酸合成障碍1型。HSD3B7基因分析发现患儿c.103l A＞G(p.Tyr344Cys)纯合突变，父母和姐姐均为携带者。确诊为HSD387基因编码的3β-羟基-C$_{27}$-类固醇脱氢酶缺陷引起的先天性胆汁酸合成障碍1型(CBAS-1)。

　　治疗经过：因国内无胆酸药物供应，使用高剂量熊去氧胆酸(UDCA)经验性治疗(见表6-5)，脂肪泻消失，肝功能快速恢复正常，肝脾大小逐渐恢复正常，肝硬化体征逐渐消失。但患儿尿液胆汁酸谱分析仍可见大量不饱和胆汁酸(如图6-2A所示)。为纠正患儿体内不饱和胆汁酸水平，患儿1岁9月龄时，改用牛磺熊去氧胆酸治疗，但患儿很快再次出现皮肤黄染，复查血胆红素和转氨酶水平均上升(肝功能检查见表6-5)，故改回熊去氧胆酸治疗，皮肤黄染逐渐消退。2岁6月龄时，改用鹅去氧胆酸治疗[10mg/(kg·d)]，随访时患儿肝功能各项处于正常范围，尿中不饱和胆汁酸明显减少(如图6-2B所示)。

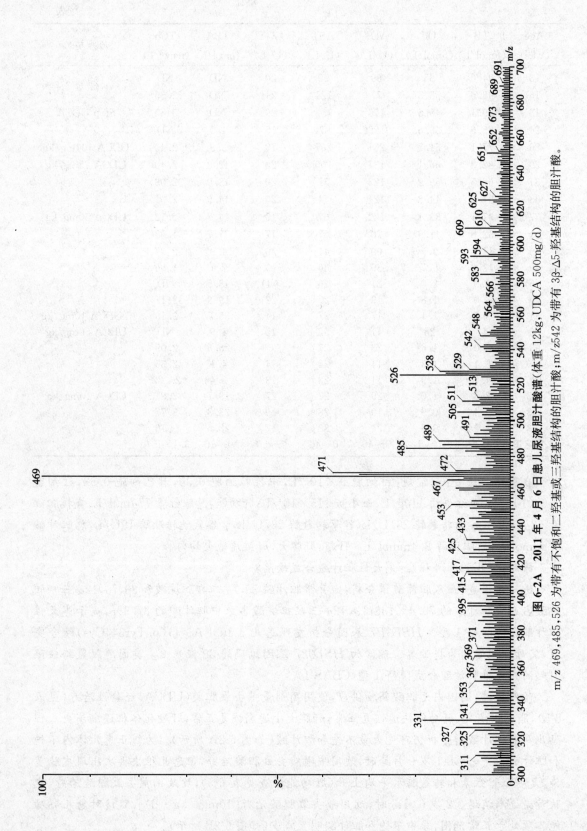

图 6-2A 2011 年 4 月 6 日患儿尿液胆汁酸谱（体重 12kg，UDCA 500mg/d）

m/z 469，485，526 为带有不饱和二羟基或三羟基结构的胆汁酸；m/z542 为带有 3β-Δ5-羟基结构的胆汁酸。

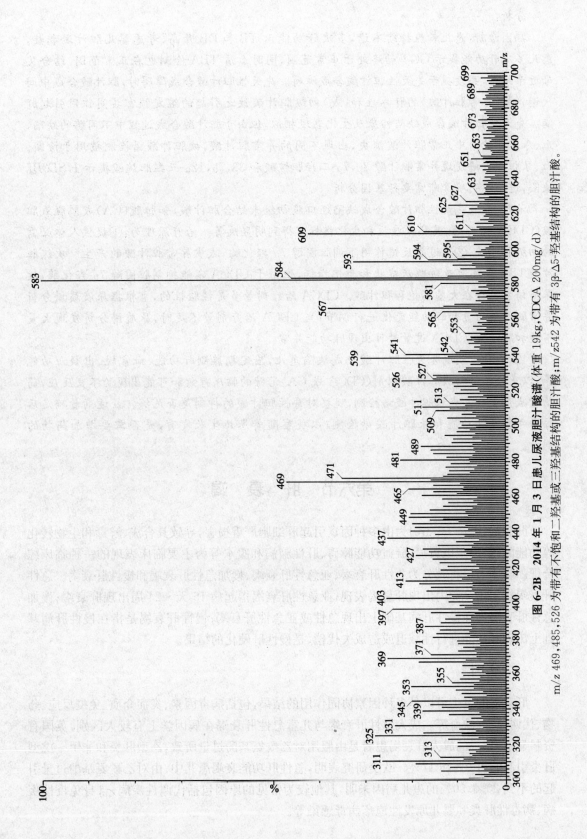

图6-2B　2014年1月3日患儿尿液胆汁酸谱（体重19kg，CDCA 200mg/d）

m/z 469、485、526为带有不饱和二羟基或三羟基结构的胆汁酸；m/z542为带有 3β-Δ5-羟基结构的胆汁酸。

分析：

病因诊断：患儿黄疸持续不退，多次肝功能示 TB 和 DB 升高，考虑婴儿胆汁淤积症。患儿多次肝功能提示 GGT 始终处于正常范围，同时血清 TBA 检测也在正常范围，结合父母近亲结婚，高度提示先天性胆汁酸合成障碍。先天性胆汁酸合成障碍时，胆汁酸合成中间代谢产物（异常胆汁酸）的肝毒性和（或）初级胆汁酸缺乏引起的继发损害共同作用引起肝病。先天性胆汁酸合成缺陷临床及生化表现相似，但由于胆汁酸合成过程中不同酶的缺陷，血、尿胆汁酸谱中正常胆汁酸消失，出现不同的异常胆汁酸，故胆汁酸谱检测被用于诊断。血、尿胆汁酸谱发现异常胆汁酸 $3\beta,7\alpha$-二羟胆烷酸和 $3\beta,7\alpha,12\alpha$-三羟胆烷酸提示 HSD3B7 缺陷，进一步明确诊断需要行基因分析。

治疗：多数先天性胆汁酸合成缺陷经口服初级未结合胆酸，如胆酸（CA）或鹅脱氧胆酸（CDCA）治疗后，其临床症状和生化指标可得到明显改善。治疗原理为：①提供人体必需的初级胆汁酸；②通过负反馈作用下调胆固醇 7α-羟化酶，减少异常胆汁酸的产生。次级胆汁酸 UDCA 亦可改善临床症状和生化指标，但由于 UDCA 不能抑制胆固醇 7α-羟化酶，故尿质谱发现存在大量不饱和胆汁酸。CDCA 治疗剂量多是经验性的，需根据尿液质谱分析异常胆汁酸的量和肝功能变化进行调节；当 CDCA 治疗剂量不足时，尿质谱分析发现大量不饱和胆汁酸；CDCA 过量时可出现肝功能异常。

监测：对于明确先天性胆汁酸合成缺陷患儿，应定期监测肝功能、血常规、出凝血功能等，以及时评价初级胆汁酸制剂（CDCA 或 CA）治疗的临床疗效和可能出现的不良反应，药物增减剂量后复查尿胆汁酸谱检测，观察对毒性胆汁酸的抑制是否足够。最适剂量确定后每半年复查肝功能和尿胆汁酸谱检测，以观察随着患儿生长发育，是否需要增加药物的剂量。

第六节 肝 衰 竭

肝衰竭（liver failure）为由多种因素引起肝细胞严重损害，导致其合成、解毒和生物转化等功能障碍，出现以黄疸、凝血功能障碍、肝性脑病和腹水等为主要临床表现的一种临床综合征。临床上可将其分为急性肝衰竭、亚急性肝衰竭、慢加急性肝衰竭和慢性肝衰竭。急性肝衰竭指起病 2 周内出现肝衰竭表现；亚急性肝衰竭指起病 15 天～24 周出现肝衰竭；慢加急性肝衰竭为在慢性肝病基础上出现急性或亚急性肝衰竭；慢性肝衰竭是指在慢性肝病基础上出现肝功能进行性减退或造成失代偿，是慢性肝硬化的结果。

一、病因

肝衰竭的发生可以是多种因素协同作用的结果，包括病毒因素、炎症介质、免疫反应、药物、代谢异常、缺血等。成人急性肝衰竭与儿童急性肝衰竭在病因学上有较大区别，英国有资料显示，53％的成人肝衰竭患者是由服用对乙酰氨基酚过量所致，乙型肝炎和非甲～戊型肝炎引起的占 9％和 17％。欧美研究表明，急性肝功能衰竭患儿中，由对乙酰氨基酚过量引起的不到 20％，50％的患儿病因未明，其他较为常见的原因包括代谢性疾病、自身免疫性疾病、病毒性肝炎和婴儿原发性疱疹病毒感染等。

二、临床表现

肝衰竭患者临床表现为进行性肝损害、不同程度的肝性脑病、颅内压增高、出血、继发感染、水电解质紊乱等。进行性肝损害可表现为消化道症状加重,黄疸迅速加深,肝脏进行性缩小。此外由于病因不同,尚存在原发病的症状。

三、诊断

如患儿有肝脏受损害或接触毒物、药物等病史,临床出现消化道症状加重、黄疸迅速加深、肝脏进行性缩小及脑病征象和出血等,应考虑肝衰竭存在。需注意,儿童尤其是婴幼儿可不出现肝性脑病症状,或症状表现不典型,因此通常在肝性脑病存在,INR 超过 1.5,或无肝性脑病,但 INR 超过 2 时诊断为肝功能衰竭。病史询问包括发病症状、肝炎接触史、输血史、使用处方药和非处方药的情况、静脉用药史,以及肝豆状核变性、病毒性肝炎、婴儿死亡及自身免疫性疾病的家族史。如果有生长迟缓或癫痫发作的证据,应该及早进行代谢性疾病评估。伴有瘙痒、腹水或生长迟滞应考虑慢性肝病的可能。实验室检查应包括全血常规、电解质、肾功能试验、血糖、血钙、血磷、氨基酸、凝血情况、总胆红素、直接胆红素以及血培养等。

四、治疗原则及方案

本症需要加强基础支持治疗,采用综合性治疗措施。

(一) 一般治疗

应将患儿收入重症监护室,严密隔离,保证环境安静,避免不必要的刺激。消化道症状明显者,应严格限制蛋白质的摄入,但需保证每日至少 1g/kg 的优质蛋白质供给(以支链氨基酸为主);有昏迷前征象者应严格禁食,昏迷情况好转后逐渐进食,先从碳水化合物开始,病情稳定后逐渐增加蛋白质食物。严密监测出入量,禁食期间每日液量应严格限制,不超过 $1200ml/m^2$;能量供应不少于 125.5~176.4kJ/kg。避免低血糖和电解质紊乱。

(二) 病因治疗

对乙酰氨基酚(APAP)急性中毒可使用乙酰半胱氨酸(NAC);明确或怀疑蘑菇中毒导致的急性肝衰竭可给予青霉素 G(penicillin G)和水飞蓟素(silymarin);酪氨酸血症可用 2-(2-硝基 4-三氟-苯甲基)-1,3-环己烷酮(NTBC);半乳糖血症可使用无乳糖饮食;疱疹病毒感染可使用阿昔洛韦;自身免疫性肝炎导致的急性肝衰竭可使用糖皮质激素治疗等。

(三) 主要并发症的防治

1. 凝血功能障碍的处理　急性肝衰竭患者存在凝血机制障碍,促凝血蛋白和抗凝血蛋白均减少。患者如存在活动性出血或者准备实施侵入性外科手术,应输入血浆或其他促凝制品如重组凝血因子Ⅶ(recombinant coagulation factor Ⅶ)以纠正血浆 PT/INR。一般不推荐预防性使用 FFP 或重组凝血因子Ⅶ纠正凝血障碍。由于 PT/INR 是反映肝脏合成功能的重要指标,预防性使用 FFP 会干扰对肝脏功能的监测。为避免使用 FFP 引起液体过量和高黏滞综合征,对于严重凝血功能障碍,可试用血浆置换。

2. 肝性脑病及颅内压增高的处理　颅内压增高在急性肝衰竭患者中常见,也是导致死亡的主要原因。出现颅内压增高时应及早采取脱水疗法降颅压并保持脑灌流,一般给予

20％甘露醇(mannitol)。有血氨升高者,可用精氨酸(arginine)。严重肝功能障碍者,精氨酸疗效不明显,门冬氨酸钾镁(potassium-magnesium aspartate)可将氨转运至肾脏进行脱氨。

3. 肝衰竭患儿容易继发感染,除严密隔离外,发现感染征兆,应早期选用有效抗生素,但应避免使用损害肝、肾的抗生素,一般选用青霉素类或抑制革兰阴性菌的抗生素。发现真菌感染应及时针对性治疗。

(四) 人工肝支持治疗

肝衰竭时大块肝坏死,人工肝技术可暂时替代肝脏功能,使部分急性或亚急性肝衰竭时肝细胞有机会再生,同时也可为肝细胞不能再生者进行肝移植争取时间。人工肝主要有非生物型、生物型和混合型 3 种。非生物型人工肝包括血液灌注、血浆吸附和血浆置换等。可根据患者的病情选用不同技术联合应用,个性化治疗。

(五) 肝移植和肝细胞移植

肝移植技术在急性肝衰竭治疗中发挥重要作用。急性肝衰竭患儿肝移植后存活率的高低取决于受者的年龄和原发病等因素。有研究显示,1 岁以内的患儿肝移植后的 10 年存活率为 65％,而年龄较大儿童的 10 年存活率为 79％。肝细胞移植是 20 世纪 70 年代发展起来的一种细胞工程技术,可作为肝移植或肝脏自身恢复的过渡措施,将成为未来治疗急性肝衰竭的重要手段。

第七节　药物性肝损伤

药物性肝损伤(drug-induced liver injury,DILI)是指肝脏受药物或其代谢产物的毒性损伤或发生过敏反应所引起的肝脏损害,是最主要的药物不良反应之一。与成人类似,儿童药物性肝损伤在组织病理学上没有绝对确切的特征,可以表现为任何一种肝脏疾病的病理损害类型,肝细胞型主要为肝细胞坏死,可伴肝脂肪变性;胆汁淤积型表现为门管区炎症和轻度肝细胞损害;混合型则两者兼有。

一、病因

药物性肝损伤根据其发生的原因分为两大类,一是由药物的直接毒性所致,常可预测,其发生和严重程度与药物剂量呈正相关。另一种是特异质的肝脏损害,具有不可预测性,其发生机制又可分为与药物代谢酶遗传多态性有关的代谢特异质和免疫机制介导的过敏特异质。常见的导致药物性肝损伤的药物包括解热镇痛药、抗癫痫药、抗肿瘤药、抗菌药物、抗结核药、中草药、他汀类等。

二、临床表现

急性肝损伤是药物性肝损伤最常见的发病形式,约占 90％以上,少数患者可发生危及生命的暴发性或急性肝衰竭。药物性肝损伤临床表现呈多样性,如乏力、恶心、呕吐、腹痛、发热、茶色尿、黄疸、皮肤瘙痒等,轻者可能无症状或轻微症状。

国际医学科学组织理事会(CIOMS)的标准将药物性肝损伤分为肝细胞损伤型、胆汁淤积型和混合型。儿童药物性肝损伤以肝细胞损伤型为主,其次为胆汁淤积型,混合型最少。

肝细胞损伤型：谷丙转氨酶(ALT)≥3 倍正常值上限(ULN)，且 R≥5；胆汁淤积型：碱性磷酸酶(ALP)≥2 倍 ULN，且 R≤2；混合型：ALT≥3 倍 ULN，ALP≥2ULN 且 2<R<5。(R 值＝ALT/ULN：ALP/ULN)。

三、诊断

药物性肝损伤实质上是一种排除性诊断，目前没有专门针对儿童的药物性肝损伤诊断标准，只能参考成人的诊断标准。依据我国 2007 年《急性药物性肝损伤诊治建议(草案)》，对临床诊断药物性肝损伤病例可做出下列 3 种关联性评价。

(一) 诊断标准

1. 有与药物性肝损伤发病规律相一致的潜伏期：初次用药后出现肝损伤的潜伏期一般在 5～90 天内，有特异质反应者潜伏期可<5 天，慢代谢药物(如胺碘酮)导致肝损伤的潜伏期可>90 天。停药后出现肝细胞损伤的潜伏期≤15 天，出现胆汁淤积性肝损伤的潜伏期≤30 天。

2. 有停药后异常肝脏指标迅速恢复的临床过程：肝细胞损伤型的血清 ALT 峰值水平在 8 天内下降>50%(高度提示)，或 30 天内下降≥50%(提示)；胆汁淤积型的血清 ALP 或 TB 峰值水平在 180 天内下降≥50%。

3. 必须排除其他病因或疾病所致的肝损伤。

4. 再次用药反应阳性：有再次用药后肝损伤复发史，肝酶活性水平升高至少大于正常值上限的 2 倍。

符合以上诊断标准的前 3 项，或前 3 项中有 2 项符合，加上第 4 项，均可确诊为药物性肝损伤。

(二) 排除标准

1. 不符合药物性肝损伤的常见潜伏期。即服药前已出现肝损伤，或停药后发生肝细胞型肝损伤的间期>15 天，发生胆汁淤积型或混合性肝损伤>30 天(除慢代谢药物外)。

2. 停药后肝脏异常升高指标不能迅速恢复。在肝细胞损伤型中，血清 ALT 峰值水平在 30 天内下降<50%；在胆汁淤积型中，血清 ALP 或 TB 峰值水平在 180 天内下降<50%。

3. 有导致肝损伤的其他病因或疾病的临床证据。

如果具备第 3 项，且具备第 1、2 项中的任何一项，则认为药物与肝损伤无相关性，可临床排除药物性肝损伤。

(三) 疑似病例

主要包括下列 2 种状况：①用药与肝损伤之间存在合理的时序关系，但同时存在可能导致肝损伤的其他病因或疾病状态；②用药与发生肝损伤的时序关系评价没有达到相关性评价的提示水平，但也没有导致肝损伤的其他病因或疾病的临床证据。

对于疑似病例或再评价病例，建议采用国际共识意见的 RUCAM 评分系统进行量化评估。

大多数药物性肝损伤预后良好，停药后可恢复正常，也可进展为暴发性或急性肝衰竭(ALF)。肝细胞型停药后肝功能恢复最快，胆汁淤积型和混合型肝损伤的恢复慢于肝细胞型。进展为急性肝衰竭的药物性肝损伤患者往往预后较差，需要肝移植。

四、治疗原则及方案

发生药物性肝损伤后,应明确用药史并尽可能分析判断可能引起药物性肝损伤的药物。治疗原则为停止使用肝损伤药物以及对症治疗。除停用和防止再使用引起肝损伤的药物外,也应尽可能避免使用与致病药物在生化结构和(或)药物作用属于同一类的药物。对于不能立即停药或者更换药物的疾病,如果肝功能损害不严重,可以先予以减轻药量,增加液体量促进药物排出,并予以保肝降酶退黄等治疗。

保肝药是指具有改善肝脏功能、促进肝细胞再生、增强肝脏解毒功能等作用的药物。①腺苷甲硫氨酸(ademetionine):meta 分析显示可显著降低药物性肝损伤患者的血清 TB 和 ALT。在治疗药物性淤胆型肝炎上有较好疗效,能较早促进损伤的肝细胞修复、再生以缓解症状、体征及肝功能恢复,是目前较理想的治疗药物性胆汁淤积型肝炎的药物。②谷胱甘肽(glutathione):对于恶性肿瘤患者在接受化疗时并发的药物性肝损伤,该药可显著降低 ALT 及 AST 值。③熊去氧胆酸:可有效治疗药物性肝损伤,尤其是对那些胆汁淤积型和混合型患者更为合适。④甘草类:对肝细胞型、胆汁淤积型、混合型肝损伤都有较好的作用,在药物性肝损伤应用中可与水飞蓟宾(silybin)、谷胱甘肽等药物联用。

需要注意的是护肝药物不宜过多,以免加重肝脏的代谢负担。要注意监护脏器功能以及治疗措施对药物的药动学影响。

 案例分析

案例:

1. 病史摘要

一般项目:毛××,男,4 岁,身高 103cm,体重 14kg。

主诉:发热伴面色苍白 4 天。

现病史:患儿 4 天前发热,热型不规则,最高体温 40℃。有右髋关节疼痛,疼痛明显不能行走,后可自行缓解。院外哌拉西林他唑巴坦输液治疗 3 天,体温降至 38℃左右。门诊血常规示:白细胞 6.8×10^9/L,中性粒细胞 0.79×10^9/L,血红蛋白 82g/L,血小板 144×10^9/L,异型淋巴细胞未见。超敏 C 反应蛋白 37mg/L。骨髓检查口头报告为急性淋巴细胞白血病,为进一步治疗入院。

查体:T 37.8℃,HR 128 次/分,R 26 次/分,BP 109/56mmHg,神清反应可,浅表淋巴结无肿大,皮肤无瘀点、瘀斑;咽部充血,呼吸音粗,未及啰音;心脏听诊无殊,肝脾肋下未及,神经系统检查阴性。

既往史、家族史、药物过敏史:无殊。

入院诊断:急性淋巴细胞白血病;急性上呼吸道感染。

辅助检查:

肝肾功能:总蛋白 73.8g/L,白蛋白 41.3g/L,球蛋白 32.5g/L,总胆红素 4.2μmol/L,ALT 8.0U/L,AST 27.0U/L,ALP137U/L,尿素氮 4.82mmol/L,肌酐 44μmol/L。

乙肝表面抗原阴性,丙肝抗体阴性,HIV 抗体阴性,梅毒抗体阴性。

凝血功能、尿常规、粪常规:无殊。

心电图、胸部 X 线、四肢长骨 X 线、浅表淋巴结 B 超、颅脑 MRI 等各项检查无殊。

骨髓细胞检查报告：急性淋巴细胞白血病骨髓象。骨髓有核细胞增生明显活跃；淋系增生极度活跃，以幼稚型淋巴细胞增生为主，比例约占82%。粒、红系增生受抑制，巨核细胞未见。

2. 治疗过程

(1)抗感染：哌拉西林他唑巴坦1.4g静滴q8h(第1～3天)，入院第2天，患儿体温恢复正常，CRP 4mg/L。患儿抗感染治疗有效，于入院第4天停用哌拉西林他唑巴坦。

(2)化疗方案：泼尼松试验治疗：60mg/(m²·d)，口服，第1～7天。VDLD诱导缓解治疗：长春地辛3mg/(m²·d)，静推，第8、15、22、29天；表柔比星30mg/(m²·d)，静滴，第8、9天；门冬酰胺酶10 000U/m²，静滴，第8、10、12、14、16、18天；地塞米松6mg/(m²·d)，口服，第8～28天，第29天起每2天减半，1周内减停。三联鞘注(甲氨蝶呤＋地塞米松＋阿糖胞苷)：第8、15、22、29天。

患儿化疗期间隔天监测血常规、每周测肝肾功能，门冬酰胺酶应用期间隔2天监测凝血功能，常规予还原性谷胱甘肽护肝、昂丹司琼预防呕吐、输注红细胞悬液等对症支持治疗。化疗过程无明显恶心、呕吐反应，有肝功能损伤，查甲、丙、丁、戊肝抗体阴性，给予加强护肝治疗，肝功能好转、化疗结束后予出院。肝功能具体指标如下：

入院第15天，总蛋白57.5g/L，白蛋白35.9g/L，球蛋白21.6g/L，总胆红素4.2μmol/L，ALT 1020U/L，AST 678U/L，ALP 94U/L，尿素氮5.63mmol/L，肌酐33μmol/L。加用护肝药物：复方甘草酸苷20ml qd静滴。

入院第17天，ALT 1007U/L，AST 264U/L，ALP 108U/L，总胆红素9.6μmol/L。

入院第22天，ALT 283U/L，AST 27U/L，ALP 101U/L，总胆红素5.7μmol/L。

入院第29天，ALT 83U/L，AST 28U/L，ALP104U/L，总胆红素3.9μmol/L。

3. 药物性肝损伤的药学监护计划

(1)进行相关检查，排除其他导致肝功能损伤的原因。

(2)明确用药史，分析判断是否为药物性肝损伤以及可能引起药物性肝损伤的药物。

(3)合理选择保肝药物，进行补液等对症支持治疗。评估患儿临床表现、肝功能损伤程度，如有进展为肝衰竭可能时，必须及时停用可疑药物。

4. 药学监护实施过程 及时了解相关检查结果，明确用药史，分析判断可能引起肝损伤的药物。观察患儿临床表现，监测生化功能，评估肝功能损伤程度。

分析：

1. 分析与讨论

(1)评估药物性肝损伤可能性：患儿为急性淋巴细胞白血病，入院时肝肾功能正常，病毒性肝炎相关检查结果阴性。入院后进行抗感染治疗及VDLD方案诱导化疗。第15天，肝酶指标异常升高，考虑为药物性肝损伤。可疑药物包括哌拉西林他唑巴坦、泼尼松、地塞米松、长春地辛、表柔比星、门冬酰胺酶。出现肝损伤后，因化疗需要继续使用地塞米松、长春地辛、门冬酰胺酶。尽管给予加强护肝治疗，2天后复查肝酶没有明显改善。入院第18天，保肝治疗的同时，按化疗方案停用门冬酰胺酶，继续应用地塞米松、长春地辛。4天后，肝酶下降幅度＞50%。依据2007年《急性药物性肝损伤诊治建议(草案)》，从用药后出现肝损伤的时间以及停药后肝功能恢复程度分析，高度提示为门冬酰胺酶引起的肝细胞损伤型药物性肝损伤。

（2）保肝治疗

药物性肝损伤的一般治疗原则是停用可疑药物,选用保肝药物及其他补液等对症支持治疗。尽管生化检查提示转氨酶增高超过正常上限约 20 倍,但患儿临床表现仅胃纳稍差,无恶心、呕吐,其他肝功能指标如胆红素等均正常。考虑急性淋巴细胞白血病化疗需要,未停用任何化疗药物,加用保肝药物,继续监测肝功能,观察患儿临床表现。保肝药物的选择不宜过多,避免加重肝脏负担。

还原型谷胱甘肽能与亲电子基及自由基等有害物质结合,从而产生解毒和保护细胞的疗效,具有解毒保肝作用。

复方甘草酸苷降酶疗效确切,有肾上腺皮质激素样不良反应,主要为血钾降低、血压升高,使用过程中需注意监测患儿电解质,观察是否有头痛、头晕表现,及时监测血压变化。

2. 药物治疗小结 本例患儿诊断明确,为急性淋巴细胞白血病。化疗过程中患儿出现急性肝功能损伤,经护肝等对症治疗,患儿转氨酶恢复正常,按期完成化疗后出院。治疗过程中临床药师密切监测各项指标,评估患儿肝损伤严重程度,分析可能引起药物性肝损伤的可疑药物,协助临床医师选择保肝药物,确保了化疗的强度和疗程。

（王建设 王 珏 王能里）

参 考 文 献

1. 胡亚美,江载芳.诸福棠实用儿科学.7 版.北京:人民卫生出版社,2013.

2. 谢渭芬,陈岳详.临床肝脏病学.北京:人民卫生出版社,2012.

3. 中华医学会肝病分会、感染病学分会.慢性乙型肝炎防治指南(2010 版).肝脏,2011,16(1):2-16.

4. European Association for the Study of the Liver. EASL clinical practice guidelines:management of chronic hepatitis B virus infection. J Hepatol,2012,57(1):167-185.

5. Uribe LA,O'Brien CG,Wong RJ,et al. Current treatment guidelines for chronic hepatitis B and their applications. J Clin Gastroenterol,2014,48(9):773-783.

6. Chen CH,Wang JH,Lu SN,et al. Characteristics of adefovir resistance in patients with or without lamivudine-resistant hepatitis B virus treated with adefovir:a 4-year experience. Liver Int,2011,31(2):206-214.

7. Patterson SJ,George J,Strasser SI,et al. Tenofovir disoproxil fumarate rescue therapy following failure of both lamivudine and adefovir dipivoxil in chronic hepatitis B. Gut,2011,60(2):247-254.

8. Ghany MG,Strader DB,Thomas DL,et al. American Association for the Study of Liver Diseases. Diagnosis,management,and treatment of hepatitis C:an update. Hepatology,2009,49(4):1335-1374.

9. Ferenci P,Caca K,Loudianos G,et al. Diagnosis and phenotypic classification of Wilson disease. Liver Int,2003,23(3):139-142.

10. Roberts EA,Schilsky ML. Diagnosis and treatment of Wilson disease:an update. Hepatology,2008,47:2089-2111.

11. Li XH,Lu Y,Ling Y,et al. Clinical and molecular characterization of Wilson's disease in China:identification of 14 novel mutations. BMC Medical Genetics,2011,12:6.

12. Petrasek J,Jirsa M,Sperl J,et al. Revised King's College score for liver transplantation in adult patients with Wilson's disease. Liver Transplant,2007,13:55-61.

13. Dhawan A,Taylor RM,Cheeseman P,et al. Wilson's disease in children:37-year experience and revised

King's score for liver transplantation. Liver Transplant,2005,11:441-448.

14. Clayton PT. Disorders of bile acid synthesis. Journal of Inherited Metabolic Disease,2011,34:593-604.

15. Gonzales E,Gerhardt MF,Fabre M,et al. Oral cholic acid for hereditary defects of primary bile acid synthesis:a safe and effective long-term therapy. Gastroenterology,2009,137:1310-1320.

16. Nittono H,Takei H,Unno A,et al. Diagnostic determination system for high-risk screening for inborn errors of bile acid metabolism based on an analysis of urinary bile acids using gas chromatography-mass spectrometry:results for 10 years in Japan. Pediatrics International,2009,51:535-543.

17. 朱启镕,王建设. 婴儿胆汁淤积症的鉴别诊断思路. 临床肝胆病杂志,2011,27(7):679-681,693.

18. Davit-Spraul A,Gonzales E,Baussan C,et al. Progressive familial intrahepatic cholestasis. Orphanet J Rare Dis,2009,4:1.

19. Wang JS,Wang XH,Zhu QR,et al. Clinical and pathological characteristics of Alagille syndrome in Chinese children. World J Pediatr,2008,4(4):283-288.

20. Saheki T, Inoue K, Tushima A, et al. Citrin deficiency and current treatment concepts. Mol Genet Metab,2010,100 Suppl 1:S59-64.

21. 王建设,傅海燕. 儿童急性肝衰竭若干研究进展——记第九次全国儿科肝病学术会议. 中华临床感染病杂志,2009,2(3):190-192.

22. Polson J,Lee WM. American Association for the Study of Liver Disease. AASLD position paper:the management of acute liver failure. Hepatology,2005,41(5):1179-1197.

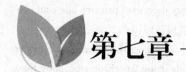

第七章

神经系统疾病及药物治疗

第一节　小儿神经系统发育和特点

一、脑的发育

1. 时间　胎儿时期神经系统发育最早,尤其是脑的发育最为迅速。

2. 脑重　出生时脑重约为 370g,占体重的 1/9～1/8,6 个月时 700g 左右,2 岁时达 1000g,7 岁时已与成人接近。成人脑重约为 1500g,仅占体重的 1/40。

3. 大脑　出生时大脑已有主要的沟回,但较浅;灰质层也较薄,而中脑、脑桥、延髓、脊髓发育较好,可保证生命中枢的功能。

4. 小脑　在胎儿期发育较差,生后 6 个月达生长高峰,生后 15 个月小脑大小已接近成人。

5. 神经细胞发育　出生后脑重的增加主要由于神经细胞体积增大和树突的增多、成长,以及神经髓鞘的形成和发育。3 岁时神经细胞已大致分化完成,8 岁时已接近成人。

6. 神经纤维发育　出生时发育不完善,4 岁时才完成髓鞘化。由于神经髓鞘形成不全,当外界刺激作用于神经而传入大脑时,因无髓鞘的隔离,兴奋也可传于邻近的纤维,在大脑皮质内就不能形成一个明确的兴奋灶,故婴幼儿对外来刺激的反应较慢且易于泛化。

7. 神经调节　出生时皮质下中枢如丘脑、下丘脑、苍白球功能上基本成熟,但大脑皮质及新纹状体发育尚未成熟,故初生时的活动主要由皮质下系统调节。

二、脊髓的发育

1. 时间　脊髓在出生时具备功能,脊髓的成长和运动功能的发育是平行的,随年龄而加长增重。

2. 位置　脊髓下端在胎儿时位于第 2 腰椎下缘,4 岁时上移至第 1 腰椎。

3. 重量　出生时重 2～6g,成人时可增至 4～5 倍。

4. 髓鞘发育　脊髓的髓鞘按由上向下的顺序逐渐形成,为其成熟的重要标志。约于 3 岁时完成髓鞘化。

三、神经反射

1. 先天性暂时性反射　小儿出生时即具有觅食、吸吮、吞咽、握持、拥抱等反射以及对寒冷、疼痛及强光的反应。足月儿一般于 3~4 个月消失。

2. 浅反射和深反射　新生儿和婴儿腱反射较弱，腹壁反射和提睾反射不易引出，至 1 岁时才稳定。

3. 病理反射　2 岁以下小儿巴氏征阳性属生理现象。

第二节　化脓性脑膜炎

化脓性脑膜炎(purulent meningitis)简称化脑，是化脓性细菌所致的软脑膜、蛛网膜、脑脊液及脑室的急性炎症反应，脑及脊髓表面也可轻度受累。化脓性脑膜炎是一种严重的颅内感染，尤其是婴幼儿常见，自使用抗生素以来其病死率已由 50%~90% 降至 10% 以下，但仍有较高的死亡率和致残率，早期诊断和干预是改善其预后的关键。

一、病因

化脓性脑膜炎最常见的致病菌是肺炎链球菌、B 型流感嗜血杆菌和脑膜炎奈瑟球菌，其次为葡萄球菌、肠杆菌、变形杆菌等。不同年龄化脑的致病菌有所不同，新生儿化脑常见致病菌为 B 组溶血性链球菌、肠杆菌或葡萄球菌；婴幼儿化脑常见 B 型流感嗜血杆菌和肺炎链球菌感染；年长儿肺炎链球菌和脑膜炎奈瑟球菌感染较多见。各种原因导致的脑部解剖缺陷和机体免疫力异常均可能会增加化脑的发病率。

二、临床表现

化脑的起病方式有急骤和急性起病两种方式，发病前数天多有上呼吸道或胃肠道前驱感染症状。临床主要表现为急性感染中毒症状和神经系统症状。急性感染中毒症状包括发热、精神委靡、食欲下降、皮肤瘀点、瘀斑等，婴儿则可表现为易激惹、烦躁哭吵、双眼凝视等；神经系统症状主要包括：特征性脑膜刺激征如颈强直、凯尔尼格(Kernig)征和布(Brudzinski)氏征阳性、颅内压增高典型表现如头痛、喷射性呕吐和视乳头水肿以及惊厥、意识障碍、偏瘫、感觉异常、脑神经受累等症状。新生儿化脑多缺乏典型的症状和体征，多为发热或体温不升、拒乳、黄疸、心率呼吸改变等非特异性症状，临床容易误诊。化脑并发症主要有硬脑膜下积液、脑室管膜炎、脑积水、脑脓肿、脑性低钠综合征、失明、耳聋、继发性癫痫等。

三、诊断

根据病史、急性感染和神经系统症状体征，结合周围血象和脑脊液检查可做出临床诊断。一般来讲，外周血象白细胞计数及中性粒细胞比例明显升高。典型脑脊液特点压力增高，外观混浊；白细胞总数显著增加，以中性粒细胞为主；糖含量降低；蛋白质含量增加。脑脊液沉渣涂片和细菌培养是明确致病菌可靠的方法，特殊情况下可利用免疫学方法检测脑脊液细菌抗原来快速确定病原体。本病主要应与中枢神经系统感染性疾病鉴别，包括病毒性脑膜炎、结核性脑膜炎和新型隐球菌性脑膜炎，其他还须与热性惊厥、中毒性脑病、硬膜下血肿等疾病相鉴别。

四、治疗原则及方案

（一）抗菌治疗

1. 药物选择和联合　化脓性脑膜炎是医疗急症，应采取及时的抗菌治疗，力求在用药 24 小时内杀灭脑脊液中的致病菌。抗菌药的选择应兼顾药物的抗菌谱、细菌对药物的敏感性以及脑脊液中的药物浓度，做到用药早、剂量足、疗程够。另外由于中枢神经系统的免疫功能薄弱，缺乏特异性抗体，故在选择抗菌药时应选用杀菌剂治疗。

（1）病原菌未知时的抗菌药选择：脑膜炎常见的致病菌包括肺炎链球菌、脑膜炎奈瑟球菌和流感嗜血杆菌。当病原菌未知时，经验性治疗应覆盖以上病原菌。常选择第三代头孢菌素［头孢曲松（ceftriaxone）100mg/（kg·d）或头孢噻肟（cefotaxime）200mg/（kg·d）］，若疗效不佳可加用万古霉素（vancomycin）40mg/（kg·d）治疗。若患儿对 β-内酰胺类药物过敏，可考虑使用氯霉素（chloramphenicol）替代治疗。

（2）病原菌明确后的抗菌药选择：对于肺炎链球菌感染，由于该病原菌对青霉素（penicillin）的耐药率高，故继续依照上述病原菌未确定时的方案给药，仅当药敏结果提示对青霉素敏感时采用静脉滴注青霉素 20 万～40 万 U/（kg·d）治疗，疗程 10～14 天；脑膜炎奈瑟球菌对青霉素敏感，故优先考虑上述青霉素治疗，若对青霉素耐药则选用上述三代头孢治疗，疗程为 7 天；对于流感嗜血杆菌所致感染，青霉素敏感者可使用氨苄西林（ampicillin）200mg/（kg·d）治疗，耐药者可选用上述三代头孢治疗，疗程为 10～14 天；若致病菌为金黄色葡萄球菌，则患儿应参照药敏试验选用萘夫西林（nafcillin）、万古霉素或利福平（rifampicin）等；革兰阴性杆菌感染者除考虑上述三代头孢外，还可加用氨苄西林或氯霉素治疗。

对于万古霉素的选择，美国感染性疾病协会（IDSA）在 2004 年发表的《细菌性脑膜炎治疗指南》中指出，若致病菌对其他药物敏感，则不推荐应用万古霉素。即使致病菌对青霉素和头孢菌素高度耐药，应用万古霉素时也要联合一个三代头孢，不应单独使用万古霉素治疗。用万古霉素治疗细菌性脑膜炎时，血浆谷浓度应维持在 15～20ng/ml。如果静脉给药效果不好，可考虑使用万古霉素 5～20mg/d 鞘内注射。

利福平脑脊液穿透性强且体外抗菌活性好，但单独应用时容易导致细菌耐药，故必须和其他抗菌药联用。目前只有当应用其他抗菌药效果不好或杀菌速度慢，且致病菌对利福平敏感时，才联用利福平治疗。

美罗培南（meropenem）的疗效和预后与三代头孢相似，推荐作为后者的替代药物治疗化脓性脑膜炎。但有研究表明对头孢噻肟耐药的肺炎链球菌对美罗培南的耐药率也较高，因此不建议使用美罗培南治疗对青霉素或头孢菌素高度耐药的肺炎链球菌脑膜炎（D-Ⅱ）。亚胺培南/西司他丁（imipenem/cilastatin）易引起惊厥发作，应用受限。

氯霉素（chloramphenicol）虽为抑菌剂，但其脑膜渗透性好，高浓度时对肺炎链球菌、脑膜炎奈瑟球菌和流感嗜血杆菌具有杀菌作用；但其对多数革兰阴性杆菌仅起抑菌作用，故不宜单独用于革兰阴性杆菌脑膜炎的治疗。

2. 药学监护

（1）疗效评估：在抗菌药治疗过程中密切监护患儿的血象、生命体征（血压、脉搏、呼吸、体温）、临床症状、细菌培养结果等，若完成用药疗程时临床症状消失，退热一周以上，脑脊液

细胞数少于 $20×10^6/L$,且均为单核细胞,蛋白及糖量恢复正常则可停止用药。

(2)不良反应监护:过敏反应为青霉素类药物的典型不良反应,用药前应详细询问过敏史并进行皮试,观察首次给药时是否出现过敏反应的症状和体征。青霉素类药物大剂量静脉滴注或鞘内给药可致青霉素脑病(表现为肌肉阵挛、抽搐、昏迷等),此反应婴儿多见,应密切监护。长期、大剂量用药可导致菌群失调,引起二重感染。此外,应用大剂量青霉素钠还可致心力衰竭。用药时应注意定期监测血清电解质、肾功能及造血系统功能,大剂量或长期用药时还应监测心脏功能。

头孢菌素的不良反应有静脉炎、过敏反应(与青霉素类有交叉过敏)、胃肠道反应、菌群失调、肝肾功能损害、凝血功能障碍、血象异常等。针对上述不良反应,在首次使用头孢噻肟或头孢曲松时应观察患儿是否出现药物过敏的症状和体征,发现过敏及时停药;输液过程中应监护输注部位有无肿胀、疼痛或渗出;长期用药的患儿需定期检测肝肾功能和血常规;另外留意患儿粪便的性状和量,发生腹泻时及时治疗。

碳青霉烯类药物美罗培南的不良反应主要为皮疹、腹泻、呕吐、头痛、烦躁、乏力等。罕见过敏性休克、急性肾衰、伴血便的重症结肠炎(如假膜性结肠炎)、间质性肺炎、痉挛、中毒性表皮坏死症(Lyell 综合征)、皮肤黏膜综合征(Stevens-Johnson 综合征)、血象异常、黄疸等。出现上述症状应立即停药。给药后第 3～5 天应注意观察皮疹等不良反应,定期监测肝、肾、血液系统功能以及排便情况。

万古霉素的不良反应较多且严重,主要有休克、过敏样症状、肾毒性、耳毒性、肝功损害、假膜性结肠炎、多种血细胞减少、无粒细胞血症、血小板减少、Stevens-Johnson 综合征、Lyell 综合征、剥脱性皮炎等。用药时需注意定期监测肝肾功能(尤其是血药浓度较高时)及血、尿常规。由于该药肾毒性较为常见,用药期间提倡对新生儿等特殊群体进行血药浓度监测。通常在第 4 次给药前 30 分钟采集血样测定谷浓度,并控制谷浓度在 10～20mg/L,复杂性感染应维持谷浓度在 15～20mg/L 之间。

氯霉素最严重的不良反应为抑制造血功能。症状分为可逆性抑制和不可逆性抑制。可逆性抑制与剂量相关,常见于血药浓度超过 25mg/L 的患儿,不可逆性抑制与剂量无关,表现为再生障碍性贫血。使用氯霉素后的溶血性贫血常发生于先天性葡糖-6-磷酸脱氢酶不足的患儿。早产儿或新生儿用量超过 25mg/(kg·d)或较大儿童用量约 100mg/(kg·d)时可发生灰婴综合征,表现为腹胀、呕吐、进行性苍白、发绀、微循环障碍、体温不升、呼吸不规则,及早停药可完全恢复。此外,长期应用可偶见视神经炎、凝血功能障碍、消化道反应、二重感染,罕见过敏反应等。视神经炎及过敏反应停药后常可逆。用药时需关注全血细胞计数和血小板计数(基线和治疗期间每 2 天)、血铁水平、铁结合力以及患儿的肝肾功能。

利福平的不良反应有胃肠道反应、肝毒性、过敏反应、血液系统症状等。服药期间应定期检查肝肾功能及血、尿常规。

(3)注意事项:抗菌药用药前需详细询问药物过敏史,尤其青霉素类抗生素使用前应进行皮试。静脉给药的药物配制时注意遴选合适的溶剂并新鲜配制。如头孢噻肟可用氯化钠注射液或葡萄糖液稀释,但不能与碳酸氢钠液混合。在滴注过程中应准确控制滴速和输注时间。青霉素静脉滴注时给药速度不能超过每分钟 50 万单位;头孢曲松静脉滴注时间至少30 分钟;美罗培南滴注时间为 15～30 分钟;万古霉素静滴时间在 60 分钟以上,滴注时间过短可出现红人综合征。

头孢曲松不得用于高胆红素血的新生儿和早产儿的治疗,不用于可能发展为胆红素脑病的新生儿(尤其是早产儿)。若新生儿需要(或预期需要)使用含钙的静脉输液包括静脉输注营养液治疗,则禁止使用头孢曲松,因为有产生头孢曲松-钙沉淀物的风险。

美罗培南禁用于使用丙戊酸钠的患儿。有癫痫史或中枢神经系统功能障碍的患儿,发生中枢神经系统症状的可能性增加。

肝肾功能损害者或低出生体重儿、新生儿慎用万古霉素。用药期间提倡监测血药浓度。

肝肾功能损害者与新生儿不宜使用氯霉素,若必须使用应监测血药浓度。由于其可使乙内酰脲类抗癫痫药作用增强,合用需调整剂量。

由于利福平可减弱肾上腺皮质激素的作用,合用时应调整剂量。

(4)用药教育:嘱患儿家长患儿口服氯霉素时应空腹(餐前1小时或餐后2小时)服用,并饮用足量水分。利福平也应空腹服用,并且服用此药后尿、唾液、汗液等排泄物均可显橘红色,嘱患儿及家长此现象为药物所致,不必惊慌。

(二) 抗炎治疗

1. 药物选择　化脓性脑膜炎发病过程中,蛛网膜下腔的炎症反应是导致损伤和死亡的主要因素。炎症反应的减弱可有效改善患儿的病理生理学改变,减轻炎症因子介导的脑水肿、颅内压增高、脑血流减少、脑血管炎以及神经损害等。IDSA在2004年发布的指南建议b型流感嗜血杆菌脑膜炎患儿静注地塞米松(dexamethasone)进行抗炎治疗(A-Ⅰ)。地塞米松(0.15mg/kg,每6小时一次,疗程2～3天)应在抗菌药给药前10～20分钟或与抗菌药同时使用,对已用抗菌药的患儿不必给予地塞米松,因为此时用药未必能改善预后(A-Ⅰ)。肺炎链球菌脑膜炎患儿是否使用地塞米松尚有争议。美国儿科学会2003年发表的报告称大于6周龄的肺炎链球菌脑膜炎患儿权衡利弊后再考虑使用;无菌性及部分治疗后脑膜炎、耐β-内酰胺酶的肺炎链球菌脑膜炎、小于6周的化脓性脑膜炎患儿均不宜使用糖皮质激素治疗。

2. 药学监护

(1)疗效评估:有研究表明辅用地塞米松可以缩短住院时间,尽快使脑脊液恢复正常,减少并发症的产生。由于地塞米松为辅助用药,故对于应用地塞米松治疗的化脓性脑膜炎患儿,完成疗程后即可停药。

(2)不良反应监护:糖皮质激素短期使用的不良反应主要有水电解质平衡失调(水钠潴留、高血压、低血钾)、血糖升高、感染风险增加、诱发溃疡、促发或加重精神异常等。用药时注意监测患儿的电解质、血压、血糖,积极预防感染。对于已有精神症状的患儿应密切观察用药后的精神状态。

(3)注意事项:糖皮质激素有免疫抑制作用,可诱发或加重感染,用于化脓性脑膜炎患儿时需给予足量的抗菌药;糖皮质激素可导致精神障碍,包括抑郁、欣快、情绪波动和性格改变等,有癫痫病史的患儿使用时应谨慎;利福平可促进糖皮质激素的代谢导致其作用减弱,合用时应调整剂量。

(4)用药教育:由于糖皮质激素可加重感染,故应嘱家长加强对患儿的防护,避免感染加重,如有感染加重的迹象需及时告知医务人员。

(三) 对症和支持治疗

1. 控制脑水肿,降低颅内压

（1）药物选择：渗透性利尿剂如 20％甘露醇（mannitol）、甘油（glycerin）和高张（9g/L）盐水可用于治疗脑水肿和颅内压增高。甘露醇的用法为静脉注射，每次约 0.5～2g/kg，每4～12 小时一次。但 Brett EM 所著的《儿科神经学》一书指出甘露醇多次应用会导致高渗状态，加重脑水肿，影响心输出量以及造成肾损害。

（2）药学监护

1）疗效评估：甘露醇用药后注意观察患儿头痛、呕吐等颅内压增高症状是否有所缓解，同时也应关注患儿的电解质及尿常规等，避免不良反应的发生。

2）不良反应监护：甘露醇常见不良反应为水电解质紊乱；个别患儿可出现过敏反应；注射过快可致一过性头痛、视物模糊、眩晕、心悸、畏寒等；甘露醇外渗可致组织水肿、皮肤坏死，如不慎漏出应立即用 0.5％盐酸普鲁卡因（procaine hydrochloride）局部封闭。大剂量快速静脉滴注甘露醇可致渗透性肾病。用药时应密切监测血压、肾功能、液体出入量、血电解质（尤其是血钠和血钾）及血和尿的渗透压。治疗颅内压增高时应维持血浆渗透压在 315～320mOsm/L。

3）注意事项：甘露醇遇冷易结晶，用前应仔细检查，如有结晶，可置热水中或用力振荡待结晶完全溶解后再使用。浓度高于 15％的甘露醇静脉滴注时应使用有过滤器的输液器。

4）用药教育：由于甘露醇应用过多会造成脑水肿加重和急性肾损害，故应嘱患儿家长在用药过程中密切观察患儿的神志、瞳孔变化以及神经系统情况，并留意尿量和尿的颜色，如发现有脑水肿加重或肾功能异常的情况及时告知医务人员。

2. 控制惊厥发作　有惊厥的患儿应及时使用止惊剂治疗，并防止再发。详见癫痫与惊厥相关章节。

3. 注意热量供应，维持水电解质平衡　对有抗利尿激素异常分泌综合征表现的患儿应适当限制液体入量；对低钠症状严重的患儿应酌情补充钠盐。

（四）并发症的治疗

常见并发症包括硬膜下积液、脑室管膜炎和脑积水。少量硬膜下积液可在 1～2 月内自行吸收，无需处理；积液量大时需穿刺放液，必要时可手术引流。脑室管膜炎需进行侧脑室穿刺引流，同时可由脑室内注入适宜抗生素。脑积水主要依靠手术治疗。

第三节　病毒性脑炎

病毒性脑炎（viral encephalitis）是指病毒直接侵犯脑实质而引起的原发性脑炎，大多情况下同时累及脑膜，则称为脑膜脑炎（meningoencephalitis）。本病一年四季均有发生，称为散发性脑炎（sporadic encephalitis），也可具有明显的流行性特征，称为流行性脑炎（epidemic encephalitis）。由于病毒侵犯的部位和范围不同，病情可轻重不一，形式亦多样，多数患儿病程自限，预后良好；少数患儿病情危重，可导致死亡或留有严重的神经系统后遗症。病毒与机体免疫相互作用决定了疾病的转归和预后，除少数病毒外，多缺乏特效治疗。

一、病因

本病大多数为肠道病毒感染，包括脊髓灰质炎病毒、柯萨奇病毒 A 和 B、埃可病毒等，呈流行或散在发病，主要经粪-口途径传播，少数通过呼吸道分泌物传播。其次为流行性腮腺炎病毒、疱疹病毒和腺病毒感染。腮腺炎病毒多发于冬春季节,常为自限性。疱疹性病毒包括单纯疱疹病毒、EB病毒、巨细胞病毒及水痘带状疱疹病毒。虫媒病毒通过脊椎动物和嗜血节肢动物宿主间传播。

二、临床表现

各种病毒引起的急性中枢神经系统感染的临床表现差异较大。大多起病较急,病前多有上呼吸道或消化道的症状,主要表现为发热及头痛、呕吐、视乳头水肿等颅内压增高症状,严重的颅内压增高可导致脑疝形成;可出现意识障碍,表现为对外界反应淡漠、迟钝或烦躁、嗜睡;重者出现谵妄、昏迷;常有惊厥,可为局限性、全身性或为持续状态;其他症状包括肢体瘫痪、运动和精神障碍以及共济失调等;累及脑膜可有脑膜刺激症状和体征。

三、诊断

根据病史、急性起病和神经系统症状体征,结合周围血象和脑脊液检查可做出临床诊断。外周血象白细胞计数一般正常,淋巴细胞比例升高。脑脊液检查可以正常,也可呈无菌性脑膜炎改变,多数患儿脑脊液压力增高,外观清亮,白细胞总数轻度增加,以淋巴细胞为主,蛋白轻度升高,糖含量正常,涂片无细菌发现,单纯疱疹病毒脑炎脑脊液早期以中性粒细胞为主并可伴红细胞增加,其次还可通过脑脊液病毒分离或血清学检查检测病原体。脑电图检查无特异性,头颅影像学检查除脑水肿外,多无明显改变,单纯疱疹病毒脑炎可在额叶或颞叶发现出血梗死病灶。本病主要应与中枢神经系统感染性疾病鉴别,包括化脓性脑膜炎、结核性脑膜炎和新型隐球菌性脑膜炎,其他还须与热性惊厥、中毒性脑病等疾病相鉴别。

四、治疗原则及方案

病毒性脑炎由于病程的自限性,在急性期给予正确的支持与对症治疗是促进病情顺利恢复、降低病死率和致残率的关键。主要治疗原则应考虑营养供给、降颅压治疗、控制惊厥发作与抗病毒治疗。

(一) 营养供给

维持水、电解质平衡和适当的营养。对营养状况不良者可给予静脉营养剂或白蛋白。对昏迷不能进食的患儿需采用鼻饲喂养或肠道外营养支持。患儿鼻饲前应先翻身、拍背、吸痰,确定胃管在胃内方可喂食。进食时应抬高床头,注食后床头抬高1小时以防止胃内容物反流。

(二) 降颅压治疗

可采取以下措施控制脑水肿和颅内压增高:①严格限制液体入量,避免过多、过快从静脉输入低张溶液;②过度通气,控制CO_2分压在$20\sim25kPa$之间;③一旦发生颅内压增高征象(如血压升高、脉搏减缓、肌张力增加或呼吸节律、瞳孔改变等)需给予脱水药治疗,可静脉注射20%甘露醇$0.5\sim2g/kg$。

(三) 控制惊厥发作

如患儿并发惊厥,可给予止惊剂如地西泮(diazepam)、苯妥英钠(phenytoin)等控制惊厥发作。详见惊厥相关章节。如止惊无效,可在控制性机械通气下给予肌肉松弛剂治疗。

（四）抗病毒治疗

1. 药物选择 单纯疱疹病毒（HSV）感染患儿在病程早期给予阿昔洛韦（acyclovir）最为有效，可降低发病率和死亡率。用法为 30mg/(kg·d)，分三次静脉输注，每次输注时间＞1 小时，疗程 14 天。对于新生儿的单纯疱疹病毒性脑炎（HSE）剂量为 60mg/(kg·d)。先前有肾损害的患儿应降低剂量（A，Ⅱ）。对于阿昔洛韦抵抗的 HSE 患儿，欧洲神经科学协会联盟（EFNS）2010 年颁布的病毒性脑膜炎指南推荐静脉输注膦甲酸钠（foscarnet sodium）(60mg/kg，q8h，每次输注时间＞1 小时，疗程 3 周)治疗。

若为水痘带状疱疹病毒（VZV）感染，推荐选用阿昔洛韦治疗，剂量同前，疗程 3 周（Ⅳ级证据）。

巨细胞病毒（CMV）感染患儿可采用更昔洛韦（ganciclovir）[静滴，10mg/(kg·d)，2次/日，疗程约 14 天]和膦甲酸钠(180mg/(kg·d)，q8h，疗程 14～21 天)作为诱导治疗（Ⅳ级证据），采用更昔洛韦[5mg/(kg·d)，疗程 6 周]或膦甲酸钠 90mg/(kg·d)作为维持治疗。

针对肠道病毒感染，2011 年英国神经病医师协会/英国儿童过敏、免疫传染病学组（ABN/BPAIIG）发布的《儿童疑似病毒性脑炎的管理》指南对于重症患儿建议使用普来可那立（pleconaril）或静脉注射免疫球蛋白（intravenous immunoglobulins，IVIG）治疗（C，Ⅲ）。普来可那立在浓度＜0.1μg/mL 时即对多数肠道病毒有作用，且口服生物利用度高，但还未有试验证实其在肠道病毒性脑炎中的作用。静注免疫球蛋白可用于慢性肠道病毒性脑炎，对严重的肠道病毒 71 型感染也有效，但其作用也未被随机试验证实。

2. 药学监护

(1)疗效评估：观察患儿的临床症状、体征是否消失，脑脊液及脑电图检查是否恢复正常，如有条件，可行脑脊液聚合酶链反应（PCR）检查和病毒核酸的定量监测，以评估药物疗效。

(2)不良反应监护：阿昔洛韦常见不良反应有静脉炎、药疹、头痛、胃肠道反应、肝功异常、肾功异常等，较少见的不良反应有造血功能异常和中毒性脑病等。其中继发于结晶尿和梗阻性肾病的肾功能异常是较为严重且常见的不良反应，常在静脉给药 4 天后出现，呈可逆性，可通过充分的水化和监测肾功能来减少发生肾损害的风险。另外，用药时还需监测肝功能及全血细胞计数，阿昔洛韦用量为 60mg/(kg·d)的新生儿每周至少检查 2 次中性粒细胞计数。

更昔洛韦主要不良反应为中性粒细胞减少症、贫血、血小板减少症，并易引起出血和感染。偶见血肌酐升高、定向障碍、嗜酸性粒细胞增多、皮疹、恶心、厌食、注射部位静脉炎、寒战、发热、神经病变等。用药时应定期监测全血细胞计数和血小板计数、肾功能、肝功能、血压等。

膦甲酸钠的不良反应有发热、寒战、脓毒症、皮疹、局部刺激、肾功能损害、电解质紊乱、惊厥、胃肠道反应、代谢及营养失调、中枢及周围神经系统症状、精神失调、肝功能异常、心功能异常、血象异常等。用药时注意密切监测肝肾功能、电解质（钙、磷、钾、镁等）、血常规，并观察患儿的精神状态。

(3)注意事项：阿昔洛韦静脉滴注时宜缓慢（每次滴注时间在 1 小时以上），否则可发生肾小管内药物结晶沉淀；滴注时勿使之漏至血管外，以免引起疼痛及静脉炎；肥胖患儿的剂量应按标准体重计算；该药呈碱性，与其他药物混合易引起 pH 改变，应尽量避免配伍使用。

膦甲酸钠静脉滴注速度不得大于 1mg/（kg·min）；为降低该药的肾毒性，使用前及使用期间应进行水化；静脉输液（5％葡萄糖或生理盐水）量为 2.5L/d，并可适当使用噻嗪类利尿药。

（4）用药教育：阿昔洛韦滴注后 2 小时尿药浓度最高，嘱患儿家长此时让患儿充分进水，防止药物沉积于肾小管内；因更昔洛韦易引起出血和感染，故嘱患儿家长在患儿用药期间加强防护，密切关注患儿有无出血征象，同时告知患儿家长接受血细胞计数检查的重要性。另外更昔洛韦有长期潜在的致癌性，应嘱家长防止患儿吸入或直接接触该药品或配置好的药物溶液，如不慎接触，立即用清水洗净；避免膦甲酸钠与皮肤、眼接触，若不慎接触，应立即用清水洗净。

（五）激素治疗

目前病毒性脑炎的激素治疗还存在争议。2010 年的 EFNS 指南指出阿昔洛韦与激素的联合治疗可以用于患有严重 VZV 脑炎的免疫功能健全患儿或是在疾病早期经 CT/MRI 证实有进行性脑水肿，致使病情复杂化的急性病毒性脑炎患儿（此建议缺少证据，但已达成共识）。可选择大剂量地塞米松或冲击甲泼尼龙（methylprednisolone）治疗，为减少不良反应，应将疗程缩短至 3～5 天。2011 年 ABN/BPAIIG 的指南意见为激素不应作为 HSV 脑炎患儿的常规治疗（B，Ⅲ）；HSV 脑炎患儿或许可以在医师监护下使用激素治疗，但此做法仍需更多数据和随机对照试验结果来提供证据（C，Ⅲ）。

第四节　吉兰-巴雷综合征

吉兰-巴雷综合征（Guillain-Barré syndrome，GBS）又称急性感染性多发性神经根神经炎，是当前我国和多数国家小儿常见的急性周围神经系统疾病。主要以肢体对称性、弛缓性瘫痪为主要特征，本病为急性发病，瘫痪进展不超过 4 周，有自限性，多数患儿预后良好，少数患儿死于急性期呼吸肌麻痹。

一、病因

病因尚未充分阐明。约70％的 GBS 患儿发病前 8 周内有前驱感染史，少数患儿有手术史或疫苗接种史。空肠弯曲菌感染最常见，在我国，半数以上患儿发病与空肠弯曲菌感染相关。少数病原体感染如巨细胞病毒、EB 病毒、肺炎支原体、乙型肝炎病毒、人类免疫缺陷病毒也有报道，同时个体遗传易感性介导异常免疫反应也可能参与疾病发生。

二、临床表现

临床主要表现为运动障碍、感觉障碍和自主神经功能障碍。急性或亚急性起病。首发症状为肌无力，多于数日至 2 周发展至高峰，主要表现为上升性对称性迟缓性瘫痪，少数为下行性，腱反射降低或消失。进展迅速者可在起病 24 小时或者稍长时间内出现严重肢体瘫痪和（或）呼吸肌麻痹。部分患儿伴有对称或不对称的脑神经麻痹，常见第Ⅸ、Ⅹ、Ⅻ对脑神经受累，少数重症患儿，全部运动脑神经均可受累。感觉障碍一般比运动障碍为轻，表现为肢体远端异常感觉如烧灼、麻木、刺痛和不适感等，少数有手套袜子样感觉减退，但也可无感觉障碍。自主神经症状多轻微，常见皮肤潮红、发作性面部发红、出汗增多、心动过速等。膀胱功能障碍通常仅发生于严重病例，且一般为一过性。

三、诊断

根据病史、急性或亚急性起病，上升性对称性迟缓性瘫痪，结合脑脊液和肌电图检查可做出临床诊断。患儿脑脊液压力大都正常，多数患儿的脑脊液显示蛋白细胞分离现象，即蛋白虽增高而细胞数正常，为本病特征之一。脑脊液蛋白和细胞分离在起病后 2～3 周达高峰，4 周后蛋白含量逐渐下降。肌电图检查检查有助于 GBS 诊断及确定原发性髓鞘损伤，发病早期可有 F 波或 H 反射延迟或消失以及神经传导速度减慢、近端潜伏期延长等改变。本病主要应与急性迟缓性瘫痪性疾病，如脊髓灰质炎、急性脊髓炎和周期性瘫痪相鉴别。

四、治疗原则及方案

（一）一般护理

本病的临床和病理过程多呈可逆性和自限性，因此患儿的强化监护、精心护理和合并症预防是治疗的重点。患儿的一般护理包括：①有明显自主神经功能障碍者，应给予心电监护；对心功能异常患儿需及时采取措施。②保持呼吸道通畅，加强吸痰及防止误吸。对出现呼吸衰竭，或因咳嗽无力及Ⅸ、Ⅹ、Ⅻ脑神经麻痹致咽喉分泌物积聚者，应及时作气管切开或插管，必要时使用机械辅助通气。③吞咽困难者需给予鼻饲营养；合并有消化道出血或胃肠麻痹者，应给予静脉营养支持。④对尿潴留患儿应留置尿管；对神经性疼痛患儿需适当用药缓解疼痛；如出现感染、褥疮、下肢深静脉血栓形成，需给予积极处理。⑤尽早进行康复训练，以防失用性萎缩和关节挛缩。

（二）免疫治疗

1. 治疗方案选择

（1）静脉注射免疫球蛋白：2012 年美国神经病学学会（AAN）治疗和技术评价委员会关于静脉注射免疫球蛋白（IVIG）在神经肌肉疾病治疗中应用的循证指南指出基于存在矛盾的一级预后指标结果，认为 IVIG 对吉兰-巴雷综合征（GBS）患儿的疗效不确切，尚无足够证据支持或反对在 GBS 患儿中使用 IVIG 治疗（U 级推荐）。但由于 IVIG 在成人 GBS 患儿有效，因此许多专家认为在 GBS 患儿中使用 IVIG 治疗是合理的。我国在 2010 年发布的 GBS 诊治指南推荐有条件的患儿尽早应用 IVIG 治疗。使用方法为静脉滴注人免疫球蛋白，400mg/（kg·d），每日 1 次，连续 3～5 天。

（2）血浆置换：我国指南推荐有条件者尽早应用。方法为每次血浆交换（PE）量 30～50ml/kg，在 1～2 周内进行 3～5 次。其主要不良反应为血流动力学改变可能造成血压变化、心律失常，使用中心导管可能引发气胸和出血，以及可能合并败血症等。严重感染、心律失常、心功能不全或有凝血系列疾病患儿禁用。但是我国和 AAN 指南均不推荐将 PE 和 IVIG 联合使用。少数患儿在 PE 或 IVIG 治疗 1 个疗程后，若病情仍无好转或仍在进展，或恢复过程中再次加重，可以延长治疗时间或增加 1 个疗程。

（3）糖皮质激素：AAN 指南指出基于一个效力不充分的Ⅰ类研究，目前证据尚不足以支持或排除在 IVIG 基础上加用甲泼尼龙会取得更大获益，不足以推荐甲泼尼龙与 IVIG 合用治疗(U级推荐)。但在我国,由于医疗或经济条件限制,有些患儿无法接受IVIG或PE治疗,目前仍有许多医院使用糖皮质激素治疗GBS,在早期或重症患儿中使用频率更高。然而糖皮质激素治疗GBS的疗效有待进一步证实和探讨。

2. 药学监护

(1)疗效评估:可通过观察患儿的症状、体征,包括脑神经麻痹、呼吸肌麻痹的恢复情况,感觉障碍的恢复情况,以及四肢肌力能否达4级以上来评价患儿的疗效。

(2)不良反应监护:输注人免疫球蛋白耐受性较好,多数不良反应呈一过性或可控。常见的不良反应包括头痛、发热、轻度高血压、畏寒、恶心、乏力、关节痛、厌食、头晕、短暂的高血糖等,罕见的不良反应包括无菌性脑膜炎、荨麻疹、心脏衰竭、心肌梗死、急性肾功能不全、血栓形成、高蛋白血症、低钠血症等。在输注过程中应定期观察患儿的一般情况和生命体征,如发生发热、寒战、呕吐等输液反应,应立即减慢或暂停输注。在用药期间还需关注患儿的肾功能、尿量、IgG浓度、血红蛋白和血细胞比容、血容量状况等。

(3)注意事项:人免疫球蛋白开始滴注速度为1.0ml/min(约20滴/分钟),持续15分钟后若无不良反应,可逐渐加快速度,最快滴注速度不得超过3.0ml/min(约60滴/分钟)。输注速度过快是IVIG相关的血管闭塞事件的一个可能危险因素,故输注速度不应超过说明书中的规定速度。另外,对人免疫球蛋白过敏或有其他严重过敏史的患儿以及有抗IgA抗体的选择性IgA缺乏患儿禁用本品。

(4)用药教育:嘱患儿家长人免疫球蛋白是一种血液制品,可能含有潜在的传染性病原体,风险较高,应在医师的指导下慎重使用,不得擅自用药。

(三) 神经营养

B族维生素可促进神经系统的代谢,我国指南推荐始终应用B族维生素(包括维生素B_1、维生素B_6、维生素B_{12}[氰钴胺(cyanocobalamin)、甲钴胺(mecobalamin)等])治疗。

第五节　热性惊厥

年幼儿的任何突发高热的颅外感染均可能引起惊厥,其发病率为2%~8%,这是小儿惊厥最常见的原因。热性惊厥(febrile convulsion)不是"发热"和"惊厥"的简单相加,其定义是:婴幼儿时期起病,经常为3个月至5岁之间,伴有发热但非颅内感染所引起,惊厥无其他明确原因,如发作前曾有无热惊厥发作,则此次发作不考虑为热性惊厥。

一、病因

其发病机制至今尚未完全了解,可能因为3月至5岁小儿的大脑发育不够完善,分析、鉴别和抑制能力较差,以致弱的刺激也能在大脑引起强烈的兴奋与扩散,导致神经细胞突然异常放电而发生惊厥。大多由于各种感染性疾病引起,以上呼吸道感染最为多见。

二、临床表现

惊厥多发生在发热后24小时内以及病初体温骤升时,多数为全面性强直阵挛或阵挛发作,伴意识丧失。惊厥时间一般小于10分钟,很少超过15分钟,发作后很快清醒,无异常神经系统症状。根据惊厥发作类型、持续时间和发热24小时内惊厥次数,临床可分为单纯性与复杂性热性惊厥。热性惊厥中约 80％为单纯性热性惊厥,发作类型为全面性发作,持续时间在 15 分钟内,24 小时内惊厥发作 1 次;复杂性热性惊厥发作类型为部分性发作,持续时间在 15 分钟以上,24 小时内惊厥发作≥2 次。复杂性热性惊厥有 1％～2％可转变成癫痫,其高危因素包括 6 个月以内或 6 岁以后起病、有癫痫家族史、精神运动发育异常、发作后有神经系统异常如 Todd 麻痹。脑电图在癫痫危险性的预测上价值尚无定论,故对单纯性热性惊厥,一般无需作脑电图检查。但对复杂性热性惊厥患儿,若 EEG 中出现异常放电,则可能提示癫痫发生的危险性。

三、诊断

一般根据年龄、病史、临床表现不难诊断。但需与以下疾病相鉴别,包括中枢神经系统感染、中毒性脑病、癫痫、代谢紊乱等。

四、治疗原则及方案

热性惊厥是小儿时期最常见的惊厥性疾病,治疗分为发作期急性处理及预防。

(一) 发作急性期处理

热性惊厥多短暂且为自限性,发作超过 10 分钟应送急诊。

1. 一般治疗　患儿发生热性惊厥时,应保持呼吸道通畅,及时吸氧、监护生命体征,建立静脉输液通路。

2. 对症治疗　退热药退热,物理降温,维持内环境稳定。

3. 终止发作　惊厥持续＞5 分钟进行抗惊厥药治疗。地西泮(新生儿至 12 岁儿童 0.3～0.4mg/kg 静注,单剂量最大不超过 10mg,必要时 10 分钟重复一次;12～18 岁儿童,一次 10～20mg,必要时 10 分钟后重复一次)缓慢静脉推注,最大剂量≤10mg,婴幼儿≤2mg,或 10％水合氯醛 0.5ml/kg 保留灌肠,若惊厥未能控制或反复发作,按癫痫持续状态处理(见本章第六节)。

(二) 热性惊厥的预防

预防的主要目标是针对长程热性惊厥或反复多次的热性惊厥。对发作次数少,非长程发作无需使用药物预防。使用抗癫痫药预防可选择间歇预防法:如在每天发热开始即使用地西泮 1mg/(kg·d),分 3 次口服,连服 2～3 天;间歇预防无效者,可采用长期预防法:丙戊酸(valproic acid)10～20mg/(kg·d),分 2 次口服,或苯巴比妥(phenobarbital)3～5mg/(kg·d),分 1～2 次口服,应用 1～2 年。已有证据表明卡马西平、苯妥英对热性惊厥预防无效,其他抗癫痫药尚无定论。

(三) 药学监护

1. 疗效评价　可通过监测患儿生命体征、生理、生化指标,记录患儿发作次数、发作时间长短、意识状态来评估热性惊厥患儿的疗效。

2. 不良反应监护　地西泮毒性小,安全范围大。连续用药可引起嗜睡、头昏、乏力。大剂量可致共济失调、思维紊乱、精力分散。过量可致头痛、运动失调、语言不清、震颤、心动过缓,低血压时可给予间羟胺(metaraminol)等升压药。静注地西泮过快,可引起呼吸、循环抑制,严重者可致呼吸、心搏骤停,尤其有呼吸功能障碍者更应慎用。静注速度宜慢,不应超过 5mg/(ml·min)。偶可引起过敏反应如荨麻疹、红斑、白细胞减少。也有报道长期服用地西泮,偶可引起急性青光眼、眼球震颤、对光反射迟钝及结合膜过敏等。

长期服用地西泮可产生耐受性、习惯性及成瘾性,成瘾后突然停药可引起失眠、兴奋、呕吐、出汗、焦虑、震颤等戒断症状,故不宜长期服用,并避免突然停药。但巴比妥类成瘾率低,发作程度也轻。地西泮多年应用以来,未发生致死、不可逆躯体损害和发生精神障碍的报道。推测地西泮的致死量为 50~500mg/kg。

苯巴比妥最常见的不良反应是小儿易兴奋不安,活动多。药物的过敏反应并不常见,如皮疹、高热等,一旦出现,应立即停药。有严重肝肾功能不全时,禁用静脉注射。苯巴比妥断药反应见于长期服药后突然停用,常致癫痫持续状态,故应逐渐减量停用。

3. 注意事项 ①小儿高热惊厥起病急,常致窒息而发生脑缺氧,在其急救处理程序中,迅速控制惊厥和高热是其关键;②为赢得抢救时间,护理人员应熟练地配合医生急救,熟练掌握惊厥的急救程序,给患儿及时、准确地实施心身整体救治、监护;③积极做好高热惊厥患儿出院健康教育工作,使患儿家长能够全面系统地掌握有关疾病知识,对预防高热惊厥发生有重要意义。

4. 用药教育 小儿高热惊厥复发率为 30%~40%,而惊厥反复或持续发作可以造成永久性脑损伤,所以应加强高热惊厥患儿家属的健康教育。指导家长惊厥发作时的家庭急救要点,立即将患儿侧卧,用筷子或牙刷柄置于患儿上下齿之间,防止舌头咬伤,并按压人中、合谷等穴位,之后立即拨打 120 急救电话,请求救援。小儿感染性疾病是最常见的惊厥原因,故加强营养、体育锻炼、预防接种、减少感染机会是防止出现惊厥的根本措施。体温＞38.5℃时采取物理降温,如:温水擦浴、酒精擦浴等,或给予口服退热剂,提早降温,可以减少发病机会,起到预防作用。嘱患儿家属予均衡饮食,让患儿参加适当体育锻炼。上感流行季节,避免到人口密集处。

第六节 癫 痫

癫痫(epilepsy)是慢性反复发作性脑功能障碍疾病,是由于大脑皮质神经元反复异常的阵发性超同步化放电导致的一过性的各种临床症状和(或)体征。癫痫是儿童神经系统常见疾病之一,癫痫的发病率与年龄有关,1 岁以内儿童患病率最高,反复癫痫发作会对患儿的认知、心理以及社会产生影响。

一、病因

癫痫的病因大致可分为特发性、症状性和隐源性三种。特发性是指根据现有的知识和诊断技术找不到大脑结构上的异常和代谢异常,多与遗传因素相关;症状性是指各种病因导致的癫痫,如中枢神经系统异常、外伤、代谢异常等;隐源性是指根据目前的知识,疑为症状性癫痫,但尚未找到明确病因。但随着医学技术的发展,会有更多的隐源性癫痫可以明确病因。癫痫的发病机制尚未完全清楚,目前大致认为癫痫的发生是由于遗传因素、脑内各种癫痫源性病理生理改变和促发因素共同作用的结果。

二、癫痫发作类型

明确癫痫发作类型分类有助于抗癫痫药选择及判定预后,但分类仍在不断地完善中。

根据国际抗癫痫联盟 2001 提出发作类型分类并结合 2010 年最新发作类型修订,目前可分为全面性发作、局灶性发作和癫痫性痉挛发作。

按发作类型分类,分类依据如下:

1. 全面性发作

(1)强直阵挛。

(2)失神:①不典型失神;②典型失神。

(3)肌阵挛:①肌阵挛;②肌阵挛失张力;③肌阵挛强直。

(4)阵挛。

(5)强直。

(6)失张力。

2. 局灶性发作

(1)无意识或知觉损伤。

(2)有意识或知觉损伤。

(3)演变成双侧惊厥发作。

3. 癫痫性痉挛发作。

三、临床表现

(一) 癫痫发作类型分类

1. 全面性发作

(1)失神发作:典型失神表现为动作中止,凝视,叫之不应,不伴有或伴有轻微的运动症状,发作开始和结束均突然。通常持续 5~20 秒,罕见超过 1 分钟者。如原先正在活动的患儿突然停止、两眼凝视、或原先正在说话突然中止、一天可发作数次至数十次,发作后意识很快恢复并继续原先的活动,但患儿不能记忆刚才的发作。

(2)肌阵挛性发作:表现为快速、短暂、触电样肌肉收缩,可遍及全身,也可限于某个肌群,常成簇发生,一般不伴意识障碍。

(3)阵挛性发作:发作时意识丧失,同一组肌群有规律的长时间的肌阵挛,肢体及躯干呈有节律的抽动,频率约 2~3 次/秒。

(4)强直性发作:是肌肉的持续性收缩,肢体固定在某种姿势 5~20 秒钟,但一般不超过 1 分钟,伴有意识障碍。

(5)强直-阵挛性发作:意识丧失、双侧强直后紧跟有阵挛的序列活动是全身强直-阵挛性发作的主要临床特征。可由部分性发作演变而来,也可一起病即表现为全身强直-阵挛发作。发作开始时为四肢骨骼肌强直收缩,喉肌痉挛、全身青紫,随后转为四肢对称性、节律性、阵挛性抽动,发作后期肌张力降低和大小便常失禁。发作停止后意识模糊,多数入睡,发作后不能回忆,整个过程一般持续 5~15 分钟。

(6)失张力性发作:突然发生的肌张力丧失,不能维持正常姿势,出现点头、跌倒、肢体下坠等表现,发作持续时间短者多伴有短暂的意识障碍。

(7)眼睑肌阵挛:以眼睑频繁快速肌阵挛发作为特点,临床表现为反复快速连续眨眼,可伴有或不伴有失神发作。

(8)肌阵挛失张力发作:表现为肌阵挛发作紧随失张力发作,多为躯干为主轴性发作,表现为点头弯腰、上肢上举后跌倒。

2. 局灶性发作(部分性发作)

(1)无意识或知觉损伤:相当于原来的简单部分性发作,可分为局灶性运动性发作、局灶性感觉性发作、痴笑发作和半侧阵挛发作等。

1)局灶性运动性发作:①局灶性躯体运动性发作:表现为身体某一部分肌肉抽动,但意识无丧失;②杰克森发作(Jacksonian seizure):按照皮质运动区对肌肉支配的顺序,抽搐有规律地扩展,如从一侧口角开始,依次波及手、臂、下肢,意识一般保留;③偏转性发作:发作开始时表现为头和眼的转动,躯体亦随之而转动;④姿势性发作:偏转性发作有时也可发展为某种特殊姿势,如击剑样姿势,表现为一侧上肢外展、半屈、握拳,另一侧上肢伸直,眼、头向一侧偏视,注视抬起的拳头。局灶性运动发作后,可能有受累中枢部位支配的局灶性瘫痪,称为 Todd 瘫痪,可持续数分钟至数小时。

2)局灶性感觉性发作:表现为躯体感觉性发作局部有麻木感、触电感或针刺感,多数在口角、舌部、手指、足趾,可以按大脑皮质感觉区的分布形式扩散,也可为特殊感觉性发作,如有闪光、黑点、视物变形、幻听、有特殊的臭味、香味、眩晕等。

3)痴笑发作:反复刻板性无内容性发笑,没有目的,没有外界诱发因素,常合并其他癫痫发作类型,发笑持续时间绝大多数小于 30 秒,多数意识保留。

(2)有意识或知觉损伤:相当于原来的复杂部分性发作。发作时伴有不同程度的意识障碍,同时有多种简单部分性发作的内容,往往有自主神经症状和精神症状性发作,此外常有自动症表现。自动症包括口咽部自动症如舔唇、咂嘴、咀嚼、吞咽或者进食样动作;手部自动症如摸索、擦脸、拍手、绞手、解衣扣等动作;姿势性自动症如躯体和四肢的大幅度扭动等。复杂部分性发作大多起源于颞叶内侧或者边缘系统,但也可以起源于其他部位如额叶。

(3)演变成双侧惊厥发作:相当于原来的部分继发全面性发作。

(二)癫痫综合征

癫痫综合征(epilepsy syndrome):是指由一组体征和症状组成的特定的癫痫现象。其具有独特的临床特征、病因及预后。临床上在明确为癫痫及其发作类型后,应结合发病年龄、发作类型、发作的时间规律和诱发因素、EEG 特征、影像学结果等进一步做出可能的癫痫综合征诊断,其对于治疗选择、判断预后等方面具有重要意义。

四、诊断

癫痫诊断应包括是不是癫痫、是哪一型的癫痫及综合征、引起癫痫的病因、精神心理功能评估四个方面的内容。临床工作中应在详细地询问病史和体格检查、结合脑电图、头颅影像学、遗传学等检查并排除其他发作性疾病后做出明确诊断。

临床上存在多种多样的发作性事件,既包括癫痫发作,也包括非癫痫发作。非癫痫发作比较癫痫发作更为常见,在各年龄段都可以出现,其发病机制与癫痫发作完全不同,并非大脑的过度同步放电所致,脑电图不伴有大脑的异常放电。非癫痫发作包括多种原因,其中一些是疾病状态,如晕厥、精神心理障碍、睡眠障碍等,另外一些是生理现象,多在婴儿或者儿童出现。不同年龄段常见非癫痫性发作(表 7-1)。

表 7-1 发病年龄段与鉴别病症

年龄段	非癫痫发作
新生儿	周期性呼吸、非惊厥性呼吸暂停、颤动、新生儿睡眠肌阵挛、胃食管反流
婴幼儿	屏气发作、非癫痫性强直发作、情感性交叉擦腿动作、过度惊吓症
儿童	睡眠肌阵挛、夜惊、梦魇、梦游、发作性睡病、多发性抽动症
青少年及成人	晕厥、癔症、TIA、偏头痛、精神病发作、发作性运动障碍

五、治疗原则及方案

早期合理地治疗，能使 90% 以上患儿的癫痫发作得到完全和大部分控制。合理使用抗癫痫药是当前治疗癫痫的主要手段。

（一）一般治疗

1. 病因治疗 如癫痫患儿有明确的可治疗的病因，应积极进行病因治疗，如脑肿瘤、某些可治疗的代谢病。

2. 患儿宣教 指导家长、学校及患儿正确认识癫痫，坚持长期规律治疗，并定期随访；安排正常合理的学习及生活，避免过度兴奋、睡眠不足、感染等诱发因素；合理规律应用抗癫痫药。

（二）药物治疗

1. 抗癫痫药（AED）的使用原则

（1）尽量早期治疗：癫痫一旦确诊，应尽早使用抗癫痫药控制发作。反复的癫痫发作将导致新的脑损伤，早期规则治疗者成功率高。但对首次发作轻微，且无其他脑损伤等发作易感因素者，也可待第二次发作后再用药。

（2）根据发作类型和癫痫综合征选择药物

1）单用一种抗癫痫药治疗可取得良好效果者，就不必联合用药。这样不仅减少药物相互作用，而且毒性小。对于难治性癫痫有时则需联合用药。

2）用药剂量个体化：长期服用药物应从小剂量开始，根据疗效、患儿依从性和血药浓度监测结果逐渐增加并调整剂量，达最大疗效或最大血药浓度时为止。

3）长期规律服药以保证稳定有效的血药浓度。

4）疗程要长，停药要慢，一般在停止发作之后继续服药 2～4 年，复查动态脑电图（A-EEG）已正常，然后再经过 6～12 个月逐渐减量而后停药。不同发作类型疗程也不同。

5）定期复查，密切观察疗效与药物不良反应。针对所用药物的主要不良反应，定期监测血常规、血小板计数或肝、肾功能。在用药初期、联合用药、病情反复或更换新药时，均应监测血药浓度。

2. 目前临床使用的抗癫痫药（表 7-2）。

抗癫痫药根据其抗癫痫发作的类型分为广谱抗癫痫药和窄谱抗癫痫药。广谱抗癫痫药，各种类型发作均可选用，多在全面性发作或分类不明时选用；窄谱抗癫痫药，多用于局灶性发作或特发性全面强直-阵挛发作；特殊药物，如促肾上腺皮质释放激素（corticotropin-releasing hormone）、氨己烯酸（vigabatrin）等，用于婴儿痉挛或癫痫性脑病。

抗癫痫药根据研发年限又可分为传统抗癫痫药和抗癫痫新药。传统抗癫痫药是指

1980 年以前研发的,抗癫痫新药是指 1980 年以后研发的,两者在抗癫痫药效上大致相同,但在药动学、不良反应、联合用药时药物相互作用等方面后者更具有优势。

表 7-2　目前临床使用的抗癫痫药

按抗癫痫谱分 \ 按抗癫痫药研发年限	传统抗癫痫药	新型抗癫痫药
广谱抗癫痫药	氯硝西泮(clonazepam,CZP) 硝西泮(nitrazepam,NZP) 乙琥胺(ethosuximide,ESM) 苯妥英钠(phenytoin,PHT) 丙戊酸钠(sodium valproate,VPA)	托吡酯(topiramate,TPM) 拉莫三嗪(lamotrigine,LTG) 左乙拉西坦(levetiracetam,LEV) 加巴喷丁(gabapentin,GBP) 氨己烯酸(vigabatrin,VGB) 唑尼沙胺(zonisamide,ZNS)
窄谱抗癫痫药	卡马西平(carbamazepine,CBZ) 苯巴比妥(phenobarbitone,PB)	奥卡西平(oxcarbazepine)

3. 抗癫痫药的选择

(1)根据发作类型和癫痫综合征选择抗癫痫药:见表 7-3、表 7-4。

表 7-3　根据发作类型选择抗癫痫药

发作类型	一线药物	二线药物	可考虑药物	可加重发作的药物
强直阵挛发作	丙戊酸钠	左乙拉西坦,托吡酯	苯巴比妥	
失神发作	丙戊酸钠,拉莫三嗪	托吡酯		卡马西平,奥卡西平,苯巴比妥,加巴喷丁
肌阵挛发作	丙戊酸钠,托吡酯	左乙拉西坦,氯硝西泮,拉莫三嗪		卡马西平,奥卡西平
失张力发作	丙戊酸钠,拉莫三嗪	左乙拉西坦,托吡酯		加巴喷丁,卡马西平,奥卡西平
婴儿痉挛	类固醇(促肾上腺皮质激素)	氯硝西泮,硝西泮,丙戊酸钠,托吡酯,拉莫三嗪		卡马西平,奥卡西平
部分发作(伴有或不伴有全身强直阵挛发作)	卡马西平,丙戊酸钠,奥卡西平	左乙拉西坦,托吡酯	苯巴比妥	

表 7-4　根据癫痫综合征选择抗癫痫药

癫痫综合征	一线药物	二线药物	可以考虑的药物	可能加重发作的药物
儿童失神癫痫	丙戊酸钠、拉莫三嗪	左乙拉西坦、托吡酯		卡马西平、奥卡西平、苯妥英钠

癫痫综合征	一线药物	二线药物	可以考虑的药物	可能加重发作的药物
青少年失神癫痫	丙戊酸钠、拉莫三嗪	左乙拉西坦、托吡酯		卡马西平、奥卡西平、苯妥英钠
青少年肌阵挛癫痫	丙戊酸钠、拉莫三嗪	左乙拉西坦、托吡酯、氯硝西泮		卡马西平、奥卡西平、苯妥英钠
仅有全面性强直-阵挛发作的癫痫	丙戊酸钠、卡马西平、托吡酯、拉莫三嗪	左乙拉西坦、奥卡西平	氯硝西泮、苯巴比妥	
部分性癫痫 症状性 隐源性	丙戊酸钠、卡马西平、托吡酯、拉莫三嗪、奥卡西平	左乙拉西坦、加巴喷丁、苯妥英钠	苯巴比妥	
Lennox-Gastaut综合征	丙戊酸钠、托吡酯、拉莫三嗪	左乙拉西坦、氯硝西泮		卡马西平、奥卡西平
伴中央颞区棘波的儿童良性癫痫	丙戊酸钠、卡马西平、拉莫三嗪、奥卡西平	左乙拉西坦、托吡酯		
伴枕部爆发活动的儿童良性癫痫	丙戊酸钠、卡马西平、拉莫三嗪、奥卡西平	左乙拉西坦、托吡酯		
婴儿期严重肌阵挛癫痫	丙戊酸钠、托吡酯、氯硝西泮	左乙拉西坦		卡马西平、奥卡西平
慢波睡眠中持续棘慢波	丙戊酸钠、类固醇、拉莫三嗪、氯硝西泮	左乙拉西坦、托吡酯		卡马西平、奥卡西平
Landau-Kleffner综合征(获得性癫痫性失语)	丙戊酸钠、类固醇、拉莫三嗪	左乙拉西坦、托吡酯		卡马西平、奥卡西平
肌阵挛站立不能癫痫	丙戊酸钠、托吡酯、氯硝西泮	左乙拉西坦、拉莫三嗪		卡马西平、奥卡西平

70%～80%新诊断的癫痫患儿可以通过单一抗癫痫药使发作得以控制,所以初始治疗的药物选择非常重要,选药正确可以增加治疗的成功率。根据发作类型和综合征分类选择药物是癫痫治疗的基本原则。同时还需要考虑以下因素:禁忌证、可能的不良反应、达到治疗剂量的时间、服药次数及恰当的剂型、特殊人群治疗(如儿童)的需要,药物之间的相互作用以及药物来源和费用等。

(2)根据发作类型和综合征的选药原则:①卡马西平、丙戊酸钠、奥卡西平、左乙拉西坦、托吡酯、苯巴比妥可用于部分性发作的单药治疗;②丙戊酸钠、托吡酯、拉莫三嗪、左乙拉西坦可用于各种类型的全面性发作的单药治疗,卡马西平、苯巴比妥、奥卡西平可用于全面性强直-阵挛发作的单药治疗;③丙戊酸钠、托吡酯、拉莫三嗪、左乙拉西坦是广谱的抗癫痫药,对部分性发作和全面性发作均有效,可作为发作分类不确定时的选择;④所有的新型抗癫痫药物都可以作为部分性癫痫的添加治疗。

(3)注意事项:①有一些抗癫痫药可使发作类型加重,在某些情况下应避免使用(表7-

4）；②苯巴比妥是最早用于临床的抗癫痫药，作用谱较广，疗效确切，价格低廉，使用方便，WHO推荐在发展中国家，特别是经济欠发达的农村地区使用苯巴比妥治疗癫痫（主要用于强直-阵挛性发作的控制）；③氯硝西泮目前仍较多地用于肌阵挛发作和一部分难治性癫痫的治疗，但其镇静作用比较明显，并且有耐受性和成瘾性，增减剂量均应缓慢进行。

4. 单药治疗与联合用药

（1）单药治疗：①单药治疗有诸多优点：方案简单，依从性好；药物不良反应相对较少；致畸性较联合用药小；方便对于疗效和不良反应的判断；无药物之间的相互作用；减轻经济负担；②目前对于癫痫的治疗强调单药治疗的原则；③如果一种一线药物已达到最大可耐受剂量却仍然不能控制发作，可加用另一种一线或二线药物，至发作控制或最大可耐受量后逐渐减掉原有的药物，转换为另一种单药；④如果单药治疗无效，再选第三种单药治疗获益的可能性很小，预示属于难治性癫痫的可能性较大，可以考虑合理的多药治疗。

（2）联合用药：合用两种或两种以上药物。

1）合用的药物种类越多，相互作用越复杂，对于不良反应的判断越困难。因此建议最多不要超过三种抗癫痫药联合使用。

2）多药治疗前应该对药物的作用机制、药动学特点以及其他药物之间的相互作用有所了解，这是合理的多药联合治疗的基础。应该避免同一作用机制、相同不良反应的抗癫痫药联合应用，也应避免有明显药动学方面相互作用的药物联合应用。

3）选择不同作用机制的药物：如 γ-氨基丁酸（GABA）能样作用的药物与钠通道阻滞剂合用，可能有更好的临床效果；卡马西平、拉莫三嗪或苯妥英钠与丙戊酸钠、托吡酯、加巴喷丁、左乙拉西坦的联合使用。应避免两种钠通道阻滞剂或两种具有 GABA 能样作用的药物合用（表 7-5）。

表 7-5　小儿常用抗癫痫药的主要作用机制

作用机制	CBZ	OXC	PB	CZP	VPA	TPM	ZNS	LTG	LEV
抑制电压依赖性钠通道	++	++		+	+	++	++	+	
抑制电压依赖性钙通道			L+	T+	L+		T++	T++	N+
增强 GABA 能神经作用				+	++	++		+	
抑制兴奋氨基酸的作用						+	+		
调节突触前囊泡 SV2A 释放介质									++
未明的作用机制		+			+			+	+

4）避免有相同不良反应、复杂相互作用和肝药酶诱导剂的药物合用：加巴喷丁、左乙拉西坦很少与其他药物产生相互作用，适合与其他药物合用。丙戊酸钠与拉莫三嗪合用可能产生对疗效有益处的相互作用（丙戊酸钠延长拉莫三嗪的半衰期，使其血浆浓度升高，但须适当调整起始剂量，以避免特性体质的不良反应）。

5）如果联合治疗仍不能获得更好的疗效，建议转换为患儿能耐受的治疗（继续联合治疗或转化为单药治疗），即选择疗效和不良反应之间的最佳平衡点，不必一味地追求发作的完全控制，而导致患儿不能耐受。

5. 抗癫痫药的调整　抗癫痫药对中枢神经系统的不良反应在治疗开始的最初几周明

显,以后逐渐消退。减少治疗初始阶段的不良反应可以提高患儿的依从性,使治疗能够继续。应该从较小的剂量开始,缓慢地增加剂量直至发作控制或最大可耐受剂量。儿童一般按体重计算药量,但最大剂量不应超过成人剂量(抗癫痫药的使用方法见表7-6)。

表 7-6 儿童常用抗癫痫药的使用方法及有效血药浓度

药物名称	起始剂量	增加剂量	维持剂量	最大剂量	有效浓度	服药次数（次/日）
卡马西平						
成人	100～200mg/d	逐渐增加	400～1200mg/d	1600mg/d	4～12mg/L	2～3
儿童	5～10mg/(kg·d)	每 3～5 日增加 5～10mg/kg	10～30mg/(kg·d)		4～12mg/L	2～3
乙琥胺						
成人/>6岁儿童	0.25g/d	0.25g/(4～7天)	至控制发作	1.5g/d		2
<6岁儿童	5mg/kg（<125mg）	逐渐加量	10～20mg/kg	500mg		2
苯巴比妥						
成人	100mg		250～300mg/d	极量 300mg/次,500mg/d	15～40mg/L	2～3
儿童	1～1.5mg/kg（1 个月～12 岁）	按需调整	2.5～4mg/(kg·d)（1 月～12 岁）、60～180mg（12～18 岁）	5mg/(kg·d)		1～2
丙戊酸钠						
成人	5～10mg/(kg·d)	逐渐增加	600～1200mg/d 或 15mg/kg	30mg/kg 或 1.8～2.4g/d	50～100mg/L	2～3
儿童	15mg/(kg·d)	每隔 1 周增加 5～10mg/kg	20～30mg/(kg·d)	60mg/kg 或 总量不超过 2000mg		2～3
苯妥英钠						
成人	100mg/d	1～3 周增至 250～300mg/d	250～300mg/d	500mg/d		2
儿童	5mg/kg	按需调整	4～8mg/kg 或 250mg/m²	250mg/d		2～3
拉莫三嗪						
单药治疗						
成人	25mg/d	25mg/w	100～200mg/d	500mg/d		1～2

药物名称	起始剂量	增加剂量	维持剂量	最大剂量	有效浓度	服药次数（次/日）
儿童	0.3mg/（kg·d）	0.6mg/（kg·d）	1~10mg/（kg·d）	15mg/kg		1~2
与肝药酶诱导剂类的抗癫痫药合用						
成人	50mg/d	50mg/2w	100~200mg/d			2
儿童	2~12岁0.6mg/（kg·d）12~18岁50mg/次，一日1次	2~12岁每1~2周1.2mg/（kg·d）12~18岁50mg/次，一日2次	2~12岁5~15mg/（kg·d）12~18岁100~200mg	2~12岁100mg/d		2
与丙戊酸类药物合用						
成人	25mg/次,隔日一次	25~50mg/（1~2周）	100~200mg/d			2
儿童	2~12岁0.15mg/（kg·d）12~18岁25mg/次一日1次	2~12岁每1~2周0.3mg/（kg·d）12~18岁25mg/次，一日2次	2~12岁1~5mg/（kg·d）12~18岁100~200mg			2
左乙拉西坦						
成人	1000mg/d	500~1000mg/2w	1000~4000mg/d			2
1~6月龄婴儿	7mg/kg，一日1次	逐渐加量		21mg/kg		2
6月龄以上儿童和青少年（BW≤50kg）	5~10mg/kg,一日2次	每2周10mg/kg	10~20mg/kg，一日2次	30mg/kg		2
12~18岁或BW≥50kg	250mg/次，一日2次	每2周增加至500mg/次，一日两次		1500mg/次，一日2次		2
奥卡西平						
成人	600mg/d	≤600mg/w	600~1200mg/d	1200~2400mg/d		2
儿童	8~10mg/（kg·d）	10mg/（kg·w）	20~30mg/（kg·d）	46mg/（kg·d）		2

续表

药物名称	起始剂量	增加剂量	维持剂量	最大剂量	有效浓度	服药次数（次/日）
托吡酯						
成人	50mg/d	25mg/w	100～200mg/d			2
儿童	0.5～1mg/(kg·d)	0.5～1mg/(kg·w)	3～6mg/(kg·d)			2
唑尼沙胺						
成人	100～200mg/d	100mg/1～2w	200～400mg/d	600mg/d		1～3
儿童	2～4mg/(kg·d)	2～4mg/(kg·d)	4～8mg/(kg·d)	12mg/kg		1～3

6. 癫痫持续状态的治疗

（1）一般治疗：①病因治疗；②避免外伤、保持呼吸道通畅、稳定血压、吸氧和维持水电解质平衡等。

（2）抗惊厥治疗：严重的癫痫持续状态应立即静脉给予地西泮（新生儿至 12 岁儿童 0.3～0.4mg/kg 静注，单剂量最大不超过 10mg；12～18 岁儿童，一次 10～20mg），如控制不满意或反复发作则在 10～15 分钟后重复给药。

氯硝西泮也可作为替代治疗。采用静脉注射时（时间至少超过 2 分钟），新生儿首剂量 0.1mg/kg，必要时 24 小时后可重复；1 月龄至 12 岁首剂量 0.05mg/kg，最大 1mg，必要时可重复；12 岁～18 岁首剂量 1mg，必要时可重复。也可采用静脉滴注法，1 月龄至 12 岁首先静脉注射一次，剂量为 0.05mg/kg，最大 1mg，继以静脉滴注，初始速度每小时 0.01mg/kg，根据剂量调整，最大每小时 0.06mg/kg；12～18 岁首先静脉注射一次，剂量 1mg，继以静脉滴注，初始速度每小时 0.01mg/kg，根据剂量调整，最大每小时 0.06mg/kg。

也可给予苯妥英钠（儿童负荷量为 18mg/kg，速度为每分钟 1～3mg/kg；新生儿至 12 岁剂量 2.5～5mg/kg，一日 2 次，12～18 岁最大可至 100mg，一日 3～4 次）在心电监护下缓慢静脉注射，继以维持剂量静脉滴注。另外，为避免局部刺激，一次静脉注射或静脉滴注前后都应用氯化钠注射液冲管，且不推荐肌内注射。

咪达唑仑具有可肌内注射、抗惊厥效果好、起效快的特点，也可用于惊厥性持续状态，尤其适用于婴幼儿患儿静脉通道不能马上建立时的抗惊厥治疗。新生儿及 1 月龄至 18 岁儿童，咪达唑仑首剂量为 0.15～0.2mg/kg，继以持续静脉滴注，每小时 0.06mg/kg，直至惊厥控制，或者达到最大剂量每小时 0.3mg/kg。

7. 药学监护

（1）疗效评估：癫痫的治疗效果有几项评估标准，一是经过治疗后的发作频率；二是发病程度如何，比如治疗前一发作抽搐半天，现在持续时间很短；三是服药剂量的多少，是服一种还是服几种；四是脑电评估有无放电，是发作时才放电还是不发作也放电。

（2）不良反应监护：选药时应考虑到药物的不良反应。最常见的不良反应包括对中枢神经系统的影响(镇静、嗜睡、头晕、共济障碍、认知及记忆损害等)、对全身多系统的影响(血液系统、消化系统、生殖系统、运动系统等)和特性体质反应。

如苯妥英钠可使患儿多毛、皮肤粗糙、齿龈增生、震颤、共济失调等,苯巴比妥可引起严重的镇静作用、认知损害和行为异常,故在儿科应尽量少选用。丙戊酸因其影响内分泌、代谢及肝脏功能,在2岁以下小儿及青春期女性患儿选用时应斟酌利弊。卡马西平、奥卡西平、苯妥英钠、拉莫三嗪、苯巴比妥可致过敏性皮肤黏膜损害,应用时要慎重且密切观察,尤其是对于过敏体质的患儿。

(3)注意事项:癫痫是一种反复发作的神经系统慢性疾病。该病用药要根据疾病发作的类型选择合理的抗癫痫药;单纯性癫痫用药应简单有效,一般选用一种药物能控制该病即可,应从小剂量开始,逐渐增加剂量至获得较满意效果,然后以此剂量长期维持治疗;对于一种药物治疗难于奏效或混合型癫痫需要联合用药,或选择广谱药,如氟桂利嗪(flunarizine),以提高疗效;治疗过程中不可随意突然停药,如果癫痫症状很长时间没有发作,也需要继续用药至两年以后再逐渐停药;停药要有个过程,从很小的剂量开始,慢慢进行,这个过程约需6个月时间,否则会前功尽弃,导致复发;应坚持长期用药,一般要坚持到癫痫4~5年以上不发作为止,开始停药也应有1年的过渡期,有些病例需要终身用药;长期用药应注意药物的毒性,特别是要定期检查肝肾功能等;注意药物间的相互作用。

(4)用药教育:应从以下几个方面展开。

1)用药剂量个体化:因药物代谢存在个体差异,用药应从小剂量开始,逐渐增加剂量,直至达有效血药浓度或最佳疗效时为止。一般经5个半衰期的服药时间可达该药的稳态血浓度。

2)坚持长期规则服药:每日给药次数视药物半衰期而定,合理用药能够使60%~80%的患儿得到发作完全控制,再维持治疗2~5年或动态脑电图正常方可考虑减量,又经6~12个月的逐渐减量才能停药。不规则服药、停药过早、婴幼儿期发病、EEG持续异常以及同时合并大脑功能障碍者,停药后复发率高。青春期来临易致癫痫复发或加重,故要避免在这个年龄期减量与停药。对发作不能得到理想控制者,需恰当地调节药物,治疗时间更长,甚至终身服药。

3)定期复查:密切观察疗效与药物不良反应。除争取持续无临床发作外,至少每年应复查一次动态EEG。针对药物的主要不良反应,应定期监测血、尿常规、肝、肾功能等,尤其在用药初期、联合用药、病情反复或更换新药时,并且应监测血药浓度。

 案例分析

案例:

1. 病史摘要

患儿×××,男,13岁7个月,体重59kg,身长174cm。

主诉:间断抽搐1年10月余。

现病史:患儿1年10月余前(车祸后脑外伤3月后)出现抽搐发作,表现为浅昏迷时出现头向左侧转动,1~2次/天。未予特殊处理。

1年6月余前(2012-5)患儿意识恢复,抽搐发作逐渐增多,表现为意识丧失、呼之不应,头向左侧转,无口唇青紫,双眼向上凝视,嘴唇右咧,双上肢屈曲上抬,向左旋转,右腿伸直,左腿屈曲。伴大小便失禁,约持续半分钟到 1 分钟缓解。缓解后患儿入睡。发作间期出现咂嘴,左手不自觉舞动,约 6～7 次/天。

就诊于北京天坛医院,行脑电图示:中度异常脑电图,左前额、前中颞尖波及慢波,右前额、前中颞非同步尖波,左侧著。右中央、顶、中后颞 1～1.5Hz 慢波活动。考虑"癫痫"。加用丙戊酸钠 500mg bid(16.95mg/kg)口服 20 多天,发作次数无明显减少,换用奥卡西平 300mg bid,逐渐加量至 750mg bid(25.42mg/kg),最长 10 天无抽搐发作,后再次发作增多。期间曾加服左乙拉西坦 500mg bid 共 2 个半月,因困倦、乏力停用。

1 年 1 月余前(2012-9-25)加拉莫三嗪 50mg bid,最长 12 天无抽搐发作,后再次出现发作。10 月余前(2012-12-14)再次加丙戊酸钠 5ml(1ml=40mg)bid×3 天后无抽搐发作,最长持续 1 个月无抽搐发作。于 10 月余前(2013-1-25)将丙戊酸钠加量至 7ml bid,发作频率约 2 次/天。8 月余前(2013-3-5)再次丙戊酸钠加量至 7ml(早)、12ml(晚),发作次数为 2～4 次/天。7 月余前(2013-4-1)逐渐停用拉莫三嗪、丙戊酸钠,继服奥卡西平,加用苯巴比妥 60mg bid,最初 20 多天无抽搐发作。后抽搐 3～4 次/天。患儿服用苯巴比妥后出现困倦、四肢软,睡眠多。3 月余前(2013-7)因多种抗癫痫药控制差,考虑"非癫痫性抽搐?",将奥卡西平减为 600mg,抽搐发作约 6～7 次/天,为成串发作,4～5 次/串,约 1 周后成单下发作。就诊于北京协和医院,复查脑电图:中度异常脑电图,发作期同步脑电图可见各导联低波幅快节律,逐渐演变为左前颞为主的尖波节律。考虑为部分性癫痫,癫痫的起源:左前颞可能?继服奥卡西平、苯巴比妥,加服丙戊酸钠 12ml,bid,拉莫三嗪 12.5mg qd,逐渐加量至 75mg bid。1 月余前(2013-9-23)将苯巴比妥减量至停药,为间隔 2 周早晚各减半片。拉莫三嗪加量至 100mg bid。

目前口服拉莫三嗪 100mg bid,丙戊酸钠 12ml bid,奥卡西平 600mg bid(20.34mg/kg)。仍有困倦、乏力。发作次数约 5～6 次/天,发作形式无打人、摸索。患儿近 2 周出现午睡后不易醒,起床后、翻身后呕吐,为胃内容物,非喷射性,约 1～3 次/天。无腹泻、发热。患儿自发病以来,一般情况可,近 2 个月食欲欠佳,睡眠好,大小便失禁。

既往史、个人史及家族史:患儿既往体健,否认高血压、糖尿病、肾病病史,否认肝炎、结核等传染病史。2011 年 10 月 6 日发生车祸,2011 年 11 月 8 日行下颌骨骨折固定术。

查体:体温 36.6℃,脉搏 72 次/分,呼吸 20 次/分,血压 120/70mmHg,体重 59kg,身高 174cm,头围 56cm。神志清,精神、反应可,面部可见散在分布的红色丘疹,左颌下可见长约 4cm 的瘢痕,心肺腹查体正常,左侧耸肩有力,右侧无力。伸舌向右偏斜,可见伸舌颤动。右侧肢体肌张力高,左侧肢体肌张力正常,右上肢肌力Ⅳ级,右下肢近端肌力Ⅳ级,远端Ⅴ级,跛行步态。右侧肌腱反射亢进,右侧髌、踝阵挛(+),双侧 Hoffmann 征(+),Babinski 征(+),Oppenheim 征(−),Gordon 征(−),Chaddock 征(+)。

入院诊断:①癫痫,部分性发作伴泛化,颞叶癫痫? 症状性癫痫;②呕吐待查:癫痫发作? ③脑外伤、下颌骨骨折固定术后。

辅助检查:

血常规:白细胞 7.74×10⁹/L(3.5～9.5×10⁹/L),中性 46.9%(40%～75%),淋巴 43.0%(20%～50%),红细胞 5.17×10¹²/L((4.30～5.80)×10¹²/L),血小板 203×10⁹/L,CRP<8mg/L。

肝肾功：AST 56IU/L，血氨 92.0μmol/L。

尿常规、肾功能、电解质、乳酸、β-羟丁酸基本正常，离子正常。

脑脊液压力 100mmH$_2$O，脑脊液常规未见异常。

CSF 生化：蛋白：0.38(g/L)，糖：3.69(mmol/L)，氯：119.20(mmol/L)，无异常。

心电图示 ST 段轻度改变。超声心动正常。腹部超声示肝脏增大，肠胀气。

脑电图回报示背景电压偏低，枕区节律差，双侧前头部大量尖波、尖形慢波及不规则慢波，左侧著，监测到 2 次可疑部分性发作。

2. 治疗方案

(1)更改服药时刻，观察呕吐情况：饭前口服多潘立酮 10mg tid，提前 2 小时口服抗癫痫药。

(2)停丙戊酸钠糖浆，改为口服丙戊酸钠片：口服，500mg/次，一日 2 次。

(3)拉莫三嗪：口服，75mg/次，一日 2 次。

(4)奥卡西平：口服，450mg/次，一日 2 次，每周减量 150mg，直至停用。

(5)若患儿出现发作增多或新的发作形式，考虑加用唑尼沙胺，并及时于我院或当地医院就诊。

3. 药学监护计划

(1)丙戊酸钠：患儿一旦开始使用抗癫痫药，应十分谨慎，因为抗癫痫药的使用要求长期规则用药。丙戊酸钠是传统广谱抗癫痫药，对多种发作类型及癫痫综合征均适用，尤其对失神发作、强直-阵挛发作和肌阵挛发作特别有效。该药口服在胃肠道吸收迅速而完全，服药后 1~4 小时血药浓度达峰值。$t_{1/2}$ 为 6~15 小时，该药约 3~4 日达稳态血药浓度，有效血浓度为 50~100μg/ml。其剂型分为片剂及糖浆剂，应根据患儿实际情况选用合适剂型。丙戊酸因其影响内分泌、代谢及肝脏功能，在 2 岁以下小儿及青春期女性患儿选用时应斟酌利弊。服药开始 6 个月以内，应每月检查肝功能，有肝病者禁用。

不良反应：消化道症状，如厌食、恶心、呕吐、腹泻等。尚有运动失调、血小板减少、白细胞减少、中毒性肝炎等。

(2)拉莫三嗪：对 12 岁以上小儿及成人单药治疗，其适应证包括简单部分性发作，复杂部分性发作，部分性发作继发全面性发作，以及典型失神发作。拉莫三嗪对严重肌阵挛发作非但无效，还可致使加重。最常见的不良反应有头晕、嗜睡、头痛、共济失调及复视，此外，还有恶心、呕吐、弱视，减量即可好转。约 3%~10% 可出现过敏性皮疹，缓慢加量可避免此反应。拉莫三嗪可致过敏性皮肤黏膜损害，应用时要慎重且密切观察，尤其是对于过敏体质的患儿。

药物相互作用：丙戊酸钠可明显抑制拉莫三嗪的代谢，使其 $t_{1/2}$ 成倍增加(可达 60 小时)，因此与丙戊酸钠合用时剂量需减半。

(3)奥卡西平：奥卡西平对拉莫三嗪有明显的诱导作用，可使拉莫三嗪最大血药浓度下降 29%。奥卡西平与丙戊酸钠合用可使拉莫三嗪血药浓度增高 1 倍，因此联合用药的患儿、尚未发育健全的儿童及肾功能损害患儿适时地监测药物浓度有利于剂量的调整及药物疗效的监测。

4. 药学监护实施过程　密切监测患儿抗癫痫药的血药浓度及肝肾功能，根据患儿的具体情况指导患儿个体化用药；患儿服用丙戊酸钠糖浆恶心明显，考虑更换丙戊酸钠剂型，服用直接作用于胃肠道的外周多巴胺受体阻滞剂以改善胃肠道症状，更改服药时刻等；详细向患儿讲解如何减停奥卡西平；观察患儿是否出现消化道症状、运动失调、皮疹等不良反应；嘱患儿定期复查肝功能、肾功能、生化、血常规；加强护理，预防感染，密切监护患儿；嘱患儿长期规律服药；如患儿出现发作增多或新的发作形式、不适等病情变化，及时于我院或当地医院就诊。

分析：

1. 分析与讨论

（1）抗癫痫药的联合治疗：癫痫患儿应首选单药治疗，如单药治疗效果欠佳，可考虑联合治疗，但应注意选择不同作用机制的抗癫痫药，避免有相同不良反应、复杂相互作用和肝药酶诱导剂的药物合用。该患儿入院时诊断为癫痫部分性发作泛化，入院前服用过左乙拉西坦（新型广谱抗癫痫药）以及苯巴比妥（传统窄谱抗癫痫药），效果欠佳，目前正在服用丙戊酸钠（传统广谱抗癫痫药）、拉莫三嗪（新型广谱抗癫痫药）、奥卡西平（新型窄谱抗癫痫药）。

患儿目前所用的抗癫痫药符合其临床诊断，存在两种广谱抗癫痫药以及一种针对于部分性发作的窄谱抗癫痫药，为联合治疗方案。抗癫痫药联合治疗的治疗原则中提示，如果联合治疗仍不能获得更好的疗效，建议转换为患儿能耐受的治疗（继续联合治疗或转化为单药治疗），即选择疗效和不良反应之间的最佳平衡点，不必一味地追求发作的完全控制，而导致患儿不能耐受。因此，可通过调整给药剂量、撤掉某一种抗癫痫药等治疗方案，来观察患儿的发作情况。

丙戊酸钠与拉莫三嗪联用，作用机制有一定的互补性（增强 GABA 能神经作用）。另外，从药动学的角度考虑，丙戊酸钠与拉莫三嗪合用可能产生对疗效有益处的相互作用（丙戊酸钠延长拉莫三嗪的半衰期，使其血浆浓度升高，但须适当调整起始剂量，以避免特性体质的不良反应）。因此，丙戊酸钠与拉莫三嗪的联用对患儿癫痫的治疗恰到好处。此外，若癫痫控制不佳，可使用具有抑制兴奋氨基酸作用的抗癫痫药唑尼沙胺或托吡酯，符合作用机制的互补原则。

（2）癫痫患儿的生活指导：指导家长、学校及患儿正确认识癫痫，坚持长期规律治疗，并定期随访；安排正常合理的学习及生活，避免过度兴奋、睡眠不足、感染等诱发因素；合理规律应用抗癫痫药。抗癫痫药的使用疗程要长，停药要慢，一般在停止发作之后继续服药 2～4 年，复查 A-EEG 已正常，然后再经过 6 个月～1 年逐渐减量而后停药。定期复查，密切观察疗效与药物不良反应。针对所用药物的主要不良反应，定期监测血常规、血小板计数或肝、肾功能。在用药初期、联合用药、病情反复或更换新药时，均应监测血药浓度。

2. 药物治疗小结　本例患儿诊断较为明确，为部分性发作伴泛化，颞叶癫痫可能，症状性癫痫。治疗药物为广谱抗癫痫药及新型窄谱抗癫痫药联用。临床药师在该患儿的治疗过程中与医师、护士保持了良好的沟通，提出了及时、恰当、合理的建议，避免了潜在的治疗延误，减弱了发生不良反应的可能性，为患儿的治愈起到了积极的作用。

本案例较为典型地阐述了癫痫患儿药物治疗的过程，通过分析学习此案例，可以使临床药学生更深入地了解抗癫痫药的作用机制、药动学、联合用药及药物选择。

第七节　注意缺陷障碍伴多动

注意缺陷障碍伴多动（ADHD）也称为多动症，是儿童期常见的一类心理障碍。表现为与年龄和发育水平不相称的注意力不集中和注意时间短暂、不分场合活动过度和情绪冲动，常伴有学习困难、品行障碍和适应不良。70％的患儿成年后仍有症状，明显影响患儿学业、身心健康以及成年后的家庭生活和社交能力。

一、病因

本病的病因和发病机制不清，目前认为是遗传和环境共同引起的一种复杂疾病。

1. 遗传　家系研究、双生子和寄养子的研究支持遗传因素是 ADHD 的重要发病因素，平均遗传度约为 76％，遗传是主要原因。目前认为是多基因遗传，候选基因主要聚焦于多巴胺等神经递质系统的有关功能基因，包括多巴胺系统基因、五羟色胺系统基因、去甲肾上腺素系统基因等。

2. 神经解剖、神经心理和神经电生理　功能 MRI 主要发现 ADHD 患儿存在脑功能的缺陷，如额叶激活功能低下，在额叶特别是前额叶、基底核区、前扣带回皮质、小脑等部位功能异常激活。功能 MRI 结合神经心理研究发现 ADHD 患儿存在与抑制功能相关的脑区主要是额叶、纹状体抑制功能缺陷。神经电生理研究发现 ADHD 患儿主要是额区脑电慢波/快波比值增加，提示额叶功能异常。

3. 环境因素　包括产前、围生期和出生后因素。其中与妊娠和分娩相关的危险因素包括 ADHD 患儿母亲吸烟和饮酒、孕期感染、中毒等各种原因导致婴儿脑损伤和非正常分娩引起的神经发育异常。儿童期 ADHD 的发生主要与铅暴露相关。

二、临床表现

1. 注意缺陷障碍　表现为与年龄不相称的明显注意力集中困难和注意持续时间短暂。患儿常常在听课、做作业或其他活动时注意力难以持久，容易因环境影响而分心。注意力维持困难，经常有意回避或不愿意从事需要较长时间持续集中精力的任务，如课堂作业或家庭作业。做事拖拉，不能按时完成作业或指定的任务。

2. 活动过度　幼儿期即可出现，患儿经常显得不安宁，上课小动作多，不能安静坐着，在座位上扭来扭去。在教室或其他要求安静的场合擅自离开座位，到处乱跑。喜欢插嘴和干扰大人的活动，易引起大人厌烦。

3. 行为冲动　患儿多缺乏克制能力，表现为冲动，做事不顾及后果、凭一时兴趣行事，为此常与同伴发生打斗或纠纷，造成不良后果。患儿情绪不稳，会无故大叫大喊，无理取闹，做事无耐心。

4. 学习困难　患儿的智力水平大都正常或接近正常，但因为注意障碍和多动影响了患儿在课堂上的听课效果，故学习困难，常低于其智力所应该达到的学业成绩。

ADHD 患儿多合并其他神经心理疾病，如对抗障碍、品行障碍、焦虑抑郁障碍、抽动障碍等，多种障碍症状重叠加重了治疗的困难，预后不良。

三、诊断

注意缺陷、活动过多和行为冲动是 ADHD 的核心症状，具有诊断价值。但目前为止，尚无明确的病理变化作为诊断依据，现仍以患儿家长和老师提供的病史、临床特征、体格检查和精神检查为主要依据。鉴别诊断需排除广泛性发育障碍、精神障碍和神经精神系统等疾病。

四、治疗原则与方案

注意缺陷障碍伴多动的治疗分为一般治疗、心理治疗和药物治疗。经过正确教育和训练有助于矫正,药物治疗主要选用中枢神经系统兴奋药。

(一) 一般治疗

根据临床特点,采取相应措施十分重要。尽可能寻找及去除诱因,严禁打骂、歧视患儿。合理安排健康有益的文体活动。订立简单规矩,逐步培养其办事认真、专心的性格。对于攻击性及破坏性行为应讲清道理、予以制止。

(二) 心理治疗

如患儿本人或家庭存在某些社会心理问题,应给予针对性的心理咨询、行为矫正。常用的行为治疗方法包括强化、塑造、消退、惩罚等。要使某种行为继续下去或增多,就使用强化、塑造等方法;要使某种行为减少或消失,可使用消退、惩罚等方法;消退与正性强化合用来促进恰当行为的出现,减少不良行为。但对无明显心理因素的单纯多动症状,心理治疗无明显效果。

(三) 药物治疗

1. 药物治疗的原则　考虑患儿的既往治疗情况和目前身体状况,确定药物的使用顺序;根据个体化原则,从小剂量开始,逐渐调整,达到最佳剂量并维持治疗;在治疗过程中,采用恰当的方法对药物的疗效进行评估;注意可能出现的不良反应。

2. 药物治疗　ADHD的药物治疗主要包括中枢兴奋剂、中枢去甲肾上腺素调节药物和抗抑郁药。目前中枢兴奋剂为ADHD治疗的首选药物。

(1)盐酸哌甲酯(methylphenidate hydrochloride):6岁以下的儿童禁用。盐酸哌甲酯根据疗效持续时间分为缓释和速释两种制剂。速释(盐酸哌甲酯片):6～17岁的儿童和青少年每次5mg,每日2次,于早餐及午餐前服。以后根据疗效调整剂量,每周递增5～10mg,一日总量不宜超过40mg。缓释片:一日1次,本品作用时间是12小时,应在早晨、餐前或餐后服药。缓释剂型必须整片吞服,不可咀嚼、掰开或压碎服用。盐酸哌甲酯可能出现的不良反应有头痛、腹痛、影响食欲、睡眠、眩晕。

(2)可乐定(clonidine):目前,国外有可乐定用于治疗ADHD和Tourette综合征的临床研究,但我国国家食品药品监督管理局尚未批准可乐定用于治疗儿童及青少年ADHD。

(3)托莫西汀(atomoxetine):口服:青少年体重如在70kg以上,起始剂量一日40mg,3日后根据效果不断增加剂量,通常维持在一日80mg,最大剂量不超过一日100mg;6周岁以上的儿童和体重在70kg以下的青少年,起始剂量一日0.5mg/kg,3日后根据效果增加剂量,通常维持在一日1.2mg/kg,一日最大剂量不超过1.4mg/kg。治疗剂量可于早晨一次性给药或早、晚分2次给药。

(4)匹莫林(pemoline):因为有引起急性肝衰竭的风险,美国FDA已经禁止使用此药。

(5)我国有许多治疗ADHD的中医方剂,但尚缺乏大样本、双盲、随机、对照的研究证实其疗效。

3. 有破坏行为的多动症的治疗　对有破坏性为的多动症,可选用抗精神药物,如氯丙嗪(chlorpromazine)、硫利达嗪(thioridazine),伴发惊厥者,可用抗癫痫药苯妥英钠、扑米酮

(primidone)，但忌用巴比妥类药物，此类药物有使病情加重的作用。此外，5 岁以下小儿多动症不宜使用上述药物，但可选用苯海拉明（diphenhydramine）。口服剂量为 2～4mg/(kg·d)，分次服用，较为安全。

（四）药学监护

1. **疗效评估** 可通过儿童行为评定量表、注意力测验、记忆测验、执行行为的神经心理测验来评估患儿的治疗情况。

2. **不良反应监护** 治疗剂量哌甲酯发生不良反应少见，偶有失眠、心悸、厌食、焦虑、口干、头晕、体重减轻。大剂量或注射用药，可能会导致血压升高、眩晕、头痛。托莫西汀常见不良反应有食欲减退、口干、恶心、呕吐、腹痛、便秘、肠胃胀气、心悸、心动过速、血压升高等；严重者可能产生自杀倾向、震颤、僵直、肢端发冷等不良反应。

3. **注意事项** 建议从小剂量开始用药，如果疗效不再增加，反而出现不良反应时，考虑现有剂量水平是否合适。如果一种药物最大剂量仍然无效，考虑换药，同时考虑诊断是否准确，是否伴随其他精神症状。

哌甲酯使用过程中应注意：①6 岁以下小儿不用；②周末及假日应停用此药，以减轻其抑制生长的不良反应及延缓产生耐药性；③下午及睡前禁止用药，以免引起失眠；④肥胖小儿可于饭前服药，瘦小小儿宜于饭后服药；⑤严重厌食者应考虑减少药量；⑥有癫痫、高血压、青光眼、高度焦虑及兴奋者禁用。

托莫西汀使用过程中应注意：①因该药可使血压和心率增高，因此以下情况慎用：高血压，心动过速，心电图 Q-T 间期延长（应避免同时服用使心电图 Q-T 间期延长的药物）或心血管、脑血管病的患儿，治疗前、剂量增加时和治疗中应定期监测脉搏和血压；②有癫痫发作史者慎用；③长期用药应监测儿童的生长发育；④中、重度肝功能不全者应酌情减量；⑤应注意自杀的风险。

匹莫林使用过程中，假日宜停止用药，6 岁以下小儿最好不用此药。曾有肝迟发反应的报道，用药期间应定期检查肝功能，有肝、肾功能损害者应慎用，孕妇及哺乳期妇女慎用。

4. **用药教育** 儿童多动症是病态，不应歧视，不应打骂，以免加重孩子的精神损伤；对儿童多动症必须进行药物治疗，但药物治疗不能代替教育，药物可为教育提供良好的条件，并应正确理解药物的作用与不良反应。要取得良好的疗效，必须四方面（患儿、家长、教师、医师）互相配合。

（王 艺 崔一民 周渊峰）

参 考 资 料

1. 沈晓明，王卫平. 儿科学. 7 版. 北京：人民卫生出版社，2012.

2. 胡亚美，江载芳，诸福棠. 实用儿科学. 7 版. 北京：人民卫生出版社，2002.

3. 朱南平，汤芳萍，朱运贵. 实用临床药物手册. 上海：世界图书出版公司，2009.

4. Pickering LK. Red book：2003 report of the committee on infectious diseases. 26th ed. Elk Grove Village：American Academy of Pediatrics，2003.

5. Brett EM. Paediatric neurology. 3rd ed. Edinburgh：Churchill Livingstone，1997.

6. Tunkel AR，Hartman BJ，Kaplan SL，et al. Practice guidelines for the management of bacterial meningitis. Clin Infect Dis，2004，39（9）：1267-1284.

7. 胡越,蒋莉. 儿童化脓性脑膜炎的诊断与治疗. 儿科药学杂志,2010,16(4):1-4.

8. Kneen R,Michael BD,Menson E,et al. Management of suspected viral encephalitis in children-Association of British Neurologists and British Paediatric Allergy,Immunology and Infection Group National Guidelines. J Infect,2012,64(5):449-477.

9. Steiner I,Budka H,Chaudhuri A,et al. Viral meningoencephalitis:a review of diagnostic methods and guidelines for management. Eur J Neurol,2010,17(8):999-e57.

10. Patwa HS,Chaudhry V,Katzberg H,et al. Evidence-based guideline:intravenous immunoglobulin in the treatment of neuromuscular disorders:report of the Therapeutics and Technology Assessment Subcommittee of the American Academy of Neurology. Neurology,2012,78(13):1009-1015.

11. 中华医学会神经病学分会神经肌肉病学组,中华医学会神经病学分会肌电图及临床神经电生理学组,中华医学会神经病学分会神经免疫学组,等. 中国吉兰-巴雷综合征诊治指南. 中华神经科杂志,2010,43(8):583-586.

12. 王卫平. 儿科学. 8 版. 北京:人民卫生出版社,2013.

13. 胡亚美. 儿科药物治疗学. 2 版. 北京:中国医药科技出版社,2011.

14. 中国医学会. 临床诊疗指南·癫痫病分册. 北京:人民卫生出版社,2007.

15. 樊寻梅. 儿科学. 北京:北京大学医学出版社,2003.

16. Ito S,Oguni H. Treatment of pediatric epilepsy. Nihon Rinsho,2014,72(5):845-852.

17. Inoue T,Matsumoto R,Ikeda A. Treatment of epilepsy in patients of adolescence and adulthood. Nihon Rinsho,2014,72(5):853-858.

18. Bring P,Ensom MH. Does oxcarbazepine warrant therapeutic drug monitoring? A critical review. Clin Pharmacokinet,2008,47(12):767-778.

19. Johannessen SI,Battino D,Berry DJ,et al. Therapeutic drug monitoring of the newer antiepileptic drugs. Ther Drug Monit,2003,25(3):347-363.

20. Neels HM,Sierens AC,Naelaerts K,et al. Therapeutic drug monitoring of old and newer anti-epileptic Drugs. Clin Chem Lab Med,2004,42(11):1228-1255.

21. Bouquie R,Dailly E,Bentue-Ferrer D. Therapeutic drug monitoring of oxcarbazepine. Therapie,2010,65(1):61-65.

22. 郑毅. 注意缺陷多动障碍临床诊疗变化要点解析. 中国实用儿科杂志,2014,29(7):489-496.

23. 《中华儿科杂志》编辑委员会,中华医学会儿科学分会神经学组. 儿童注意缺陷多动障碍诊疗建议. 中华儿科杂志,2006,44(10):758-759.

24. 对应的药品说明书.

25. 《中国国家处方集》编委会. 中国国家处方集(儿童版). 北京:人民军医出版社,2013.

26. 《中国国家处方集》编委会. 中国国家处方集(成人版). 北京:人民军医出版社,2010.

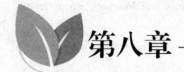

第八章

内分泌系统疾病与药物治疗

儿童常见的内分泌疾病有生长迟缓、性分化异常、性早熟、甲状腺疾病、糖尿病、肾上腺疾病、尿崩症等。儿童内分泌疾病在不同年龄阶段各有特点。如在出生后即存在生化代谢紊乱和激素功能障碍，则可导致体格和智能发育明显障碍，不能早期诊治者，易残疾甚至夭折，如先天性甲状腺功能减退症、先天性肾上腺皮质增生症（失盐型）等。许多环境因素也可引起内分泌疾病，如碘缺乏导致的地方性甲状腺肿和甲状腺功能减退症等。一些遗传和环境共同作用下也引起内分泌疾病，如糖尿病等。由环境因素导致的内分泌疾病常有遗传学背景，是多基因（包括多态性）异常所致。

第一节　小儿内分泌系统的发育及生理特点

从胚胎形成直至青春发育期，内分泌系统伴随着整个机体不断生长、发育和成熟，其功能与胎儿器官的形成、分化与成熟以及青少年的生长发育、生理功能、免疫机制等密切相关。下丘脑-垂体是机体最重要的内分泌器官，是内分泌系统的中枢，可分泌多种激素，控制甲状腺、肾上腺、性腺等内分泌器官的活动。激素的产生、分泌、结构和功能异常均可导致内分泌疾病。若先天性下丘脑-垂体发育不良，会造成促甲状腺激素、促肾上腺皮质激素、促性腺激素的分泌异常，引起相应的症状。在青春发育开始前，性腺生长发育缓慢，下丘脑-垂体-性腺轴功能处于较低水平，当青春期启动后，促性腺激素释放激素的脉冲分泌频率和峰值逐渐增加，黄体生成素（luteinizing hormone，LH）和促卵泡激素（follicle stimulating hormone，FSH）的脉冲分泌峰也逐渐升高，出现第二性征和性器官发育。儿童下丘脑-垂体-性腺轴功能异常，会出现性早熟或性发育迟缓等性发育异常。甲状腺激素促进胎儿神经系统的成熟、儿童生长发育和新陈代谢。若先天性甲状腺激素分泌不足，可导致儿童智能障碍、身材矮小等症状。生长激素促进儿童身体增长，若缺乏则导致生长激素缺乏症，引起儿童身材矮小。

第二节　儿童糖尿病

儿童糖尿病（diabetes mellitus，DM）是由于缺乏胰岛素造成的糖、脂肪、蛋白质紊乱症，分为原发性和继发性两类。原发性糖尿病又分为 1 型糖尿病（又称胰岛素依赖型糖尿病（insulin dependent diabetes mellitus，IDDM））和 2 型糖尿病（又称非胰岛素依赖型糖尿病

(noninsulin-dependent diabetes mellitus, NIDDM))。我国儿童 1 型糖尿病发病率为 1.04/10 万左右,发病高峰时期为学龄前期和青春期。1 型糖尿病是终生疾病,血糖长期控制不理想,常常造成肾功能不全、视网膜和心肌等病变。这里主要讲述 1 型糖尿病。

一、病因

1 型糖尿病是由于胰岛 β 细胞受到破坏,不能分泌胰岛素造成的。主要病理变化为胰岛和胰岛 β 细胞数量明显减少,分泌胰岛素明显减少而分泌胰高血糖素的 α 细胞和其他细胞相对增生。

二、临床表现

1 型糖尿病患儿起病较急,多数表现为多饮、多食、多尿和体重下降等典型症状。在婴幼儿期发病的患儿多饮、多尿症状较难发现,少数患儿有遗尿,常发生脱水和酮症酸中毒。年长儿出现消瘦、精神不振、倦怠乏力等症状。

约 40% 患儿在就诊时就处于酮症酸中毒的状态,且常因急性感染、过食、诊断延误或诊断明确的患儿突然中断胰岛素治疗等原因诱发。多数患儿常常起病急,进食减少、恶心、呕吐、腹痛、关节痛或肌肉疼痛,并迅速出现脱水、酸中毒征象:皮肤黏膜干燥,呼吸深长、呼吸中带有酮味,脉搏细速、血压下降、体温不升,甚至嗜睡、昏迷。少数患儿起病较缓,以精神呆滞、软弱、体重下降等为主。病情控制不良患儿可发生生长落后、智能发育迟缓、肝大,称为 Mauriac 综合征。晚期可出现蛋白尿、高血压等糖尿病肾病表现,发展为肾衰竭,还可出现白内障、视力障碍、视网膜病变,甚至双目失明。

三、诊断

典型临床表现多饮、多食、多尿和体重下降容易诊断,对仅有口渴、消瘦或遗尿症状的患儿,或有糖尿病家族史的患儿,或不明原因的脱水酸中毒患儿,都应考虑本病的可能,进行实验室检查,包括:①尿液检查:尿糖阳性,尿酮体在糖尿病伴酮症酸中毒时呈阳性。②血液检查:餐后任意一次血糖≥11.1mmol/L,空腹血糖≥7.0mmol/L,2 小时葡萄糖耐量试验血糖≥11.1mmol/L。发生代谢性酸中毒时 pH<7.30,HCO_3^-<15mmol/L。治疗良好的糖化血红蛋白(HbA1c)<6.5%。

四、治疗原则及方案

1 型糖尿病应采取综合性的治疗方案,包括胰岛素(insulin)治疗、饮食管理、运动及精神心理治疗等。治疗的目的是纠正血糖,消除临床症状,积极预防并治疗酮症酸中毒和脱水,保证患儿正常生长发育。HbA1c 管理目标<7.5%。

(一)糖尿病酮症酸中毒(diabetic ketoacidosis,DKA)**的治疗**

治疗原则为纠正脱水酸中毒,维持血糖接近正常,避免并发症的发生。关键是补液和应用小剂量胰岛素降低血糖,纠正酮症酸中毒。在治疗过程中,严密监测血糖、血酮、电解质和血气分析,准确判断脱水程度,必要时给予心电监护、血氧监测、吸氧、呼吸支持等措施。

1. 补液治疗

(1)首先评估脱水程度:DKA 体液丢失常为体重的 5%～10%。轻度脱水口服补液即可。中度脱水按体液 5%～7%计算补液量。重度脱水按体液 7%～10%计算补液量。对于中、重度脱水，一般使用静脉补充体液和丢失的电解质，以快速恢复有效血容量、保证组织器官灌注。

(2)计算补液量：补液总量包括累计损失量和维持量。

累计损失量＝估计脱水程度百分位数(%)×体重(kg)×1000(ml)

维持量的计算：①体重法：每日维持量(ml)＝体重×ml/kg(<10kg,80ml/kg;～20kg,70ml/kg;～30kg,60ml/kg;～50kg,50ml/kg;>50kg,35ml/kg)。②体表面积法：每日维持量 1200～1500ml/m²。

(3)补液疗法

1)第一种(48 小时均衡补液法，国际上推荐)：每日液体总量多不超过每日维持量的 1.5～2 倍。补液总量＝累积损失量＋维持量。液体总张力约为 1/2 张。

快速补液：中重度 DKA 患儿，尤其伴休克者，立即在 30～60 分钟内快速输入生理盐水(normal saline,NS)10～20ml/kg。根据外周循环状况，可以重复使用一次，但不超过 30ml/kg。再静脉滴注 0.45%氯化钠溶液(saline)。如患儿无含钾液的禁忌，应尽早补充含钾液。对外周血循环稳定的患儿，可以直接补充 48 小时均衡液，不需要快速补充。纠正 DKA 脱水速度应相对于其他原因引起的脱水速度缓慢，避免快速输入张力性液体加重脑水肿。

序贯补液：在 48 小时内均衡补充累计损失量和维持量。例如：中度脱水患儿，体重 15kg，按 5%脱水计算，累计损失量为 750ml，每日维持量为 1050ml，48 小时补液总量为 2760ml。每日补液量为 1380ml，在 24 小时内均匀输入，每小时补液量为 57.5ml。在第 1 小时内输入生理盐水，以后均为 1/2 张含钾液，液体总张力为 1/2～2/3 张。

2)第二种(传统补液法)：评估脱水程度，按照先快后慢、先浓后淡、见尿补钾的原则进行。液体总量＝累积损失量＋生理维持量。累积损失量的 1/2 在补液的前 8～10 小时内输入，余量在后 16 小时内输入，补液总张力为 1/2～1 张。维持量以 1/3 张盐水输入。在患儿能耐受口服后，口服补充含钠、钾液体。

重度脱水按照等渗性脱水、脱水量 100ml/kg 制定输液计划，在开始的 10 小时内补充累计损失量的一半，余量在以后的 16 小时内输入。在输液开始的第 1 小时，按 20ml/kg(最大量 1000ml)快速静滴 0.9%氯化钠溶液。在第 2、3 小时，按 10ml/kg 静滴 0.45%氯化钠溶液。当血糖<17mmol/L(300mg/dl)后，改用含有 0.2%氯化钠的 5%葡萄糖溶液(glucose)静滴。

在患儿开始排尿后应按每日 2～3mmol/L 补钾，浓度不得>40mmol/L。

DKA 患儿不宜常规使用碳酸氢钠(sodium bicarbonate)溶液。目前没有证据证实补充碳酸氢钠有任何益处，而有证据证实使用碳酸氢钠可加重中枢神经系统酸中毒和组织缺氧，加重低钾血症和改变钙离子浓度，提高血浆渗透压，增加危险性，应该慎用。胰岛素的治疗能利用酮体生成碳酸氢钠改善酸中毒，纠正低血容量可促进有机酸的排泄。只有当动脉 pH<6.9，休克持续未见好转，心肌收缩力下降时才考虑使用。常用 5%NaHCO₃ 1～2ml/kg 稀释后大于 1 小时缓慢输注，必要时可重复使用。

2. 胰岛素治疗　应在补液开始后 1 小时，采用小剂量胰岛素静脉输入治疗。休克患儿必须在休克纠正后，含钾液开始补充后，才能应用胰岛素，以避免钾离子突然从血浆中进入细胞内而导致心律不齐。

胰岛素泵可精确调整剂量,能有效减少糖尿病的并发症,适用于 DKA 的初始治疗。小剂量胰岛素最初量为 0.05～0.1U/(kg·h)。可将普通胰岛素(regular insulin,RI)加入等渗盐水 50ml 中,用输液泵按每小时 0.1U/kg 缓慢滴注。输注 1～2 小时,复查血糖以调整输入量。当酸中毒被纠正,尿酮体转为阴性时,将胰岛素用量改为 0.5～1.0U/(kg·d)继续治疗。监测血糖、尿糖和尿酮体。

3. 脑水肿治疗 DKA 脑水肿发生率为 0.5%～0.9%,其中 21%～24% 死亡。只有少数脑水肿发生在治疗之前,常常发生在治疗开始的第 4～12 小时之内,在治疗后 24～48 小时发生者更少。

脑水肿的警示信号为:头痛、血压升高、心率减慢、氧饱和度下降,以及躁动、激惹、嗜睡、大小便失禁或出现脑神经麻痹和瞳孔反射异常等特异的神经征象。引起脑水肿的高危因素:补液量>4L(m^2·24h),小年龄患儿,新发患儿以及 DKA 持续不缓解。脑水肿潜在危险因素:输液前 4 小时补液量过大,重度 DKA,碳酸氢钠治疗,就诊时血浆尿素氮过高以及在补液的第 1 小时内使用胰岛素。

脑水肿诊断标准:符合以下 1 项诊断指标,2 项主要指标或 1 项主要指标加 2 项次要指标。诊断敏感性 92%,假阳性 4%。

脑水肿的诊断指标(非特异性):①对痛觉刺激无反应(运动或语言反应);②去皮质或去大脑强直;③脑神经麻痹(尤其是脑神经Ⅲ、Ⅳ和Ⅵ);④呼吸异常(中枢性):气促、呻吟样呼吸、叹息样呼吸、潮式呼吸。

脑水肿的主要指标:①意识状态有改变或不稳定;②持续心率下降(每分钟下降达 20 次及以上),与血容量或睡眠状态不相称;③大小便失禁。

脑水肿的次要指标:①呕吐;②头痛;③嗜睡不易唤醒;④舒张压>90mmHg;⑤年龄<5 岁。

4. DKA 患儿的药学监护

(1)治疗终点:小剂量胰岛素静脉输注应持续到 DKA 纠正(尿酮连续 2 次为阴性,血pH>7.3,血糖下降至 12mmol/L 以下)。必要时可输入含糖的 1/3～1/2 张晶体液,维持血糖在 8～12mmol/L。只有当临床症状稳定后,口服液体可耐受时才逐渐减少静脉输液,过渡到皮下胰岛素注射的常规治疗。在停止静滴胰岛素半小时前序贯皮下注射常规胰岛素,每次 0.25U/kg,每 4～6 小时一次,直至患儿开始进食、血糖稳定为止。

(2)注意事项:扩容、静滴胰岛素后,血糖迅速下降,应注意预防因血糖下降过快而导致的低血糖反应。建议每 2～4 小时测静脉血糖、血 β-羟基丁酸,每小时检查尿糖和尿酮体并用微量血糖仪监测手指血糖。一般应将血糖下降速度控制在 2～5mmol/(L·h),当血糖下降到 12～17mmol/L 后,应换用含糖 2%～5% 的晶体液。

由于酸中毒使细胞内钾离子向细胞外转移、肾小管在酸中毒时排钾增加、在应激状态下皮质醇分泌增加等因素,导致 DKA 患儿体内总钾缺乏,血钾可表现为降低或正常。使用胰岛素后可迅速使细胞外钾离子转移到细胞内,造成低血钾。因此,在 DKA 的液体疗法中,若无高血钾的证据,应在排尿后预防性补钾。另外,高血糖时可致假性低血钠,理论上血糖每高出正常值 5.6mmol,血钠下降 2mmol。建议每 2～4 小时测电解质、血气分析,纠正电解质紊乱和酸碱平衡。

DKA患儿治疗过程中可伴发脑水肿,多在治疗开始4～12小时内出现。当患儿出现头痛、血压升高、心率减慢、氧饱和度下降和神经症状(躁动、激惹、嗜睡、大小便失禁)时,应限制液体量,给予甘露醇0.25～1g/kg于20分钟内输入。

(二) 长期治疗措施

1. 生活方式管理

(1)饮食治疗:目的是计划饮食,维持正常血糖和保持理想体重。每日所需热卡:1000＋(年龄×(80～100))。全日热量分配为早餐1/5,中餐和晚餐均为2/5,每餐中流出5％作为餐间点心。食物的成分和比例应为蛋白质15％～20％,糖类50％～55％,脂肪30％。在3岁以下的患儿需要的蛋白质成分应稍多,其中一半应为动物蛋白,禽、鱼类、各种瘦肉类为较理想的动物蛋白质。糖类以含纤维素高的玉米、糙米等粗粮为主,比精制的白米、面粉和土豆等制品造成的血糖波动小,也应避免精制糖。脂肪应以含多价不饱和脂肪酸的植物油为主。蔬菜应选用含糖较少的。

(2)运动治疗:运动时肌肉增加胰岛素的敏感性,从而增强胰岛素的利用,有利于血糖的控制。运动的种类和程度应根据年龄和运动能力安排,有人主张1型糖尿病的学龄儿童每天都应参加1小时以上的适量运动。应固定每天的运动时间,运动前减少胰岛素用量或加餐,避免发生运动后低血糖。

2. 胰岛素治疗

(1)胰岛素制剂:目前胰岛素制剂有超短效的门冬胰岛素(insulin aspart)和赖脯胰岛素(insulin lispro),短效的普通胰岛素,中效的珠蛋白胰岛素(globin insulin,G.I.)和低精蛋白锌胰岛素(isophane insulin),长效的精蛋白锌胰岛素(protamine zinc insulin,PZI),长效的胰岛素类似物甘精胰岛素(insulin glargine)、地特胰岛素(insulin detemir),以及双相预混胰岛素(biphasic pre-mixed insulin)等。

中性鱼精蛋白胰岛素(neutral protamine hagedorn,NPH)在儿童中应用最多,可作为基础胰岛素在睡前单独使用,也可与短效胰岛素以任意比例混合,餐前20～30分钟注射以提供餐时胰岛素。对难于规律进食的婴幼儿,注射中短效混合胰岛素后若不能及时进食,有发生低血糖的风险。此时可将短效胰岛素换成速效胰岛素,与NPH混合后在用餐时即刻或餐后马上注射。目前,门冬胰岛素是我国唯一被批准用于2岁以上儿童和青少年的速效胰岛素制剂,赖脯胰岛素的建议使用年龄是12岁以上。与NPH相比,长效胰岛素类似物能降低糖化血红蛋白水平,减少低血糖的发生,但目前仅有地特胰岛素在我国被批准用于6岁以上的儿童患者(表8-1)。

表8-1　胰岛素剂型和作用时间

剂型	起效时间	作用高峰时间	持续时间
速效胰岛素	0.15～0.35小时	1～3小时	3～5小时
短效胰岛素	0.5～1小时	2～4小时	5～8小时
中效胰岛素	2～2.5小时	4～12小时	16～24小时
长效胰岛素	2～4小时	6～15小时	24小时
预混胰岛素30/50R	0.5小时	2～8小时	12～24小时

(2)胰岛素治疗方案:胰岛素需要量婴儿偏小,年长儿偏大。轻症患儿胰岛素初时剂量一般为 0.5～1U/(kg·d),分次注射,有酮症酸中毒的患儿,应从 1U/(kg·d)开始,2 岁以下初始剂量为 0.25～0.5U/(kg·d),特别瘦小的儿童可从 0.1U/(kg·d)开始;青春期患儿 0.7～1U/(kg·d)。青春期发育后胰岛素用量有所下降,部分缓解期患儿<0.5U/(kg·d)。胰岛素多采用皮下注射,在餐前 30 分钟注射,注射部位应选择大腿、上臂和腹壁等处,按顺序轮番注射,1 个月内不要在同一部位注射 2 次,两针间距 0.2cm 左右。

常用的胰岛素治疗方案有:①一日 2 次方案:短效(或速效)和中效胰岛素混合的比例为 1:2 或 1:3,分两次于早餐前或晚餐前注射。早餐前用 2/3 量,晚餐前用 1/3 量。②一日 3 次方案:早餐前短效(或速效)和中效胰岛素混合应用,晚餐前(或午餐前)应用短效(或速效),睡前(或晚餐前)应用中效胰岛素。③一日 4 次方案:每餐前应用短效(或速效),睡前应用中效或长效胰岛素,夜间中、长效胰岛素需要量为全日的 30%～50%,余量以短效(或速效)分为 3 次于餐前注射。④一日 5～6 次方案:每餐前应用短效(或速效)胰岛素,根据患儿情况,中效胰岛素分 2～3 次应用,随机试验显示一日 4 次方案比一日 2 次方案的血糖控制水平更好,远期并发症发生率更低,因此建议年龄小的患儿尽量使用一日多次的强化治疗方案。⑤胰岛素泵:一般使用短效胰岛素,用量为 0.5～1U/(kg·d)。初时剂量 0.6～0.7U/(kg·d),已经使用胰岛素且剂量>1U/(kg·d)的患儿,用量应减少 20%。将全日的总量分为基础量和餐前追加量,按 1:1 的比例分配。将 24 小时时间分为日间(7:00～21:00)和夜间(21:00～次日 7:00),日夜间基础量之比为 2:1,餐前追加量按 3 餐平分,于每次餐前输注。以空腹血糖调整基础量,2～3 天调整一次剂量,每次不超过 1～2U。胰岛素泵可以减少血糖的波动,但难以纠正"黎明现象"和"Somogyi 现象"。人基础胰岛素的分泌每天有 2 个峰值和 2 个谷值(最低值)。在凌晨 6～7 点和下午 4～6 点为分泌的高峰时间,在夜间 11 点～凌晨 2 点和上午 11 点～下午 2 点为分泌的谷值。应根据基础胰岛素的分泌调节胰岛素泵的基础量。餐前追加量应根据所吃食物的种类和数量而定。

(3)胰岛素剂量的调整:正确调整胰岛素剂量,保持血糖维持较稳定状态。理想的血糖浓度为 4.4～7.8mmol/L(80～140mg/dl)。应根据三餐前、餐后 2 小时和夜间血糖进行调整,一般每次调整量不超过 10%～15%(不超过 2U)。每天血糖检测至少 4 次,如病情稳定,可只检测血糖 2 次。①早餐前高血糖:排除夜间低血糖所致后,可增加晚餐前或睡前中效或长效胰岛素用量;②早餐后高血糖:增加早餐前短效(或速效)胰岛素用量;③晚餐前高血糖:增加早餐前中效胰岛素或午餐前短效(或速效)胰岛素用量;④晚餐后高血糖:增加晚餐前短效(或速效)胰岛素用量;⑤以普通胰岛素改为胰岛素注射笔时,胰岛素用量应减少 15%～20%,并仔细检测血糖和尿糖,及时调整。

3. 长期使用胰岛素的药学监护

(1)药物治疗效果:血糖是反应胰岛素药物治疗效果的最简单和直接的手段,分为静脉血糖和手指血糖。如不能进行血糖监测,可以根据段、次尿糖定性来调整胰岛素的用量。段尿代表一段时间内的平均血糖水平。次尿代表胰岛素使用前半小时的血糖水平。①早餐前用量:参照前几日 7～11am 段尿和午餐前次尿尿糖;②午餐前用量:参照 11am～5pm 段尿和晚餐前次尿尿糖;③晚餐前用量:参照 5am～10pm 段尿和睡前次尿尿糖;④睡前用量:参照 10pm～7am 段尿和早餐前次尿尿糖。糖化血红蛋白是检测糖尿病患者病情控制的良好指标,反映近期 2～3 月内血糖的平均水平。患儿应 2～3 月检测一次,一年至少 4～6 次。

(2)注意事项:①胰岛素过量:胰岛素过量可致 Somogyi 现象(Somogyi phenomenon),是由于胰岛素过量,在午夜或凌晨时发生低血糖,并在反调激素作用下使血糖升高,清晨出现高血糖,即出现低血糖-高血糖反应。诊断不及时,因日间血糖增高而盲目增加胰岛素用量,可造成恶性循环。对于尿量增加,同时有低血糖或一日内血糖波动较大,胰岛素用量>1.5U/(kg·d),应怀疑 Somogyi 现象,在午夜后 1~3 时测定血糖可明确诊断。②胰岛素用量不足:胰岛素用量不足可致黎明现象(dawn phenomenon),因夜间胰岛素不足,加之患儿夜间生长激素水平增高,在清晨 5~9 时血糖和尿糖增高,此时可尝试加大晚间胰岛素注射剂量,改为作用时间更长的胰岛素,或注射时间后移。长期的胰岛素用量不足可使患儿长期处于高血糖状态,症状不能完全消除,导致生长停滞,肝脾肿大、高血糖、高血脂,并容易发生酮症酸中毒。③胰岛素耐药:患儿在无酮症酸中毒情况下,胰岛素用量>2.50U/(kg·d)仍不能使高血糖得到控制时,在排除 Somogyi 现象后称为胰岛素耐药,此时可换用更纯的基因重组胰岛素。

(3)不良反应及处理:①低血糖:婴幼儿发生低血糖的风险较成人高,发生后如不能得到及时纠正,可引起长期的不良后果甚至死亡。儿童低血糖常表现为头晕、颤抖、发汗、饥饿、无力等,一旦出现,应尽快以 0.3g/kg 补充葡萄糖片或含糖饮料,15 分钟后测血糖。严重低血糖伴意识丧失、抽搐时,可使用胰高血糖素(12 岁以下 0.5mg,12 岁以上 1mg)肌注,迅速有效的缓解低血糖。②注射局部反应:包括过敏反应、脂肪增生、脂肪萎缩等。局部过敏反应时可换用另外一种胰岛素制剂,也可使用脱敏法或在胰岛素中添加小剂量皮质醇。轮换注射部位是避免脂肪增生或萎缩的最好方法。瘀斑及出血在儿童中常见且较难避免,通常可以自愈,不必过分关注。

 案例分析

案例:

1. 病史摘要:

一般项目:患儿,女,13 岁 3 个月,身高:158cm,体重:37kg。

主诉:流涕、精神差伴乏力 4 天,胸闷、意识模糊半天。

现病史:患儿于 4 天前无明显诱因下出现流涕,精神差,乏力,无发热、无头痛、无咳嗽、无恶心、呕吐、无腹泻等症状,遂于外院门诊输液(具体用药不详)治疗 3 天,病情无缓解;今日晨起出现胸闷、意识模糊、恶心,尿少,下午以"胸闷待查"收入某院 PICU 病房。起病以来,患儿精神食欲差,口渴明显,饮水多,每日饮水量 3000ml 以上,小便明显增多,大便无异常。体重较前减轻 3kg。

既往史:无特殊,否认传染病史,无药物及食物过敏史。

家族史:其父亲有糖尿病病史,余无特殊。

过敏史:无药物及食物过敏史。

查体:入院当日查体温 36.1℃,脉搏 128 次/分,呼吸 30 次/分,血压 90/61mmHg。嗜睡,无特殊气味,全身皮肤无瘀点、瘀斑。皮肤黏膜干燥、弹性差,口唇干裂,眼窝深度四陷。双侧瞳孔等大等圆约 4mm,对光反射稍迟钝,咽红,扁桃体Ⅰ度肿大,颈软,无阻抗,呼吸深大,有酮味。双肺呼吸音粗,未闻及干湿啰音,心音稍低钝,律齐,未闻及明显病理性杂音,腹软,肝脾肋下未扪及,四肢肢端稍凉。布氏征阴性,巴氏征阴性。

辅助检查:入院当日查血常规:白细胞 22.25×10^9/L↑,中性粒细胞 18.5×10^9/L↑,Hb 128g/L,血小板 302×10^9/L;血气分析:pH 6.969↓,二氧化碳分压 14mmHg↓,氧分压 146.1mmHg↑,BE-21.99mmol/L↓,血氧饱和度 97.82%;血糖:68.10mmol/L↑;尿葡萄糖 3+,尿酮体 3+,尿红细胞 1+;电解质:钠 131.7mmol/L↓,氯 93.7mmol/L↓,钾 4.09mmol/L,钙 2.50mmol/L,磷 1.26mmol/L,镁 1.07mmol/L↑;超敏 C 反应蛋白 19.4mg/L↑,降钙素原 0.2ng/ml↑;心电图无异常。

入院诊断:糖尿病酮症酸中毒、急性上呼吸道感染

2. 主要治疗方案

(1)抗感染:头孢孟多酯钠 1.5g ivgtt q12h。

(2)降血糖:初始以 3U/h 持续泵入短效胰岛素,26 小时后血糖降至 16mmol/L,改为皮下注射 q6h,分别为早餐前 6:30am:10U ih. qd,中餐前 12:00am 12U ih. qd,晚餐前 5:30pm 12U ih. qd,睡前 10:30pm:10U ih. qn。患儿进食较少,血糖仍有波动。在治疗第 4 天,患儿食量稳定后再次调整胰岛素剂量,分别为早餐前 9U ih. qd,中餐前 14U ih. qd,晚餐前 12U ih. qd,睡前 11U ih. qn。

(3)补液:在第一小时内快速滴注 600ml 0.9%NaCl,第 2~18 小时以 100ml/h 速度输入含 0.1% KCl 和 0.45%NaCl 的液体序贯治疗,18~48 小时补液中加入 5%葡萄糖,滴速不变。患儿在入院第 2 天开始进食少许,48 小时食欲正常(按照糖尿病饮食管理)后停止补液。

糖尿病饮食:患儿每天饮食总量为 3960kCal,早餐为 792kCal,中餐为 1584kCal,晚餐为 1500kCal,睡前 84kCal。食物成分比例:蛋白质 15%,糖类 55%,脂肪 30%。

3. 药学监护计划 初始时每小时监测尿糖、尿酮体,每 2~4 小时测血糖、血酮体及时调整胰岛素用量,逐步由持续泵入胰岛素过渡到皮下注射胰岛素,将患儿血糖缓慢降低并维持在正常水平(8~12mmol/L)。血糖下降速度一般控制在每小时 2~5mmol/L。

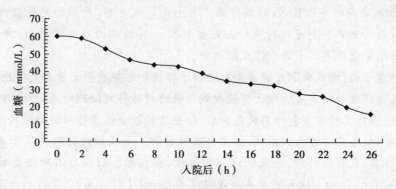

图 8-1 患儿在胰岛素持续输注时血糖的变化

每日观察患儿脱水症状改善、液体出入量,血电解质和血气分析,监测血钠、血钾和心电图,血钾过低会引发神经肌肉系统和心血管系统发生功能障碍,如四肢无力、腱反射减退、心悸、胸闷、呼吸肌麻痹等;患儿饮食恢复正常后,可考虑停止静脉补液。

实时监护低血糖、脑水肿等不良反应和并发症。若患儿出现心悸、出汗、头晕、饥饿等表现,可为血糖下降过快所致,应适度减少胰岛素剂量,减缓降糖速度。若患儿出现精神状况变化、头痛、激惹、血压升高、心率减缓、尿便失禁等,应考虑脑水肿,及时给予甘露醇治疗并降低补液速度。

每日监测体温、白细胞、CRP、PCT 等感染学指标，48～72 小时后感染症状无明显改善可换用抗生素。

4. 药学监护实施过程　血糖由初始的 68mmol/L 逐步下降到第 26 小时的 16mmol/L，平均下降速度为 2.0mmol/L 左右。改为皮下胰岛素后血糖持续缓慢下降，第 5 天降至正常水平。入院第 3 天尿葡萄糖 1＋，尿酮体-，第 4 天转阴。

患儿快速扩容后膀胱开始有尿，补液治疗后外周循环改善，皮肤弹性好转，血压 102/66mmHg，神智清楚。液体总入量与出量之差约为 2L/d。入院后 5 小时血 pH 升高到 7.0 以上，入院后第 3 天 pH，$PaCO_2$，HCO_3^- 等逐步恢复至正常水平。血钠由入院时的 131.7mmol/L 升高到第 2 天的 142mmol/L 并维持在正常范围内。血钾持续维持在正常范围内，心电图无异常。

治疗过程平稳，患儿未出现低血糖、脑水肿等并发症。

入院第 3 天，患儿体温正常，双肺呼吸音稍粗，未闻及干湿罗音。白细胞 $11.5×10^9/L↑$，中性粒细胞 $8.52×10^9/L↑$，超敏 C 反应蛋白 9.0mg/L；降钙素原：0.05ng/ml，示抗感染治疗有效，继续头孢盂多治疗，出院后可序贯头孢克洛口服直至上呼吸道感染痊愈。

分析：

1. 分析与讨论

(1) 补液

糖尿病酮症酸中毒治疗的首要目的是恢复血容量、纠正酸碱、电解质平衡，其次才是控制血糖。患儿发病后体重较前减轻 3kg，且入院时中至重度脱水状，应使用 48 小时均衡补液法，包括初始的快速补液和序贯补液两步。最初以 10～20ml/kg（该患儿使用了 600ml）等张盐水于 1 小时内快速扩容。计算 48 小时均衡补液量，应为维持量（60ml/kg×37kg＝2.2L）和丢失量（37kg×7‰＝2.6L）的总和，即 4.8L，在 48 小时内匀速输完。该患儿在第 2～18 小时输入含钾的半张盐水，血糖降至 17mmol/L 以下后，开始补充含糖液体，补液速度 100ml/h，48 小时内共补充维持量和丢失量 4.8L。补液张力不宜过低、补液速度不宜过快，以免因血浆渗透压急剧下降而造成脑水肿。

(2) 电解质平衡：糖尿病酮症酸中毒患者由于体液和电解质的大量丢失导致体内的总钾量下降，但酸性环境和胰岛素的缺乏可使细胞内液的钾转移到细胞外液，初诊时血浆水平可升高或正常。当纠正酸中毒和使用胰岛素后，细胞外的钾会迅速转移到细胞内，可能出现严重的低钾血症，故患儿不论血钾高低，都需要及时补钾。如果初诊时血钾高于正常水平，可待补液循环恢复，见尿后补钾、如果初诊血钾偏低，应在扩容后循环有所恢复后开始补钾。一般每日 2～3mmol/kg。输入浓度不应该超过 40mmol/L（0.3％）。患儿初始血钠偏低，可为高血糖导致的假性低血钠。降糖、补液治疗后，血糖逐渐下降，血渗透压逐渐恢复至正常，血钠也逐渐趋于正常。

(3) 血糖：胰岛素应在补液开始 1 小时后使用，特别是休克患儿，仅当休克恢复、开始使用含钾盐水补液后，方可开始应用胰岛素。初始可用小剂量 0.1U/(kg·h) 持续泵入，使血糖下降速度维持在 2～5mmol/(L·h)。入院后第 2 天患儿开始少量进食，血糖控制在 18mmol/L 以下，胰岛素由静脉泵过渡为皮下注射。

(4) 用药教育：该患儿为初诊的 1 型糖尿病患者，本次出院后需长期使用胰岛素治疗，其血糖控制目标为空腹 4.4～6.7mmol/L，餐后 2 小时 8.3～10mmol/L。长期应用，可调整为短效胰岛素和中长效胰岛素结合应用,如果经济条件允许,建议使用胰岛素泵。

皮下注射胰岛素时,应注意选择合适的注射部位。应选择腹部、上臂、大腿前外侧、臀部等,远离关节、神经、血管的部位;对上述选定的部位按顺序轮番注射,1 个月内不要在同一部位注射两次,两针间距 2cm 左右,以免引起局部皮肤组织萎缩,影响疗效。观察注射部位的变化。每隔数日用指尖或手掌轻按每一个注射部位,如果感觉有硬结、表皮凹陷、疼痛或皮肤颜色改变,不可再使用该部位注射。

未开封的胰岛素制剂应保存在冰箱内(2～8℃)内,避免冷冻;注射前 30～60 分钟从冰箱中取出,恢复至室温注射,以减少疼痛感。开始使用的胰岛素制剂可存放在室温 30 天之内稳定。外出携带避免阳光直射,防止反复振荡。

告知患儿家属血糖是控制胰岛素用量的依据,每天应用血糖仪检测餐前、餐后 2 小时及睡前血糖,避免低血糖。若患儿使用胰岛素期间出现头晕、颤抖、发汗、饥饿、无力等,应尽快补充葡萄糖片或含糖饮料,15 分钟后重复测血糖,直到控制在目标范围内为止。

2. 药物治疗小结　患儿入院时病情危急,给予短效胰岛素 3U/h 静脉持续泵入,血糖平稳下降,待 DKA 纠正(血糖<12mmol/L、血 pH>7.3、连续两次尿酮转阴时)时停止,最终转换为皮下注射胰岛素的常规治疗方案。患儿入院早期血钾在正常范围,但 DKA 的患者体内总钾量下降,并且补液及使用胰岛素后可能会出现明显的低钾血症,故在血钾正常的前提下,预防性静脉补钾是合理的。静脉补钾停止后改为氯化钾 1～3g/d 口服 1 周。通常情况下,纠正血糖、电解质和脱水后,酸中毒自动纠正。

第三节　生长激素缺乏症

生长激素缺乏症(growth hormone deficiency,GHD)是由于腺垂体合成和分泌生长激素(growth hormone,GH)部分或完全缺乏,或由于结构异常、受体缺陷等所致的生长发育障碍性疾病。

一、病因

下丘脑-垂体功能障碍或靶细胞对 GH 无应答反应等均会造成生长落后。根据病因分为:

1. 特发性(原发性):①下丘脑-垂体功能障碍:垂体发育异常包括不发育、发育不良或空蝶鞍,下丘脑功能缺陷更为多见,因神经递质-神经激素途径缺陷导致的 GHD,称为生长激素神经分泌功能障碍(growth hormone neurosecretory disfunction,GHND);②遗传性生长激素缺乏(genetic growth hormone deficiency,HGHD):GH1 基因缺陷引起单纯性生长激素缺乏症(isolated growth hormone deficiency,IGHD),而垂体 Pit-1 转录因子缺陷导致多种垂体激素缺乏症(multiple pituitary hormone deficiency,MPHD)。

2. 器质性(继发性):常继发于下丘脑、垂体或其他颅内肿瘤、感染、放射性损伤和头颅创伤等,其中产伤是国内生长激素缺乏症最重要的原因。

3. 暂时性:体质性生长和青春发育延迟(constitutional delayed growth and puberty,CDGP)、社会心理性生长抑制、原发性甲状腺功能减退等均可造成暂时性 GH 分泌功能低下。消除外界不良因素或治疗原发疾病后即可恢复正常。

二、临床表现

特发性 GHD 多见于男孩,男:女为 3:1。患儿出生时身高、体重均正常,身材比例匀称,1 岁后生长速度减慢,常<5cm/年。身材矮小,较同种族、同年龄、同性别身高均值低 2 个标准差以上或在生长曲线第 3 百分位数以下。面容幼稚、皮下脂肪丰满,骨龄落后于正常年龄 2 年以上。患儿一般身材匀称、智能正常。

一部分 GHD 患儿伴有一种或多种其他垂体激素缺乏。伴促肾上腺皮质激素(adreno-corticotropic hormone,ACTH)缺乏者容易发生低血糖,伴促甲状腺激素(thyroid stimulating hormone,TSH)缺乏者可有食欲缺乏、活动少等轻度甲状腺功能减退的症状,伴促性腺激素缺乏者出现小阴茎、青春期仍无性器官和第二性征发育不全等。

器质性 GHD 可发生于任何年龄,由围生期异常导致者常伴有尿崩症。颅内肿瘤多有头痛、呕吐、视野缺损等颅内压增高及视神经受压的症状和体征。

三、诊断

GH 缺乏的确诊试验需经过两种不同途径的 GH 激发试验,根据 GH 峰值进行判断:GH 峰值>10μg/L 为正常;GH 峰值在 5~10μg/L 为 GH 不完全性缺乏;GH<5μg/L 为 GH 完全性缺乏。生长激素释放激素(growth hormone releasing hormone,GHRH)试验可进一步鉴别下丘脑或垂体性 GH 缺乏:GH 峰值>10μg/L 为下丘脑性 GHD;GH 峰值<10μg/L 为垂体性 GHD。

四、治疗原则及方案

(一) 生长激素替代治疗

1. 常规剂量 特发性和继发性 GHD 均可用重组人生长激素(recombinant human growth hormone,rhGH)替代治疗。治疗剂量个体差异较大,初期大多采用每晚睡前半小时皮下注射 0.1U/kg,每周剂量分为 6~7 次注射,效果不明显者可在评估后加量。非 GHD 的矮身材患者生长激素用量可达 0.15U/kg,最大不超过 0.22U/(kg·d)。治疗应持续到满意的成年人身高或骨骺闭合。

2. 药学监护

(1)药物治疗效果:GHD 患者经 GH 替代治疗后约 50% 能达到正常成人身高 2 个标准差以内,第一年效果最佳,身高可平均增长 8~12cm。

(2)不良反应:在常规剂量内,rhGH 少见不良反应。极个别患儿可有轻度过敏反应,如注射部位发红、发痒,伴有轻微头痛,个别患儿可出现水肿、关节疼痛,停药后症状消失。

(3)长期使用 rhGH 的注意事项:①GH 可使肝脏产生葡萄糖增加,抑制外周组织对葡萄糖的摄取,产生胰岛素抵抗,使血糖升高、糖耐量降低。因此,糖尿病患者应慎用,并定期复查血糖。②少数患者用药 1 个月左右可能出现暂时性甲状腺功能降低,此时可加用甲状腺激素。③长期在同一部位注射时可产生脂肪萎缩现象或局部硬肿,需告知患者每日更换注射部位。④研究表明 rhGH 可能有促进肿瘤生长的作用,正患恶性肿瘤的患儿或多发肿瘤家族史者禁用或慎用。

(4)随访:rhGH 治疗中应定期随访。一般每 3 个月复查身高、体重,监测反应 GH 活性和功能变化的血清胰岛素样生长因子 1(insulin-like growth factor-1，IGF-1)和胰岛素样生长因子结合蛋白 3(insulin-like growth factor binding protein 3，IGFBP3)，根据 IGF-1 和 IGFBP3 水平和患儿生长发育情况调整 rhGH 的剂量。同时应监测血糖、甲状腺激素水平，必要时补充甲状腺素。每 6～12 个月检测骨龄。

（二）其他治疗措施

因经济条件不能使用生长激素，或伴有性腺功能障碍的生长激素缺乏症患儿骨龄达 12 岁时，可酌情采用口服小剂量蛋白同化类激素，包括：①司坦唑醇(stanozolol)0.05mg/(kg·d)；②氧雄龙(oxandrolone)0.1～0.25mg/(kg·d)；③氟甲睾酮(fluoxymesterone)2.5mg/(m²·d)。以上均为雄激素的衍生物，有加速骨骼成熟和男性化作用，6 个月为一疗程，间隔半年。根据骨龄、第二性征发育情况考虑是否用药。切忌用药量过大、间隔时间过短和长期用药。应严密监测骨龄，避免骨龄超过实际年龄。

第四节 先天性甲状腺功能减退症

先天性甲状腺功能减退症(congenital hypothyroidism，CH)是由于先天性原因引起甲状腺激素合成不足造成的一类疾病，简称先天性甲减。根据病因分为两类：散发性先天性甲减和地方性甲减。散发性先天性甲减是因甲状腺发育不良、异位或甲状腺合成途径中酶的缺陷造成。地方性甲减多见于甲状腺肿流行的地区，由于缺碘所致。发病率约为 1/2050。由于 CH 患儿在新生儿期可无特异性临床症状或症状轻微，新生儿筛查是早期发现先天性甲减的主要方法。新生儿筛查阳性者确诊后即开始正规治疗的患儿预后良好。在出生 3 个月内开始治疗的患儿预后尚可，大多数智能可达到正常水平。如果在出生 6 个月后才开始治疗的患儿，智能会受到严重损害，甲状腺素治疗只能改善体格发育。

一、病因

甲状腺的主要功能是合成甲状腺素(tetraiodothyronine/thyroxin，T_4)和三碘甲腺原氨酸(triiodothyronine，T_3)。无机碘合成需要甲状腺过氧化物酶、耦联酶、脱碘酶及甲状腺球蛋白合成酶等酶的作用。甲状腺素的合成和释放接受下丘脑所分泌的促甲状腺激素释放激素(thyrotropin-releasing hormone，TRH)和垂体分泌的促甲状腺激素(TSH)的负反馈调控。体内仅有 0.03% 的 T_4 和 0.3% 的 T_3 为游离状态，发挥其生理功能。

甲状腺素的主要生理功能为：产热；促进生长发育和组织分化；促进蛋白质合成、酶的活力，糖的吸收利用，脂肪分解利用；促进神经系统发育及调节其功能；促进维生素的代谢；影响消化系统功能。

按照病变部分分类分为：①原发性甲状腺功能减退症，由甲状腺本身的疾病所致，特点为血促甲状腺激素(TSH)升高和游离甲状腺激素(free thyroxin，FT_4)降低；②继发性甲状腺功能减退症，病变部位在下丘脑和垂体，又称中枢性甲状腺功能减退症，特点为 FT_4 降低，TSH 正常或下降，多伴有其他下丘脑-垂体轴功能缺陷。

根据病因分类为：①散发性先天性甲状腺功能减退症，包括：a. 甲状腺不发育、发育不全或异位，是造成严重先天性甲减的最主要原因，约占 90%，发病率为 1/7000；b. 甲状腺激素合成障碍；c. TSH、TRH 缺乏，也称下丘脑-垂体性甲减或中枢性甲减；d. 甲状腺或靶器官反应低下；e.母亲服用抗甲状腺药物或患自身免疫性疾病。②地方性先天性甲减多因孕妇饮食缺碘造成。

根据疾病转归又分为：①持续性甲状腺功能减退症，是由于甲状腺激素持续缺乏，患儿需终生替代治疗；②暂时性甲状腺功能减退症，由于母亲或亲生儿等各种原因，致使出生时甲状腺激素分泌暂时性缺乏，甲状腺功能可恢复正常的患儿。

二、临床表现

先天性甲状腺功能减退症的主要临床特征：智能落后、生长发育迟缓和生理功能低下。临床症状出现的早晚及轻重程度与其残留甲状腺组织的多少及甲状腺功能低下的程度有关。先天性甲状腺缺如或酶缺陷患儿在婴儿早期即可出现症状，甲状腺发育不良患儿常在生后3～6个月出现症状。

1. 典型症状　多在出生半年后出现。①特殊面容：身材矮小，体态不匀称（躯干长而四肢短）、上部量/下部量＞1.5；常呈呆滞面容、眼距宽、鼻梁低、舌厚大常伸出口外、头发稀少干枯、皮肤粗糙、肤色黄，可有黏液水肿；腹部膨隆，常有脐疝；出牙延迟、囟门晚闭；运动和智能发育落后；②生理功能低下：精神差、嗜睡、体温低、声音低哑、少吃、少哭、少动、心音低钝、呼吸缓慢、肌张力低、腹胀、便秘；③特殊表现：聋哑、性早熟、假性肌肥大。

2. 新生儿甲状腺功能减退症　常为过期产，体重＞4kg，身长和头围可正常，前、后囟大；体温低（常＜35℃）、四肢凉、末梢循环差、皮肤硬肿；哭声低下，少哭、拒奶，喂养困难；呼吸慢，心音低钝、心率缓慢；腹胀、便秘、胎粪排出延迟，常有脐疝；出生后黄疸较重或者黄疸消退延迟。中枢性甲减如果合并其他垂体促激素缺乏，可表现为低血糖、小阴茎、隐睾以及面中线发育异常，如唇裂、腭裂、视神经发育不良等。

3. 地方性甲状腺功能减退症　由于宫内胚胎早期严重缺碘不能合成甲状腺激素，造成神经细胞生长发育损害，主要表现为智能落后、中枢神经系统功能障碍或黏液水肿，分为神经型、黏液水肿型和混合型。①神经型：主要表现为智能落后、神经肌肉运动障碍、共济失调、聋哑、身材正常，甲状腺功能正常或减退；②黏液性水肿型：生长发育落后，性腺发育落后，智能落后，便秘及黏液性水肿较突出，可有严重甲减表现，25%左右有甲状腺肿大。

4. 迟发型甲状腺功能减退症　发病年龄晚，表情淡漠、嗜睡、怕冷、少动、食欲下降、疲乏无力、便秘、皮肤粗糙、面色苍黄、黏液水肿，成绩下降，可有生长发育落后。

5. 家族性甲状腺肿大型甲状腺功能减退症　家族性常染色体隐性或显性遗传，发病年龄晚，记忆力减退，反应迟缓，面色蜡黄，甲状腺轻度肿大。

三、诊断

根据典型临床表现和甲状腺功能检查确诊。新生儿筛查已在1995年6月列入我国颁布的"母婴保健法"。

1. 新生儿筛查　足月新生儿出生在72小时～7天，充分哺乳下，足跟采血，滴于专用滤纸片上测定干血滤纸片TSH值。TSH浓度＞20mU/L为阳性（应参照各实验室正常值），进一步进行甲状腺功能检查，T_4减低、TSH明显增高可确诊。

2. 确诊性检查　血清T_4、T_3、TSH测定。任何新生儿筛查结果可疑与或临床表现可疑的患儿都应进行血清T_4、TSH检测。T_4降低、TSH明显升高即可确诊。T_3浓度可降低或正常。

3. TRH 刺激试验　如血清 T_4、TSH 浓度均低,则怀疑 TRH、TSH 分泌不足,需要进一步做 TRH 刺激试验,静脉注射 TRH 7μg/kg,在注射 20～30 分钟内出现 TSH 峰值,90 分钟后回到基础值为正常;如未出现高峰,应考虑垂体病变;如 TSH 峰值升高或出现时间延长,提示下丘脑病变。随着 TSH 第三代高敏化学发光检测技术的应用,一般不需再进行 TRH 刺激试验。

4. X 线检查　患儿骨龄明显落后于实际年龄。

5. 核素检查　在静脉注射 ^{99m}Tc 后用单光子发射计算机体层摄影术(SPECT)检测患儿甲状腺发育情况及甲状腺的大小、形状和位置。

四、治疗原则及方案

本病应早期确诊、尽早治疗、甲状腺制剂终生服用。

(一) 常用药物及剂量

常用的甲状腺制剂有:①左甲状腺素钠(levothyroxine sodium):含 T_4,半衰期 1 周,每日晨起服用一次。起始以小剂量开始,每 1～2 周增加一次剂量,直至临床症状改善、血清 T_4 和 TSH 水平正常,替代治疗参考剂量见表。②甲状腺片(thyroid tablet):40mg/片,含 T_3、T_4,长期服用增高血清 T_3,临床上少用(表 8-2)。

表 8-2　使用左甲状腺素钠进行甲状腺替代治疗的参考剂量

年龄	μg/d	μg/(kg·d)
0～6 个月	25～50	8～10
6～12 个月	50～100	5～8
1～5 岁	75～150	5～6
6～12 岁	100～150	4～5
12 岁到成人	100～200	2～3

(二) 药学监护

1. 治疗终点　①TSH 浓度恢复正常,血清 T_4 正常或偏高,以备 T_4 转变为 T_3;②新生儿甲减在治疗的第 2～4 周内使血清 T_4 水平上升至正常高限,在第 6～9 周内使血清 TSH 水平降至正常范围;③临床表现恢复:食欲好转,腹胀消失,大便性状及次数正常,心率维持在正常范围内,智能及体格发育改善。

2. 不良反应及注意事项　左甲状腺素钠可与食物和药物中的多种物质在胃肠道中产生相互作用,降低口服生物利用度。因此,应嘱患儿服药前后 1 小时勿进食或服用其他药物。此外,左甲状腺素钠在服用初期常可致兴奋、失眠、多汗、心跳加速、腹泻等不良反应,因此多建议在早餐前 1 小时服用。年级较小患儿可将片剂研磨后置于少量清水中吞服,但忌与牛奶或含钙果汁、酸奶同服,以免降低药物的吸收。

3. 随访　在治疗过程中加强随访,监测血清 TSH、T_4 水平,及时调整药物剂量,并监测智能和体格发育状况。在开始时每 2 周随访一次,在血清 TSH、T_4 正常后,每 3 个月随访一次,服药 1～2 年后每 6 个月随访一次。

第五节 中枢性性早熟

性早熟是指女孩 8 岁前、男孩 9 岁前出现性发育征象。按下丘脑-垂体-性腺轴是否提前发动分为中枢性性早熟（central precocious puberty，CPP，又称 GnRH 依赖性、真性、完全性性早熟）和外周性性早熟（peripheral precocious puberty，PPP，又称非 GnRH 依赖性、假性性早熟）。中枢性性早熟在青春期前的各个年龄阶段均可以发病。

一、病因

中枢性性早熟（central precocious puberty，CPP）包括特发性和继发性性早熟。继发性性早熟包括下丘脑垂体病变，如松果体瘤等颅内肿瘤、脑炎后遗症、结节性硬化症、McCune-Albright 综合征（McCune-Albright syndrome）、Silver 综合征（Silver syndrome）、未经治疗的原发性甲状腺功能减退症、分泌促性腺激素的肿瘤等。特发性性早熟女孩多见，约占 CPP 的 80% 以上。特发性性早熟是下丘脑对性激素负反馈的敏感性下降，使促性腺激素释放激素分泌过早所致。

CPP 患儿在青春期前出现性发育，身高和体重过快增长及骨骼成熟加速而使骨骺愈合较早。患儿早期身高高于同龄儿，但成年后身高矮小。在青春期成熟后，除身高低于正常人群外，患儿无其他异常。

二、临床表现

CPP 患儿在青春期前提前出现第二性征，并按照正常程序进展。女孩出现乳房发育，身高突然加速增长，阴毛发育，在乳房发育 2 年左右初潮呈现。男孩睾丸增大（容积≥4ml）和阴茎增大，身高突然加速增长，阴毛发育，在睾丸开始增大 2 年左右出现变声和遗精。在性发育过程中，伴有身高和体重高于正常儿童的快速增长。

三、诊断

根据临床表现和实验室依据确诊。

1. 第二性征提前出现，性腺发育过程中呈现身高突然加速，促性腺激素升高至青春期水平。

2. GnRH 刺激试验 是诊断 CPP 的"金标准"。一般使用戈那瑞林（gonadorelin）2.5μg/kg 或 100μg/m² 静脉注射，用药后 20～40 分钟检测示 FSH 水平高于黄体生成素（LH）。用化学发光法测定，激发峰值 LH>3.3～5.0IU/L 是判断真性发育界点，同时 LH/FSH>0.6，诊断为中枢性性早熟。目前认为 30～60 分钟后的单次激发值，达到以上标准也可诊断。如激发峰值以 FSH 升高为主，LH/FSH 比值低下，结合临床可考虑为单纯性乳房早发育或中枢性性早熟的早期，需定期随访。

3. 子宫卵巢 B 超 单侧卵巢容积≥1～3ml，并有多个直径≥4mm 的卵泡，认为卵巢进入青春发育状态。子宫>3.4～4cm 认为进入青春期发育状态，可见子宫内膜影提示雌激素呈有意义的升高。单凭 B 超结果不能作为 CPP 诊断依据。

4. 骨龄 是预测成年身高的重要依据，但对鉴别中枢性和外周性无特异性。

确诊为 CPP 后应进行脑 CT 或 MRI 检查（重点为蝶鞍区）进行病因学诊断，尤其对确诊为 CPP 的所有男孩、6 岁以下发病的女孩以及在性成熟过程中速度过快者，以排除颅内肿瘤及其他中枢神经系统病变。

四、治疗原则及方案

CPP 治疗目标为抑制过早或过快的性发育，改善因骨龄提前而减损的成年身高，防止或减缓患儿或家长因之所致的社会或心理问题。但并非所有 CPP 都需要治疗。为改善成年身高的治疗，疗程至少 2 年并需个体化。开始治疗早者（<6 岁）成年身高改善显著。

（一）CPP 的治疗指征

1. 以改善成年身高为目的的应用指征　①骨龄大于年龄 2 岁或以上，但女孩骨龄需≤11.5 岁，男孩骨龄≤12.5 岁；②预测成年身高：女孩<150cm，男孩<160cm；③骨龄判断身高 SDS<-2SD（按照正常人群参考值或遗传靶身高判断）；④发育进程迅速，骨龄增长/年龄增长>1。

2. 不需要治疗的指征　①性成熟进程缓慢，即骨龄进展不超过年龄进展，对成年身高影响不显著者；②骨龄虽然提前，但身高生长速度快，对预测成年身高不受影响。

（二）常用药物及剂量

目前治疗 CPP 最有效的药物是 GnRH 类似物/激动剂（gonadotropin releasing hormone agonist，GnRHa），除能有效抑制下丘脑-垂体-性腺轴的功能外，还能有效延缓骨龄的进展和骨骺的闭合，达到改善患儿成年后最终身高的治疗目的。国内上市药品主要有曲普瑞林（triptorelin）和亮丙瑞林（leuprorelin）缓释剂，其中曲普瑞林是在第 6 位上以色氨酸置换了天然的 L-甘氨酸，其他位点未改变，保持了天然 GnRH 10 肽的结构，是迄今最接近天然 GnRH 的结构，具有最高的相对生物效价，而亮丙瑞林将第 6 位上左旋的甘氨酸残基取代的同时，还将第 10 位的甘氨酰胺去掉，成为 9 肽化合物。这两种人工修饰使 GnRHa 比天然的 GnRH 对受体具有更高的亲和力，同时在体内不易被迅速降解，具有更长的半衰期。GnRHa 可牢固、持续地与受体结合，使受体不能与自身分泌的 GnRH 结合，最终使垂体对下丘脑释放的 GnRH 失去敏感性。

GnRHa 首次剂量为 80~100μg/kg，最大量 3.75mg，以后每 4 周皮下注射一次。体重≥30kg 时，曲普瑞林每 4 周注射 3~3.75mg。已有初潮者首剂后 2 周宜强化一次。维持治疗剂量应个体化，男孩可偏大。

GnRHa 治疗过程中部分患儿生长速度减慢，有研究显示联合应用重组人生长激素（rh-GH）可改善生长速率或成年身高。因为目前尚缺乏大样本随机对照研究资料，故不推荐常规联合应用。

（三）药学监护

1. 药物治疗效果　首剂治疗 3~6 个月末复查 GnRH 激发试验，LH 峰值恢复到青春前期提示剂量合适。女孩需定期复查基础血清雌二醇（E_2）和子宫、卵巢 B 超，男孩需复查基础血清睾酮浓度以判断性腺轴功能抑制状况。在治疗过程中每 3~6 个月需进行身高和性征发育状况的监测，每半年复查骨龄一次。对疗效不佳者需重新评估，寻找原因，调整治疗方案。

2. 不良反应及注意事项　治疗初期，由于大剂量给药，会先出现一个短暂的促性腺激素升高的现象,临床上称之为"点火效应",此时可能出现阴道流血,但一般仅 1~2 次。当药物达到有效治疗浓度时,才会出现垂体脱敏和降调节作用。如果继续注射后仍有出血应认真评估。个别患者经 GnRHa 治疗后可出现热疹、头痛、情绪变化、失眠、肌痛、水肿、体重增加或多囊卵巢等不良反应。

单纯性乳房早发育多呈自限病程,一般不需要药物治疗。但是定期随访是必需的,部分患儿可能转化为 CPP,尤其在 4 岁以后起病者。

3. 治疗终点　为改善成年期身高,使用 GnRHa 的疗程一般为 2 年或以上。建议在年龄 11 岁,或骨龄 12 岁时停药,可望达最大成年身高。<6 岁开始治疗者成年身高改善显著。但骨龄并不是单个最佳依据,仍有个体差异。

第六节　中枢性尿崩症

尿崩症(diabetes insipidus,DI)是由于完全或部分丧失尿液浓缩功能,患儿表现为多饮、多尿、低比重尿。尿崩症形成的原因很多,其中因抗利尿激素(antidiuretic hormone,ADH,又名精氨酸加压素,arginine vasopressin,AVP)分泌或释放不足引起的最多见,又称为中枢性尿崩症。

一、病因

AVP 是位于下丘脑视上核和室旁核神经细胞中合成的 9 肽,其分泌受很多因素的影响,其中最重要的是细胞外液的渗透压和血容量。AVP 结构异常,下丘脑和神经垂体发育缺陷,以及下丘脑-神经束-神经垂体发生炎症、肿瘤、外伤、手术、自身免疫损伤时均能造成中枢性尿崩症。根据病因分为三类:①特发性:因下丘脑视上核或室旁核的神经元发育不全或者退行性病变所致,多数患儿为散发,部分与自身免疫有关;②器质性(继发性):侵犯下丘脑、垂体柄或神经垂体的任何病变(包括肿瘤、损伤和感染等)都可造成尿崩症。

二、临床表现

可发生于任何年龄,以多饮、多尿和烦渴为主要症状。饮水量多(可>3000ml/m²),尿量可达 4~10L,尿比重低而且固定。夜尿增多,可出现遗尿。出现少汗,精神不振,食欲下降,体重不增,生长缓慢等症状。如充分饮水,可无明显体征。

三、诊断

根据典型的临床表现和实验室检查诊断。

实验室检查:

1. 尿液检查　尿比重低于 1.005,尿渗透压<200mmol/L,每日尿量达 4~10L。

2. 血浆渗透压　正常或偏高。其推算公式为,血浆渗透压=2×(血钠+血钾)+血糖+血尿素氮,单位 mmol/L。

3. 禁水试验　患儿于试验当日上午 8 点开始禁饮,先排空膀胱,测定体重、测定血清钠及渗透压。每小时排尿一次,测定尿量、尿渗透压(或尿比重)和体重,直至相邻 2 次尿渗透压之差连续 2 次<30mmol/L,或体重下降 3%~5%。如在试验过程中烦渴加重并

出现严重脱水症状需终止试验并充分饮水。正常儿童禁饮后不出现脱水症状,每小时尿量逐渐减少,尿比重逐渐上升,尿渗透压>800mmol/L,而血钠、血渗透压正常。尿崩症患儿持续排出低渗尿,血清钠和血渗透压分别上升超过145mmol/L和295mmol/L,体重下降3%~5%。

4. 加压素试验　禁水试验结束后,皮下注射垂体后叶素5U(或精氨酸加压素0.1U/kg),然后在2小时内多次留尿测定渗透压。如尿渗透压上升峰值超过给药前的50%,为完全性中枢性尿崩症;在9%~50%之间为部分性尿崩症,小于9%为肾性尿崩症。

四、治疗原则及方案

(一) 治疗原则

对有原发灶的患儿必须针对病因进行治疗。中枢性尿崩症应检查有无垂体其他激素缺乏的情况。对于渴感正常的患儿应保证充分饮水,但对已有脱水、高钠血症的患儿应缓慢给水,避免造成脑水肿。

(二) 常用药物及剂量

1. 垂体后叶素(pituitrin)　又名尿崩停,是鼻吸入粉剂,自鼻吸入15~30分钟起效,抗利尿作用可持续6~8小时。

2. 鞣酸加压素(vasopressin tannic acid)　又名长效尿崩停,可皮下或肌内注射,作用时间为3~7天。

3. 去氨加压素(desmopressin,DDAVP)　是合成的AVP类似物,在天然精氨酸加压素的蛋白结构上进行修饰,使抗利尿作用显著增加,而对平滑肌的作用却很少,能够有效避免产生增压的不良反应,因此与垂体后叶素和鞣酸加压素不同,不能用于治疗消化道大出血。去氨加压素有口服片剂、喷鼻剂和注射剂等多种剂型,使用方便、不良反应较少,是临床治疗中枢性尿崩症最常用的药物。口服给药1~2小时后产生抗利尿作用,4~7小时达最大效应,作用时间为8~24小时。

4. 其他药物　较少应用:①噻嗪类利尿剂:氢氯噻嗪(hydrochlorothiazide),每日3~4mg/kg,分3次服用。②氯磺丙脲(chlorpropamide):增加肾脏髓质腺苷环化酶对AVP的反应,每日150mg/m²,一次口服。③氯贝丁酯(clofibrate):加强AVP的分泌和作用。每日15~25mg/kg,分次口服。有胃肠道反应、肝功能损害等不良反应。④卡马西平(carbamazepine):促使AVP释放,每日10~15mg/kg。

(三) 药学监护

不良反应及注意事项　①垂体后叶素吸入过程中可致鼻痒、流涕、胸闷、气短等不适,长期使用可导致鼻黏膜萎缩。②鞣酸加压素用前药物需加温并摇匀,初始治疗时以小剂量开始,当多尿症状复现时再次给药,并根据疗效调整剂量。与垂体后叶素相似,常见的不良反应有面色苍白、多汗、心悸胸闷、恶心、腹痛等。③药物剂量过大可增加水潴留和低钠血症的风险,用药期间应注意控制饮水量,避免发生水中毒。一旦出现低血钠,无症状者应暂停用药并限制饮水,对有症状或严重液体潴留的患儿,可输入等渗或高渗氯化钠辅以呋塞米治疗。

第七节　先天性肾上腺皮质增生症

先天性肾上腺皮质增生症(congenital adrenal hyperplasia,CAH)是一组由于肾上腺皮质激素合成过程中酶缺陷所致的疾病,属常染色体隐性遗传病。本病以女孩多见,男女比例为 1∶2。典型的 CAH 发病率约为 10/10 万,典型的 CAH 发病率为非典型型的 10 倍。

一、病因

肾上腺皮质由球状带、束状带、网状带组成。球状带(外层)是盐皮质激素—醛固酮的唯一来源,束状带(中间层)合成皮质醇和少量盐皮质激素(脱氧皮质酮、脱氧皮质醇、皮质酮),网状带(内层)合成肾上腺雄激素和少量雌激素。肾上腺在垂体分泌的 ACTH 控制下合成皮质醇。在肾上腺以胆固醇为原料合成糖皮质激素、盐皮质激素和性激素的途径中需要一系列酶的催化。CAH 是由于上述激素合成过程中不同部位酶缺陷导致盐皮质激素、糖皮质激素合成不足,使缺陷部位以前的各种中间产物在体内堆积,最终导致雄激素明显增多。由于血皮质醇水平降低,负反馈作用丧失,致腺垂体分泌 ACTH 增多,刺激肾上腺皮质增生,并使雄激素和一些中间代谢产物增多。在 CAH 常见类型也同时影响了醛固酮的合成和分泌,常导致血浆肾素活性(plasma renin activity,PRA)增高,从而产生各种临床表现。主要缺陷的酶有:21-羟化酶(CYP21)、11β-羟化酶(CYP11B1)、17-α 强化酶(CYP17)、3β-羟类固醇脱氢酶(3β-HSD)、18-羟化酶(CYP11B2)等。

二、临床表现

临床表现取决于酶缺陷的部位和缺陷的严重程度。常见类型有:

1. 21-羟化酶缺乏症(21-hydroxylase deficiency,21-OHD):是 CAH 最常见的一种,占本病的 90%～95%。21-羟化酶基因定位于第 6 号染色体短臂(6p21.3),与 HLA 基因族紧密连锁,由 A 基因(CYP21A)和 B 基因(CYP21B)构成。CYP21B 又称 CYP21,是 21-羟化酶的编码基因;CYP21A 又称 CYP21p,是无功能的假基因。CYP21 基因出现点突变、缺失和基因转换等,致使 21-羟化酶部分或完全缺乏。由于皮质醇合成分泌不足,雄激素合成过多,导致临床表现轻重不一,表现为单纯男性化型、失盐型和非典型。

(1)单纯男性化型(simple virilizing,SV):由于 21-羟化酶中等程度缺乏,致使 11-脱氧皮质醇和皮质醇、11-脱氧皮质酮等不能正常合成,其前体物质 17-羟孕酮、孕酮、脱氢表雄酮增多,由于仍可有少量皮质醇和醛固酮合成,故临床无失盐症状,主要表现为雄激素增多的症状和体征。

女孩表现为假两性畸形,出生时即呈现不同程度的男性化体征:阴蒂肥大且类似男性的尿道下裂,大阴唇似男孩的阴囊且无睾丸,或有不同程度的阴唇融合。患儿内生殖器仍为女性型,有卵巢、输卵管、子宫。患儿 2～3 岁后可出现阴毛、腋毛,但在青春期无乳房发育和月经来潮。

男孩表现为假性性早熟,常在出生 6 个月后出现性早熟征象,多在 1～2 岁后出现外生殖器明显增大、阴囊增大,但睾丸大小与年龄相称。可在早期出现阴毛、腋毛、胡须、痤疮、喉结,声音低沉和肌肉发达。

男孩和女孩均出现体格发育过快,骨龄超出年龄,导致骨骺愈合过早,最终身材矮小。由于 ACTH 分泌增加,出现皮肤黏膜明显色素沉着。

(2)失盐型(salt wasting,SW):是 21-羟化酶完全缺乏所致。孕酮、17-羟孕酮等皮质醇前体物质分泌增多,而醛固酮合成减少,使远端肾小管排钠过多,排钾过少。患儿不仅有男性化表现,生后不久即可出现拒食、呕吐、腹泻、体重不增或下降、脱水、低血钠、高血钾、代谢性酸中毒等。若治疗不及时,可导致循环衰竭并导致死亡。由于女孩出生即具有两性畸形而诊断容易。男孩诊断困难,常被误诊。

(3)非典型型(nonclassic,NC):亦称迟发型、隐匿性或轻型,是由于 21-羟化酶轻微缺乏所致。临床表现不一,发病年龄不一。在儿童期或青春期才出现男性化表现,男孩为阴毛早现、性早熟、生长加速、骨龄提前;女孩可出现初潮延迟、原发性闭经、多毛症及不育症等。

2. 11β-羟化酶缺陷症(11β-hydroxylase deficiency,11β-OHD):约占本病 5%~8%,该病出现雄激素和 11-脱氧皮质酮均增多。临床表现类似 21-羟化酶缺乏,但程度较轻,可有高血压和钠潴留。多数患儿血压有中等程度增高,其特点是给予糖皮质激素后血压可下降,而停药后血压又回升。

3. 3β-羟类固醇脱氢酶缺乏症(3β-hydroxysteroid dehydrogenase deficiency,3β-HSD):本型罕见。由于该酶缺乏,醛固酮、皮质醇、睾酮合成均受阻,男孩出现假两性畸形,如阴茎发育不良、尿道下裂等。女孩出生时有轻度男性化现象。醛固酮分泌低下可导致新生儿即发生失盐、脱水症状,病情较重。

4. 17-羟化酶缺乏症(17α-hydroxylase deficiency,17-OHD):罕见。由于皮质醇和性激素合成受阻,11-脱氧皮质酮和皮质酮分泌增加,临床出现低钾性碱中毒和高血压,女孩可出现幼稚型性征、原发性闭经等,男孩表现为男性假两性畸形,外生殖器女性化,有乳房发育,但有睾丸。

三、诊断

有典型临床表现的患儿和不典型型临床表现的患儿,都需要实验室检查才能确诊。

实验室检查:

(一)生化检测

1. 尿液 17-羟类固醇(17-hydroxysteroid,17-OHCS)、17-酮类固醇(17-ketosteroid,17-KS)和孕三醇测定　其中 17-KS 是反映肾上腺皮质分泌性激素的重要指标,17-KS 明显升高。

2. 血液 17-羟孕酮(17-hydroxyprogesterone,17-OHP)、肾素血管紧张素原(PRA)、醛固酮(aldosterone,Aldo)、脱氢表雄酮(dehydroepiandrosterone,DHEA)、脱氧皮质酮(deoxycorticosterone,DOC)及睾酮(testosterone,T)等的测定　17-OHP 基础值升高是 21-羟化酶缺乏的特异性指标,也可用于检测药物剂量和疗效。

3. 血电解质测定　失盐型可有低钠、高钾血症。

表 8-3　各种类型 CAH 实验检查

酶缺陷	血								尿		
	Na⁺	K⁺	PRA	Aldo	17-OHP	DHEA	DOC	T	17-OHCS	17-KS	孕三醇
21-羟化酶 失盐型	↓	↑	↑↑	↓↓	↑↑	N↑	N↓	↑↑	↓	↑↑	↑↑
单纯男性化型	N	N		N↓	↑↑	N↑	N↓	↑↑	↓	↑↑	↑↑
11β-羟化酶	↑	↓	↓	↓	↑	N↑	↑↑	↑	↓	↑↑	↑
17-羟化酶	↑	↓	↓	N↓	↓	↓↓	↑↑	↓	↓	↓	↓↓
3β-羟类固醇脱氢酶	↓	↑	↓	↓	N↑	↑↑	N↓	↓	↓	↑	N↑
类脂性肾上腺皮质增生	↓	↑	↑	↓	↓	↓	↓	↓	↓	↑	↓
18-羟化酶	↓	↑	↑	↓	N	N	N	N	N	N	N

（二）其他检查

1. **染色体检查**　如有外生殖器严重畸形,应做染色体检查进行核型分析,鉴定性别。

2. **X 线检查**　骨龄超过年龄。

3. **B 超或 CT 检查**　可发现双侧肾上腺增大。

4. **基因诊断**　可有基因突变或缺失。

四、治疗原则及方案

本病治疗目的:①纠正肾上腺皮质激素缺乏,维持正常生理代谢;②抑制男性化,促进正常的生长发育。

（一）失盐型患儿及时纠正水、电解质紊乱

对严重高血钾、低血钠、代谢性酸中毒的患儿,特别是心电图出现异常表现、循环衰竭或休克时,应尽量纠正水、电解质紊乱。静脉补液可用生理盐水,代谢性酸中毒者用 0.45% 氯化钠和碳酸氢钠溶液,忌用含钾溶液。低血钠血症补钠量（mmol/L）=（135-实测值）×0.6×体重,前 8~12 小时给予总量的 1/2,余量放入维持量中补给。有高钾危象（血钾＞6.0mmol/L）者,应使用碳酸氢钠、葡萄糖酸钙或胰岛素注射将血钾迅速转移到细胞内,辅以呋塞米等排钾。

重症失盐型患儿需静脉滴注氢化可的松（hydrocortisone）25~100mg;如低钠和脱水难以纠正,可肌内注射去氧皮质酮（desoxycortone）1~3mg/d 或口服氟氢可的松（fludrocortisone）0.05~0.1mg/d。脱水纠正后,糖皮质激素改为口服,并长期维持,同时口服 2~4g/d。根据病情调整剂量。

（二）长期治疗

1. **糖皮质激素**　可以补偿肾上腺皮质醇的分泌不足和抑制过多的 ACTH 释放,从而减少雄激素的过度产生,可以改善慢性化、性早熟等症状,保证患儿正常的生长发育过程。

糖皮质激素氢化可的松口服量多为每日 $10\sim20mg/m^2$,2/3 量睡前服,1/3 量早晨服。

2. 盐皮质激素　协同糖皮质激素的作用,使 ACTH 的分泌进一步减少。可口服氟氢可的松 $0.05\sim1mg/d$,症状改善后,逐渐减量、停药。长期应用可引起高血压。0.1mg 氟氢可的松口服量为相当于 1.5mg 氢化可的松,应计算于皮质醇总量中,以免过量。若患儿不能口服,可改为去氧皮质酮 $1\sim2mg$ 肌注,每 $3\sim4$ 周一次。

3. 药学监护　在皮质激素治疗的过程中,应监测 17-羟孕酮或尿 17-酮类固醇,失盐型患儿还应监测血钾、钠、氯、pH 和血压等,调节激素用量。患儿在感染、过度疲劳、手术等应激情况下或在青春期,糖皮质激素的剂量应比平时增加 $1.5\sim2$ 倍,以避免肾上腺皮质功能减退现象。

(三) 手术治疗

男性患儿无须手术治疗。女性假两性畸形患儿宜在 6 个月～1 岁进行阴蒂部分切除术或矫形术。

（罗小平　郝　燕　杜　光）

参 考 文 献

1. 王卫平. 儿科学. 8 版. 北京:人民卫生出版社,2013.
2. 国际糖尿病联盟. IDF-ISPAD 儿童青少年糖尿病指南(2011 版). 2011.
3. 中华医学会儿科学会内分泌遗传代谢学组. 儿童糖尿病酮症酸中毒诊疗指南(2009 版). 中华儿科杂志,2009,47(6),850-853.
4. 中华人民共和国卫生部. 性早熟诊疗指南(试行). 2012.
5. 中华医学会儿科学会内分泌遗传代谢学组. 矮身材儿童诊治指南. 中华儿科杂志,2008,46(6),428-430.

第九章

泌尿系统疾病与药物治疗

第一节　小儿泌尿系统生理及药物代谢动力学特点

一、生理特点

肾脏有许多重要功能：①排泄体内代谢终末产物如尿素、有机酸等；②调节机体水、电解质、酸碱平衡，维持内环境相对稳定；③内分泌功能，产生激素和生物活性物质如促红细胞生成素、肾素、前列腺素等。肾脏完成其生理活动，主要通过肾小球滤过和肾小管重吸收、分泌及排泄。小儿肾脏虽具备大部分成人肾的功能，但其发育是由未成熟逐渐趋向成熟。在胎龄36周时肾单位数量已达成人水平（每肾85万～100万），出生后上述功能已基本具备，但调节能力较弱，贮备能力差，一般至1～2岁时接近成人水平。

（一）肾小球滤过率（glomerular filtration rate，GFR）

新生儿出生时 GFR 平均约 $20ml/(min \cdot 1.73m^2)$，为成人的 1/4，早产儿更低，3～6 个月为成人 1/2，6～12 个月为成人 3/4，2 岁达成人水平，故不能有效地排出过多的水分和溶质。血肌酐作为反映肾小球滤过功能的常用指标，由于身高和肌肉发育等影响，不同年龄有不同的正常参考值（表 9-1，表 9-2）。

表 9-1　足月和极低出生体重新生儿最初几周血清肌酐平均值

体重(g)	血清肌酐($\mu mol/L$) 生后时间（天）			
	1～2	8～9	15～16	22～23
1001～1500	95	64	49	35
1501～2000	90	58	50	30
2001～2500	83	47	38	30
足月	66	40	30	27

摘自 Avner ED，Harmon WE，Niaudet P. Pediatric Nephrology 5th Edition. Lippincott Williams & Wilkins，2003，p409

234

表 9-2　儿童血清肌酐参考值

年龄（岁）	血清肌酐	
	μmol/L	mg/dl
<2	35～40	0.4～0.5
2～8	40～60	0.5～0.7
9～18	50～80	0.6～0.9

摘自 Garcia-Nieto V, Santos F. Pruebas funcionals renales in: Garcia-Nieto V, Santos F, eds, Nefrologia pediatrica. Madrid: Aula Medica, 2000; and Garcia-Nieto V, Santos F, eds. Grupo aula medica. Madrid: Aula Medica, 2000; 15-26

（二）浓缩和稀释功能

新生儿及幼婴由于髓祥短，尿素形成量少以及抗利尿激素分泌不足，使浓缩尿液功能不足，在应激状态下保留水分的能力低于年长儿和成人。婴儿每由尿中排出 1mmol 溶质时需水分 1.4～2.4ml，成人仅需 0.7ml。脱水时幼婴尿渗透压最高不超过 700mmol/L，而成人可达 1400mmol/L，故入量不足时易发生脱水甚至诱发急性肾功能不全。新生儿及幼婴尿稀释功能接近成人，可将尿稀释至 40mmol/L，但因 GFR 较低，大量水负荷或输液过快时易出现水肿。

（三）酸碱平衡

新生儿及婴幼儿时期易发生酸中毒，主要原因有：①肾保留 HCO_3^- 的能力差，碳酸氢盐的肾阈低，仅为 19～22mmol/L；②泌 NH_3 和泌 H^+ 的能力低；③尿中排磷酸盐量少，故排出可滴定酸的能力受限。

（四）肾脏的内分泌功能

新生儿的肾脏已具有内分泌功能，其血浆肾素、血管紧张素和醛固酮均等于或高于成人，生后数周内逐渐降低。新生儿肾血流量低，因而前列腺素合成速率较低。由于胎儿血氧分压较低，故胚肾合成促红细胞生成素较多，生后随着血氧分压的增高，促红细胞生成素合成减少。婴儿血清 $1,25-(OH)_2D_3$ 水平高于儿童期。

（五）小儿排尿及尿液特点

1. 排尿次数　93％新生儿在生后 24 小时内、99％在 48 小时内排尿。生后头几天内，因摄入量少，每日排尿仅 4～5 次；1 周后，因小儿新陈代谢旺盛，进水量较多而膀胱容量小，排尿突增至每日 20～25 次；1 岁时每日排尿 15～16 次，至学龄前和学龄期每日 6～7 次。

2. 每日尿量　小儿尿量个体差异较大，新生儿生后 48 小时正常尿量一般每小时为 1～3ml/kg，2 天内平均尿量为 30～60ml/d，3～10 天为 100～300ml/d，～2 个月为 250～400ml/d，～1 岁为 400～500ml/d，～3 岁为 500～600ml/d，～5 岁为 600～700ml/d，～8 岁为 600～1000ml/d，～14 岁为 800～1400ml/d，＞14 岁为 1000～1600ml/d。若新生儿尿量每小时<1.0ml/kg 为少尿，每小时<0.5ml/kg 为无尿。学龄儿童每日排尿量少于 400ml/m²，学龄前儿童少于 300ml/m²，婴幼儿少于 200ml/m² 时为少尿；每日尿量少于 50ml/m² 为无尿。

3. 尿的性质

(1)尿色：生后头 2～3 天尿色深，稍混浊，放置后有红褐色沉淀，此为尿酸盐结晶。日后尿色变淡。正常婴幼儿尿液淡黄透明，但在寒冷季节放置后可有盐类结晶析出而变混，尿酸盐加热后、磷酸盐加酸后可溶解,可与脓尿或乳糜尿鉴别。

(2)酸碱度:生后头几天因尿内含尿酸盐多而呈强酸性,以后接近中性或弱酸性,pH 多为 5~7。

(3)尿渗透压和尿比重:新生儿尿渗透压平均为 240mmol/L,尿比重为 1.006~1.008,随年龄增长逐渐增高;婴儿尿渗透压为 50~600mmol/L,1 岁后接近成人水平,儿童通常为 500~800mmol/L,尿比重范围为 1.003~1.030,通常为 1.011~1.025。

(4)尿蛋白:正常小儿尿中仅含微量蛋白,通常≤l00mg/(m² · 24h),定性为阴性,一次随意尿的尿蛋白(mg/dl)/尿肌酐(mg/dl)≤0.2。若尿蛋白含量>150mg/d 或>4mg/(m² · h)或>100mg/L,定性检查阳性为异常。尿蛋白主要来自血浆蛋白,2/3 为白蛋白,1/3 为 Tamm-Horsfall 蛋白和球蛋白。

(5)尿细胞和管型:正常新鲜尿液离心后沉渣镜检,红细胞<3 个/HP,白细胞<5 个/HP,偶见透明管型。12 小时尿细胞计数(Addis count):红细胞<50 万、白细胞<100 万、管型<5000 个为正常。

二、肾脏药物代谢动力学特点和影响

(一) 药物代谢过程

作为一种外源性物质,药物进入机体后发生化学结构的改变,这一变化称为转化。体内能使药物发生转化的主要器官是富含药物代谢酶的肝脏,其次为小肠、肾脏、肺及脑等组织。因此,药物代谢是指药物进入机体,经过肝、肠、肾等组织器官,在其药物代谢酶的作用下发生代谢反应,进行生物转化,使药理活性发生变化,大部分药物药理活性消失或减弱,一些药物药理活性增强,同时药物的化学结构与性质发生变化的过程。

药物代谢酶主要存在于细胞内,少数位于细胞膜或血浆中。按药酶的细胞内定位分为微粒体酶系与非微粒体酶系。前者更为重要,又分为血红蛋白类、黄素蛋白类和磷脂类。其中最重要的称为细胞色素 P450。

药物代谢过程分为两个时相:Ⅰ相反应和Ⅱ相反应。Ⅰ相反应通常将引入或使药物分子结构中的极性基团暴露,使药物结构中产生如羟基、羧基或氨基等基团,包括氧化、还原、水解三种反应类型。Ⅱ相反应的类型是结合反应,使Ⅰ相反应产生的极性基团与体内化学成分发生结合反应,水溶性增强,从而排出体外。

肾脏中Ⅰ相反应的药物代谢酶含量与活性明显低于肝脏,但也具有重要作用,表 9-3 显示部分的人肾脏中的Ⅰ相药物代谢酶特征。Ⅱ相反应药物代谢酶在肾脏含量更丰富,主要包括各种转移酶,在药物的肾脏代谢过程中具有更为主导的作用,表 9-4 显示了部分肾脏Ⅱ相药物代谢酶特征。

表 9-3 人肾Ⅰ相反应药物代谢酶特征

酶系	特征性反应	底物	抑制剂	诱导剂
CYP1A1	苯丙化 羟化 7-乙氧基吩噁唑脱乙基	多环芳烃类	ω-萘黄酮	苯巴比妥、β-萘黄酮、3-甲基胆蒽、TCDD

续表

酶系	特征性反应	底物	抑制剂	诱导剂
CYP1A2	7-乙基香豆素 O-脱乙基	咖啡因、茶碱	ω-萘黄酮	苯巴比妥、β-萘黄酮
CYP2E1	氯唑沙宗-6-羟化	氟烷、丙酮、苯乙醚、对乙酰氨基酚	乙基二硫代氨基甲酸盐	异烟肼、吡啶、乙醇
CYP3A4	类固醇6-羟化	黄曲霉素 B、多环芳烃二氢二醇、咪达唑仑、红霉素	酮康唑	地塞米松
CYP4A	花生四烯酸ω-羟化	花生四烯酸	17-ODYA	环孢素、过氧化物酶体增生物
单胺氧化酶	组胺氧化脱氨	内源性儿茶酚胺	雌黄嘌呤	利福平
羧酸酯酶	乙酰水杨酸酯水解	普鲁卡因、利多卡因、非那西丁、乙酰水杨酸、氯霉素	氯磷酸二异丙酯	苯巴比妥、3-甲基胆蒽

表 9-4　人肾 Ⅱ 相反应药物代谢酶特征

酶系	主要反应类型	底物
UDP-葡糖醛酸转移酶	O-、S-、N-、C-葡糖醛酸化	吗啡、1-萘酚、氯霉素、4-羟基联苯吗啡、齐多夫定
硫酸转移酶	醇羟基-、酚羟基-、氨基-硫酸化	去甲丙米嗪、异丙肾上腺素
甲基转移酶	N-、O-、S-甲基化	肾上腺素、去甲肾上腺素、多巴胺、组胺、卡托普利、硫唑嘌呤、巯嘌呤
N-乙酰化转移酶	脂肪胺-、芳香胺-、肼-酰合反应	肼屈嗪、普鲁卡因胺、对氨基苯甲酸、奎尼丁
谷胱甘肽-S-转移酶	亲核取代反应	苯乙酸、依他尼酸、1,4-二硝基氯苯
γ-谷氨酰转移酶	谷氨酰转移反应	γ-谷氨多巴

（二）影响药物经肾脏代谢的因素

1. 肾脏药物代谢的相互作用　药物经肾代谢时，可对肾脏多种 CYP 酶系活性发生诱导或抑制，从而影响其他药物代谢过程，导致药物疗效、不良反应等的变化。如苯巴比妥可诱导多种肾脏 CYP1A 亚型，当其与多环芳烃类药物合用时，可引起该类药物代谢增强，导致不良反应增多。

2. 种族、年龄、性别对肾脏药物代谢的影响　药物代谢的组织器官可因人种而异。如异烟肼在亚洲人中主要经肝脏代谢，而在地中海沿岸的欧洲人中则主要经肾代谢，产生异烟腙后与体内维生素 B₃ 结合，形成可溶性络合物经肾排出体外。

儿童肾脏发育尚未成熟，相应代谢酶的种类及含量与成人有较大差异；同时，不同年龄段儿童所具有的药物代谢酶系也不尽相同。

3-甲基胆蒽啶可增强男性肾中的 7α-羟化酶活性,诱导 CYP2A 活性,而在女性体内则未见此诱导作用。

3. 肾功能改变对肾脏药物代谢的影响 肾功能减退时,经肾脏代谢药物的生物转化过程会发生障碍,药物的半衰期延长,药物及相应的代谢产物发生蓄积,将加重或增强肾脏损害。因此对肾功能不全患儿的药物治疗方案需按实际肾功能进行调整。实际用药中可以选择不经肾脏代谢或肾毒性更小的药品种类;使用减量应用、延长给药时间或两者相结合方式给药。根据肾功能、内生肌酐清除率或血药浓度制定给药方案。

第二节 肾病综合征

小儿肾病综合征(nephrotic syndrome,NS)是一组由多种原因引起的肾小球基膜通透性增加,导致血浆内大量蛋白质从尿中丢失的临床综合征。临床有以下四大特点:①大量蛋白尿;②低白蛋白血症;③高脂血症;④明显水肿。以上第①、②两项为必备条件。肾病综合征在小儿肾脏疾病中发病率仅次于急性肾炎。1982 年我国的调查结果肾病综合征占同期住院泌尿系疾病患儿的 21%。男女比例为 3.7∶1。发病年龄多为学龄前儿童,3~5 岁为发病高峰。肾病综合征按病因可分为原发性、继发性和先天性三种类型。原发性肾病综合征(primary nephrotic syndrome,PNS)的肾脏病理改变主要包括微小病变型肾病、局灶性节段性肾小球硬化、膜性增生性肾小球肾炎、系膜增生性肾小球肾炎、膜性肾病等,儿童中最主要的病理变化系微小病变型。肾病综合征的预后转归与病理变化和对糖皮质激素治疗反应关系密切,微小病变型预后最好,而局灶性节段性肾小球硬化最差。本节主要叙述原发性肾病综合征。

一、病因

原发性肾病综合征约占小儿时期肾病综合征总数的 90%。原发性肾脏损害使肾小球通透性增加导致蛋白尿,低蛋白血症、水肿和高胆固醇血症是继发的病理生理改变。原发性肾病综合征的病因及发病机制目前尚不明确。近年研究已证实下列事实:①肾小球毛细血管壁结构或电荷变化可导致蛋白尿,实验动物模型及人类肾病的研究发现微小病变型肾病时肾小球滤过膜多阴离子丢失,致静电屏障破坏,使大量带阴电荷的中分子血浆白蛋白滤出,形成高选择性蛋白尿。也可因分子滤过屏障损伤,尿中丢失大中分子量的多种蛋白,形成低选择性蛋白尿。②非微小病变型常见免疫球蛋白和(或)补体成分肾内沉积,局部免疫病理过程可损伤滤过膜正常屏障作用而发生蛋白尿。③微小病变型肾小球未见以上沉积,其滤过膜静电屏障损伤原因可能与细胞免疫失调有关。④患者外周血淋巴细胞培养上清液经尾静脉注射可致小鼠发生大量蛋白尿和肾病综合征的病理改变,表明 T 淋巴细胞异常参与本病的发病。

二、临床表现

水肿最常见,开始见于眼睑,以后逐渐遍及全身,呈凹陷性,严重者可有腹水或胸腔积液。一般起病隐匿,常无明显诱因。大约 30% 有病毒感染或细菌感染病史,70% 肾病复发与病毒感染有关。常伴有尿量减少,颜色变深,无并发症的病人多无肉眼血尿,而短暂的镜下血尿可见于大约15%的病人。大多数患儿血压正常,但轻度高血压也见于约15%的病人,严重的高血压通常不支持微小病变型肾病综合征的诊断。约30%病例因血容量减少而出现短暂肌酐清除率下降,一般肾功能正常,急性肾衰竭少见。部分病例晚期可有肾小管功能障碍,出现低血磷性佝偻病、肾性糖尿、氨基酸尿和酸中毒等。

三、并发症

1. 感染 肾病患儿极易罹患各种感染。常见为呼吸道、皮肤、尿路感染和原发性腹膜炎等,其中尤以上呼吸道感染最多见,占50%以上。呼吸道感染中病毒感染常见。细菌感染中以肺炎链球菌为主,结核杆菌感染亦应引起重视。另外肾病患儿的医院内感染不容忽视,以呼吸道感染和尿路感染最多见,致病菌以条件致病菌为主。

2. 电解质紊乱和低血容量 常见的电解质紊乱有低钠、低钾、低钙血症。患儿可因不恰当长期禁盐或长期食用不含钠的食盐代用品、过多使用利尿剂以及感染、呕吐、腹泻等因素致低钠血症。临床表现可有厌食、乏力、懒言、嗜睡、血压下降甚至出现休克、抽搐等。另外,由于低蛋白血症、血浆胶体渗透压下降、显著水肿而常有血容量不足,尤在各种诱因引起低钠血症时易出现低血容量性休克。

3. 血栓形成 肾病综合征高凝状态易致各种动、静脉血栓形成,以肾静脉血栓形成常见,表现为突发腰痛、出现血尿或血尿加重、少尿甚至发生肾衰竭。但临床以不同部位血管血栓形成的亚临床型更为多见。除肾静脉血栓形成外,可出现:①两侧肢体水肿差别程度固定,不随体位改变而变化,多见有下肢深静脉血栓形成。②皮肤突发紫斑并迅速扩大。③阴囊水肿呈紫色。④顽固性腹水。⑤下肢疼痛伴足背动脉搏动消失等症状体征,应考虑下肢动脉血栓形成。股动脉血栓形成是小儿肾病综合征并发的急症之一,如不及时溶栓治疗可导致肢端坏死而需截肢。⑥不明原因的咳嗽、咯血或呼吸困难而无肺部阳性体征时要警惕肺栓塞,其半数可无临床症状。⑦突发的偏瘫、面瘫、失语或神志改变等神经系统症状在排除高血压脑病、颅内感染性疾病时要考虑脑栓塞。血栓缓慢形成者其临床症状多不明显。

4. 急性肾衰竭 5%微小病变型肾病可并发急性肾衰竭。

5. 肾小管功能障碍 除原有肾小球的基础病可引起肾小管功能损害外,由于大量尿蛋白的重吸收,可导致肾小管(主要是近端小管)功能损害。可出现肾性糖尿或氨基酸尿,严重者呈Fanconi综合征(Fanconi syndrome)。

四、诊断

肾病综合征诊断标准:大量蛋白尿(尿蛋白+++~++++;1周内3次,24小时尿蛋白定量≥50mg/kg);血浆白蛋白低于30g/L;血浆胆固醇高于5.7mmol/L;不同程度的水肿。以上四项中以大量蛋白尿和低白蛋白血症为必要条件。原发性肾病综合征需与继发于全身性疾病的肾病综合征鉴别。部分非典型链球菌感染后肾炎、系统性红斑狼疮性肾炎、过敏性紫癜性肾炎、乙型肝炎病毒相关性肾炎及药源性肾炎等均可有肾病综合征样表现。临床上须排除继发性肾病综合征后方可诊断原发性肾病综合征。

1. 原发性肾病综合征 依临床表现分为两型:单纯型肾病综合征(simple type NS)和肾炎型肾病综合征(nephritic type NS)。

凡具有以下四项之一或多项者属于肾炎型肾病综合征:①2周内分别3次以上离心尿检查 RBC≥10 个/HPF,并证实为肾小球源性血尿者;②反复或持续高血压,学龄儿童≥130/90mmHg,学龄前儿童≥120/80mmHg,并除外糖皮质激素等原因所致;③肾功能不全,并排除由于血容量不足等所致;④持续低补体血症。

2. 原发性肾病综合征　按糖皮质激素反应分为:①激素敏感型肾病综合征(steroid-responsive NS):以泼尼松足量治疗≤8周尿蛋白转阴者;②激素耐药型肾病综合征(steroid-resistant NS):以泼尼松足量治疗8周尿蛋白仍阳性者;③激素依赖型肾病综合征(steroid-dependent NS):对激素敏感,但减量或停药1个月内复发,重复2次以上者;④肾病综合征复发与频复发(relapsed and frequently relapsed NS):复发(包括反复)是指尿蛋白由阴转阳≥2周,频复发是指肾病病程中半年内复发≥2次;或1年内复发≥3次。

五、治疗原则及方案

(一)一般治疗

1. 休息　除水肿显著或并发感染,或严重高血压外,一般无须卧床休息。病情缓解后逐渐增加活动量。

2. 饮食　显著水肿和严重高血压时应短期限制水钠摄入,病情缓解后不必继续限盐。活动期病例摄盐 1~2g/d。蛋白质摄入 1.5~2g/(kg·d),以高生物价的动物蛋白(乳、鱼、蛋、禽、牛肉等)为宜。在应用糖皮质激素过程中建议每日应给予维生素 D 400U 及适量钙剂。

3. 防治感染。

4. 利尿　对糖皮质激素耐药或未使用糖皮质激素而水肿较重伴尿少者可配合使用利尿剂,但需密切观察出入液量、体重变化及电解质紊乱。

5. 对家属的教育　应使父母及患儿很好地了解肾病的有关知识,积极配合随访和治疗。

(二)糖皮质激素

1. 初治病例诊断确定后应尽早选用泼尼松治疗。

(1)短程疗法:泼尼松(prednisone)或泼尼松龙(prednisolone)2mg/(kg·d)(按身高标准体重,以下同),最大量 60mg/d,分次服用,共 4 周。4 周后无论效应如何,均改为泼尼松或泼尼松龙 1.5mg/kg 隔日晨顿服,共 4 周,全疗程共 8 周,然后骤然停药。短程疗法易复发,国内少用。

(2)中、长程疗法:可用于各种类型的肾病综合征。先以泼尼松或泼尼松龙 2mg/(kg·d),最大量 60mg/d,分次服用。若 4 周内尿蛋白转阴,则自转阴后至少巩固两周方始减量,以后改为隔日 2mg/kg 晨顿服,继用 4 周,以后每 2~4 周减总量 2.5~5mg,直至停药。疗程必须达 6 个月(中程疗法)。开始治疗后 4 周尿蛋白未转阴者可继服至尿蛋白阴转后 2周,一般不超过 8 周。以后再改为隔日 2mg/kg 早餐后顿服,继用 4 周,以后每 2~4 周减量一次,直至停药,疗程 9 个月(长程疗法)。

2. 复发和激素依赖型肾病综合征的糖皮质激素治疗

(1)调整糖皮质激素的剂量和疗程:糖皮质激素治疗后或在减量过程中复发者,原则上再次恢复到初始疗效剂量或上一个疗效剂量。或改隔日疗法为每日疗法,或将激素减量的速度放慢,延长疗程。同时注意查找患儿有无感染或影响糖皮质激素疗效的其他因素存在。

(2)更换糖皮质激素制剂:对泼尼松/泼尼松龙疗效较差的病例,可换用其他糖皮质激素制剂,如曲安西龙(triamcinolone)、曲安奈德(triamcinolone acetonide)等。

(3)甲泼尼龙冲击治疗:慎用,宜在肾脏病理基础上,选择适应证。

3. **激素治疗的不良反应** 长期超生理剂量使用糖皮质激素可见以下不良反应:①代谢紊乱,可出现明显库欣貌、肌肉萎缩无力、伤口愈合不良、蛋白质营养不良、高血糖、尿糖、水钠潴留、高血压、尿中失钾、高尿钙和骨质疏松;②消化性溃疡和精神欣快感、兴奋、失眠甚至呈精神病、癫痫发作等,还可发生白内障、青光眼、无菌性股骨头坏死,高凝状态,生长停滞等;③易发生感染或诱发结核灶的活动;④急性肾上腺皮质功能不全,戒断综合征。

4. **药学监护**

(1)不良反应监护:糖皮质激素非特异性广泛抑制机体免疫反应,在治疗原发病的同时可诱发各种感染,或使已有感染加重扩散,故应监测原有感染治疗疗效,及时评估并注意调整治疗方案,预防新的感染出现,注意皮肤软组织、泌尿道、呼吸道、消化道等暴露组织或开放腔道的清洁。此外,还需定期监测血压、血糖、血脂及血电解质状况,防止骨折,注意控制患儿饮食,避免食欲亢奋摄入过多的热卡,引起库欣综合征的过早或过度发生。

(2)用药教育:药师应告知家长注重患儿休息,使用糖皮质激素期间应避免再次感冒、感染或疲劳。遵医嘱或遵药师指导的用法服药,不能自行添减药物。有些患儿在激素用药初期常出现亢奋、失眠、烦躁等神经系统兴奋表现,属激素所致的药物不良反应,如能耐受,可继续使用,后期会随着使用疗效增加和剂量减小而逐渐减轻及至消失。有部分患儿出现眼痛、头痛,观察后如症状持续不缓解或有加重,需警惕药物性青光眼,应至医院就诊。

(三)其他免疫抑制剂

主要用于肾病综合征频复发、糖皮质激素依赖、耐药或出现激素严重不良反应者。在小剂量糖皮质激素隔日使用的同时可选用下列免疫抑制剂。

1. **环磷酰胺(cyclophosphamide,CTX)**

(1)给药方案:一般剂量 2.0~2.5mg/(kg·d),分三次口服,疗程 8~12 周,总量不超过 200mg/kg。或用环磷酰胺冲击治疗,剂量 10~12mg/(kg·d),加入生理盐水 100~200ml 内静滴 1~2 小时,连续 2 天,为一疗程累积量<150~200mg/kg。不良反应有:白细胞减少,秃发,肝功能损害,出血性膀胱炎等,少数可发生肺纤维化。注意远期性腺损害,避免青春期前和青春期用药。

(2)药学监护:环磷酰胺冲击治疗当日要充分水化,液体量给至 20ml/(kg·d)。同时可使用尿路保护剂美司钠(mesna)防止尿路损伤性血尿,剂量给予等量异环磷酰胺总量的 60%,分三次,分别于环磷酰胺冲击前、冲击后 4 小时、8 小时静脉滴注。

(3)用药教育:患儿冲击当日应嘱家长给患儿多喝水,但有可能发生水化后稀释性低钠血症,患儿出现腹部不适、呕吐等伴随不良反应,冲击结束后可消失。

2. **其他免疫抑制剂** 可根据病例需要选用环孢素或他克莫司、硫唑嘌呤、吗替麦考酚酯及雷公藤多苷片等。

(1)环孢素(ciclosporin,CsA)

1)用药方案:CsA 剂量为 3~7mg/(kg·d),或者 100~150mg/(m² · d),调整剂量使谷浓度维持在 80~150ng/ml,时间 1~2 年,治疗 3~6 个月后,症状缓解可逐渐减量,其最小维持剂量个体差异较大,一般使血药浓度维持在 40～70ng/ml。如果减量或停药过程中肾病复发,可再次加大剂量。但应注意若血肌酐上升超过用药前的 25% 应减量或停用,必要时需肾活检了解有无慢性肾毒性的组织学证据。可以联合应用地尔硫䓬(diltiazem)1.5～2mg/(kg·d)或者酮康唑(ketoconazole)(50mg/d),以提高 CsA 的血药浓度,减少 CsA 的用量,可以减轻肾损害的发生率,降低治疗费用。

2)药学监护:CsA 使用中应注意对其疗效进行检测与评估,可连续诱导治疗 3～6 个月,如尿蛋白减少不足 50%,可评估为 CsA 耐药,停药换用其他治疗;如有效可诱导 6 个月后渐减量维持。当 CsA 用至巩固维持期时,CsA 缓慢减量,每月减少 0.5mg/kg,至 1mg/(kg·d)维持,总疗程 1～2 年。

3)用药教育:CsA 为油性制剂,患儿院外服用时,应嘱家长给予餐时或餐后半小时以内口服,便于药物充分吸收。

(2)他克莫司(tacrolimus,FK506):儿童常用剂量 0.05～0.15mg/(kg·d),分两次服用,维持血药浓度 5～10μg/L,12～24 个月,其生物学效应是环孢素的 10～100 倍,不良反应较环孢素少,但也应注意随访肾功能。

(3)吗替麦考酚酯(mycophenolate mofetil,MMF):剂量 20～30mg/(kg·d)或者 800～1200mg/(m²·d),最大剂量 1g,每日两次,治疗时间 12～24 个月,需注意胃肠道不良反应,随访血常规及肝肾功能。

(四)抗凝及纤溶药物疗法

由于肾病往往存在高凝状态和纤溶障碍,易并发血栓形成,需加用抗凝和溶栓治疗。

1. 肝素钠(heparin sodium)　1mg/(kg·d),加入 10% 葡萄糖液 50～100ml 中静脉点滴,每日 1 次,2～4 周为一疗程。亦可选用低分子量肝素(low molecular weight heparin,LMWH)。病情好转后改口服抗凝药维持治疗。

2. 尿激酶(urokinase)　有直接激活纤溶酶溶解血栓的作用。一般剂量 3 万～6 万 U/d,加入 10% 葡萄糖液 100～200ml 中,静脉滴注,1～2 周为一疗程。

3. 口服抗凝药　双嘧达莫(dipyridamole)5～8mg/(kg·d),分 3 次饭后服,6 个月为一疗程。

(五)免疫调节剂

一般作为糖皮质激素辅助治疗,适用于常伴感染、频复发或糖皮质激素依赖者。左旋咪唑(levamisole)2.5mg/kg,隔日用药,疗程 6 个月。不良反应可有胃肠不适,流感样症状、皮疹、中性粒细胞下降,停药即可恢复。

(六)血管紧张素转化酶抑制剂

血管紧张素转化酶抑制剂(angiotensin converting enzyme inhibitors,ACEI)对改善肾小球局部血流动力学,减少尿蛋白,延缓肾小球硬化有良好作用。尤其适用于伴有高血压的肾病综合征。常用制剂有依那普利(enalapril)、福辛普利(fosinopril)等。

 案例分析

案例:

1. 病史摘要

一般项目:患儿,男,2007 年 12 月 25 日出生,体重 18kg,身高 102cm。

现病史:2012 年 1 月 18 日因"双眼睑及双下肢水肿 3 天"入院。病程中伴有尿量减少,无呕吐、腹泻,无发热、咳嗽、流涕,无皮疹、关节痛等症状,发病以来胃纳可,睡眠可。

无肾脏病家族史。出生史、生长发育史、既往史无特殊。

体检:血压 103/60mmHg,心率 105 次/分,呼吸 24 次/分,神志清,发育正常,营养中等,无皮疹和皮肤出血点,全身浅表淋巴结未及肿大,双眼睑水肿,双下肢凹陷性水肿伴阴囊水肿,腹部稍隆,移动性浊音阳性,心肺无殊,神经系统无特殊。

入院诊断:原发性肾病综合征。

辅助检查:

血常规:WBC $9.8×10^9$/L,N 44.6%,Hb 133g/L,PLT $314×10^9$/L。CRP<8mg/L。

肝肾功能:BUN 7.9mmol/L,SCr 38μmol/L,GPT 4U/L,GOT 20U/L,Alb 12.4g/L,总胆固醇 9.96mmol/L,甘油三酯 5.32mmol/L,IgG 2.3g/L,IgA 0.7g/L,IgM 1.84g/L,C3 1.48g/L,C4 0.08g/L,CH_{50} 80U/ml。

乙肝两对半(一),PPD 试验(一)。

尿常规:尿蛋白+++。24 小时尿蛋白 7g,尿 Pro/Cr 16.59。

B 超:双肾增大,结构欠清。胸片:正常。

肾活检病理报告(因后期治疗不顺利而行肾活检):符合微小病变型肾病。

(1)光镜:穿刺组织可见>40 个肾小球,个别肾小球轻度系膜细胞增生,绝大多数肾小球结构形态大致正常,少数肾小管近端上皮细胞可见空泡样变性,肾间质和血管未见明显异常。

(2)免疫荧光:IgG(一),IgA(一),IgM(+),C3(一),C4(一),C1q(一),Fb(+)
Ⅳ型胶原 α1(+),α3(+),α5(+)

(3)电镜:肾小球形态、结构大致正常,肾小管上皮细胞内空泡样形成,伴少量细胞管型形成,间质未见明显病变,上皮细胞足突较多融合伴多量绒毛形成。

2. 治疗方案　患儿入院后完善各项检查,明确诊断为原发性肾病综合征,予以泼尼松龙 17.5mg bid[2mg/(kg·d)]口服,8 周后尿蛋白仍然阳性,24 小时尿蛋白 2.97g,诊断为原发性肾病综合征(激素耐药),予以肾活检,结果提示"微小病变型肾病"。后加用他克莫司 0.5mg q12h(0.05mg/kg)口服,同时联合泼尼松龙 1.5mg/kg/d 治疗,3 周后尿蛋白转阴。随访过程中患儿出现尿蛋白反复(尿蛋白+++),他克莫司血药浓度维持于 2.7~3ng/ml,遂逐渐提高他克莫司剂量至 1mg q12h(0.1mg/kg)口服,血药浓度维持在 5ng/ml,激素渐减量至隔日口服。病程近一年时,患儿出现呼吸道感染,尿蛋白反复伴水肿、少尿,随访血肌酐升高至 98μmol/L,考虑存在"急性肾损伤",他克莫司减量至 0.5mg q12h,同时予以积极抗感染、足量糖皮质激素[泼尼松龙 2mg/(kg·d)]及白蛋白等治疗。治疗后患儿水肿好转,尿量增多,血肌酐 3 日后降至 40μmol/L。病情平稳后,逐渐调整他克莫司剂量至 1mg q12h,血药浓度维持在 5ng/ml,泼尼松龙逐渐减量至 7.5mg qod[0.3mg/(kg)],肾功能正常,尿蛋白持续阴性,病情平稳。

3. 药学监护计划　住院治疗期间监测并评估患儿原发病对激素治疗的敏感性,观察患儿水肿、泡沫尿、食欲、尿量等随药物使用的变化情况,监测尿常规、尿蛋白定量等实验室指标的动态变化。随着激素使用时间的延长及联合使用免疫抑制剂,注意预防患儿感染,保持皮肤、食物清洁,防止受凉感冒。有感染征象时积极寻找隐匿病灶。注意患儿饮食控制及钙剂补充。

使用他克莫司期间需注意肝肾功能、血电解质尤其是血钾变化，监测血糖、血压，开始治疗的几周内上述指标需密切监测，随着后续患儿病情平稳，可减少监测频次。监测他克莫司血药浓度，患儿出现肾功能损伤时，及时调整给药方案，减少给药剂量，可使用推荐剂量的最低值；当肾功能监测显示损伤未控制时，药物可继续减量至推荐值以下。患儿有肾功能损伤时，肝功能受损的风险将增加，药物半衰期延长，体内清除降低，口服该药的生物利用度将增加，应增加对他克莫司的浓度测定次数，调整给药方案。

分析：

1. 分析与讨论

(1)患儿足量糖皮质激素[泼尼松龙 2mg/(kg·d)]口服 8 周，尿蛋白持续阳性，故原发性肾病综合征(激素耐药)诊断明确。

(2)诊断为激素耐药型肾病综合征后，患儿接受了肾活检，提示为微小病变型肾病。根据患儿临床特点，积极选用免疫抑制剂他克莫司，尿蛋白转阴。

(3)患儿使用他克莫司后尿蛋白转阴，但他克莫司的血药浓度偏低，尿蛋白出现反复。为达到治疗效果，他克莫司逐渐加量。治疗过程中患儿因感染出现病情反复，水肿、少尿同时出现急性肾损伤，在积极抗感染同时及时调整他克莫司的剂量，密切随访肾功能。

2. 药物治疗小结

(1)激素耐药型肾病综合征一直是临床上治疗的难点：该病例选用他克莫司作为免疫抑制剂，在治疗过程中有效缓解蛋白尿。在病程中出现他克莫司浓度持续偏低，临床工作中要仔细分析其原因。

(2)服用方法是否正确：建议每日服药 2 次(早晨和晚上)，用水送服。建议空腹服用，或餐前 1 小时，或餐后 2~3 小时时服用。

(3)是否同时服用影响药物浓度的其他食物或药物

1)增加他克莫司浓度的食物/药物：葡萄柚汁，抗真菌药(如酮康唑、氟康唑、伊曲康唑和伏立康唑)、钙通道阻滞剂(如地尔硫䓬、维拉帕米)和大环内酯类抗生素(如克拉霉素、红霉素)、奥美拉唑等。

2)降低他克莫司药物浓度的食物/药物：含有中等脂肪饮食，巴比妥类(如苯巴比妥)、苯妥英、利福平、卡马西平、安乃近、异烟肼等。

(4)药物剂量的调整需谨慎：需充分考虑患者对药物的治疗反应和不良反应等具有的个体差异。服药过程中患者的机体状态，如是否存在血容量的下降、严重的低蛋白血症，是否存在感染状态等均会影响药物的血药浓度和治疗效果。

(5)临床使用他克莫司或环孢素，需定期监测血药浓度和肾功能。在剂量调整后、合并使用可能影响血药浓度的药物后、血容量不稳定时，均需严密监测血药浓度和肾功能等指标。

第三节　急性肾小球肾炎

急性肾小球肾炎(acute glomerulonephritis, AGN)简称急性肾炎，是指一组病因不一，临床表现为急性起病，多有前驱感染，以血尿为主，伴不同程度蛋白尿，可有水肿、高血压，或肾功能不全等特点的肾小球疾患。可分为急性链球菌感染后肾小球肾炎(acute post-streptococcal glomerulonephritis,APSGN)和非链球菌感染后肾小球肾炎。本节急性肾炎主要是指急性链球菌感染后肾小球肾炎。

本病多见于儿童和青少年,以5~14岁多见,小于2岁少见,男女之比为2:1。急性肾炎急性期预后好。95％的急性链球菌感染后肾小球肾炎病例能完全恢复,小于5％的病例可有持续尿异常,死亡病例在1％以下,主要死因是急性肾衰竭。防治感染是预防急性肾炎的根本。A组溶血性链球菌感染后1~3周内应定期检查尿常规,及时发现和治疗本病。

一、病因

尽管本病有多种病因,但绝大多数的病例属A组溶血性链球菌急性感染后引起的免疫复合物型肾小球肾炎。溶血性链球菌感染后,肾炎的发生率一般在0~20％。1982年全国105所医院儿科泌尿系统疾病住院患者调查,急性肾炎患儿抗链"O"升高者占61.2％。我国各地区均以上呼吸道感染或扁桃体炎最常见,占51％,脓皮病或皮肤感染次之,占25.8％。除A组β溶血性链球菌之外,其他细菌如绿色链球菌、肺炎链球菌、金黄色葡萄球菌、伤寒沙门菌、流感嗜血杆菌等,病毒如柯萨奇病毒B4型、ECHO病毒9型、麻疹病毒、腮腺炎病毒、乙型肝炎病毒、巨细胞病毒、EB病毒、流感病毒等,还有疟原虫、肺炎支原体、白色念珠菌、丝虫、钩虫、血吸虫、弓形虫、梅毒螺旋体、钩端螺旋体等也可导致急性肾炎。

二、临床表现

急性肾炎临床表现轻重悬殊,轻者全无临床症状,仅发现镜下血尿,重者可呈急进性过程,短期内出现肾功能不全。

(一)前驱感染

90％病例有链球菌的前驱感染,以呼吸道及皮肤感染为主。在前驱感染后经1~3周无症状的间歇期而急性起病。咽炎为诱因者病前6~12天(平均10天),多有发热、颈部淋巴结肿大及咽部渗出。皮肤感染见于病前14~28天(平均20天)。

(二)典型表现

急性期常有全身不适、乏力、食欲不振、发热、头痛、头晕、咳嗽、气急、恶心、呕吐、腹痛及鼻出血等。

1. 水肿　70％的病例有水肿,一般仅累及眼睑及颜面部,重者2~3天遍及全身,呈非凹陷性。

2. 血尿　50％~70％病人有肉眼血尿,持续1~2周即转镜下血尿。

3. 蛋白尿　程度不等。有20％可达肾病水平。蛋白尿患者病理上常呈严重系膜增生。

4. 高血压　30％~80％病例有血压增高。

5. 尿量减少,同时肉眼血尿严重者可伴有排尿困难。

(三)严重表现

少数患儿在疾病早期(2周之内)可出现下列严重症状:

1. 严重循环充血　常发生在起病一周内,由于水钠潴留,血浆容量增加而出现循环充血。当肾炎患儿出现呼吸急促和肺部出现湿啰音时,应警惕循环充血的可能性,严重者可出现呼吸困难、端坐呼吸、颈静脉怒张、频咳、咳粉红色泡沫痰、两肺满布湿啰音、心脏扩大,甚至出现奔马律、肝大而硬、水肿加剧。少数可突然发生,病情急剧恶化。

2. **高血压脑病** 由于脑血管痉挛，导致缺血、缺氧、血管渗透性增高而发生脑水肿。也有认为是脑血管扩张所致。常发生在疾病早期，血压突然上升之后，血压往往在 150～160/100～110mmHg 以上。年长儿会主诉剧烈头痛、呕吐、复视或一过性失明，严重者突然出现惊厥、昏迷。

3. **急性肾功能不全** 常发生于疾病初期，出现尿少、尿闭等症状，引起暂时性氮质血症、电解质紊乱和代谢性酸中毒，一般持续 3～5 日，不超过 10 天。

（四）非典型表现

1. **无症状性急性肾炎** 为亚临床病例，患儿仅有镜下血尿或仅有血 C3 降低而无其他临床表现。

2. **肾外症状性急性肾炎** 有的患儿水肿、高血压明显，甚至有严重循环充血及高血压脑病，此时尿改变轻微或尿常规检查正常，但有链球菌前驱感染和血 C3 水平明显降低。

3. **以肾病综合征表现的急性肾炎** 少数病儿以急性肾炎起病，但水肿和蛋白尿突出，伴轻度高胆固醇血症和低白蛋白血症，临床表现似肾病综合征。

三、诊断

往往有前期链球菌感染史，急性起病，具备血尿、蛋白尿和管型尿、水肿及高血压等特点，急性期血清抗链球菌溶血素 O(antistreptolysin O, ASO)滴度升高，C3 浓度降低，均可临床诊断急性肾炎。作出急性链球菌感染后肾小球肾炎诊断多不困难，肾穿刺活检只在考虑有急进性肾炎或临床、化验不典型或病情迁延者进行，以明确诊断。

四、治疗原则及方案

本病无特异治疗。

1. **休息** 急性期需卧床 2～3 周，直到肉眼血尿消失，水肿减退，血压正常，即可下床作轻微活动。血沉正常可上学，但应避免重体力活动。尿沉渣细胞绝对计数正常后方可恢复体力活动。

2. **饮食** 对有高度水肿、高血压者应限盐及限水。食盐以 60mg/(kg·d)为宜。水分一般以不显性失水加尿量计算。有氮质血症者应限蛋白，可给予优质动物蛋白 0.5g/(kg·d)。

3. **抗感染** 有感染灶时使用青霉素(penicillin)10～14 天。

4. **对症治疗**

(1)利尿：经控制水盐入量仍水肿、少尿者可用氢氯噻嗪 1～2mg/(kg·d)，分 2～3 次口服。无效时需用呋塞米，口服剂量 2～5mg/(kg·d)，注射剂量 1～2mg/(kg·次)，每日 1～2 次，静脉注射剂量过大时可有一过性耳聋。

(2)降压：凡经休息，控制水盐摄入、利尿而血压仍高者均应给予降压药。可使用硝苯地平(nifedipine)：系钙通道阻滞剂，开始剂量为 0.25mg/(kg·d)，最大剂量 1mg/(kg·d)，分三次口服。

(3)药学监护

1)氢氯噻嗪：使用时应从最小有效剂量开始用药，可与食物或牛奶同服。每日最大剂量：新生儿及<6 个月婴儿不超过 37.5mg/d；>6 个月婴儿及儿童不超过 200mg/d。本药使用后 2 小时内出现利尿作用。应用过度或时间过长可导致低钾、低氯、低钠及低镁血症。

使用过程中监测血电解质、尿素氮、肌酐及血压的动态变化,及时了解体内水平衡状态及患儿体重变化。适当补充钾盐或与保钾利尿剂合用。可建议患儿加饮鲜橙汁或食香蕉等含钾丰富的水果。氢氯噻嗪与磺胺、磺脲类药物有交叉变态反应;同时有些患儿使用过后可至光敏、皮肤红斑等变态反应,可告知家长实施防护措施,如涂防晒霜、穿避光衣、带宽帽沿帽子等。

2)呋塞米:祥利尿剂,有潜在过度利尿可能。需积极监测血电解质、血压、肾功能、体内水平衡及听力。过度利尿时常见低钾、低氯、低钠、低镁血症及低血容量。表现为恶心、呕吐、腹胀、肌无力或心律失常。严密检测血钾浓度,当低于 3.0mmol/L 时,应积极补钾。合用保钾利尿药有一定预防作用。本药使用后也可致光敏变态反应,预防同氢氯噻嗪。

3)硝苯地平:起始给药时,剂量增加过快或过大可至低血压发生。因此即使开始给药时未见明显大幅血压降低,也建议从小剂量开始给药,监测血压变化,根据需要逐渐增加剂量将更为安全。本药不良反应可见于全身多个系统,常见颜面潮红、头痛、眩晕、心悸、皮疹、脚踝部水肿。本药与低脂食物同服可减少皮肤潮红的发生;与食物同服,本药吸收速率降低,峰时间延缓,但不影响药物吸收总量,血药峰浓度将有所增加。当同时联用葡萄柚汁、抗真菌药、西咪替丁、α受体阻断药、非二氢吡啶类钙通道阻滞剂或环孢素等时,硝苯地平的药理效应将增加。药师需加强监护并告知家长。

5. 严重循环充血的治疗

(1)纠正水钠潴留,恢复正常血容量,可使用呋塞米注射。

(2)表现有肺水肿者除一般对症治疗外可加用硝普钠(sodium nitroprusside)5～20mg 加入 5%葡萄糖液 100ml 中,以 1μg/(kg·min)速度静滴,用药时严密监测血压,随时调节药液滴速,每分钟不宜超过 8μg/kg,以防发生低血压。滴注时针筒、输液管等须用黑纸覆盖,以免药物遇光分解。

(3)对难治病例可采用腹膜透析或血液透析治疗。

6. 高血压脑病的治疗　原则为选用降压效力强而迅速的药物。可选硝普钠(用法同上)或尼卡地平(nicardipine)0.5～5μg/(kg·min),根据效应逐渐调节滴速。

第四节　肾小管性酸中毒

肾小管性酸中毒(renal tubular acidosis,RTA)是由于近端小管对 HCO_3^- 重吸收障碍和(或)远端小管排泌氢离子障碍所致的一组临床综合征。其主要表现为:①慢性高氯性酸中毒;②电解质紊乱;③肾性骨病;④尿路症状等。RTA 一般分为 4 个临床类型:①远端肾小管性酸中毒(RTA-Ⅰ):在全身严重酸中毒情况下,由于远端小管泌 H^+ 受损,导致尿液不能酸化,尿 pH 不能<5.5;②近端肾小管性酸中毒(RTA-Ⅱ):由于近端小管 HCO_3^- 重吸收受损,导致尿中 HCO_3^- 丢失增加;③混合型或Ⅲ型肾小管性酸中毒(RTA-Ⅲ):兼有Ⅰ型和Ⅱ型的特点;④高血钾型肾小管性酸中毒(RTA-Ⅳ):是由于醛固酮减低、肾脏对醛固酮抵抗增加或存在醛固酮拮抗剂所致。

一.病因

RTA 的病因尚未完全清楚,一般可分为原发性和继发性两大类。

Ⅰ型肾小管性酸中毒有原发性和继发性,原发者见于先天性肾小管功能缺陷,多为常染色体显性遗传,也有隐性遗传和特发病例。继发者可见于很多疾病,如肾盂肾炎、特发性高γ球蛋白血症、干燥综合征、原发性胆汁性肝硬化、系统性红斑狼疮、纤维素性肺泡炎、甲状旁腺功能亢进、甲状腺功能亢进、维生素 D 中毒、特发性高钙尿症、肝豆状核变性、药物性或中毒性肾病、肾髓质囊性病、珠蛋白生成障碍性贫血、碳酸酐酶缺乏症等。Ⅱ型原发性者病因不明,继发性常继发于全身性疾病,可伴有多发性肾小管功能异常,临床上常见于 Fanconi 综合征、遗传性果糖不耐受症、肝豆状核变性和 Lowe 综合征(Lowe syndrome)等遗传性疾病、药物和中毒以及其他如维生素 D 缺乏症、慢性活动性肝炎等。

二、临床表现

RTA 临床表现多样,但主要表现为高血氯性代谢性酸中毒及电解质紊乱而引起的一系列表现,多数呈慢性病程,但少数也可呈短暂性,症状轻重不一。

酸中毒早期代偿阶段可无症状,严重时可出现食欲缺乏、恶心、呕吐等明显的胃肠道症状;可因低钾出现肌无力、周期性瘫痪、软瘫等;因酸中毒抑制肾小管对钙的重吸收及维生素 D 的活化,出现高尿钙、低血钙、低血磷,长期钙磷代谢紊乱可影响小儿生长发育,导致佝偻病、骨畸形等,成年人可以表现为软骨病、骨痛、骨折等,并可因高尿钙导致泌尿系统结石或肾钙化;也可影响尿浓缩功能,表现为多饮、多尿、烦渴,严重者可出现尿崩症。

Ⅰ型 RTA 尿中枸橼酸盐排出减少,骨钙动员增加和高钙尿,可引发骨质疏松,肾结石和肾钙化,肾钙化的进展可导致慢性肾衰竭。Ⅱ型 RTA 尿钙排泄可增加,但是由于尿中枸橼酸盐排出也增加,故很少发生肾结石和肾钙化,但是其常伴有其他近端小管功能受损的表现。Ⅳ型 RTA 常仅有轻度酸中毒而无临床症状,但如果高钾血症很严重可致心律失常或心肌麻痹。

肾小管性酸中毒的常见并发症有电解质紊乱、肾结石、肾性骨病(包括骨软化、纤维性骨炎等)、继发性甲状旁腺功能亢进症、急性或慢性肾功能不全、肾性贫血、肾性尿崩症、感染、发育障碍、营养不良、免疫功能下降、神志障碍、肌肉萎缩等。

三、诊断

一般婴幼儿起病,临床上有恶心、呕吐、厌食、乏力和生长发育障碍,血液检查有持续高氯性代谢性酸中毒必须考虑 RTA。

首先确定为肾小管性酸中毒,除外因脱水、腹泻等因素所致的代谢性酸中毒。再根据高氯性代谢性酸中毒伴阴离子间隙正常,初步确定为肾小管性酸中毒。再确定肾小管性酸中毒的类型(表 9-5)。

表 9-5 各型 RTA 的鉴别诊断

	近端 RTA（Ⅱ型）	远端 RTA（Ⅰ型）			高血钾型 RTA（Ⅳ型）
		经典远端 RTA	混合型 RTA（Ⅲ型）	梯度障碍引起	
代谢性酸中毒情况下(或酸负荷下)					
血钾	N 或 D	N 或 D	N 或 D	I	I

续表

尿阴离子间隙	—	+	+	+	+
尿 pH	<5.5	>5.5	>5.5	>5.5	<5.5
NH_4^+ 排泄	N	D	D	D	D
K^+ 排泄分数	N 或 I	I	I	D	D
Ca^{2+} 排泄	N	I	I	I	N 或 D
枸橼酸排泌	N	D	D	D	N
体内酸碱平衡的情况下(碱负荷下)					
HCO_3^- 排泄分数	>10%~15%	<5%	>5%~10%	<5%	>5%~10%
U-B PCO_2	>20mmHg	<20mmHg	<20mmHg	>20mmHg	>20mmHg
其他肾小管缺陷	常有	无	无	无	无
肾钙化/结石	无	常有	常有	常有	无
骨累及	常有	极少	极少	极少	无

N:正常;I:增加;D:减少

四、治疗原则及方案

病因明确的 RTA 设法去除病因,积极对症治疗。各型 RTA 的治疗方法相似,但某些用药类型或剂量有所不同。

(一)原发病的治疗

如慢性肾小球肾炎、间质性肾炎、自身免疫性疾病、糖尿病等原发病应给予及时控制,很多病人 RTA 的症状可好转。

(二)Ⅰ型 RTA

1. 纠正酸中毒　儿童有 6%~15% 的碳酸氢盐从肾脏丢失(在成人<5%),故可给予 2.5~7mmol/(kg·d) 的碱性药物。常用口服碳酸氢钠或用复方枸橼酸溶液(Shohl 液,Shohl's solution),含枸橼酸 140g,枸橼酸钠 98g,加水 1000ml,每 1ml Shohl 液相当于 1mmol 的碳酸氢钠盐。开始剂量 2~4mmol/(kg·d),最大可用至 5~14mmol/(kg·d),直至酸中毒纠正。一般由小剂量开始,每 3~5 天根据血气分析和尿钙排泄量调整碱性药物用量。

2. 纠正电解质紊乱　低钾血症可服 10% 枸橼酸钾(potassium citrate)0.5~1mmol/(kg·d),每日 3 次。不宜用氯化钾,以免加重高氯血症。

3. 肾性骨病的治疗　可用维生素 D(vitamin D)、钙剂。维生素 D 剂量 5000~10 000IU/d。但应注意:①从小剂量开始,缓慢增量;②监测血钙、尿钙浓度,及时调整剂量,防止高钙血症的发生。

4. 利尿剂　噻嗪类利尿剂可减少尿钙排泄,促进钙回吸收,防止钙在肾内沉积。如氢氯噻嗪 1~3mg/(kg·d),分 3 次口服。

5. 补充营养,保证入量,控制感染及原发疾病的治疗均为非常重要的措施。

(三)Ⅱ型 RTA

1. 纠正酸中毒　因儿童肾 HCO_3^- 阈值比成人低,故患儿尿中 HCO_3^- 丢失更多,治疗所需碱剂较 RTA-Ⅰ型为大,其剂量约 $10\sim15mmol/(kg\cdot d)$,给予碳酸氢钠或复方枸橼酸溶液口服。

2. 纠正低钾血症。

3. 重症者可予低钠饮食并加用氢氯噻嗪,可减少尿 HCO_3^- 排出,促进 HCO_3^- 重吸收。

第五节　尿 路 感 染

尿路感染(urinary tract infection,UTI)是指病原体直接侵入尿路,在尿液中生长繁殖,并侵犯尿路黏膜或组织而引起损伤。按病原体侵袭的部位不同,分为肾盂肾炎(pyelonephritis)、膀胱炎(cystitis)、尿道炎(urethritis)。肾盂肾炎又称上尿路感染,膀胱炎和尿道炎合称下尿路感染。由于小儿时期感染局限在尿路某一部位者较少,且临床上又难以准确定位,故常不加区别统称为 UTI。

一、病因

任何致病菌均可引起 UTI,但绝大多数为革兰阴性杆菌,如大肠埃希菌、副大肠埃希菌、变形杆菌、克雷伯杆菌、铜绿假单胞菌,少数为肠球菌和葡萄球菌。大肠埃希菌是 UTI 中最常见的致病菌,约占 $60\%\sim80\%$。初次患 UTI 的新生儿、所有年龄的女孩和 1 岁以下的男孩,主要的致病菌仍是大肠埃希菌,而在 1 岁以上男孩主要致病菌多是变形杆菌。对于 $10\sim16$ 岁的女孩,白色葡萄球菌亦常见;克雷伯杆菌和肠球菌多见于新生儿 UTI。

二、临床表现

1. 急性 UTI 的临床症状随患儿年龄组的不同存在着较大差异。

(1)新生儿:临床症状极不典型,多以全身症状为主,如发热或体温不升、面色苍白、吃奶差、呕吐、腹泻等。许多患儿有生长发育停滞,体重增长缓慢或不增,伴有黄疸者较多见。部分患儿可有嗜睡、烦躁甚至惊厥等神经系统症状。新生儿 UTI 常伴有败血症,但其局部排尿刺激症状多不明显,30%的病儿血和尿培养的致病菌一致。

(2)婴幼儿:临床症状也不典型,常以发热最突出。拒食、呕吐、腹泻等全身症状也较明显。局部排尿刺激症状可不明显,但细心观察可发现有排尿时哭闹不安,尿布有臭味和顽固性尿布疹等。

(3)年长儿:以发热、寒战、腹痛等全身症状突出,常伴有腰痛和肾区叩击痛,肋脊角压痛等。同时,尿路刺激症状明显,患儿可出现尿频、尿急、尿痛、尿液混浊,偶见肉眼血尿。

2. 慢性 UTI 是指病程迁延或反复发作,可出现贫血、消瘦、生长迟缓、高血压或肾功能不全。

3. 无症状性菌尿　在常规的尿液筛查中,可以发现健康儿童存在着有意义的菌尿,但无任何尿路感染症状。这种现象可见于各年龄组,在儿童中以学龄女孩常见。无症状性菌尿患儿常可伴有尿路畸形和既往症状尿路感染史。病原体多数是大肠埃希菌。

三、诊断

年长儿 UTI 症状与成人相似,尿路刺激症状明显,常是就诊的主诉。如能结合实验室检查,可立即得以确诊。但对于婴幼儿、特别是新生儿,由于排尿刺激症状不明显或缺如,而常以全身表现较为突出,易致漏诊。正确诊断尿路感染有赖于对无污染的尿标本进行细菌培养,若有可能应在治疗前采集清洁尿样或中段尿样进行培养,年幼儿也可用耻骨上膀胱穿刺法和导尿法采集尿液。尿标本应尽快送检,并行抗生素敏感性检测。中段尿培养菌落数$>10^5/ml$,可确诊为尿路感染,$10^3 \sim 10^5/ml$为可疑,当$<10^3/ml$时可能为标本污染,但两次或多次培养为同一种菌种时仍有诊断意义。

完整的 UTI 的诊断除了评定泌尿系被细菌感染外,还应包括以下临床评估内容:①本次感染系初次感染、复发或再次感染;②确定致病菌的类型并做药敏试验;③有无尿路畸形如膀胱输尿管反流(vesicoureteral reflux,VUR)、尿路梗阻等,如有 VUR,还要进一步了解"反流"的严重程度和有无肾脏瘢痕形成;④感染的定位诊断,即上尿路感染或下尿路感染。

四、治疗原则及方案

治疗目的是控制症状,根除病原体,去除诱发因素,预防再发。

(一) 一般处理

1. 急性期需卧床休息,鼓励患儿多饮水以增加尿量,女孩还应注意外阴部的清洁卫生。

2. 鼓励患儿进食,供给足够的热卡、丰富的蛋白质和维生素,以增强机体的抵抗力。

3. 对症治疗:对高热、头痛、腰痛的患儿应给予解热镇痛剂缓解症状。对尿路刺激症状明显者,可用阿托品、山莨菪碱等抗胆碱药物治疗或口服碳酸氢钠碱化尿液,以减轻尿路刺激症状。

(二) 抗菌药物治疗

选用抗生素的原则包括:①感染部位:对肾盂肾炎应选择血液浓度高的药物,对膀胱炎应选择尿液浓度高的药物。②感染途径:对上行性感染,首选磺胺类药物治疗。如发热等全身症状明显或属血源性感染,多选用青霉素类、头孢菌素类单独或联合治疗。③根据尿培养及药敏试验结果,同时结合临床疗效选用抗生素。④药物在肾组织、尿液、血液中都应有较高的浓度。⑤选用的药物抗菌能力强,抗菌谱广,最好能用强效杀菌剂,且不易使细菌产生耐药菌株。⑥对肾功能损害小的药物。

1. 症状性 UTI 的治疗　6 个月以下的婴幼儿或病情较重伴呕吐者,予静脉输液及抗生素治疗;如一般状态良好,也可予口服抗生素治疗。经验性用药可选用对革兰阴性菌效果好的药物,如静脉用头孢呋辛(cefuroxime)、头孢噻肟(cefotaxime),或口服头孢呋辛酯(cefuroxime axetil)、头孢克肟(cefixime)、阿莫西林-克拉维酸钾(amoxicillin-clavulanate potassium)等,并根据尿培养和药敏调整治疗。上尿路感染疗程为 10~14 天,膀胱炎疗程为 5~7 天,不推荐短程用药。在抗生素治疗 48 小时后需通过复查尿检及尿培养细菌学检查来评估治疗效果,若尿培养阴转,表示所用药物有效,否则可按尿培养药敏试验结果调整用药。停药 1 周后再复查尿培养一次。

2. 无症状菌尿的治疗　单纯无症状菌尿一般无须治疗。但若合并尿路梗阻、VUR 或存在其他尿路畸形,或既往感染使肾脏留有陈旧性瘢痕者,则应积极选用上述抗菌药物治疗。疗程 7~14 天,继之给予小剂量抗菌药物预防,直至尿路畸形被矫治为止。建议预防性应用抗生素的药物包括甲氧苄啶(trimethoprim)、磺胺甲噁唑(sulfamethoxazole)、呋喃妥因

(nitrofurantoin)、头孢克洛(cefaclor)和阿莫西林等,以每日总剂量的 1/4～1/3 剂量晚上睡前顿服一次,不建议频繁更换预防药物。

3. 药学监护　定期监测患儿尿常规,必要时定期复查尿培养药敏试验,并根据结果调整用药方案。对有些伴有尿路结石、梗阻、畸形或其他高危因素致 UTI 病程迁延反复、有全身症状的患儿,可综合参考患儿发病时及既往细菌培养和药敏结果,确定用药方案,选用抗菌谱广、耐酶的杀菌剂,适当延长疗程给药。也可采用治疗前期静脉给药,后续口服序贯疗法用至全身症状缓解,细菌培养阴性、尿常规正常。使用头孢三代及以上或其酶抑制剂复合制剂时,延长疗程或使用口服药物可能致患儿肠道菌群紊乱,或维生素 K 缺乏,需观察患儿是否有腹泻发生,出血倾向,及时补充调节肠道菌群。

4. 用药教育　呋喃妥因由于其在泌尿系组织浓度较高,同时能在膀胱尿液中有一定浓缩,而且该药耐药率低、价格便宜,常用于尿路感染的口服序贯治疗。年龄较小患儿一次服药剂量常不足一粒,需要掰开或碾碎药片服用,口味苦涩,且胃肠反应较重,常致患儿呕吐或拒服,可将药物溶于果汁、牛奶或食物中与其同服,可减轻上述反应,提高患儿对该药的耐受,加强药物吸收。

5. 积极矫治尿路畸形。

第六节　IgA 肾 病

IgA 肾病(IgA nephropathy)是当今世界范围内最常见的原发性肾小球疾病。疾病的临床表现(单纯血尿至大量蛋白尿或肾功能不全)、病理类型(轻度系膜病变至肾小球硬化)或疾病进展程度(尿检正常至终末期肾病)错综复杂。在 IgA 肾病诊断确立后 5～25 年内,约 15%～40%的患者因发展至终末期肾病而需要肾脏替代治疗。IgA 肾病的预后主要与临床表现、病理改变的严重程度有关。小儿 IgA 肾病中判断预后不良的因素包括大量蛋白尿、高血压、肾活检时肾功能已有受损、肾穿刺显示肾小球硬化、新月体形成或间质纤维化等。

一、病因

IgA 肾病的病因目前仍不明确。多数学者认为本病是含有 IgA 的循环免疫复合物在肾脏内沉积而引起的。复合物中的抗原可能与呼吸道或胃肠道黏膜处感染的病毒、细菌或食物中的某些成分有关。目前相关的研究多集中于沉积在系膜区的 IgA1 的分子结构、合成部位、生物学特点及其沉积机制上。研究结果提示,IgA 肾病患者 IgA1 水平显著高于正常人,IgA1 存在糖基化的异常且 IgA1 分子所带净负电荷显著高于正常人,这些均可导致 IgA1 与肾小球系膜细胞的结合能力明显增强。同时,遗传因素在 IgA 肾病的发生、发展中占有重要的位置,部分患者具有家族聚集现象。近年来的研究显示,胚泡激肽基因、血管紧张素原基因、Megsin 基因、白细胞介素-1 受体拮抗剂基因、IL-4 基因等多种基因多态性均与本病的发生和进展有关。

二、临床表现

IgA 肾病临床上以反复发作的肉眼血尿或镜下血尿为主要表现,但此病个体差异大,可有多种临床表现,轻重不一。儿童中 IgA 肾病发病的高峰年龄为 9～10 岁,男女之比为 2：1～6：1。多数病人在血尿发作前 1～3 天同时有呼吸道或消化道感染症状,发作间歇期尿检可正常或有持续镜下血尿。部分患儿隐匿起病,在常规检查中因镜下血尿而被发现。除上述典型表现外,也有部分患儿以急性肾炎综合征、肾病综合征、急进性肾炎甚至慢性肾功能不全而起病。

根据患儿的临床表现可分型为:①孤立性血尿型(包括肉眼血尿和镜下血尿型);②孤立性蛋白尿型;③血尿和蛋白尿型;④急性肾炎型;⑤肾病综合征型;⑥急进性肾炎型;⑦慢性肾炎型。

三、诊断

本病的确诊有赖于肾活检尤其是免疫荧光检查,如有 IgA 或以 IgA 为主的免疫复合物在肾小球系膜区弥漫沉积,同时除外能引起系膜区 IgA 沉积的其他疾病,如紫癜性肾炎、狼疮性肾炎、干燥综合征、慢性肝病及肿瘤等,则可作出诊断。

目前,IgA 肾病尚无统一的、完善的病理分型方法,目前临床使用较多的分型方法包括 1982 年 WHO 病理分级标准、Lee 分级系统和 Hass 分级系统,2009 年国际 IgA 肾病协作组联合肾脏病理学会又发表了"IgA 肾病牛津分型"(表 9-6)。

表 9-6　IgA 肾病牛津分型

病理指标	定义	积分
系膜细胞增殖	<4 系膜细胞/系膜区=0	M0≤0.5
	4～5 系膜细胞/系膜区=1	M1>0.5
	6～7 系膜细胞/系膜区=2	
	>8 系膜细胞/系膜区=3	
	系膜细胞增殖积分取所有肾小球的平均值	
肾小球节段硬化	任何不同程度的袢受累,不包括全球受累或粘连	S0 无
		S1 有
毛细血管内增殖	肾小球毛细血管内细胞增殖致袢腔狭小	E0 无
		E1 有
小管萎缩/间质纤维化	肾皮质小管萎缩或间质纤维化	0%～25% T0
		26%～50% T1
		>50% T2

四、治疗原则及方案

由于 IgA 肾病的发病机制尚不明确,且有关 IgA 肾病特别是儿童 IgA 肾病治疗的随机对照研究相对较少,所以目前本病尚无特异性或肯定有效的治疗方案。针对影响本病预后指标的有无及程度区别对待,治疗重点在于注意预防和及时控制感染、减少蛋白尿、控制高血压、延缓肾功能不全的进展。目前,主要的治疗手段包括:①血管紧张素转化酶抑制剂和血管紧张素 Ⅱ 受体拮抗剂;②糖皮质激素伴或不伴其他免疫抑制剂;③抗血小板黏附剂和抗凝剂等。

（一）血尿合并轻度蛋白尿[尿蛋白＜25mg/(kg·d)]且肾脏病理为轻微病变或系膜细胞轻度增生者

对与扁桃体感染密切相关的反复发作性肉眼血尿，可酌情行扁桃体摘除术；血管紧张素转化酶抑制剂和(或)血管紧张素Ⅱ受体拮抗剂的应用可以延缓IgA肾病的进展，常用药物及剂量：福辛普利，初始剂量0.2mg/(kg·d)，最大可增至0.6mg/(kg·d)，每日1次，口服；或氯沙坦(losartan)，初始剂量0.7mg/(kg·d)，最大可增至1.4mg/(kg·d)，每日1次，口服；同时建议加用抗血小板黏附剂，常用药物及剂量：双嘧达莫5~8mg/(kg·d)d，分次口服。以上药物治疗疗程2年。

（二）以中-重度蛋白尿[尿蛋白≥25mg/(kg·d)]为主要临床表现或肾脏病理为系膜细胞中-重度增生者。

糖皮质激素口服[泼尼松或泼尼松龙1.5~2mg/(kg·d)，维持4~8周，后根据病情逐渐减量并争取改为隔日治疗，疗程2年]，联合抗血小板黏附剂、抗凝剂[低分子量肝素50~100U/(kg·d)，每日一次，皮下注射，疗程4~8周]及血管紧张素转化酶抑制剂和(或)血管紧张素Ⅱ受体拮抗剂。重度系膜细胞增生者或经上述治疗2~3月后蛋白尿无明显改善者需加用其他免疫抑制剂，如环磷酰胺冲击治疗[0.5~0.75g/(m² ·月)，共6次，总量＜150mg/kg]或吗替麦考酚酯口服治疗[20~30mg/(kg·d)，分2次口服]。

（三）伴肾小球硬化、粘连或新月体形成的IgA肾病者

需予以甲泼尼龙(methylprednisolone)冲击治疗[15~30mg/(kg·d)，最大1g/d，3次为一个疗程，共2个疗程]，继之口服泼尼松龙[1.5~2mg/(kg·d)，根据病情逐渐减量并争取改为隔日治疗，疗程2年]，同时需联合使用其他免疫抑制剂(环磷酰胺冲击或吗替麦考酚酯口服)、血管紧张素转化酶抑制剂和(或)血管紧张素Ⅱ受体拮抗剂及抗血小板聚集药和抗凝剂。

 案例分析

案例：

1. 病史摘要

一般项目：患儿，男，8岁，身高150cm，体重65kg。

主诉：确诊IgA肾病1周余，肾穿异常。

现病史：患儿因"发现肉眼血尿"于3月前入院，予以肾八味、代文保肾治疗、希舒美、抗病毒口服液抗感染，百咳静止咳，病情好转出院。1个月后持续镜下血尿，于半月前入院行肾穿检查，确诊为IgA肾病(弥漫系膜增生伴局灶节段性肾小球纤维化)，病例见肾小球共约18个，其中1个小球球性硬化，2个小球见小型纤维-细胞型新月体，1个小球见小型纤维型新月体形成。以IgA肾病收入院，行进一步治疗。

查体：神清，全身浅表淋巴结未触及肿大，咽稍红，扁桃体Ⅱ度肿大，双侧扁桃体充血。双肺呼吸音粗，未闻及啰音。心音有力，律齐，各瓣膜区未闻及病理性杂音，腹软，肝脾肋下未及，Murphy征阴性，肠鸣音4次/分。肾区无叩痛。四肢关节及神经系统查体无异常。

家族史：祖父有2型糖尿病病史。

药物过敏史：曾对头孢类药物过敏，具体不详。

既往史：无特殊。

入院诊断：IgA 肾病，呼吸道感染。

辅助检查：

血常规：白细胞 $12.5 \times 10^9/L$，中性 63.5%，淋巴 26.60%，血色素 117g/L，血小板 $408 \times 10^9/L$。CRP 19mg/L。

血沉：8mm/h（正常值 0～15mm/h）。

肝肾功能：正常。

尿常规：尿蛋白 150.00mg/dl，红细胞（镜检）10～15/HP。

红细胞畸变率：65%，可见靶形、棘突、异形红细胞，提示肾性红细胞。

尿微量蛋白系列：尿免疫球蛋白 G 34.70mg/L，尿转铁蛋白 38.50mg/L，尿微量白蛋白 742.00mg/L，α_1 微球蛋白 5.64mg/L

24 小时尿蛋白定量：890.50mg/24h，24 小时尿量 2500ml。

ANA：阴性。

ENA 谱：阴性。

心电图：正常心电图。

2. 治疗方案

（1）甲泼尼龙：静滴，1000mg/次，隔日 1 次，抗炎，根据复查指标评估并调整后续方案。

（2）缬沙坦：口服，一次 80mg，一日 1 次，降低尿蛋白治疗。

（3）百令胶囊：口服，一次 1g，一日 3 次，保护肾功能。

（4）头孢西丁：静滴，1.5g/次，每 12 小时一次，抗感染治疗。

3. 药学监护计划

（1）大剂量甲泼尼龙冲击治疗的监护：监测血压，观察患儿心血管系统不良反应，如头晕、心悸、胸闷等；防止神经精神系统可能发生的过度亢奋、失眠。适当告知家长，加强患儿及家长的心理辅导；冲击期间加强对患儿及家长的询问，警惕患儿可能发生的头痛、眼痛等眼内压增高等不良反应。注意患儿是否存在胃肠道不适。

（2）抗高血压药的监护：及时评估血压变化，合理调整抗高血压药治疗方案。

（3）抗感染药物治疗的监护：观察患儿治疗前后感染相关症状改善或进展，注意体检阳性体征辨识，检测血、尿常规、血沉、CRP、胸片等常规检查检验的变化，及时评估药物选择、给药方案及用药途径的有效性及合理性。注意药物所致过敏或其他不良反应的监测及药物间相互作用。

分析：

1. 分析与讨论

（1）甲泼尼龙冲击治疗的监护：大剂量使用甲泼尼龙期间最常见的不良反应包括心悸、头痛、兴奋、高血压等，尤其是血压的急进性升高。本患儿冲击期间间断发生血压升高，BP 于 5 月 25 日达 138/95mmHg、5 月 26 日达 140/85mmHg、5 月 31 日达 150/75mmHg。药师建议加强血压监测，开医嘱：测血压，每日 3 次。后续评估血压状况，加入降压药物治疗：该患儿首选钙拮抗剂治疗，同时使用的血管紧张素受体阻断剂可起到联合降压作用，不仅能保护靶器官损伤，还可减少局部组织血管紧张素浓度，松弛血管，保护内皮细胞损伤，更能减少肾小球的灌注压，阻止肾小球系膜细胞增生，逆转足细胞的纤维化、硬化，治疗作用明确。本患儿收缩压曾一度增高，如果使用钙拮抗剂后仍控制不良可试以联用β受体拮抗剂，该药物阻滞心脏及血管的β受体,对收缩期血压的控制强于舒张期,但使用时应视机体的交感神经适应能力逐步加量,直至血压平稳。

同时药师告知家长,冲击期间由于药物作用,患儿有可能出现面容潮红、精神亢奋等,均属一过性反应,在此期间应尽量减少活动,以卧床为主,冲击结束后上述反应即可缓解,以减轻患儿及家长心理负担,家长及患儿表示理解。

(2)缬沙坦的使用监护:近年来对肾素-血管紧张素-醛固酮系统(RAAS)的阻断治疗在IgA肾病治疗中的地位逐渐得到认可和强化。有文献研究表明,IgA肾病患儿的小球局部组织存在过高的肾素-血管紧张素,该因素可能是促进肾小球硬化的主要因素。本患儿入院24小时蛋白尿达890.5mg,应进行RAAS阻断的治疗。但对于国内现有的血管紧张素受体阻断剂,均为成人规格胶囊制剂,缺乏儿童规格,且说明书及各类药物使用说明中尚无儿童剂量调整内容,患儿该药物使用剂量的确定存在困难。参考国外药物信息:缬沙坦儿童混悬制剂的随机对照研究认为,小于18kg儿童:低剂量:5mg,qd;中剂量20mg,qd;高剂量:40mg,qd。大于18kg:低剂量:10mg,qd;中剂量40mg,qd;高剂量:80mg qd。6～16岁:平均剂量为1.3mg/(kg·d),可根据期望血压调整,可用至40mg/d,最大不超过160mg/d。因此药师建议对60kg的患儿,同时使用大剂量激素冲击,加用缬沙坦剂量至80mg。同时其他可能的治疗方式还包括监测患儿尿蛋白的基础上,及时评估,如果尿蛋白逐渐减少,<500mg/24h,可仅用缬沙坦单药维持治疗,长期监测随访患儿肾功能、血浆肌酐变化、血电解质尤其是血钾变化。

(3)抗感染药物治疗的监护:患儿入院时血常规白细胞及中性粒均未明显升高,CRP为19mg/L,患儿精神好,活动自如,体检未及明显阳性体征。医师对抗感染治疗的必要性有考虑。药师认为患儿的原发IgA肾病病史中就存在前驱感染史,院外治疗具体药物及疗程不详,体内可能潜伏隐匿感染灶,而IgA肾病本身就存在机体免疫紊乱状态,由此可能导致感染表现不明显、不典型。而即将到来的甲泼尼龙冲击治疗必然进一步抑制机体免疫功能,导致感染的扩散和加重。因此建议在冲击治疗开始前进行抗感染治疗,医师接受以上理由和建议选择二代头孢菌素治疗。在激素冲击免疫抑制阶段,患儿血象异常升高,白细胞总数达$16.98×10^9$/L超过$15×10^9$/L,中性粒细胞达86.9%,CRP达39mg/L,可以排除是激素所致的白细胞增生,与此同时患儿出现轻咳症状,结合住院时间以及当前治疗方案,判断体内感染有所加重,药师建议抗感染药物升级使用三代头孢菌素侧重作用阴性菌,同时联用大环内酯类口服以覆盖外源感染情况,医师接受以上建议,给予联合抗感染治疗。患儿于后续治疗中咳嗽减少至缓解,5月28日血象回落,CRP降至正常,说明抗感染治疗有效,选药方案合理。

2. 药物治疗小结

(1)大剂量甲泼尼龙治疗方案的确定:根据患儿肾穿刺病理报告、尿蛋白发展病史、既往用药方案以及现有病情发展趋势可以判断患儿既往治疗方案未有效控制病情,肾脏小球仍处持续病变中;尽管相对患儿单位体重,尿蛋白尚未达重度,但患儿临床血尿、泡沫尿症状无改善,且肾脏病理提示病情进展,开始出现不同阶段新月体及至硬化小球,提示患儿需要采用甲泼尼龙冲击治疗以延缓或阻止病情发展。

(2)实施治疗方案过程中的药物不良反应监护:大剂量甲泼尼龙冲击治疗的实施可伴随多种不良反应,据患儿个体差异有不同表现。冲击过程中需要严密观察,重点监测患儿血压、心率等指标,注重患儿在此期间的精神状态、不适主诉以便及时分析原因,给予相应措施。

（3）患儿原发感染的治疗药物选择：患儿原发病可至机体免疫紊乱，使用大剂量糖皮质激素广泛抑制免疫反应，可致机体原有潜伏或轻微感染隐匿，不仅感染症状体征表现不明显，而且影响原发病治疗疗效，有时可表现为尿蛋白持续升高或治疗后无变化，同时感染灶本身可随免疫抑制药物的应用加重、扩散或显现。治疗过程中需要仔细排查患儿感染病史、相关症状体征，积极参考实验室检查，结合药物抗菌谱、耐药性、抗菌作用机制、组织分布特点等特征，在感染早期选择实施有效有力的抗感染药物治疗。

第七节　血液净化治疗对药物代谢动力学的影响

血液净化治疗对药物具有一定的清除作用。由于透析液中不含有药物成分，所以血液与透析液之间存在药物浓度梯度，大部分药物的清除原理与尿毒症毒素类似，通常是经透析膜以弥散方式清除，但一些特殊的血液净化方式，如血液滤过、血液灌流及连续性血液净化（continuous blood purification，CBP）等还可通过对流等其他机制清除药物。已证实不同的血液净化方式对各类不同药物代谢的影响程度并不相同。临床上给药时应充分考虑到血液净化对药物代谢的影响，以免影响其疗效。合理调整药物剂量既可防止由于血液净化所致的药量不足，又可避免已出现减退的肾脏功能因药物蓄积或不良反应而受到进一步的损害。

一、影响药物清除的因素

（一）药物自身特性

1. 药物相对分子质量　药物的相对分子质量（relative molecular mass，RMM）决定了药物被清除的程度。通常，RMM＜500 的药物从血液透析膜弥散至透析液较为容易，而RMM＞500 的药物，如万古霉素（vancomycin）、两性霉素 B（amphotericin B）等较难通过透析膜。

2. 蛋白结合率　药物与蛋白质的结合率是决定药物清除的另一因素，与血浆蛋白结合率高的药物不容易被透析清除；反之则容易被清除。一般来说，蛋白结合率超过 80％～90％的药物很难通过弥散或对流的方式清除。

3. 药物分布容积　一般药物的分布容积与其蛋白结合率、组织结合率、药物的脂溶性、水溶性等因素有关。由于分布容积小的药物主要分布在血管腔内，而分布容积大的药物主要分布于血管腔以外的区域，因此前者更容易被透析清除。

4. 肾脏在药物清除中所占的比重　药物在机体中的总体清除率是机体各器官系统清除药物能力的总和，包括肝脏、肾脏及其他代谢途径。如果药物主要通过肾脏清除，则连续性血液净化也通常可清除部分，当体外清除/总体清除＞25％～30％，就需要调整药物的剂量。

（二）血液净化因素

1. 透析膜性能　透析膜性能与药物的清除密切相关。膜面积大、孔径大者对药物的清除能力强。应用高分子合成膜（如聚砜膜、聚丙烯膜等）的透析器对中、大分子药物（如万古霉素等）的清除能力强于纤维素膜，同时其清除磷酸盐的作用也优于传统的醋酸纤维素膜。

2. 血流量、透析液流量及超滤量　在一定范围内，随着血流量、透析液流量的提高，水溶性和游离型药物的清除量将增加。然而,要清除更多的中、大分子药物,仅靠提高血流量及透析液流量是不够的,应在选择大孔径滤过膜的基础上,增大跨膜压、提高超滤量等措施才能有效地增加中、大分子药物的清除。

二、不同血液净化方式对药物清除的作用

(一) 连续性血液净化

接受连续性血液净化治疗的患者对药物的清除率变异极大。血药浓度,尤其是药物组织浓度的监测是调整药物剂量的金标准。连续性血液净化药物剂量调整主要依据现有的资料以及药物浓度检测,非毒性药物可按计算或推算量的130%给药,治疗窗窄、毒性强的药物应监测药物浓度。

药物的负荷剂量主要取决于药物的分布容积,治疗重症患者有必要增大药物的初始负荷剂量,连续性血液净化时负荷剂量通常不需要调整。维持剂量是由其清除率包括非连续性血液净化清除(残余肾功能清除加非肾脏清除)和连续性血液净化清除决定的。对于主要通过肾外器官清除的药物,基础肾功能不影响药物清除,不需要调整剂量,如喹诺酮类抗生素。主要通过肾脏代谢的药物,连续性血液净化时须考虑残存肾功能对药物清除的影响。若患者存在部分肾功能或未出现肾功能异常时,连续性血液净化须根据肾功能来调整药物剂量。连续性血液净化时药物剂量调整的建议包括:

1. 负荷剂量不需要调整。

2. 量效关系缺乏有效评价指标的药物需充分考虑可能的因素。疗效有明确评价指标的药物可根据药效指导药物剂量调整,如血管活性药物。

3. 镇静药物表观分布容积大,蛋白结合率和脂溶性高,连续性血液净化时一般不需要调整剂量。

4. 儿茶酚胺类药物在连续性血液净化时不需要调整剂量,可根据量效关系调整。

5. 抗生素

(1)β-内酰胺类:头孢曲松(cefotriaxone)、头孢噻肟(cefotaxime)、头孢哌酮(cefoperazone)不需要调整剂量。头孢他啶蛋白结合率低,需要调整剂量。

(2)氨基糖苷类:蛋白结合率低,连续性血液净化清除率高,需根据血流速度、透析液流速、超滤量和药物分布容积进行调整。

(3)糖肽类:万古霉素需要调整剂量,而替考拉宁(teicoplanin)清除率很低,通常不需要调整。

(4)喹诺酮类:蛋白结合率60%～70%,有一定清除率,需要调整剂量。

(5)抗真菌药物:两性霉素B及脂质体蛋白结合率高,不需要调整剂量;氟康唑(fluconazole)清除率增高,连续性血液净化时氟康唑负荷剂量等于无肾衰患儿,维持剂量相当于无尿患儿剂量乘以系数(连续静脉-静脉血液滤过为2.2,连续静脉-静脉血液透析为3.8);伏立康唑(voriconazole)和米卡芬净(micafungin)一般不需要调整剂量。

(6)抗病毒药:尚不明确。

(7)免疫抑制剂:蛋白结合率高,连续性血液净化时一般不需要调整剂量。肝功能衰竭时代谢缓慢,需调整剂量。

(二) 血液透析

在血液透析过程中,药物主要通过弥散转运系统被清除。透析膜孔大多为均一圆柱形孔,当药物的 RMM 较大或药物分子形态不规则时,该药物经膜孔的弥散速度将降低。药物或溶质的 RMM 如果超过 500,使用常规透析膜则难以将其透出,而如 RMM＜500,则其透析清除显著,这时主要取决因素为血流量、透析液流量及透析器的表面积。

(三) 持续不卧床腹膜透析

通常药物从腹膜的毛细血管腔顺浓度梯度弥散进入腹腔,但速率较为缓慢,且不完全。一般腹膜的药物清除率与其 RMM 之间呈半对数反比关系,非结合药物的腹膜清除率,可通过尿素 RMM 的平方根与药物 RMM 的平方根的比值乘以尿素清除率(ml/min)来估算。小分子药物的腹膜清除率相对较高,主要取决于腹膜透析液交换量、超滤量、腹膜面积、药物的蛋白结合率及药物的分布容积等因素。RMM 较大、分布容积及蛋白结合率较高的药物经腹膜的清除率较低。对于游离型药物,持续不卧床腹膜透析(continuous ambulatory peritoneal dialysis,CAPD)的清除率低于血液透析,最主要的原因是腹膜透析液交换速度慢,循环腹膜透析可提高腹膜透析液交换量,从而提高腹膜对药物的排泄。

一般在腹膜透析治疗中,带电荷的药物分子的弥散速度较不带电荷的药物分子(中性物质)慢,在低血压状态下或有肠系膜血管疾病时,大网膜血液流量减少,腹膜透析清除溶质的作用降低。采用高容量的交换液及将等张腹膜透析液换成高渗腹膜透析液均可增加药物的清除。另外,提高透析液的温度有助于小分子溶质的清除。然而,在持续不卧床腹膜透析治疗过程中,由于透析液在体内保留时间较长,透析液温度的升高并不能增加溶质的清除率。

血液透析与腹膜透析药物清除作用较为一致,血液透析不能清除的药物一般腹膜透析也不能清除。但部分药物不遵循上述规律,表现为血液透析可清除而腹膜透析未必能清除,或与之相反。除此之外,血液透析与腹膜透析对药物的清除能力常不相同。如血液透析一次可清除氨基糖苷类抗生素的 2/3 负荷量,而持续不卧床腹膜透析 24 小时只能清除 1/4 的负荷量。即使改变腹膜透析方式或增加交换次数,也不能在相同时间内达到血液透析的药物清除程度。

(陆晓彤　张　春　沈　茜)

参 考 文 献

1. 朱立勤,娄建石. 细胞色素 P450 与药物代谢的研究现状. 中国临床药理学与治疗学,2004,9(10):1081-1086.

2. Meyer GM, Meyer MR, Wink CS, et al. Studies on the in vivo contribution of human cytochrome P450s to the hepatic metabolism of glaucine, a new drug of abuse [In Vitro; Journal Article]. Biochem Pharmacol, 2013,86(10):1497-1506.

3. Kosir R, Spaninger K, Rozman D. Circadian events in human diseases and in cytochrome P450-related drug metabolism and therapy [Journal Article; Research Support, Non-U. S. Gov't; Review]. Iubmb Life, 2013,65(6):487-496.

4. Cattran DC, Alexopoulos E, Heering P, et al. Cyclosporin in idiopathic glomerular disease associated with the nephrotic syndrome: workshop recommendations [Consensus Development Conference; Journal Article; Research Support, Non-U. S. Gov't]. Kidney Int,2007,72(12):1429-1447.

5. Lamb EJ，Levey AS，Stevens PE. The Kidney Disease Improving Global Outcomes（KDIGO）guideline up-
   date for chronic kidney disease：evolution not revolution［Journal Article］. Clin Chem，2013，59（3）：
   462-465.

6. 中华医学会儿科学分会肾脏病学组. 儿童常见肾脏疾病诊治循证指南(试行)(四)：原发性 IgA 肾病诊断
   治疗指南. 中华儿科杂志，2010，48(5)：355-357.

7. Flynn JT，Meyers KE，Neto JP，et al. Efficacy and safety of the Angiotensin receptor blocker valsartan in
   children with hypertension aged 1 to 5 years［Journal Article；Multicenter Study；Randomized Controlled
   Trial；Research Support，Non-U. S. Gov't］. Hypertension，2008，52(2)：222-228.

8. 中国国家处方集编委会.《中国国家处方集——化学药品与生物制品卷》儿童版. 北京：人民军医出版
   社，2013.

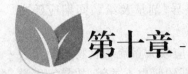

第十章

新生儿疾病与药物治疗

由于新生儿机体发育未成熟及药动学的特殊性,对药物的吸收、分布、代谢、排泄等方面,与年长儿童有明显差别,有些不良反应较大的药物不宜使用,因此,新生儿用药有许多特殊要求,临床用药的选用面临许多限制和困难,需要特别慎重。本文主要介绍新生儿常用药物的使用。

第一节　新生儿的生理特点

一、正常足月儿与早产儿的生理特点

从出生后脐带结扎开始到整 28 天的前一段时间定为新生儿期。正常足月儿是指胎龄满 37 周(259 天)以上,出生体重超过 2500g,无任何疾病的新生儿。早产儿为胎龄<37 周,出生体重<2500g 的新生儿。此外,将出生体重在 1000g～1499g 之间的早产儿称为极低出生体重儿,出生体重<1000g 者称为超低出生体重儿。

1. 呼吸系统　新生儿肋间肌薄弱,呼吸主要依靠膈肌的升降,若胸廓软弱,随吸气而凹陷,则通气效能低。新生儿呼吸运动较浅表,但呼吸频率快(约 35～45 次),故每分钟相对呼吸量并不比成人低。

2. 循环系统　新生儿血流的分布多集中于躯干和内脏部位,四肢血流量较少,因而肝、脾易于触及,四肢易发冷,末梢易出现青紫。脑中的血流分布亦不平衡,在足月儿的大脑矢状旁区和早产儿的脑室周围白质部位为脑血流分布最少的部位,当全身低血压时,容易造成上述部位的缺血性损伤。

3. 代谢酶系统　新生儿细胞色素 P450 活性低,致药物半衰期较长。同时水解酶活性低,影响红霉素、氯霉素等药物在体内代谢。新生儿肝内葡萄糖醛酰转移酶不足,早产儿尤甚,此酶的不足还使新生儿不能对多种药物进行代谢处理,产生过量现象,如氯霉素可引起"灰婴综合征"。在肝内需进行葡萄糖醛酰化的药物还有水杨酸盐、新生霉素等,故此类药物在新生儿中应慎用。

4. 泌尿系统　新生儿肾排出过剩钠的能力较低,输给含钠溶液稍多即可致水肿。浓缩功能亦相对不足,最大浓缩能力为 500～700mOsm/L。若以较浓乳方喂哺新生儿,常可导致血尿素氮升高。肾稀释功能尚可,尿中溶质最低浓度可达 50mOsm/L,在负荷增加的

情况下酸化尿的功能有限。新生儿肾功能发育不全,主要由肾小球滤过排出的药物(如青霉素、头孢菌素类)排出减少,血药浓度增高,半衰期延长。需要注意的是出生后新生儿肾功能逐渐改善,因此不同日龄的新生儿药物动力学有差异,剂量及给药间期应随之调整。

5. 消化系统 新生儿消化道面积相对较大,肌层薄,能适应较大量流质食物的消化吸收。咽-食管括约肌吞咽时不关闭,食管不蠕动。食管下部的括约肌也不关闭,故易发生溢乳。新生儿唾液分泌少,常呈中性甚至酸性反应。新生儿胃排空不规则,较慢,肠蠕动较少,胃肠血流不规则,影响口服的吸收。

6. 血液系统 新生儿血容量的多或少与脐带结扎的迟或早有关。新生儿血红蛋白与成人比较有质的不同,出生时胎儿血红蛋白占 70%~80%,出生 5 周后降为 55%。以后逐渐为成人型血红蛋白所取代。

7. 神经系统 新生儿脑相对大,约占体重的 10%~12%(成人为 2%),但脑沟、脑回仍未完全形成。脊髓相对较长,其下端约在第 3~4 腰椎水平上。新生儿呈现下列各种无条件反射,即觅食、吸吮、伸舌(置少许食物于口腔前部,新生儿伸舌推出食物)、吞咽、恶心、拥抱及握持反射等。

8. 内分泌 新生儿生后腺垂体已具有功能,神经垂体分泌稍不足。甲状腺功能良好,甲状旁腺常有暂时性功能不足。新生儿出生时皮质醇较高,此可能是通过胎盘从母体得来,也可能是婴儿自身对分娩的应激反应。肾上腺髓质分泌和存储的激素,以去甲肾上腺素为主。

9. 能量及体液代谢 新生儿体内含水占体重的 65%~75% 或更高,以后逐渐减少,因此水溶性抗菌药物(如青霉素类、氨基糖苷类)在新生儿中分布容积较年长儿大。由于小儿生长过程中脂肪、肌肉和许多其他组织细胞的数量增加、故细胞内液的比例也相应增高。初生数天内婴儿由于丢失较多的细胞外液的水分,可以导致出生体重下降 4%~7%,称为"生理性体重减轻"。

二、新生儿用药存在的问题与困难

1. 临床药理试验很少在儿童进行,在新生儿更少。
2. 新生儿非常缺乏临床药理资料,但是新生儿最需要临床药理数据。
3. 新生儿临床表现非常不典型。
4. 新生儿用药的疗效和不良事件不容易被发现。

第二节 新生儿呼吸窘迫综合征的药物治疗

新生儿呼吸窘迫综合征(neonatal respiratory distress syndrome,NRDS)为肺泡表面活性物质(pulmonary surfactant,PS)缺乏所致,多见于早产儿和择期剖宫产新生儿,生后数小时出现进行性呼吸困难、青紫和呼吸衰竭。病理上出现肺透明膜,又称新生儿肺透明膜病(hyaline membrane disease of newborn)。早产儿呼吸窘迫综合征发病率约 5%~10%,胎龄越小发病率越高,择期剖宫产新生儿呼吸窘迫综合征发生率约 0.9%~3.7%。

一、病因

1959 年 Avery 和 Mead 首次发现新生儿呼吸窘迫综合征为肺表面活性物质缺乏所致，导致肺表面活性物质缺乏的因素都可能促使发生呼吸窘迫综合征，其中早产儿和剖宫产是新生儿呼吸窘迫综合征的主要病因和危险因素。

1. 早产儿　新生儿呼吸窘迫综合征主要发生在早产儿，这与早产儿肺发育未成熟，肺表面活性物质合成分泌不足直接有关。胎龄 15 周时，可在细支气管测得肺表面活性物质蛋白 B(SP-B)和 C(SP-C)的 mRNA，胎龄 24～25 周开始合成磷脂和活性 SP-B，以后肺表面活性物质合成量逐渐增多，但直到胎龄 35 周左右肺表面活性物质的量才迅速增多。因此，胎龄小于 35 周的早产儿易发生呼吸窘迫综合征，并且，胎龄越小发生率越高。

2. 剖宫产新生儿　在分娩未发动之前行择期剖宫产，因未经过正常宫缩，儿茶酚胺和肾上腺皮质激素的应激反应较弱，肺表面活性物质合成和分泌较少。同时，剖宫产新生儿肺液转运障碍，影响肺表面活性物质的功能。近年社会因素或产科问题择期剖宫产较多，一些足月儿或晚期早产儿也发生呼吸窘迫综合征。

3. 糖尿病母亲新生儿　母亲患糖尿病时，胎儿血糖增高，胰岛素分泌相应增加，胰岛素可抑制糖皮质激素，而糖皮质激素能刺激肺表面活性物质的合成和分泌。因此，糖尿病母亲新生儿肺表面活性物质合成和分泌受影响，即使为足月儿或巨大儿，仍可发生呼吸窘迫综合征。

4. 围生期窒息　缺氧、酸中毒、低灌注可导致急性肺损伤，抑制肺Ⅱ型上皮细胞产生肺表面活性物质。

5. 重度 Rh 溶血病　患儿胰岛细胞代偿性增生，胰岛素分泌过多抑制肺表面活性物质的分泌。

6. SP-A 基因变异　为什么有些早产儿易发生呼吸窘迫综合征，而有些早产儿不易发病？可能与 SP-A 等位基因变异有关，SP-A 等位基因 6A2 和 1A 是呼吸窘迫综合征的易感基因，等位基因 6A3 和 1A5 为保护基因。呼吸窘迫综合征患儿 6A2 和 1A 基因过度表达，6A3 和 1A5 基因表达下调。

7. SP-B 基因缺陷　已有报道因患儿 SP-B 基因缺陷，不能表达 SP-B，肺表面活性物质不能发挥作用，这些患儿不管足月或早产，易发生呼吸窘迫综合征。

二、临床表现

早产儿呼吸窘迫综合征：呼吸窘迫综合征的典型临床表现主要见于早产儿，生后不久（1～2 小时）出现呼吸急促，继而出现呼吸困难、呻吟、三凹征，病情呈进行性加重，至生后 6 小时症状已十分明显。然后出现呼吸不规则、呼吸暂停、青紫、呼吸衰竭。体检两肺呼吸音减弱。血气分析 $PaCO_2$ 升高，PaO_2 下降，BE 负值增加。生后 24～48 小时病情最重，病死率较高，能生存 3 天以上者肺成熟度增加，可逐渐恢复，但不少患儿并发肺部感染或动脉导管未闭(PDA)，使病情再度加重。轻型病例可仅有呼吸困难、呻吟，而青紫不明显，经连续气道正压通气(CPAP)治疗后可恢复。近年由于表面活性剂的预防和早期使用，呼吸窘迫综合征的典型临床表现已比较少见。

剖宫产新生儿呼吸窘迫综合征：主要见于晚期早产儿和足月儿，与剖宫产的胎龄密切相关,胎龄 37 周择期剖宫产者呼吸窘迫综合征发生率 3.7％,38 周为 1.9％,39 周以后明显减少,为 0.9％。剖宫产新生儿呼吸窘迫综合征起病时间差别较大,有些患儿生后 1～2 小时即发生严重呼吸困难,而有些患儿生后呼吸困难并不严重。胸片为湿肺表现,但生后第 2～3 天呼吸困难突然加重,胸片两肺呈白肺,发生严重呼吸衰竭。常合并重症持续肺动脉高压(PPHN),表现为严重低氧性呼吸衰竭。

三、诊断

1. 病史　早产儿、剖宫产新生儿、糖尿病母亲新生儿、围生期缺氧等病史。

2. 临床表现　生后进行性呼吸困难、呼吸暂停、青紫,继而发生严重呼吸衰竭。

3. 肺部 X 线变化　Ⅰ级和Ⅱ级为早期,Ⅲ级和Ⅳ级病情严重。新生儿呼吸窘迫综合征肺部 X 线检查有特征性表现,多次床旁摄片可观察动态变化。按病情程度可将胸片改变分为 4 级:Ⅰ级:两肺野普遍透亮度降低(充气减少),可见均匀散在的细小颗粒(肺泡萎陷)和网状阴影(细支气管过度充气);Ⅱ级:除Ⅰ级变化加重外,可见支气管充气征(支气管过度充气),延伸至肺野中外带;Ⅲ级:病变加重,肺野透亮度更加降低,心缘、膈缘模糊;Ⅳ级:整个肺野呈白肺,支气管充气征更加明显,似秃叶树枝。胸廓扩张良好,横膈位置正常。

四、治疗原则及方案

1. 表面活性剂治疗　目前表面活性剂已成为呼吸窘迫综合征的首选常规治疗,国际上已有 7～8 种表面活性剂,国内有两种表面活性剂可供选用。使用表面活性剂治疗呼吸窘迫综合征需注意以下问题。

(1)药品选择:表面活性剂分为天然型和合成型,天然型表面活性剂从牛或猪肺提取,合成型表面活性剂为人工合成。天然型表面活性剂疗效明显优于合成型表面活性剂,合成型表面活性剂多用于预防或轻症病例。

(2)给药时机:表面活性剂给药时机分为产房预防、早期治疗和抢救性治疗。产房预防:是指在产房复苏后立即给药,一般为生后 15～30 分钟,给 1 次。预防指征不同国家不一样,欧洲新生儿呼吸窘迫综合征防治指南建议:对胎龄<26 周,产前未使用激素者考虑在产房使用表面活性剂预防,预防给药可使呼吸窘迫综合征发生率减少 1/3～1/2。早期治疗:是指生后 2 小时内,出现呼吸困难、呻吟,胸片显示两肺透亮度下降,颗粒网状影,立即给药。抢救性治疗:是指病情非常严重,X 线出现典型呼吸窘迫综合征改变才给药。根据疗效-费用分析,应该提倡早期治疗。

(3)给药剂量:表面活性剂的剂量范围比较宽,迄今为止国际报道最大剂量范围为每次 50～200mg/kg。但每种表面活性剂各自有推荐剂量,且各不相同,多数为每次 100～200mg/kg,也有用 70～100mg/kg。总体而言,剂量大效果好,重症病例需用较大剂量,轻症病例和预防用药剂量可以偏小,也有报道首剂用 200mg/kg,续剂用 100mg/kg。

(4)给药次数:对轻症病例一般给一次即可,对重症病例需要多次给药,现主张按需给药,如呼吸机参数吸入氧浓度(FiO_2)>0.4 或平均气道压(MAP)>8cmH_2O,应重复给药。根据国内外经验总结,严重病例需给 2～3 次,但一般最多给 4 次,间隔时间根据需要而定,一般为 6～12 小时。

(5)给药方法:表面活性剂有 2 种剂型,需冷冻保存。干粉剂用前加生理盐水摇匀,混悬剂用前解冻摇匀,使用前将药瓶置于37℃预热数分钟,使表面活性剂中的磷脂更好地分散。用表面活性剂前先给患儿充分吸痰,清理呼吸道,然后将表面活性剂经气管插管缓慢注入肺内,仰卧位给药。

2. 无创呼吸支持 近年提倡使用无创呼吸支持治疗新生儿呼吸窘迫综合征,包括经鼻连续气道正压通气(CPAP)、双水平气道正压通气(BiPAP)和经鼻间隙正压通气(NIPPV)。CPAP能使肺泡在呼气末保持正压,防止肺泡萎陷,并有助于萎陷的肺泡重新张开。对轻中度呼吸窘迫综合征,通常使用气管插管-给表面活性剂治疗-拔管(intubatio-surfactant-extubation,INSURE)-CPAP技术。主要方法是:一旦出现呻吟,给予气管插管(IN)使用表面活性剂治疗(SUR),然后拔管(E),使用CPAP维持,压力5cmH$_2$O。及时使用无创呼吸支持可减少机械通气的使用,降低支气管肺发育不良(BPD)的发生率。NIPPV的治疗效力比CPAP好。如使用无创呼吸支持后出现反复呼吸暂停、PaCO$_2$升高、PaO$_2$下降,应改用机械通气。

3. 机械通气 对严重呼吸窘迫综合征或无创呼吸支持效果不理想者,应采用机械通气,一般先使用常频机械通气,呼吸频率40～50次/分,吸气峰压15～20cmH$_2$O,PEEP 5～6cmH$_2$O。如常频机械通气参数比较高,效果不理想,可改用高频机械通气,减少常频正压通气所致的肺损伤等不良反应。使用机械通气病情改善者应尽早撤离机械通气,在撤离机械通气过程中使用咖啡因,可以加速撤机,减少再次气管插管和机械通气。撤机后再改用无创呼吸支持。

4. 体外膜式氧合 对少数非常严重的呼吸窘迫综合征患儿,高频机械通气效果仍然比较差,可使用体外膜式氧合(ECMO)。目前我国能开展ECMO的单位很少,有待今后逐渐发展。

5. 支持治疗 呼吸窘迫综合征因缺氧、高碳酸血症导致酸碱、水电解质、循环功能失衡,应予及时纠正,使患儿度过疾病极期。液体量不宜过多,以免造成肺水肿,生后第1～2天控制在60～80ml/kg,第3～5天80～100ml/kg;代谢性酸中毒可给5%NaHCO$_3$,所需量(ml)=BE×kg体重×0.5,先给半量,稀释2～3倍,静脉滴注;血压低可用多巴胺3～10μg/(kg·min)。

6. 并发症治疗 并发PDA时先使用药物关闭。吲哚美辛:首剂0.2mg/kg,第2、3剂:日龄<7天且出生体重<1250g者0.1mg/(kg·次),日龄>7天或出生体重>1250g者0.2mg/(kg·次),每剂间隔24小时,口服或静脉滴注。日龄小于7天者疗效较好,吲哚美辛不良反应有肾功能损害、尿量减少、出血倾向、血钠降低、血钾升高,停药后可恢复。或使用布洛芬:首剂10mg/kg,第2、3剂5mg/kg,间隔时间24小时,口服或静脉滴注。若药物不能关闭动脉导管,并严重影响心肺功能时,应行手术结扎。并发持续肺动脉高压时,使用吸入一氧化氮(NO)治疗。

7. 产前预防 对胎龄<34周,可能发生早产的产妇静脉或肌内注射倍他米松或地塞米松,预防早产儿发生呼吸窘迫综合征。倍他米松:每次12mg,间隔24小时,一个疗程2次,肌内注射;或地塞米松:每次6mg,间隔12小时,一个疗程4次,肌内注射。一般使用1个疗程即可,使用多疗程者,增加不良反应。应在分娩前24小时～7天给药。产前使用激素预防早产儿呼吸窘迫综合征效果肯定,研究显示,未用激素预防的对照组,早产儿呼吸窘迫综合征发生率为31%,而预防组为17%,即使发生呼吸窘迫综合征,病情也明显较轻,病死率下降38%。

第三节　呼吸暂停的药物治疗

呼吸暂停（apnea）是指呼吸暂停时间＞20秒，并伴有心率减慢（＜100次/分）或青紫，肌张力低下。呼吸暂停是新生儿常见症状之一，早产儿呼吸暂停发生率约20%～30%，极低出生体重儿可达50%。反复呼吸暂停可致脑损伤或猝死，应及时处理。

一、病因

1. 原发性呼吸暂停　为早产儿呼吸中枢发育未成熟所致，不伴其他疾病。胎龄越小发病率越高。

2. 继发性呼吸暂停　常继发于下例病理情况：①各种原因引起的缺氧；②各种肺部疾病；③各种感染；④代谢紊乱，如低血糖、低钙血症、低钠血症、酸中毒等；⑤中枢神经系统疾病；⑥反射性呼吸暂停，多见于侵入性操作，如气管插管、插胃管、吸痰等，胃食管反流可引起呼吸暂停；⑦贫血或红细胞增多症；⑧环境温度过高或过低；⑨母亲分娩时用过麻醉镇静剂。

新生儿呼吸暂停又可分为中枢性、阻塞性和混合性呼吸暂停。中枢性呼吸暂停系呼吸中枢受抑制所致，其特征是呼吸暂停期间呼吸运动停止，气道内气流停止。阻塞性呼吸暂停为上呼吸道梗阻所致，其特征是呼吸暂停期间气道内气流停止，但仍有呼吸动作。混合性呼吸暂停兼有这两类因素和特征。

二、临床表现

原发性呼吸暂停多发生在胎龄＜34周或出生体重＜1750g的早产儿。常在生后2～7天开始出现，在生后数周内可反复发作。继发性呼吸暂停病情变化与原发病密切相关。呼吸暂停发作时出现青紫、肌张力低下、心率变慢、血氧饱和度下降、血压降低，如不及时发现可致脑缺氧损伤，甚至死亡。早产儿反复呼吸暂停者视网膜病发生率增加。

三、诊断

原发性呼吸暂停只有排除各种病理情况后才能做出诊断。继发性呼吸暂停要进行细致的询问病史、体检、辅助检查等，查找原发病，做出病因诊断。心肺监护仪或呼吸心动描计可协助诊断。1小时内呼吸暂停发作超过2～3次，为呼吸暂停反复发作。

鉴别诊断：呼吸暂停需与周期性呼吸鉴别，后者呼吸暂停5～10秒，发作时一般无青紫，不伴心率减慢，但早产儿周期性呼吸常发展为呼吸暂停。

四、治疗原则及方案

1. 加强监护　包括仪器监护、医师护士密切观察。

2. 刺激呼吸　托背、触觉刺激、弹足底等，也可睡在波动水床上，通过波动刺激前庭的位觉，兴奋呼吸中枢。

3. 药物治疗　使用兴奋呼吸中枢药物，主要有两种药物。①氨茶碱：刺激呼吸中枢，可增加呼吸中枢对CO_2的敏感性，兴奋吸气神经元，增加呼吸频率，提高通气量。负荷量4～6mg/kg，静脉滴注，12小时后给维持量，每次1.5～2mg/kg，每天2～3次。在早产儿氨茶碱的半衰期达 30 小时,比成人长 5 倍~6 倍。氨茶碱治疗血浓度范围较窄,一般在 5~13mg/L 之间,并且血药浓度不稳定,即使每天给相同的剂量,波动范围也比较大,要定期监测血药浓度,根据血药浓度调整剂量,如血药浓度>13mg/L 可出现不良反应。氨茶碱不良反应较多,有烦躁、心动过速、低血压、惊厥、恶心呕吐、喂养不耐受、腹胀、胃肠道出血、电解质紊乱及高血糖等,也有报道可能会影响神经发育;②枸橼酸咖啡因(caffeine citrate):对呼吸中枢的刺激作用比氨茶碱更强,疗效比氨茶碱好(表 10-1),近年咖啡因已成为治疗呼吸暂停的主要药物,脂溶性高,透过血脑屏障快,起效快,半衰期较长,不良反应较少。咖啡因还能促进膈肌的收缩性,防止膈肌疲劳。枸橼酸咖啡因负荷量 20mg/kg(相当于咖啡因 10mg/kg),24 小时后给维持量,每次 5mg/kg,每天 1 次,静脉滴注,也可口服,吸收较好,30 分钟至半小时达到有效血药浓度。血药浓度维持在 10~25mg/L 时,比较稳定。如血药浓度<50mg/L 很少出现不良反应,如>60mg/L 可出现烦躁不安或惊厥、心动过速,少见的不良反应有胃食管反流、便秘、尿钠尿钙排泄增加等。咖啡因的半衰期很长(100 小时),停药后 7 天~10 天,仍可测得一定水平的血药浓度。由于枸橼酸咖啡因疗效好,安全,使用方便(表 10-2),国外已逐渐取代氨茶碱。

表 10-1 咖啡因与氨茶碱的药理作用比较

药理作用	咖啡因	氨茶碱
对中枢和呼吸的刺激作用	+++	++
对心脏的作用	+	+++
对平滑肌的松弛作用	+	+++
对骨骼肌的刺激作用	+++	++
利尿作用	+	+++

表 10-2 治疗早产儿呼吸暂停常用药物的药动学比较

项目	咖啡因	氨茶碱
治疗作用血药浓度	5~25mg/L	5~13mg/L
出现不良反应血药浓度	>50mg/L	>13mg/L
半衰期	100 小时	30 小时
负荷剂量	10mg/kg	5mg/kg
维持剂量	2.5mg/kg,qd	2mg/kg,q6~8h
到达稳态血浓度时间	14 天	5 天
监测血药浓度	不经常	经常
药物相互作用	无	无

4. 无创呼吸支持 频发的阻塞性或混合性呼吸暂停,对药物治疗无效者,可使用无创呼吸支持技术,如鼻塞连续气道正压通气(CPAP)、双水平气道正压通气(BiPAP)、鼻塞间隙正压通气(NIPPV)等,增加功能残气量和肺容积。

5. 机械通气 呼吸暂停频繁发生,药物和无创呼吸支持治疗效果不理想者需使用机械通气。呼吸机参数一般不需要很高，初调值可为：吸入氧浓度（FiO$_2$）0.21～0.3，呼气末正压（PEEP）3～4cmH$_2$O，吸气峰压（PIP）10～15cmH$_2$O，呼吸频率 20～30 次/分，吸气时间 0.3～0.4 秒，然后根据血气调节参数。

6. 原发病治疗　继发性呼吸暂停者，应积极治疗原发病。同时应纠正酸中毒、低血糖、低血钠，维持正常体温。

第四节　动脉导管开放的药物治疗

动脉导管开放是早产儿最常见的先天性心脏病，若未及时诊断与处理，常可诱发或促进充血性心力衰竭、慢性肺疾病、颅内出血和坏死性小肠结肠炎等的发生发展，是影响早产儿存活率和后遗症发生率的主要原因之一。近年来，随着对早产儿的深入研究，一些新的诊疗技术日趋成熟，在临床上应用并取得较好的效果。

一、病因

动力学改变：婴儿出生后随着呼吸的建立，肺脏迅速膨胀，肺血管阻力下降，出现左向右分流，而早产儿肺血管平滑肌较少，肺血管阻力下降更明显，分流量更大，左心负荷更重，加上早产儿心肌细胞小，含水量多，交感神经发育不完善，心肌收缩力和心脏储备能力均不足，更易发生心力衰竭和肺水肿。部分主动脉血液流向压力较低的肺动脉，动脉舒张压下降，脉压增大，表现为水冲脉、枪击音及毛细血管搏动等并肺部严重疾病，如呼吸窘迫综合征时，肺动脉压力可超过主动脉压力，引起明显的右向左分流，此时含氧量较低的血液由肺动脉直接流入降主动脉，供给双下肢，而右上肢仍接受含氧量正常的血液，左上肢既接受含氧量较高的血液，也接受部分含氧量较低的血液，临床上表现为独特的分界性青紫现象双下肢明显青紫，左上肢轻度青紫，右上肢正常。能否关闭决定于血液中血管舒张与收缩因子的平衡。

二、临床表现

早产儿动脉导管开放的临床表现取决于导管的粗细、分流量的大小及肺动脉压力的高低。如导管细分流量小，出生时可完全无症状，但若导管粗，分流量大，则可致有效体循环血流减少，表现为汗多、喂养困难、呼吸急促、心率增快及血压下降等心功能受损症状，发生持续性肺动脉高压时，可见右向左分流的表现。导管分流的持续时间及新生儿的代偿能力对新生儿发病也有很大的影响。同等量的分流，在生后短时间内可无症状，但持续较长时间，可致充血性心力衰竭。典型表现为于胸骨左缘第肋间外侧可听到心脏杂音，初期多为收缩期杂音，始于第一心音之后，接近第二心音时最响，多在一级之间，向左上胸部传导。极少数患儿多为晚期新生儿可听到以第二心音为中心的连续性机器样杂音。

三、诊断

超声心动图检查对诊断最为敏感和准确，临床体征则较迟发生，但对判断与有关的远期发病情况关系更为密切。常见临床体征包括连续性杂音、心前区搏动增强、水冲脉、脉压增大或存在进行机械通气的指征。体征不同诊断意义也不同，如连续性杂音或心前区搏动增强对诊断特异性较高,敏感性很低,而存在进行机械通气的指征刚好相反,敏感性高,特异性低。

四、治疗原则及方案

1. 一般处理

(1)心功能和血流动力学监测:早产儿 PDA 常导致心功能不全和血流动力学紊乱,在超低出生体重儿更为严重,容易导致死亡。必须严密监测心功能、PDA 分流量、肺动脉压力等血流动力学变化,最好需要每天持续监测,许多临床处理尤其是液体摄入量务必根据监测结果进行仔细计算。

(2)限制液体量:限制液体量并不能直接促使 PDA 的关闭,但过多的液体摄入增加早产儿 PDA 的危险性,使 PDA 患儿发生肺充血、心力衰竭,病情加重。研究显示生后前 3 天限制液体入量(中、低液体量)可以减少 PDA 的发生,而过多的液体入量(高液体量)是促进PDA 发生的独立危险因素,第 2、3 天液体入量与 PDA 的发生有密切的关系。早产儿生后第一天液体量一般控制在 60~80ml/kg,每天增加 10ml/kg,到第一周末达到 120~140ml/kg。但液体量必须个体化,要根据心功能和血流动力学监测结果,决定液体摄入量。由于早产儿生后病情不稳定,为维持血糖、电解质平衡、扩容等需要而增加液体摄入,导致液体量过多,可适当使用利尿剂,一般用呋塞米,剂量宜小,每次 0.5mg/kg,每天 1~2 次。早产儿使用呋塞米容易发生电解质紊乱等不良反应,须密切注意。

(3)强心药物:分流量较大的 PDA 如合并心力衰竭可以使用洋地黄类强心药物,否则不需要使用。

(4)维持氧合:为避免发生缺氧,可适当地给氧。如发生呼吸困难可给予连续气道正压通气(CPAP),或呼气末正压通气(PEEP),改善症状。

2. 吲哚美辛　吲哚美辛是环氧酶(COX-1 和 COX-2)的非选择性抑制剂,抑制前列腺素(PG)的合成。过去 20 多年一直是内科保守治疗 PDA 的主要药物,但其有效血药浓度安全范围较窄,且可导致肾功能障碍、颅内出血、坏死性小肠结肠炎(NEC)和肠穿孔等严重不良反应。

(1)用药方法:①用药指征和时机:过去曾对出生小于 1500g 的早产儿生后第一周常规预防性使用吲哚美辛,但结果显示用药组与对照组最终病死率没有差异。因此,现在不主张预防性用药,但出现临床表现者应及时治疗,早产儿出生后数天内发生 PDA 临床表现时,如呼吸困难、心脏杂音、胸片显示心影扩大不能用其他疾病解释,应及时心脏超声检查以确定诊断。超声心动图检查证实存在 PDA 分流、导管直径>1.5mm、心房与主动脉根部比例>1.4 者,可接受治疗,无临床症状的 PDA 不需要处理。吲哚美辛仅能短暂抑制前列腺素 E 的合成,疗程结束后 6~7 天导管可重新开放,如改用 6 天给药(每天 0.1mg/kg,连用 6天)或给第二疗程,可明显提高关闭率(达 70%)。②用药途径:一般首选静脉滴注,国外有专门用于早产儿 PDA 的静脉注射剂型(1mg/支),但国内没有静脉注射剂型,也可以口服,但国内没有专用于新生儿的口服剂型,仅有用于成人的片剂(25mg/片),对早产儿使用不方便。③用药剂量:常规剂量为每次 0.2mg/kg,间隔 12 小时,共 3 次。但根据日龄不同,剂量需要调整:日龄<2 天,首剂 0.2mg/kg,第 2、3 剂均为 0.1mg/kg,日龄 2~7 天,3 次剂量均为 0.2mg/kg,日龄>7 天,首剂 0.2mg/kg,第 2、3 剂为 0.25mg/kg。

表 10-3　按照生后日龄吲哚美辛常用治疗剂量

首剂使用日龄	剂量(mg/kg)		
	第一剂	第二剂	第三剂
<48 小时	0.2	0.1	0.1
2～7 天	0.2	0.2	0.2
>7 天	0.2	0.25	0.25

(2)治疗效果:吲哚美辛治疗早产儿 PDA 的总有效率为 70%～75%左右。约 25%早产儿在治疗后导管可再次开放,如再给一个疗程可关闭大部分 PDA。早产儿 PDA 的药物治疗效果与日龄关系密切,药物治疗的最佳时间窗是出生后 1 周内,生后 24～48 小时内给首剂者,效果最好,一般给药后 36 小时导管关闭。但随着生后日龄的增加效果逐渐降低,给药日龄大于 2 周,效果较差,生后 3～4 周后药物的作用非常有限。同时与胎龄也有明显关系,对胎龄<28 周、出生体重<1000g 的超低出生体重儿,效果较差。

(3)不良反应:①肾脏:一般发生率约 15%～40%,出现一过性肾功能不全,尿量减少,一般 24 小时内恢复。②消化道:出现一过性胃肠道出血如粪便隐血阳性,严重者发生 NEC。③凝血功能:影响血小板功能,血小板聚集功能降低,严重者发生颅内出血、脑缺血等。

(4)禁忌证:包括血清尿素氮>25mg/dL 或肌酐>1.8mg/dL、尿量<0.5ml/(kg・h)、血小板<80×10⁹/mm、有出血倾向、全身凝血功能障碍者、NEC 等。

3. 布洛芬　布洛芬作用机制与吲哚美辛相同,通过抑制前列腺素(PG)合成,降低血 PG 水平,从而促使动脉导管闭合。布洛芬口服吸收迅速且完全,口服生物利用度为 80%,药理作用较强,药效维持时间长,不良反应少。近年布洛芬的使用逐渐增多。

(1)用药方法:①用药指征和时机:与吲哚美辛相似。②用药途径:一般为静脉注射,但静脉用布洛芬价格较昂贵,国内尚无静脉制剂。因此,目前国内多采用口服用药,口服建议 5 倍稀释后用药以减少本品对消化道的刺激。③剂量:疗程一般为 3 天,第 1 天 10mg/kg,第 2 和 3 天均为 5mg/kg,每日 1 次用药。静脉注射和口服用药剂量相同。

(2)治疗效果:目前,国际上药物治疗 PDA 的金标准仍然是吲哚美辛,但近年研究显示,布洛芬关闭 PDA 的疗效与吲哚美辛相当,且消化道和肾脏不良反应发生率更低,对其他重要脏器如脑、消化道血流也无明显不利影响,治疗早期 PDA 更安全,显示出较吲哚美辛更大的优势。Fakhraee 等报道 36 例胎龄小于 34 周且经超声心动图检查确诊患有 PDA 的早产儿,随机接受布洛芬($n=18$)或吲哚美辛($n=18$)治疗,结果显示,布洛芬组及吲哚美辛组 PDA 闭合率分别为 100%和 83.3%,两组差异无统计学意义的显著性($P>0.05$)。Van Overmeire 等的研究共纳入 5 个新生儿重症监护中心胎龄 24～32 周的 PDA 早产儿共 148 例,随机分为吲哚美辛组($n=74$)及布洛芬组($n=74$),结果显示,吲哚美辛组 49 例 (66%)PDA 关闭,布洛芬组 52 例(70%)关闭($P=0.41$,相对危险度为 0.94,95%置信区间为 0.76～1.71),提示两种药物关闭 PDA 的疗效相似。Thomas 等针对 9 项临床随机研究共计 566 例早产儿的荟萃分析结果显示,吲哚美辛和布洛芬关闭 PDA 的疗效差异无统计学意义的显著性($P=0.07$)。

一项多中心随机双盲对照研究评价了静脉用布洛芬的有效性和安全性,136 例出生体重 500～1000g 的超低出生体重儿,在出生后 72 小时内分别接受静脉用布洛芬或安慰剂,结果显示,布洛芬可有效关闭早期 PDA。Van Overmeire 等进行的随机双盲多中心研究,评价了 415 例平均胎龄 31 周(24～30 周)的 ELBW 接受布洛芬以预防性治疗 PDA 的疗效和安全性。出生后 6 小时即随机接受静脉用布洛芬($n=205$)或安慰剂($n=210$)治疗。结果显示,布洛芬组和安慰剂组 3 天内的 PDA 关闭率分别为 84%(172 例)和 60%(126 例),相对危险度为 1.40,95% 置信区间为 1.23～1.59。严重 IVH 发生率两组分别为 8%(17 例)和 9%(18 例),相对危险度为 0.97,95% 置信区间为 0.51～1.82,提示布洛芬治疗 PDA 有效且无明显不良反应及严重并发症。

对 PDA 的及时干预十分重要。Ment 等提出,早期用药以关闭导管可大幅减少 PDA 所引发的多项并发症。一项随机双盲对照研究显示,布洛芬不仅可有效关闭 PDA,还可预防持续肺动脉高压(PPHN)的发生。

药物治疗后约 13%～53% 的早产儿动脉导管会重新开放。布洛芬治疗 PDA 的有效率和复发率不尽相同,这可能与产前应用糖皮质激素、布洛芬用药时间长短及伴发的其他疾病有关。激素的应用和较早使用布洛芬可改善布洛芬治疗 PDA 的效果。首次接受布洛芬治疗后,若超声心动图见导管内腔仍有血流信号,那么即使再次治疗一般也很难使导管内腔完全闭合,即不可能达到解剖学意义上的闭合。对常规剂量布洛芬治疗无效者,增加剂量与疗程并不能改善疗效。因此,只有首次治疗后超声心动图见动脉导管闭合及导管腔内无分流的患儿,如导管重新开放时,可再次应用布洛芬。

(3)不良反应:主要包括胃肠道、肾脏及神经系统不良反应,可引起水肿、尿量减少及血肌酐升高等肾脏不良反应。但短期应用未见明显的胃肠道不良反应,严重肾脏不良反应发生率很低。对神经系统不良反应主要是由于易与血浆白蛋白结合,从而与游离胆红素竞争白蛋白的结合位点,抑制胆红素代谢,造成高胆红素血症,增加胆红素脑病发生率。研究显示,常规治疗剂量的布洛芬并未显著增加游离胆红素水平,因而对神经系统无明显损害作用。但是,对新生儿神经系统的远期结果评估 2006 年才开始,尚需进行大样本、长时间的临床观察。

一项荟萃分析结果显示,接受吲哚美辛或布洛芬治疗后,两组新生儿死亡率、脑室内出血(IVH)、脑室周围白质软化(PVL)、NEC、消化道出血、败血症、早产儿视网膜病、PDA 再次开放需重新治疗、手术结扎率、需要表面活性剂治疗、使用呼吸机天数及住院天数等方面的差异,均无统计学意义的显著性。一项多中心随机双盲对照研究评估了静脉用布洛芬的有效性和安全性。136 例胎龄 30 周、出生体重 500～1000g 的 ELBW 于出生后 72 小时内接受布洛芬或安慰剂,为期 14 天,两组患儿的病死率及 IVH、NEC、肝功能损害、BPD 和早产儿视网膜病等疾病的发生率差异均无统计学意义的显著性。

布洛芬治疗的远期预后,尚需进行更多的临床多中心随机双盲对照研究,建立完善的随访制度,加以评估。

4. 手术治疗

(1)手术指征:经内科保守治疗后 PDA 仍没有关闭,或第二疗程用药后重新开放,并且严重影响心肺功能者,如呼吸困难、肺动脉高压、心力衰竭、X 线胸片显示左心影增大、PDA 大于 2mm、严重左向右分流者,可考虑手术治疗。

(2)手术方法:一般采用从肋间隙进入胸腔,进行手术结扎,但也可采用微创视频辅助腔镜手术结扎,可减少创伤。由于早产儿全身状况比较差,要重视围术期监护,术前要充分准备,术中术后要严密监护。

5. 预防 由于早产儿 PDA 临床上的复杂性、存在治疗时间窗,有主张给予预防性治疗。对出生体重<1250g,生后 6～11 小时给药,吲哚美辛每天 1 次 0.1mg/kg,给 2 天。也可以用布洛芬,剂量与治疗剂量相同。结果:PDA 症状减轻,永久性关闭率增加,IVH 减少,手术治疗减少。但远期预后无显著意义,没有降低病死率,40% 患儿可能不需治疗,NEC 发生率可能增多。因此,对没有临床表现的 PDA 并不需要预防性治疗。

第五节 新生儿持续肺动脉高压的药物治疗

新生儿持续肺动脉高压(persistent pulmonary hypertension of the newborn,PPHN)是指生后肺血管阻力持续性增高,肺动脉压超过体循环动脉压,使由胎儿型循环过渡至正常"成人"型循环发生障碍,而引起的心房及(或)动脉导管水平血液的右向左分流,临床上出现严重低氧血症等症状。PPHN 是一个由多种因素引起的综合征,多见于足月儿或晚期早产儿,北美报道发病率约为 1.9/1000 活产新生儿。

一、病因

1. 缺氧 是 PPHN 最常见的病因,包括各种原因所致的缺氧,如宫内慢性缺氧或围生期窒息、许多肺部疾病等。缺氧可致内源性一氧化氮合酶(eNOS)及 Ca^{2+} 敏感钾通道基因表达降低,而后者是介导肺血管扩张的重要介质。

2. 肺部疾病 胎粪吸入综合征(MAS)和呼吸窘迫综合征(RDS)是 PPHN 的重要病因,尤其是重度 MAS 和择期剖宫产所致的足月儿呼吸窘迫综合征,常伴有非常严重的 PPHN,病死率比较高。研究显示,剖宫产明显增加新生儿 PPHN 发生率。

3. 感染 肺炎或败血症时,由于细菌或病毒、内毒素等引起的心脏收缩功能抑制,肺微血管血栓形成,血液黏滞度增高,肺血管痉挛等导致肺动脉高压。

4. 肺发育不良 包括肺实质及肺血管发育不良,如先天性膈疝是 PPHN 的常见病因。肺发育不良常存在肺动脉可溶性鸟苷酸环化酶(sGC)活性降低,使血管反应性下降。

5. 遗传因素 内源性一氧化氮(NO)在调节肺血管张力及生后循环转换中起重要作用。研究显示,氨基甲酰磷酸合成酶基因多态性与 PPHN 相关,该基因的多态性与尿素循环中间产物精氨酸和瓜氨酸水平相关。新生儿期尿素循环尚未发育完善,由于遗传因素而致的氨基甲酰磷酸合成酶功能低下,使精氨酸和瓜氨酸水平下降而影响一氧化氮的产生,最终导致 PPHN。

二、临床表现

1. 病史 多为足月儿或过期产儿,也常见于晚期早产儿。常有宫内缺氧或围生期窒息病史,原发病常为胎粪吸入综合征、择期剖宫产相关的呼吸窘迫综合征、先天性膈疝等。

2. 临床表现 主要表现为严重青紫,一般在生后 12 小时内青紫就很严重。常表现为差异性青紫:动脉导管开口前(右手)与动脉导管开口后(左手和下肢)的经皮血氧饱和度差>10%,提示患儿有 PPHN 并存在动脉导管水平的右向左分流。生后短期内可有呼吸困难,但一般气急不明显,常无呼吸暂停、三凹征或呻吟。继发于胎粪吸入综合征和呼吸窘迫综合征者,生后短期内呼吸困难比较严重。胸骨左缘或右下可闻及三尖瓣反流所致的心脏收缩期杂音,但体循环血压正常。

3. 辅助检查 动脉血气分析显示严重低氧血症,二氧化碳分压相对正常。约半数患儿胸部 X 线片示心脏增大,单纯特发性 PPHN 肺野常清晰,血管影少,其他原因所致的 PPHN 则表现为相应的肺部 X 线片特征,如胎粪吸入综合征等。心电图检查可见右心室占优势,也可出现心肌缺血表现。

三、诊断

1. 病史 仔细询问 PPHN 相关病史。

2. 临床特点 新生儿早期出现严重青紫、低氧血症,给予积极通气仍不能缓解,胸片病变与低氧程度不平行,除外气漏及青紫型先天性心脏病者,均应考虑 PPHN 的可能。

3. 胸片 对青紫新生儿应立即摄 X 线胸片,观察肺部病变。如肺部病变不严重,与青紫程度不相称,应考虑 PPHN。如存在严重 MAS、呼吸窘迫综合征、先天性膈疝,应考虑同时伴有 PPHN。

4. 心脏超声检查 一旦考虑 PPHN,应立即做心脏多普勒超声检查,排除先心病的存在,并能准确测定肺动脉压力。目前常用多普勒超声技术测定三尖瓣反流和肺动脉瓣反流压差法,推算肺动脉收缩压(PASP)和肺动脉舒张压(PARP),一般认为 PASP>4.0kPa 为肺动脉高压(PHN)。

四、治疗原则及方案

治疗目的是尽快降低肺血管阻力,降低肺动脉压力,维持体循环血压,纠正右向左分流,改善氧合。

1. 维持内环境稳定 根据血气分析结果纠正酸中毒,使 pH 维持在 7.35~7.45 即可。过去常通过碱化血液、过度通气,使血气 pH 增高达 7.45~7.55,达到缓解肺动脉高压。但由于碱中毒会导致脑血管收缩,脑血供减少,现在不主张这种治疗方法。

2. 维持正常血压 当有血容量丢失或因应用血管扩张剂后血压降低时,可使用 0.9% NaCl 扩容。同时可使用多巴胺 2~10μg/(kg·min)和(或)多巴酚丁胺 2~10μg/(kg·min)。

3. 机械通气 应保持良好的氧合,使 PaO_2 维持在 60~80mmHg,$PaCO_2$ 35~45mmHg,氧饱和度维持在 90%~95%。为尽量减少肺气压伤,可允许 $PaCO_2$ 稍升高。如患儿无明显肺实质性疾病,呼吸机参数尽可能调低。如严重肺部疾病,调高呼吸机参数,呼吸频率可设置 40~60 次/分,吸气峰压 20cmH_2O 左右,呼气末正压 5~6cmH_2O,吸气时间 0.3~0.4 秒。如氧合改善不明显,使用高频呼吸机。

4. 吸入一氧化氮(nitric oxide,NO) 自 20 世纪 90 年代中期开始,吸入一氧化氮成为 PPHN 最有效的治疗方法。一氧化氮是由血管内皮细胞产生和释放的血管活性物质,吸入一氧化氮可以激活鸟苷酸环化酶,产生环鸟苷一磷酸,使肺血管平滑肌舒张。对一氧化氮治疗 PPHN 的随机对照试验进行 meta 分析显示,一氧化氮治疗组 30~60 分钟后肺动脉压明显下降,血氧饱和度和动脉血氧分压显著改善,降低对氧的需求。一氧化氮治疗组对

ECMO 治疗的需求减少(OR＝0.30,95％CI:0.21～0.42)。

(1)适应证:主要用于足月儿或晚期早产儿 PPHN,如 FiO_2＞60％,PaO_2＜50mmHg,SpO_2＜85％,氧合指数(OI)＞25,心脏超声检查提示心输出量正常,存在右向左分流,可以使用一氧化氮。

(2)剂量:一氧化氮起始剂量常用$(15～20)×10^{-6}$(ppm),一般 30～60 分钟起效;如效果不明显,可调高至$(20～30)×10^{-6}$(ppm),如病情改善逐渐下调,可在 3～5 天后降至 5ppm 维持。

(3)持续时间:一般需要 3～5 天,多数＜5 天,先天性膈疝需要用更长时间。

(4)撤离减量方法:一氧化氮不可骤停,会导致缺氧加重、病情反跳,故需逐渐减量。根据 SpO_2 和 FiO_2 监测结果调节一氧化氮剂量,如 SpO_2 维持在 90％～95％,FiO_2 降至 40％～50％时,逐渐下调一氧化氮剂量,减至 10ppm 后每 6～12 小时减 1ppm,直至停用。

(5)不良反应:常见不良反应有高铁血红蛋白血症、凝血功能障碍。监测血高铁血红蛋白水平,每 12 小时测定一次,使其水平不超过 3％;观察有无出血倾向,监测血小板和凝血功能。吸入一氧化氮是 PPHN 的首选治疗方法,然而 20％～30％的 PPHN 患儿对一氧化氮反应不佳,少数病例停用一氧化氮后出现反跳,一氧化氮的费用比较高。需要考虑这些不利因素。

5. 使用降低肺动脉压药物　可使用药物治疗使肺血管平滑肌舒张,缓解肺动脉高压。但不同病因所致的 PPHN 对药物有不同的反应,扩血管药物往往不能选择性扩张肺动脉,同时还扩张体循环动脉,不良反应比较多,需注意监测体循环血压。常用药物有以下几类。

(1)西地那非(sildenafil):是 5 型磷酸二酯酶(PDE5)抑制剂,磷酸二酯酶能降解 cGMP,西地那非则抑制磷酸二酯酶对 cGMP 的降解作用,从而增加 cGMP 水平,促进肺血管舒张、抑制血管平滑肌生长,可显著减少停用一氧化氮引起的反跳性血管痉挛。随机盲法对照临床研究显示,口服西地那非组(1mg/kg,每 6 小时一次)较对照组氧合显著改善,病死率显著下降。美国新生儿药物手册(NEOFAX)已收录该药,是目前治疗新生儿 PPHN 的常用药物,没有一氧化氮的单位或对一氧化氮和其他常规治疗无效时,可使用该药。剂量 1～2mg/kg,每 6～12 小时一次,口服。但新生儿使用西地那非的药动学及安全性需要进一步研究。

(2)米力农(milrinone):是 3 型磷酸二酯酶(PDE3)抑制剂,可改善心肌收缩力、降低血管阻力。近年报道米力农治疗 PPHN,可明显改善氧合,但部分患儿出现脑室内出血,是否与药物有关还不清楚,需进一步大样本随机对照研究。

(3)硫酸镁:硫酸镁能拮抗 Ca^{2+} 进入平滑肌细胞,抑制儿茶酚胺释放,降低平滑肌对缩血管药物的反应。过去没有一氧化氮和西地那非时常用该药,现在很少使用。负荷量 200mg/kg,静脉滴入,维持 30 分钟;维持量 20～30mg/(kg·h),持续静脉滴注,可连续应用 1～3 天,需密切监测血压、呼吸、神经反射、血镁、血钙。

6. 吸入一氧化氮供体　雾化吸入一氧化氮供体可在肺内局部产生一氧化氮,扩张肺血管,可有效降低肺动脉高压而不影响体循环血压。一氧化氮供体是一类含有硝基在体内生成一氧化氮而发挥作用的血管扩张药,主要包括有机硝酸盐,即硝酸酯类、有机亚硝酸盐、斯德酮亚胺类、无机亚硝酸盐、亲核一氧化氮供体和硝普钠等,目前研究较多的是硝酸甘油和硝普钠。徐孝华等给低氧性肺动脉高压需机械通气的新生儿雾化吸入硝酸甘油,治疗后

30~60分钟,肺动脉压力明显下降,血氧饱和度明显改善,而体循环血压无改变。一氧化氮供体雾化吸入操作简单、价格低廉,有望成为治疗 PPHN 的一种新方法。

7. 体外膜式氧合 对重症 PPHN 可以使用体外膜式氧合,RCT 研究显示,ECMO 治疗 PPHN 可明显降低病死率。

第六节 新生儿高胆红素血症的药物治疗

新生儿黄疸(jaundice)是因胆红素在体内积聚所致,是新生儿最常见的症状之一。新生儿早期未结合胆红素明显增高所致的黄疸,可导致胆红素脑病,发生后遗症,早产儿更易发生,应予重视。

一、病因

1. 以未结合胆红素增高为主的黄疸

(1)溶血病:使胆红素产生增加,最常见的有血型不合溶血病,其他有葡糖-6-磷酸脱氢酶(G-6-PD)缺陷症、球形红细胞增多症等。

(2)葡糖醛酸转移酶活性低下:使未结合胆红素不能及时转变为结合胆红素,早产儿为暂时性酶活性低下,克里格勒-纳贾尔综合征为先天性酶缺陷,感染酸中毒药物可抑制酶活性。

(3)母乳性黄疸:喂母乳后发生未结合胆红素增高,发病机制尚未完全明确。可分为早发型和晚发型,早发型又称母乳喂养性黄疸(breast feeding jaundice),发生在生后第 1 周,可能与热卡摄入不足、肠蠕动少和肠肝循环增加有关。晚发型在生后第 5 天开始出现,第 2 周达高峰,可能与母乳中存在抑制因子和肠肝循环增加有关,患儿一般情况较好,暂停母乳3~5 天黄疸减轻,在母乳喂养条件下,黄疸完全消退需1~2 个月。

(4)胎粪延迟排出:正常新生儿胎粪150~200g,每克胎粪含 1mg 胎粪,因此胎粪中所含胆红素为新生儿体内每天生成胆红素的 5~10 倍,如胎粪延迟排出,肠道内胆红素重吸收增多,加重黄疸。

(5)感染性黄疸:败血症、尿路感染、感染性肺炎等均可引起黄疸加深。

(6)其他:头颅血肿、颅内出血、其他部位出血、窒息、药物(维生素 K_3、磺胺药、新生霉素等)、红细胞增多症等均可引起黄疸。

2. 以结合胆红素增高为主的黄疸

(1)新生儿肝炎:如乙型肝炎、巨细胞病毒肝炎、弓形虫病等。

(2)胆汁淤积综合征:败血症、静脉营养、早产、某些药物等可引起胆汁淤积。

(3)胆道疾病:先天性胆道闭锁、胆总管囊肿等。

(4)先天性代谢疾病:如甲状腺功能减退、半乳糖血症、α-抗胰蛋白酶缺乏症等。

二、临床表现

新生儿溶血病的临床表现轻重不一,Rh 溶血病临床表现较为严重,进展快,而 ABO 溶血病的临床表现多数较轻。Rh 溶血病一般不发生在第一胎,而 ABO 溶血病可发生在第一胎。

胎儿水肿:严重者表现为胎儿水肿,主要发生在 Rh 溶血病。胎儿水肿的原因与严重贫血所致的心力衰竭、肝功能障碍所致的低蛋白血症和继发于组织缺氧的毛细血管通透性增高等因素有关。

黄疸：溶血病患儿黄疸出现早，一般在生后 24 小时内出现，并很快发展，血清胆红素以未结合胆红素为主。

贫血：溶血病患儿有不同程度的贫血，以 Rh 溶血病较为明显。

肝脾肿大：严重病例因髓外造血，出现肝脾肿大。

三、诊断

对疑有新生儿溶血病者应立即做以下实验室检查。①血常规：如红细胞及血红蛋白下降（<14g/dl）、网织红细胞增高（>6％）、外周血有核红细胞增高（>10/100 个白细胞）等均提示患儿可能存在溶血；②血清胆红素：主要为未结合胆红素升高；③定血型：ABO 溶血病者母亲为 O 型，新生儿为 A 或 B 型，Rh 溶血病者母亲为 Rh 阴性（D 抗原阴性），新生儿为 Rh 阳性，如母亲为 Rh 阳性，婴儿 Rh 阳性，也可发生抗 E、抗 C、抗 e、抗 c 引起的溶血病；④抗人球蛋白试验：即 Coombs 试验，可证实患儿红细胞是否被血型抗体致敏，如直接试验阳性说明患儿红细胞已被致敏，而释放试验阳性可检出血型抗体。ABO 溶血病者需做改良法抗人球蛋白试验。

四、治疗原则及方案

1. 一般治疗　生理性黄疸一般不需治疗，病理性黄疸根据原发病不同采取相应治疗。缺氧、酸中毒、感染可促使胆红素脑病的发生，应积极治疗。要保持水电解质平衡，供给足够能量，改善循环功能。

2. 光疗　是治疗新生儿黄疸的主要方法，未结合胆红素在光照下转变为水溶性的异构体胆红素和光红素，从胆汁和尿液中排泄。波长 420～470nm 的蓝光照射效果最好，绿光、日光灯和太阳光也有一定效果。对以未结合胆红素增高为主的黄疸，应先给予积极光疗，同时进行各项检查，确定诊断，评价病情，严重者做好换血疗法的准备。

光疗指征：应根据不同胎龄、出生体重、日龄的胆红素值而定（表 10-4、表 10-5）。光疗方法：轻中度黄疸可行单面光疗或光纤毯光疗，严重黄疸者需双面光疗。光疗注意事项：光疗会导致不显性失水增加、发热、皮疹、核黄素破坏、腹泻、呼吸暂停等不良反应，应给予相应治疗，同时用黑色眼罩保护眼睛。如血清结合胆红素大于 $68\mu mol/L$ 进行光疗，会发生青铜症，皮肤呈青铜色，停止光疗后青铜色会逐渐消退。

表 10-4　足月新生儿黄疸干预推荐标准

生后时间(h)	血清总胆红素水平，μmol/L(mg/dl)			
	考虑光疗*	光疗	光疗失败后换血**	换血＋光疗
≤24	≥103(≥6)	≥154(≥9)	≥205(≥12)	≥257(≥15)
～48	≥154(≥9)	≥205(≥12)	≥291(≥17)	≥342(≥20)
～72	≥205(≥12)	≥257(≥15)	≥342(≥20)	≥428(≥25)
>72	≥257(≥15)	≥291(≥17)	≥376(≥22)	≥428(≥25)

*：根据患儿的具体情况判断。

**：光疗 4～6 小时，血清胆红素不能降低 1～2mg/dl，为光疗失败。

表 10-5　早产儿黄疸干预推荐标准（总胆红素界值，μmol/L）

胎龄/出生体重	出生～24h		～48h		～72h	
	光疗	换血	光疗	换血	光疗	换血
28 周/＜1.0kg	≥17～86 (≥1～5)	≥86～120 (≥5～7)	≥86～120 (≥5～7)	≥120～154 (≥7～9)	≥120 (≥7)	≥154～171 (≥9～10)
～31 周/～1.5kg	≥17～103 (≥1～6)	≥86～154 (≥5～9)	≥103～154 (≥6～9)	≥137～222 (≥8～13)	≥154 (≥9)	≥188～257 (≥11～15)
～34 周/～2.0kg	≥17～103 (≥1～6)	≥86～171 (≥5～10)	≥103～171 (≥6～10)	≥171～257 (≥10～15)	≥171～205 (≥10～12)	≥257～291 (≥15～17)
～36 周/ ～2.5kg	≥17～120 (≥1～7)	≥86～188 (≥5～11)	≥120～205 (≥7～12)	≥205～291 (≥12～17)	≥205～239 (≥12～14)	≥274～308 (≥16～18)

注：括号内数值为 mg/dl。

3. 药物治疗

(1)静脉注射用人免疫球蛋白(IVIG)：对血型不合溶血病可用 IVIG，封闭新生儿网状内皮系统巨噬细胞 FC 受体，抑制溶血。剂量每次 1g/kg，于 4～6 小时静脉滴注，用一次即可。

(2)白蛋白：如胆红素明显上升，足月儿达到 18mg/dl，并有低蛋白血症可用白蛋白，使胆红素更多地与白蛋白联结，减少胆红素进入中枢神经。剂量 1g/kg，加 10～20ml 葡萄糖液，静脉滴注，或血浆 10ml/kg。最好在换血前 1～2 小时用一次白蛋白。

(3)锡原卟啉(SnPP)和锡中卟啉(SnMP)：可抑制血红素加氧酶，减少胆红素的产生。剂量 0.5μmol/kg(0.25ml/kg)，用 1 次，疗效持续 1 周。SnMP 对 HO 的抑制作用是 SnPP 的 5～10 倍。

(4)肝酶诱导剂：可诱导肝脏葡糖醛酸转移酶活性，增加胆红素的结合，常用苯巴比妥，每天 5mg/kg，分 2 次口服，主要用于克里格勒-纳贾尔综合征Ⅱ型。

4. 换血疗法　如病情继续发展，尤其是确诊为 Rh 溶血病，需进行换血疗法，防止发生胆红素脑病。换血疗法是治疗新生儿严重高胆红素血症的有效方法。

(1)换血指征：血清胆红素达到换血标准，出现胎儿水肿或早期胆红素脑病表现应予以换血。如有缺氧、酸中毒、低蛋白血症、前一胎为 Rh 溶血病者，应放宽指征。

(2)血源选择：Rh 血型不合：采用与母亲相同的 Rh 血型，ABO 血型与新生儿相同。ABO 血型不合：采用 AB 型血浆和 O 型红细胞混合的血。宜用新鲜血液，库血时间不宜超过 3 天，以免发生高钾血症。

(3)换血量：换血量为新生儿血容量的 2 倍，新生儿血容量通常为 80ml/kg，因此换血量为 160ml/kg 左右。

(4)换血途径：传统方法为通过脐血管换血，近年多采用周围血管同步换血。

(5)操作步骤：脐血管换血的方法：新生儿置远红外保暖床，保留脐静脉者，导管直接插入脐静脉，导管插入时，方向偏右上方约 30°，导管插入脐轮 5cm，血流顺利抽出。如脐带已脱落，则在脐孔上方 1cm 处腹壁上作脐静脉切开，在正中线偏右处找到灰白色脐静脉，进行脐静脉插管。每次交换血量开始为 10ml，如能耐受可增至 15～20ml。同时监测静脉压，记录每次抽出和注入的血量、时间、用药等,每15分钟测心率、呼吸及病情变化。

(6)换血合并症:库血未经复温而立即输入,可致低体温、心血管功能异常。脐静脉穿孔可致出血、进入腹腔、损伤肝脏,如导管接触心脏可致心律失常和心脏停搏。输血量过多可致心力衰竭。如有空气、血凝块进入,可致血栓、空气栓塞。还可并发感染、低钙血症、肠穿孔、坏死性小肠结肠炎、肝素过量引起出血等。

第七节　新生儿缺氧缺血性脑病的药物治疗

新生儿缺氧缺血性脑病(hypoxic-ischemic encephalopathy,HIE)是围生期缺氧缺血所致的脑损伤,是导致新生儿死亡和发生后遗症的重要原因之一。HIE是可以预防的,如果积极做好围生期保健,推广正确的复苏方法,降低窒息发生率,HIE的发病率和危害性就可明显降低,近年我国一些大城市,HIE的发病率已开始降低。

一、病因

引起新生儿缺氧和(或)缺血的各种疾病都可能是新生儿HIE的病因。以缺氧为主的病因有围生期窒息、反复呼吸暂停、严重呼吸道疾病等,其中围生期窒息最为重要。在新生儿HIE病因中产前和产时窒息各占50%和40%,其他原因约占10%。以缺血为主的病因有心搏呼吸骤停、大量失血、休克、重度心力衰竭等。

二、临床表现

患儿有严重的宫内窘迫或出生时严重窒息史,出生后12～24小时内出现神经系统症状,根据意识、肌张力改变、原始反射异常、惊厥和脑干受损等表现,可分为轻、中、重三度(表10-6)。

轻度:主要表现为兴奋,易激惹,肌张力正常,拥抱反射活跃,吸吮反射正常,呼吸平稳,无惊厥。症状多在3天内逐渐消失,预后良好。

中度:表现为嗜睡或抑制,肌张力降低,吸吮反射和拥抱反射减弱,约半数病例出现惊厥。足月儿上肢肌张力降低比下肢重,提示病变累及矢状窦旁区。早产儿如表现为下肢肌张力降低比上肢重,则提示病变为脑室周围白质软化。如症状持续7天以上,可能有后遗症。

重度:患儿处于昏迷状态,肌张力极度低下,松软,拥抱反射、腱反射消失,瞳孔不等大,对光反应差,前囟隆起,惊厥频繁,呼吸不规则或暂停,甚至出现呼吸衰竭。重度患儿病死率高,存活者常留后遗症。

表 10-6　新生儿缺氧缺血性脑病临床表现分度

临床表现	轻度	中度	重度
意识	激惹	抑制、嗜睡	昏迷
肌张力	正常或增高	减弱	松软
拥抱反射	正常或活跃	减弱	消失
惊厥	无	半数有惊厥	频繁惊厥

若缺氧缺血发生在出生前几周或几个月时,患儿在出生时可无窒息,也无神经系统症状,但在数天或数周后出现亚急性或慢性脑病的表现,临床上较难与先天性脑畸形或宫内病毒感染相区别。

三、诊断

新生儿 HIE 的诊断主要依据病史和临床表现,但同时要做影像学和其他检查,对病情严重程度及预后进行评价。

1. 影像学检查

(1)头脑超声检查:HIE 时可见普遍回声增强,脑室变窄或消失,提示脑水肿;散在的高回声区,提示散在的脑实质缺血;局限性高回声区,提示该部位有缺血性损害。

(2)头颅 CT 检查:轻度表现为散在、局灶性低密度影分布两个脑叶;中度表现为低密度影超过两个脑叶,白质与灰质的对比模糊;重度表现为大脑半球弥漫性低密度影,白质与灰质界限消失,侧脑室变窄。正常新生儿尤其是早产儿脑水分多,髓鞘发育不成熟,可存在广泛的低密度,因此 HIE 低密度的诊断 CT 值应在 18 以下。

(3)磁共振成像(MRI):MRI 不仅能检出急性期 HIE 的存在、分布和严重性,而且能帮助判断预后,还能发现髓鞘形成是否延迟或异常,以判断神经发育情况。

新生儿 HIE 急性期脑水肿比较明显,可能会掩盖脑细胞损伤,并且病情还在变化之中,所以早期影像学检查不能反映预后,需在 2～4 周后复查。

2. 脑功能及脑血流检查

(1)脑电图(EEG)检查:表现为节律紊乱、低波幅背景波上的棘慢波爆发或持续弥漫性慢活动;重度 HIE 出现"爆发抑制"、"低电压"甚至"电静息"。

(2)脑干诱发电位检查:表现为出波延迟、潜伏期延长、波幅变平。

(3)多普勒超声脑血流速度(CBV)测定:有助于了解脑灌注情况,高 CBV 提示存在脑血管麻痹和缺乏自主调节,低 CBV 提示存在广泛的脑坏死、低灌注、甚至无灌流。

3. 生化指标测定　神经烯醇化酶(NSE)、S-100 蛋白(S-100)和脑型肌酸磷酸激酶(CK-BB)存在于神经组织的不同部位,HIE 后 6～72 小时它们在血液和脑脊液中的升高和脑损害程度呈正相关,能敏感地作为新生儿 HIE 早期诊断和评估预后的标志物。

四、治疗原则及方案

HIE 是一个多环节、多因素的病理生理过程,患儿对缺氧的耐受性差异很大,因此,新生儿 HIE 的治疗应当根据病人的特点,在缺氧缺血的不同阶段进行针对性的个体化联合治疗,才能提高疗效,减少不良反应。

1. 监护　对 HIE 患儿应密切监护,不仅观察神经系统症状,还要监护各脏器损害情况。

2. 维持组织最佳的灌流　严重缺氧的新生儿出生时常有低血压,可给予多巴胺和多巴酚丁胺,维持收缩压在 50mmHg 以上,有利于改善肾脏的灌流和心肌收缩力。由于缺氧后脑血流自主调节功能障碍,应尽量避免血压的剧烈波动而致颅内出血。

3. 适当限制液体入量和控制脑水肿　对脑水肿的处理应从控制液体量入手,若有明显颅高压症状和体征,可予甘露醇治疗,每次 0.25g/kg,间隔 6 小时,甘露醇可减轻脑水肿。

4. 控制惊厥　如出现惊厥或兴奋症状,选用苯巴比妥,苯巴比妥不仅可镇静止痉,且可降低脑代谢率,改善脑血流,减轻脑水肿,还有清除自由基的作用。苯巴比妥负荷量 15～20mg/kg,缓慢静脉注射或肌注,如未能止痉,隔 30 分钟加用 5mg/kg,直至负荷量 30mg/kg,给负荷量 24 小时后给维持量每日 5mg/kg,给 1 次。

5. 维持适当的血糖水平　动物实验证实低血糖会加重 HIE,而高血糖能降低脑损害的程度。因此在新生儿缺氧时应维持血糖水平在正常水平(70～120mg/dl)。

6. 亚低温疗法　近年选择性头部亚低温(降低脑温 2～4℃)对新生儿 HIE 的神经保护作用已引起了国内外学者的关注。其可能的作用机制是:降低脑组织的能量需求和耗氧量,减轻脑水肿,延迟继发性能量衰竭和细胞凋亡,延长治疗时间窗,与其他干预措施起协同的保护作用。

7. 神经营养因子　近年研究显示神经营养因子可改善细胞周围环境,促进受损神经细胞的修复和再生,其中研究较多的是碱性成纤维细胞生长因子(bFGF)和胰岛素样生长因子(IGF-1)。

8. 早期康复干预　0～2 岁小儿脑处于快速发育的灵敏期,可塑性强,因此对 HIE 患儿尽早开始感知刺激和动作训练可促进脑结构和功能代偿,有利于患儿的恢复和减轻后遗症。

第八节　新生儿低血糖症的药物治疗

不论胎龄和出生体重,新生儿血糖＜2.6mmol/L(47mg/dl),称为低血糖症(hypoglycemia)。新生儿低血糖容易导致脑损伤,严重者遗留神经系统后遗症,必须高度重视,及时诊断和治疗。

一、病因

1. 暂时性低血糖症　多数病例为生后暂时性低血糖,主要病因有:

(1)糖摄入减少:早产儿、患病新生儿因喂养困难,或因各种原因延迟喂养,糖摄入减少,常发生低血糖症。

(2)糖消耗过多:患病的新生儿糖消耗增加,易发生低血糖症,如新生儿窒息、感染、酸中毒、硬肿症等时常出现低血糖症。

(3)糖原储存不足:早产儿、小于胎龄儿糖原储存不足,并且糖原异生功能差,喂养困难,易发生低血糖症,极低出生体重儿低血糖症发生率可达 30％～50％。

(4)糖尿病母亲婴儿:出生后葡萄糖来源中断,而胰岛素水平较高,易发生低血糖症。

2. 持续性低血糖　少数病例低血糖持续存在或反复发生,或称顽固性低血糖症,主要病因有:

(1)高胰岛素血症:Beckwith 综合征、胰岛细胞瘤、胰岛细胞增生症等患儿因胰岛素水平较高,表现为持续性低血糖症。

(2)先天性代谢疾病:包括糖代谢障碍,如糖原累积病、半乳糖血症等糖原分解减少;氨基酸代谢障碍,如枫糖尿病等;脂肪代谢紊乱,可发生持续性低血糖症。

(3)内分泌疾病:垂体功能减退、皮质醇缺乏症、胰高血糖素缺乏症、肾上腺素缺乏症等。

二、临床表现

新生儿低血糖症多为无症状型。出现症状者主要表现为精神委靡、嗜睡、喂养困难、肌张力低下、呼吸暂停、阵发性青紫，也可表现为烦躁、震颤、惊厥。反复发生或持续性低血糖要考虑 Beckwith 综合征、胰岛细胞瘤、胰岛细胞增生症、遗传代谢性疾病等。频繁发生低血糖者不论有无症状，均可引起脑细胞损伤，脑干诱发电位和脑 MRI 检查显示异常，常留有智能障碍、运动功能障碍等后遗症。

三、诊断

新生儿正常血糖值下限存在不同观点，为了尽可能避免发生脑损伤，现在认为，不论胎龄和出生体重，新生儿血糖＜2.6mmol/L(47mg/dl)，称为低血糖症，必须干预。新生儿低血糖症的临床表现不典型，诊断主要依靠对血糖的监测，对有可能发生和已发生低血糖症的新生儿都应进行血糖监测，每天 4～6 次，直到血糖稳定。对所有早产儿、低出生体重儿、小于胎龄儿、巨大儿、大于胎龄儿、延迟喂养者、患病新生儿等，都必须进行血糖监测。

对反复发生或持续性低血糖症要积极查找病因，尽快进行相关检查，做出病因诊断。

四、治疗原则及方案

1. 早期喂养 对可能发生低血糖症者生后 1 小时即开始喂 10％葡萄糖，生后 2～3 小时开始喂奶。

2. 静脉滴注葡萄糖 对不能肠内喂养者，应及时静脉滴注葡萄糖，维持正常血糖。血糖＜2.6mmol/L(47mg/dl)者不论有无症状，应给 10％葡萄糖 6～8mg/(kg·min)静脉滴注，如血糖低于 1.6mmol/L(29mg/dl)应给 10％葡萄糖 8～10mg/(kg·min)静脉滴注，维持血糖在正常范围。如发生惊厥应立即给 25％葡萄糖 2～4ml/kg(早产儿用 10％葡萄糖 2ml/kg)静脉注射，速度为 1ml/min。

3. 激素 如患儿需要 10％葡萄糖 12mg/(kg·min)以上的静脉滴注速度才能维持血糖＞2.6mmol/L 时，可加用氢化可的松 5～8mg/(kg·d)静脉滴注，或泼尼松 1～2mg/(kg·d)口服。

4. 高血糖素(glucagon) 高血糖素是由 29 个氨基酸组成的一种多肽激素，可迅速分解肝糖原，并促进糖异生、使酮体生成增多、加快脂肪代谢。然而高浓度的高血糖素易导致反应性胰岛素分泌，患者在接受高血糖素治疗时需静脉输入葡萄糖以预防低血糖的发生。常规使用泵入/静滴，维持剂量 1～20μg/(kg·h)，一般用至中心静脉通路建立后，监测血糖稳定可停用，不宜长期使用。如静脉输液中糖速极高时，血糖仍不稳定，可将高血糖素给药速度增至 1～2mg/d 持续静脉输注。如突然发生低血糖危象，静脉补糖不能立即缓解，可肌注/静推高血糖素 0.5～1mg。可以单独或结合奥曲肽同时使用。常见不良反应为游走性坏死性红斑，停药后可消退。该药一般只作为紧急治疗严重低血糖的一种药物，不宜用作长期治疗。

5. 二氮嗪(diazoxide) 是治疗高胰岛素血症的首选及一线药物。它是一种 ATP 敏感的钾通道开放剂，能与 KATP 通道的 SUR1 亚单位结合，使钾通道处于长期开放状态，从而抑制胰岛素的分泌。如为基因突变导致没有正常的钾离子通道的高胰岛素血症亚型则对该药疗效不佳,所以患儿是否存在正常钾离子通道导致对二氮嗪疗效差异很大。起始剂量 5mg/(kg·d),根据监测血糖情况将调整剂量至 5~20mg/(kg·d),分 3 次口服,最大剂量不超过 25mg/(kg·d)。二氮嗪在儿童体内的半衰期为 9.5~24.0 小时,故对疗效的判断至少在用药 5 天之后。当判断药物有效后,维持剂量不需随体重而改变。许多的临床资料表明,该药具有较高的安全性,对二氮嗪有效的 CHI 患儿,可长期使用。

高胰岛素血症/高氨血症综合征(HI/HA syndrome)患者一般需要二氮嗪长程治疗,同时辅以每餐亮氨酸摄入<200mg 的辅助治疗。

围生期应激所致的高胰岛素性低血糖(hyperinsulinaemic hypoglycaemia,HH)、暂时性高胰岛素性低血糖、HNF4A 和 GLUD1 基因突变相关性高胰岛素性低血糖,用二氮嗪效果较好。

二氮嗪的常见不良反应为水钠潴留和多毛症(停药后可消失)。水钠潴留经常出现在新生儿期,有可能导致肺动脉高压和(或)心力衰竭。因此新生儿期使用二氮嗪时常加用噻嗪类利尿药预防水钠潴留。心血管并发症常出现在早产儿,需引起重视。若出现尿量减少、眼睑水肿等心力衰竭的相关症状,建议口服噻嗪类利尿剂氢氯噻嗪 7~10mg/d,分 2 次口服[国内多以 1~2mg/(kg·d)为起始剂量并调整用量],同时限制液体入量预防心力衰竭。有临床观察发现,使用中高剂量二氮嗪治疗先天性高胰岛素血症时,可能导致反常性低血糖血症。

6. 奥曲肽(octreotide) 一种生长抑素,是胰岛素释放的潜在抑制剂,可以长程或短程治疗高胰岛素血症性低血糖。一般是在对二氮嗪治疗效果不佳的病人使用。短程治疗,可以单用,或与高血糖素联用。该药半衰期较短,需持续泵入或静滴,5~35μg/(kg·d),维持 6~8 小时;短程使用起始剂量为 2~5μg/(kg·d),分 3~4 次皮下注射,最大剂量 15~50μg/d。使用该药后可立即出现暂时性血糖升高,起效时间一般为首剂使用后 24~48 小时,故评估疗效、更改剂量一般需要 2 天后方能确定。起始每 2 天根据血糖评估一次增/减剂量;稳定后剂量随体重增加而增加。如果剂量使用过大会因为同时抑制胰高血糖素和生长激素而导致更为严重的低血糖。长期使用奥曲肽可产生耐药现象。该药费用较高,长期使用受到限制。

不良反应大多数发生在首剂使用之后,常见不良反应有呕吐、腹胀、腹泻等,一般多在 7~10 天内自行缓解。有大样本研究观察到使用奥曲肽可能与坏死性小肠结肠炎(NEC)的发生相关。因此,使用奥曲肽时需密切监测坏死性小肠结肠炎发生的可能,有胎膜早破、出生窒息或张力过高的配方奶喂养等高危因素的新生儿更需注意。有报道指出,长期高剂量使用奥曲肽可能导致药物性肝损害,一般停药后肝损害可好转。在使用奥曲肽过程中,需定期检测肝酶,出现药物性肝损害应及时停药。

7. 外科治疗 对药物治疗无效的顽固性低血糖症,考虑胰岛细胞瘤、胰岛细胞增生症者,需外科手术治疗。

(陈　超　李智平　吴　丹)

参 考 文 献

1. Senniappan S, Shanti B, James C, et al. Hyperinsulinaemic hypoglycaemia: genetic mechanisms, diagnosis

and management. Inherited Metabolic Disease,2012,35(4):589-601.

2. Levy-Shraga Y,Pinhas-Hamiel O,Kraus-Houminer E,et al. Cognitive and developmental outcome of conservatively treated children with congenital hyperinsulinism. Pediatric Endocrinology & Metabilism,2013,26(3-4):301-308.

3. Ponmani C,Gannon H,Hussain K,et al. Paradoxical Hypoglycaemia Associated with Diazoxide Therapy for Hyperinsulinaemic Hypoglycaemia. Hormone Research In Pediatrics,2013,80(2):129-133.

4. Hu S W,Yan J,Sun B,et al. The treatment effect of diazoxide on 44 patients with congenital hyperinsulinism. J Pediatric Endocrinology & Metabilism,2012,25(11-12):1119-1122.

5. Sweet D,Carnielli V,Greisen G,et al. European consensus guidelines on the management of neonatal respiratory distress syndrome in preterm infants--2013 update. Neonatology,2013,103(4):353-368.

6. Van Marter LJ,Hernandez-Diaz S,Werler MM,et al. Nonsteroidal antiinflammatory drugs in late pregnancy and persistent pulmonary hypertension of the newborn. Pediatrics,2013,131(1):79-87.

7. 中华医学会儿科学分会新生儿学组. 新生儿高胆红素血症诊断和治疗专家共识. 中华儿科杂志,2014,52(10):745-748.

8. 中华医学会儿科学分会新生儿学组. 新生儿缺氧缺血性脑病诊断标准. 中国当代儿科杂志,2005,7:97.

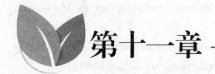

第十一章

血液系统及肿瘤疾病与药物治疗

第一节　小儿血液系统的发育及生理特点

一、造血特点

器官起源于中胚叶,小儿在胚胎期及出生后的不同发育阶段,造血的主要器官并不相同。

1. 胎儿期造血

(1)中胚叶造血期:自胚胎第 3 周出现卵黄囊造血,第 6 周后中胚叶造血开始减退,主要是原始的有核红细胞。

(2)肝脾造血期:肝脏自胚胎第 6～8 周开始出血活动的造血组织,4～5 月达到高峰,6 月后逐渐减退,胎肝造血主要产生有核红细胞。胎儿 8 周左右,脾脏也参加造血,主要生成红细胞、粒细胞、淋巴细胞和单核细胞,同时出现破坏血细胞的功能,至胎儿 5 个月时脾脏造红细胞和粒细胞的活动减少,并逐渐消失,而造淋巴细胞的功能可维持终身。

胎儿自 8～11 周开始,胸腺和淋巴结参与制造淋巴细胞。

(3)骨髓造血期:自胎儿 4 个月开始,骨髓出现造血活动,并迅速成为主要的造血器官,至胎儿 32 周,骨髓中粒细胞、红细胞、巨核细胞等系统增生都很活跃。初生时所有的骨髓都充满造血组织,出生 2～5 周后成为唯一的造血场所。

胎儿期造血的三个阶段不是截然分割的,而是互相交错的。

2. 生后造血　生后造血主要是骨髓造血,产生各种血细胞;淋巴组织产生淋巴细胞;特殊情况下可出现骨髓外造血。

(1)骨髓造血:出生后骨髓是产生红系、粒系和巨核系细胞的唯一器官,此外还产生淋巴细胞和单核细胞。婴幼儿期所有骨髓均为红髓,全部参与造血;5～7 岁开始,长骨干中出现脂肪细胞(黄髓),至 18 岁时红髓仅分布于脊柱、胸骨、肋骨、颅骨、锁骨、肩胛骨、骨盆及长骨近端。黄髓仍有潜在的造血功能,当造血需要增加时,它可转变为红髓而恢复造血功能。由于小儿在出生后头几年缺少黄髓,造血的代偿潜力甚少,当造血需要增加时,就容易出现骨髓外造血。

(2)骨髓外造血:在正常情况下,出生 2 个月后骨髓外造血停止(除淋巴细胞与吞噬细胞外)。出生后,尤其在婴幼儿期,当遇到感染、溶血、贫血、骨髓受异常细胞侵犯、骨髓纤维化等情况时,造血需要增加时,肝、脾和淋巴结可随时适应需要,恢复到胎儿时的造血状态,而出现肝、脾、淋巴结增大。同时外周血中可出现有核红细胞和(或)幼稚中性粒细胞。这是小儿造血器官的一种特殊反应,称为"骨髓外造血"。当感染及贫血纠正后恢复正常。

二、小儿血象特点

1. 红细胞数和血红蛋白量 出生时红细胞数约为 $5.0×10^{12}$～$7.0×10^{12}$/L,血红蛋白量约为 150～220g/L,后逐渐下降,至 2 月～3 月时红细胞数降至 $3.0×10^{12}$/L 左右,血红蛋白量降至 100g/L 左右,出现"生理性贫血",3 月以后,红细胞和血红蛋白量又缓慢增加,12 岁时达到成人水平。

2. 白细胞数与分类 初生时白细胞数为 $15×10^9$～$20×10^9$/L,生后 6～8 小时达到$6×10^9$～$8×10^9$/L,1 周时下降至 $12×10^9$/L,婴儿期为 $10×10^9$/L 左右,8 岁以后接近成人水平。白细胞分类在 4～6 天前以中性粒细胞为主,4～6 天两者相同,之后以淋巴细胞为主直到 4～6 岁两者比例又相同,4～6 岁后两者比例接近成人。

3. 血小板 血小板数与成人相似,约为 $150×10^9$～$300×10^9$/L。

三、贫血标准

贫血的诊断标准参照世界卫生组织建议的标准。6 个月～6 岁<110g/L,6～14 岁<120g/L,成人男性<130g/L,成人女性<120g/L,孕妇<110g/L。6 个月内婴儿因生理性贫血等因素,目前尚无统一标准,我国暂定为新生儿血红蛋白<145g/L,1～4 月龄<90g/L,4～6 月龄<100g/L 者为贫血。

第二节 贫 血

一、缺铁性贫血

缺铁性贫血(IDA)是体内铁缺乏导致血红蛋白合成减少,临床上以小细胞低色素性贫血、血清铁蛋白减少和铁剂治疗有效为特点的贫血症。包括铁减少期、红细胞生成缺铁期和缺铁性贫血期。据 WHO 统计资料显示,发展中国家儿童 IDA 发病率约为 20%,中国的研究显示我国 7 个月～7 岁儿童缺铁和 IDA 发病率分别为 40.3% 和 7.8%,农村儿童发病率明显高于城市儿童。

(一)病因

铁的摄入不足及丢失过多。摄入不足包括体内铁储备不足、饮食中缺铁、吸收不良、需求量相对增多等。丢失过多主要是由于长期少量失血如长期腹泻、寄生虫、月经过多、胃肠道出血及反复咯血等。

(二)临床表现

临床可以表现为皮肤黏膜逐渐苍白、易疲劳、头晕、食欲不振、异食癖、记忆力减退、心率增快及免疫力降低等。

(三)诊断

1. 缺铁诊断标准

(1)具有导致缺铁的危险因素,如喂养不当、生长发育过快、胃肠疾病和慢性失血等。

(2)血清铁蛋白<15μg/L,伴或不伴血清转铁蛋白饱和度降低(<15%)。

(3)Hb 正常,且外周血成熟红细胞形态正常。

2. IDA 的诊断标准

(1)Hb 降低,符合 WHO 儿童贫血诊断标准,即 6 个月~6 岁<110g/L;6~14 岁<120g/L。由于海拔高度对 Hb 值的影响,海拔每升高 1000 米,Hb 约上升 4%。

(2)外周血红细胞呈小细胞低色素性改变:平均红细胞容积(MCV)<80fl,平均红细胞血红蛋白含量(MCH)<27pg,平均红细胞血红蛋白浓度(MCHC)<310g/L。

(3)具有明确的缺铁原因:如铁供给不足、吸收障碍、需求增多或慢性失血等。

(4)铁剂治疗有效:铁剂治疗 4 周后 Hb 应上升 20g/L 以上。

(5)铁代谢检查指标符合 IDA 诊断标准:下述 4 项中至少满足两项,但应注意血清铁和转铁蛋白饱和度易受感染和进食等因素影响,并存在一定程度的昼夜变化。①血清铁蛋白(serum ferritin,SF)降低(<15μg/L),建议最好同时检测血清 CRP,尽可能排除感染和炎症对血清铁蛋白水平的影响;②血清铁(serum iron,SI)<10.7μmol/L(60μg/dl);③总铁结合力(total iron binding capacity,TIBC)>62.7μmol/L(350μg/dl);④转铁蛋白饱和度(transferrin saturation,TS)<15%。

(6)骨髓穿刺涂片和铁染色:骨髓可染色铁显著减少甚至消失、骨髓细胞外铁明显减少(0~±)(正常值:+~+++)、铁粒幼细胞比例<15%仍被认为是诊断 IDA 的"金标准";但由于为侵入性检查,一般情况下不需要进行该项检查。对于诊断困难,或诊断后铁剂治疗效果不理想的患儿,有条件的单位可以考虑进行,以明确或排除诊断。

(7)排除其他小细胞低色素性贫血:尤其应与轻型地中海贫血鉴别,注意鉴别慢性病贫血、肺含铁血黄素沉着症等。

凡符合上述诊断标准中的第(1)项和第(2)项,即存在小细胞低色素性贫血者,结合病史和相关检查排除其他小细胞低色素性贫血,可拟诊为 IDA。如铁代谢检查指标同时符合 IDA 诊断标准,则可确诊为 IDA。基层单位如无相关实验室检查条件可直接开始诊断性治疗,铁剂治疗有效可诊断为 IDA。

(四)治疗原则及方案

1. 一般治疗

(1)患者宣教:改善饮食,合理喂养(婴儿可加蛋类、菜泥、肝和肉末等;幼儿和儿童纠正偏食,给予富含铁质、维生素 C 和蛋白质的食物);

(2)病因治疗:尽可能查找导致缺铁的原因和基础疾病,并采取相应措施去除病因。如纠正厌食和偏食等不良饮食行为习惯、治疗慢性失血疾病等。

2. 药物治疗

(1)铁剂治疗:铁以亚铁离子形式主要在十二指肠及空肠近端吸收,酸性药物可增加铁的吸收。铁吸收后与转铁蛋白结合进入血循环,以供造红细胞所用,也可以铁蛋白或含铁血黄素形式累积在肝、脾、骨髓及其他网状内皮组织中。蛋白结合率在血红蛋白中很高,肌红蛋白、酶及转运铁的蛋白均较低,铁蛋白或含铁血黄素也很低。铁在人体中每日排泄极微量,见于尿、粪、汗液、脱落的肠黏膜细胞及酶内。

1)口服铁剂治疗:应采用亚铁制剂口服补铁,利于铁的吸收。多种亚铁制剂可供选择

（常用口服亚铁制剂见表 11-1），应根据供应等情况决定采用何种制剂，但应按元素铁计算补铁剂量，即每日补充元素铁 2～6mg/kg，餐间服用，每日 2～3 次。可同时口服维生素 C 促进铁吸收。应在 Hb 正常后继续补铁 2 个月，恢复机体储存铁水平。必要时可同时补充其他维生素和微量元素，如叶酸和 B$_{12}$。循证医学资料表明间断补充元素铁 1～2mg/（kg·次），每周 1～2 次或每日 1 次亦可达到补铁的效果，疗程 2～3 个月。

表 11-1　常用口服亚铁制剂

药品名称	规格	铁含量	铁％
硫酸亚铁片	0.3g/片	60mg	20％
富马酸亚铁片（颗粒）	0.2g/片（包）	66mg	33％
琥珀酸亚铁片	0.1g	35mg	35％
右旋糖酐铁分散片		25mg	
多糖铁复合物胶囊		150mg	

2）注射铁剂治疗：肠外补铁会发生严重不良反应，因此其适应证很少，以下情况可以考虑使用：①诊断肯定，但口服铁剂治疗后无治疗反应者；②口服后胃肠反应严重，虽改变制剂种类、剂量及给药时间仍无改善者；③胃肠疾病及胃肠手术无法给予口服铁剂治疗或口服治疗吸收不良者。常用的注射剂：常用的胃肠道外铁剂主要是右旋糖酐铁、蔗糖铁和山梨醇枸橼酸铁复合制剂。①右旋糖酐铁：为氢氧化铁与右旋糖酐的复合体，每毫升含铁 50mg，给药方式为深部肌内注射，需铁（mg）总量=［血红蛋白正常值（g/L）-患者血红蛋白值（g/L）］×体重（kg）×80×3.4×1.5÷1000。其中 80 为每千克体重血容量毫升数，3.4 为每克血红蛋白含铁毫克数，1.5 为供储铁需要倍数。②山梨醇枸橼酸铁复合制剂：每次 1.5～2ml（相当于铁 75～100mg）。

（2）药学监护

1）不良反应监护：口服铁剂的收敛作用有时会对胃肠道产生刺激和引起腹痛，并伴有恶心和呕吐，这些刺激的不良反应通常与元素铁的摄入量有关而与制剂的类型无关。其他的胃肠道反应还包括腹泻或便秘，肌内注射铁剂不良反应较多。右旋糖酐铁注射后，除注射部位局部疼痛或色素沉着、皮肤瘙痒外，全身反应轻者有面部潮红、头痛、头晕；重者有肌肉及关节酸痛、恶心、呕吐、眩晕、寒战及发热；更严重者有呼吸困难、气促、胸前压迫感、心动过速、低血压、心脏停搏、大量出汗以致过敏性休克，幼儿常可致死亡。

2）注意事项及用药教育：①婴儿避免肌内注射铁剂。②关于口服铁剂服药时间：由中华医学会儿科学分会血液学组等共同制定的《儿童缺铁和缺铁性贫血防治建议》（2008）中指出：口服铁剂宜餐间服用；而《中国国家处方集·化学药品与生物制品卷·儿童版》（CNFC）中指出：口服铁剂有轻度胃肠反应，重者于餐后服用，但对药物吸收有所影响；相关药品如硫酸亚铁片、琥珀酸亚铁片、右旋糖酐铁分散片等药品说明书中指出宜餐后或餐时服用，之所以这样规定其主要原因之一应该是考虑到该类药物的胃肠道不良反应之故，所以这类药物的服用时间应就具体患者的具体情况综合考虑药物的吸收、疗效及不良反应选择合理的服药时间。③患者用药教育：口服铁剂均有收敛性，服后有轻度恶心、胃部或腹部疼痛，轻度腹泻或便秘也很常见，多与剂量及品种有关，硫酸亚铁反应最明显。缓释剂型可明显减轻胃肠道反应。

口服糖浆铁制剂后容易使牙齿变黑。液体制剂包含铁盐应用水充分稀释并且用吸管服用以防止牙齿变色。口服铁剂与抗酸药如碳酸氢钠、磷酸盐类及含鞣酸的药物或饮料同用时易产生沉淀而影响吸收。口服铁剂与西咪替丁、去铁胺、二巯丙醇、胰酶、胰脂肪酶等同用时可影响铁的吸收；铁剂可影响四环素类药、氟喹诺酮类、青霉胺及锌剂的吸收。口服铁剂与维生素 C 同服，可增加本品吸收，但也易致胃肠道反应。口服铁剂不应与浓茶同服；注射铁剂期间，不宜同时口服铁，以免发生毒性反应。

3. 其他治疗　输血治疗：一般营养性缺铁性贫血不需输血治疗，输注红细胞的适应证是：①贫血严重，尤其是发生心力衰竭者；②合并感染者；③急需外科手术者。血红蛋白在 $30\sim60g/L$ 者每次输浓缩红细胞 $4\sim6ml/kg$ 或红细胞悬液 $10ml/(kg\cdot次)$；血红蛋白在 $30g/L$ 以下者，采用等量换血方法或输入浓缩红细胞每次 $2\sim3ml/kg$ 或红细胞悬液 $5\sim7ml/(kg\cdot次)$。

 案例分析

案例：

王××，女，1 岁，体重 10kg。

主诉：发现贫血 2 月。

现病史：患儿 2 月前体检时发现贫血，血色素 100/L，具体不详，予食疗，未复查。昨天再次体检时复查血常规血色素仍低，来我院就诊。发病中无便血，血尿等。

足月产，母乳喂养至今，未添加辅食。父母山东人。

体格检查：神清，气平，面色苍白，无黄疸。浅表淋巴结无肿大。心率 100 次/分，双肺呼吸音清，无啰音，腹软，肝脾肋下未及。

诊断：缺铁性贫血。

辅助检查：血常规：白细胞 $6.5\times10^9/L$，中性 33.3%，淋巴 55.3%，红细胞 $4.19\times10^{12}/L$，血色素 96g/L，血小板 $325\times10^9/L$，血细胞比容 28.8%，平均红细胞含量 22pg（26pg~31pg），平均红细胞体积 65fl（86fl~100fl），平均血红蛋白浓度 333g/L（310g/L~370g/L）。血清铁：6.0mmol/L（7.52mmol/L~11.82mmol/L）。

治疗方案：右旋糖酐铁：口服，25mg/次，一日 2 次，每 2 周复查血常规，血色素升至正常后，继续服用 2 月。药学监测计划：口服铁剂的不良反应有胃肠道不适、食欲减退、腹痛、腹泻等，偶可见便秘。药学监测计划的实施：密切观察患儿的胃肠道症状，若不能耐受，可改为肌内注射铁剂。

分析：

1. 分析与讨论：①铁剂治疗 2 月，未经过铁剂治疗，仅通过食物疗法，不能达到治疗的效果。缺铁性贫血每天需要铁剂 $2\sim6mg/kg$，故首先选用口服铁剂治疗，右旋糖酐铁为二价铁，易吸收，并且患儿可以耐受治疗，故使用至疗程结束。②缺铁性贫血患者的生活指导：调整饮食结构。患儿一直纯母乳喂养，未添加辅食，是导致贫血的原因，应增加铁含量高的饮食，如牛肉、猪肉、猪肝等。碱性食物可能会减少铁剂的吸收，故应与避免与牛奶、茶、咖啡、鞣酸蛋白、碳酸氢钠等一起服用，建议两餐间服药，可以与维生素 C 一起服用。

2. 药物治疗小结：本例患儿诊断明确，为缺铁性贫血。治疗药物为经典的口服右旋糖酐铁,患儿无明显不良反应发生,治疗效果好。

二、巨幼细胞贫血

巨幼细胞贫血是由于叶酸和(或)维生素 B_{12} 缺乏,细胞 DNA 合成障碍导致的骨髓三系细胞核质发育不平衡,以致无效造血。临床表现为大细胞贫血。我国营养性巨幼细胞贫血以叶酸缺乏为主,早期主要发生在西北地区,近年来由于经济条件的改善,发病率明显下降。维生素 B_{12} 缺乏在我国较少见。

(一) 病因

1. 维生素 B_{12} 缺乏　摄入不足、需要增加;吸收利用障碍如内因子缺乏、小肠疾病;寄生虫和细菌感染;药物如新霉素、苯妥英钠等;严重胰腺外分泌不足及先天性转钴蛋白Ⅱ缺乏等。

2. 叶酸缺乏　摄入不足,需要量增加;肠道吸收不良;某些药物作用如苯妥英钠、苯巴比妥、甲氨蝶呤、乙胺嘧啶等;遗传缺陷;丢失过多,如从血液透析过程丢失。

(二) 临床表现

多呈虚胖和颜面水肿,毛发稀疏黄色,严重者可有出血点。消化道症状如食欲减退、腹胀、腹泻及舌炎等,以舌炎最为突出,可发生"牛肉舌"。维生素 B_{12} 缺乏,特别是恶性贫血患者常有神经系统表现,如乏力、手足麻木、感觉障碍、行走困难等周围神经炎、亚急性或慢性脊髓后侧索联合变性等。叶酸缺乏可引起情感改变。小儿和老年患者常出现精神症状,如无欲、嗜睡或精神错乱。

(三) 诊断

主要依据病史临床表现及典型的血液学改变:血象呈大细胞贫血,MCV 常大于 100fl,中性粒细胞核分叶过多,骨髓呈增生性贫血,红系出现典型的巨幼样改变可诊断。进一步可检测血清叶酸和维生素 B_{12} 水平协助诊断。

(四) 治疗原则及方案

1. 一般治疗　纠正不良的烹调习惯和饮食习惯,注意营养均衡,改善哺乳母亲的营养,及时去除引起叶酸和维生素 B_{12} 缺乏的病因。

2. 药物治疗

(1)药物选择和联合

1)叶酸缺乏:叶酸缺乏者可口服叶酸,每日 3 次,每次 5mg;对肠道吸收不良者肌内注射亚叶酸钙 5～10mg/d,直至贫血被纠正,一般不需要维持治疗。

2)维生素 B_{12} 缺乏:应给予每天所需的维生素 B_{12} 的量 2～3µg 和补足体内储存量 2～5mg。有神经精神症状者,维生素 B_{12} 500～1000µg,一次肌内注射或每次 100µg,每周 2～3次,直到血红蛋白恢复正常;神经系统受累者,每日 1mg,连续 2 周以上;凡恶性贫血、胃切除者、及先天性内因子缺陷者需每月肌内注射 1mg,长期维持治疗。

3)如不能明确是哪一种缺乏,可以维生素 B_{12} 和叶酸联合应用。也有认为对营养性巨幼细胞贫血,两者合用比单用叶酸效果为佳。补充治疗开始后一周,网织红细胞升高达到高峰,2～6 周贫血被纠正。

(2)药学监护

1)不良反应监护:叶酸:偶见过敏反应。长期用药可出现厌食、恶心、腹胀等胃肠症状。大量服用时,可使尿液呈黄色。维生素 B_{12}:可见低血压、高尿酸血症,少见暂时轻度腹泻,罕见过敏性休克。应避免同一部位反复给药,尤其是新生儿、早产儿、婴幼儿。另外,长期应用可出现缺铁性贫血。

2)注意事项及用药教育:①维生素 B_{12} 缺乏单用叶酸治疗是禁忌的,因会加重神经系统的损害;②治疗初期,有大量新生红细胞,血钾大量进入细胞内,要注意补钾;③同时伴有铁缺乏要联合补充铁剂。

三、红细胞葡糖 6-磷酸脱氢酶缺乏症

(一) 病因

红细胞葡糖-6-磷酸脱氢酶(G-6-PD)缺乏症,是一种遗传性葡糖-6-磷酸脱氢酶缺陷性疾病。进食蚕豆、服用氧化型药物或感染因素作用,可诱发急性溶血性贫血。为伴性不完全显性遗传。目前全球有超过 2 亿人罹患 G-6-PD 缺乏症,种族和地区间发病率差异较大,我国在西南、中南和福建、海南等地区比较常见。

(二) 临床表现

大部分 G-6-PD 缺乏症患者可以无临床症状,其余一些可以表现为发作性溶血。根据诱发溶血的不同原因,可分为以下几种类型:

1. 伯氨喹型药物性溶血性贫血 G-6-PD 缺乏症是某些具有氧化特性药物引起溶血的遗传基础。常见会引起溶血的药物及化学制剂见表 11-2。

表 11-2 引起 G-6-PD 缺乏者溶血的常见药物和化学制剂

药物分类	具体药物
解热镇痛药	阿司匹林、乙酰苯肼、非那西丁、安替比林、氨基比林
抗疟药	伯氨喹、帕马喹、米帕林、奎宁
磺胺类	氯苯磺胺、磺胺醋酰、磺胺醋酰、柳氮磺吡啶、磺胺异噁唑、磺胺吡啶
呋喃类	呋喃妥因、呋喃唑酮、呋喃西林
砜类	氨苯砜、葡胺苯砜
杀虫药	β萘酚、睇波芬、硝基达唑
其他	二巯丙醇、亚甲蓝、萘(樟脑丸)、水溶性维生素 K、氯霉素、苯肼丙磺舒、奎尼丁、氯喹、甲苯磺丁脲、维生素 C(大剂量)、蚕豆、呋喃唑酮、熊胆、川连、腊梅花

药物诱导的溶血一般在用药后 1～3 天,血管内溶血,可有恶心、呕吐、黄疸、血红蛋白尿、血色素急剧下降,重者可有少尿、无尿和急性肾衰竭。溶血多数为自限性,10～40 天内恢复。

2. 蚕豆病 常见于 1～5 岁的男孩,在进食蚕豆或蚕豆制品或母亲进食蚕豆后哺乳婴儿发病。临床表现为急性血管内溶血。但并非每次进食后都发病。

3. 新生儿黄疸 感染、病理产、缺氧、哺乳母亲使用氧化药物或新生儿穿戴有樟脑丸气味的衣物均可引起溶血,一般在出生 2～4 天黄疸达到高峰。

4. 感染诱发溶血 可以在感染后几天发生,一般较轻,感染原因可以为伤寒、大叶性肺炎、肝炎、流感、传染性单核细胞增多症等。

5. 慢性非球形红细胞溶血性贫血 无诱因下长期存在慢性溶血病史,可在感染或服药

后加重。

（三）诊断

1. 食用蚕豆、药物或感染后发生急性溶血，新生儿出现黄疸或自幼出现原因未明的慢性溶血者。

2. 出现黄疸，面色苍白，血红蛋白尿。

3. G-6-PD 活性下降。

4. 既往有类似发病史或家族阳性史。

5. 应与血红蛋白病（地中海贫血）、自身免疫性溶血性贫血、肝炎、溶血性尿毒症综合征鉴别。

（四）治疗原则及方案

1. 一般治疗　禁忌继续食用蚕豆、氧化型药物，敏感婴儿的母亲亦应忌用。

2. 药物治疗

（1）补充足够的水分，使尿量维持在 100ml/(kg·d) 以上。

（2）纠正水电解质平衡。

（3）碱化尿液：碳酸氢钠可以使尿中碳酸氢根浓度升高，尿液 pH 升高，使血红蛋白不易在肾小管内沉积。5% 碳酸氢钠 5ml/kg 每天静滴。

3. 输血疗法　常用于贫血继续加重的患儿，血红蛋白＜50～60g/L 时，应及时输液，纠正脱水、酸中毒，以输红细胞为宜。输血应避免输入 G-6-PD 缺乏供血者的血，每次输入量 5～20ml/kg。

4. 新生儿黄疸可用蓝光治疗，严重者可以考虑换血。

四、遗传性球形红细胞增多症

遗传性球形红细胞增多症（hereditary spherocytosis，HS），是一种先天性红细胞膜异常引起的溶血性疾病。80% 病例为常染色体显性遗传，少数为常染色体隐性遗传，亦可为后天基因突变而发病。北欧发病率约为 1/5000，美国约为 22/10 万，我国发病率无确切数字，北方地区遗传性溶血性贫血中，HS 占首位。

（一）病因

多数学者认为其发病机制是 8 号或 12 号染色体短臂缺失致红细胞膜异常而引起红细胞球形化，并主要在脾脏被破坏而产生溶血性贫血。

（二）临床表现

贫血、黄疸、脾大是本病的三大特征。在慢性溶血过程中易发生急性溶血发作，长期溶血可发生胆石症。感染、劳累或精神紧张后可能发生"溶血危象"和"再生障碍危象"。

（三）诊断

1. 慢性过程伴有急性发作的溶血性贫血，常有黄疸，脾大明显。

2. 外周血网织红细胞计数增高，骨髓粒/红比例明显倒置。

3. 外周血片示球形红细胞显著增多（＞20%），红细胞渗透脆性增高。

4. 抗人球蛋白试验阴性。

5. 脾切除疗效显著。

（四）治疗原则及方案

1. 一般治疗　注意休息，防止感染，适当补充叶酸。必要时输注红细胞或血小板。

2. 换血　新生儿期伴严重高胆红素血症的患儿，应进行换血治疗。

3. 外科治疗　脾切除是首选的有效方法。应在 5 岁以后进行。术前注射多价肺炎球菌疫苗，术后应用长效青霉素预防治疗 1 年。

五、地中海贫血

地中海贫血又名海洋性贫血，系常染色体不完全显性遗传性慢性溶血性贫血。临床常见类型为 α 地中海贫血和 β 地中海贫血，尤以 β 地中海贫血最常见。我国 α 地中海贫血的检出率为 0.11％，β 地中海贫血的检出率为 0.665％，均集中在两广、海南、云贵川等地，福建、台湾有散发。

（一）病因

本病是由于珠蛋白基因的缺失或点突变所致。组成珠蛋白的肽链有 4 种，即 α、β、γ、δ 链，分别由其相应的基因编码，这些基因的缺失或点突变可造成各种肽链的合成障碍，致使血红蛋白的组分改变。

（二）临床表现

重型可以有贫血、黄疸、肝脾大，发育不良、智力迟钝，骨骼改变如颧骨隆起、眼距增宽、鼻梁地平。轻型可仅有轻度贫血或无症状。

（三）诊断

1. 小细胞低色素性贫血，肝脾大，脾大更为明显。

2. β 地中海贫血重型者 HbF 显著增高，轻型者 HbA_2 增高 ＞3％，α 地中海贫血中间型即 HbH 病，重型即 Hb Bart's 病，表现胎儿水肿甚至死胎。

3. 双亲或兄弟姊妹中有类似贫血史。

（四）治疗原则及方案

本病目前尚无特效疗法，轻型者不需治疗，重型病例可采用下述疗法。

1. 输血　反复足量输红细胞以维持 Hb 在 70～120g/L 左右，防止或减轻骨骼畸形但长期反复输血可致体内铁负荷过重，导致含铁血黄素沉着于重要脏器，应予去铁治疗。

2. 脾切除　年长儿、纯合重型地中海贫血患者可试用。

3. 造血干细胞移植　有可能治愈本病。

4. 其他治疗　维生素 E 具有抗氧化作用，保护红细胞膜，可适当补充 5～15mg，也可补充叶酸 1～5mg/d，除非铁生化检查有缺铁的证据，一般忌用铁剂。

5. 去铁治疗

(1)常用铁螯合剂去铁胺，可以增加铁从尿液和粪便排出，但不能阻止胃肠道对铁的吸收。通常在规则输注红细胞 1 年或 10～20 单位后进行铁负荷评估，如有铁超负荷（例如 SF ＞1000μg/L）开始应用铁螯合剂。去铁胺每日 25～40mg/kg，每晚 1 次连续皮下注射 12 小时，或加入等渗葡萄糖液中静滴 12 小时；每周 5～7 天，长期应用。

(2)药学监护

1)不良反应监护：去铁胺不良反应偶见过敏反应，长期使用偶可致白内障和长骨发育障碍，剂量过大可引起视力和听觉减退。

2)注意事项及用药教育:维生素 C 与螯合剂联合应用可加强去铁胺从尿中排铁的作用,剂量为 2～3mg/kg,最大 200mg/d。输血性铁质沉着病的给药途径以肌内注射或皮下注射为宜,皮下注射部位可选择腹壁,需用微型泵作为驱动力缓慢皮下输注。注射本品时应注意过敏反应和静脉滴注速度。在长期用药过程中要随访血浆铁蛋白和肝肾功能。长期去铁胺治疗的患儿每年做眼科和耳鼻喉科检查。

六、自身免疫性溶血性贫血

自身免疫性溶血性贫血是由体内产生了与红细胞自身抗原起反应的自身抗体,并吸附于红细胞表面,从而引起红细胞破坏的一种溶血性贫血。本病在小儿时期并不少见,其发病数占溶血性贫血的 1/4 左右。77%发生于 10 岁以下小儿,男性略多于女性。

(一) 病因

系体内 B 淋巴细胞免疫调节紊乱,产生自身抗体和(或)补体,并结合于红细胞膜上,致红细胞破坏加速。温抗体型的病因可能为原发性或继发于造血系统肿瘤、结缔组织疾病、感染性疾病、自身免疫性疾病等。

(二) 临床表现

起病可急可缓,临床以慢性起病为主。慢性起病者表现为黄疸、贫血及肝脾肿大,急性起病者可有寒战、高热、腰背痛、呕吐腹泻,部分可以出现头昏、烦躁等神经系统症状。继发者同时又有原发病的表现。

(三) 诊断

1. 病史　婴儿期即可发病。

2. 临床表现　贫血、肝脾大、黄疸、血红蛋白尿。

3. 血常规　贫血程度不一。外周血涂片可见数量不等球形红细胞、幼红细胞或红细胞碎片,网织红细胞增多。

4. 骨髓检查呈幼红细胞增生象,偶见红细胞轻度巨幼变。

5. 再生危象时,血象呈全血细胞减少,网织红细胞减少,骨髓象呈增生减低。

6. 抗球蛋白试验直接试验阳性,主要为抗 IgG 和抗补体 C3 型,偶有抗 IgA 型;间接试验可阳性或阴性。

辅助检查内容包括:①必需的检查项目:a. 血常规(包括网织红细胞计数)、尿常规、大便常规＋隐血;b. 抗球蛋白试验、冷凝集素试验;c. 肝肾功能、电解质、凝血功能、溶血全套、输血前检查、血沉、血涂片、血型、自身免疫疾病筛查。②根据患者情况可选择的检查项目:a. 感染相关病原检查;b. 相关影像学检查;c. 骨髓形态学检查。

(四) 治疗原则及方案

1. 病因治疗　寻找并治疗原发病。

2. 药物治疗　糖皮质激素是治疗 AIHA 的一线用药。其作用机制为减少红细胞在脾脏破坏和减少红细胞抗体的生成。

(1)用法用量

1)常规剂量:泼尼松 1～2mg/(kg·d),分次口服,用药 2～4 周后,逐渐减停。

2)短疗程大剂量给药:甲泼尼龙 15～30mg/(kg·d),或地塞米松 0.5～1.0mg/(kg·d),3～5天后,减量或停药。

3）激素治疗连续服用 4 周无效时，应改用其他方法。如有效，则继续用药，直至血红蛋白稳定在正常水平 1 个月。以后每周从日量中减去 5mg，直至每日量减为 10mg 后再连续口服 4 周。以后改为 5mg/d 连续服用 3 个月。再改为 2.5mg/d 连续服用 3 个月，如无复发可停药。在减量过程中如有复发，应恢复到最后一次有效剂量，直至在获得疗效为止。一般剂量无效时开始可试用大剂量短程静脉给药。如需要泼尼松在 10mg/d 以上才能维持疗效，则不宜长期使用，以避免严重的不良反应。

（2）药学监护

1）不良反应监护：糖皮质激素长期大量应用可致皮肤萎缩、色素脱失、毛细血管扩张、医源性库欣综合征表现（如满月脸、向心性肥胖、皮肤紫纹、出血倾向、痤疮、高血糖、高血压、骨质疏松或骨折、低血钙、低血钾等）；儿童生长发育受抑制、激动、烦躁不安、定向力障碍、失眠等精神症状。其他不良反应如肌无力、消化性溃疡、易患感染或感染加重、静止期结核病灶复发等。大剂量甲泼尼龙可致心律失常。在皮质激素治疗期间，应密切注意防治其不良反应，如感染的机会增加，药物诱发的消化性溃疡、高血压、糖尿病和骨质疏松等。若皮质激素治疗 3 周无效，或其疗效维持依赖于较大剂量皮质激素，应考虑更换其他治疗方法。

2）注意事项及患者教育：皮质激素治疗过程中，需要规律检查患者。应减少钠的摄入，并补充钙和钾。监测液体出入量、记录每日体重可以早期提示水潴留。背痛可提示骨质疏松。儿童特别需注意有发生颅内压增高的危险。

3. 红细胞输注　尽可能输洗涤红细胞，每次 10～15ml/kg。

4. 静脉注射用人免疫球蛋白　人免疫球蛋白治疗自身免疫性疾病的机制有如下几点：①封闭单核、巨噬细胞的 Fc 受体，非异性阻断 Fc 受体介导的巨噬细胞的功能，使自身抗体介导的组织细胞的破坏减少；②下调 B 淋巴细胞的激活，阻止其分化为分泌抗体的浆细胞，减少自身抗体的产生；③通过一系列半胱氨酸蛋白酶的激活途径诱导淋巴细胞和单核细胞的凋亡；④加速循环免疫复合物的灭活；⑤清除持续存在的病毒感染等。

（1）用法及用量：0.4～2.0g/（kg·d），服用 1～5 天，激素效果不佳时使用或病情严重时合并使用。

（2）药学监护：

1）不良反应监护：极个别患者在输注时出现一过性头痛、心慌、恶心等不良反应，可能与输注速度过快或个体差异有关。上述反应大多轻微且常发生在输液开始 1 小时内，因此建议在输注的全过程定期观察患者的一般情况和生命体征，必要时减慢或暂停输注，一般无须特殊处理可自行恢复。个别患者可在输注结束后发生上述反应，一般在 24 小时可自行恢复。偶见变态反应（如荨麻疹、喉头水肿），严重者可见过敏性休克。大剂量或给药速度过快时，可见头痛、心悸、恶心和暂时性体温升高。

2）注意事项及用药教育：本品专供静脉输注用。冻干制剂采用严格的无菌操作，按规定量加入灭菌注射用水，轻轻旋摇（避免出现大量泡沫）使完全溶解。以 5% 葡萄糖溶液稀释作静脉滴注，开始滴注速度为每分钟 1.0ml 持续 15 分钟后若无不良反应，可逐渐加快速度，最大滴注速度不得超过每分钟 3.0ml。本品开启后应一次输注完毕，不得分次或给第 2 人输用。

5. 极其严重或激素、人免疫球蛋白效差的病例可考虑环孢素或其他免疫抑制剂治疗　如环磷酰胺 50mg/（kg·d），连用 4 天，或硫唑嘌呤 2～2.5mg/（kg·d），口服 2～3 个月。环磷

酰胺后文会详细介绍,这里我们对硫唑嘌呤介绍如下:

硫唑嘌呤

(1)不良反应监测:厌食、恶心、呕吐常见,肝脏毒性亦较常见;可出现白细胞计数及血小板减少、贫血,亦可有严重骨髓抑制;可继发感染、脱发、黏膜溃疡等。

(2)注意事项及用药教育:用药期间需要常规监测血象计数。伴有肾或肝损伤的患者更需进一步定期监测血细胞计数,同时减少给药剂量,亦应进行肝功能检测以判断是否发生了肝损害。可考虑监测患者巯嘌呤甲基转移酶(TPMT)活性。

 案例分析

案例:

李××,女,7岁,体重27kg。

主诉:发现皮肤黄染1周。

现病史:患儿1周前出现皮肤黄染,当时无发热,无咳嗽,精神状态佳,未就诊。2天前因黄染无好转外院就诊,查血常规,白细胞15.7×10^9/L,中性72%,红细胞1.49×10^{12}/L,血色素56g/L,血小板423×10^9/L,CRP<8mg/L。予收入外院,甲泼尼龙500mg/次,一天2次,静脉注射用人免疫球蛋白(IVIG)12.5g静滴,次日复查血常规血色素45g/L,转来我院。我院急诊查血常规网织红细胞32%,抗人球蛋白试验阳性,诊断"自身免疫性溶血性贫血",予甲泼尼龙500mg/次,一天2次,人免疫球蛋白25g静滴,复查血常规血色素37.2g/L,收入院。

既往史、家族史、药物过敏史:无特殊。

查体:神清,精神反应可,全身皮肤中度黄染,皮肤未见皮疹,全身浅表淋巴结未触及肿大,双肺呼吸音清,心音有力,律齐,各瓣膜区未闻及病理性杂音,腹软,肝肋下1.5cm,脾肋下1.5cm,肠鸣音4次/分。四肢关节及神经系统查体无异常。

入院诊断:自身免疫性溶血性贫血。

辅助检查:血常规,白细胞15.6×10^9/L,中性78.5%,血色素37.2g/L,网织红细胞32%,血小板425×10^9/L,CRP<8mg/L。抗人球蛋白试验:直接抗人球蛋白试验阳性,抗IgG阳性,抗C3阴性,血型特异性抗体阳性,检出抗-Ce特异性抗体。肝肾功:总蛋白71g/L,尿素氮3.5mmol/L,肌酐20μmol/L,肌酐371μmol/L,AST 21.0IU/L,ALT 22.0IU/L,总胆红素104.7μmol/L,结合胆红素20μmol/L,钾3.2mmol/L。ANA:阴性;ds-DNA:阴性。ENA谱:均阴性。尿常规:淡黄色,比重1.010,蛋白+,胆红素+,尿胆原66μmol/L,潜血±,红细胞-10个/HP;白细胞1~2个/HP。血涂片:幼红细胞4/100WBC,部分粒细胞可见毒性颗粒,RBC大小不均,中央淡然区增大。骨髓片:骨髓有核细胞增生极度活跃;粒系增生活跃,以成熟中性分叶核为主,形态未见明显异常。红系增生活跃,以晚幼红细胞为主,成熟红细胞大小不均,中央淡然区增大。淋系未见明显异常,巨核细胞全片大于400只,血小板成簇可见。

治疗方案:①甲泼尼龙:抑制抗体生成作用。静脉250mg/次,一日2次,3天后血色素未下降,减量为250mg/次,一日1次,后血色素逐渐上升,逐渐减量至44mg每天,改口服后出院。血色素上升至正常后持续用药1月,后逐渐减量至停。②静脉注射用人免疫球蛋白:封闭抗体。因在外院及急诊已经使用了2g/kg,未再次使用。③水化碱化液:减少破坏的红细胞在肾脏沉积。碳酸氢钠 150ml 每天静滴,补液(不含钾)每天 2000ml,至溶血控制停用。④碳酸钙 D_3 片:口服,一日 1.5g(相当于钙 600mg),预防糖皮质激素相关骨质流失。⑤奥美拉唑:静脉推注,每天一次,20mg,激素口服后改口服,预防糖皮质激素引起的胃酸分泌过多。⑥输血:输三洗特备红细胞 2 单位,提高携氧能力。药学监护计划:①甲泼尼龙的不良反应:本品较大剂量易引起糖尿病、消化道溃疡和类库欣综合征症状,对下丘脑-垂体-肾上腺轴抑制作用较强,可能并发感染。大剂量冲击治疗时可能有血压升高,心律不齐。②静脉注射用人免疫球蛋白的不良反应:人免疫球蛋白为血液制品,可能会有发热、荨麻疹等输血反应,可能会引起经血液传播的疾病。药学监护实施过程:密切监测患儿的骨骼发育情况,进行相关的生化检查,如有必要,还应检查患儿的眼压;大剂量冲击治疗时监测血压。静脉注射用人免疫球蛋白输注时监测呼吸、心率等生命体征,注意有无输血反应,输血前监测肝炎、梅毒、艾滋病的传染性疾病指标。

分析:

1. 分析与讨论:

(1)大剂量糖皮质激素疗法:糖皮质激素是温抗体型自身免疫性溶血性贫血的首选药物。其疗效机制可能包括:①抑制抗体的生成;②改变抗体对红细胞膜上的亲和力;③减少巨噬细胞 IgG 及 C3 受体与致敏红细胞的结合。本例患儿溶血严重,外院使用激素及人免疫球蛋白后效果不佳,故入院后先给予大剂量激素冲击治疗后血色素不再下降,给予减量至 1.6mg/kg。

(2)红细胞输注:自身免疫性溶血性贫血的患儿输血应尽可能避免,输血也应选用三洗红细胞。本例患儿血色素极低,给予输血治疗。因为患儿输血前检查中发现有血型特异性抗体,故输注洗涤红细胞并且根据抗体类型进行特配。

(3)自身免疫性贫血的生活指导:注意避免感染,补充钙质,注意头晕、眼痛、多饮多尿等症状。

2. 药物治疗小结　本例患儿诊断明确,为自身免疫性溶血性贫血。治疗药物为经典的糖皮质激素联用人免疫球蛋白,予输血红细胞支持治疗,辅助用药为碳酸钙、奥美拉唑等。治疗过程中临床药师密切监测药物不良反应,无骨质疏松、应激性溃疡、感染发生,治疗效果较好,患儿预后较好。

第三节　出凝血疾病

一、免疫性血小板减少性紫癜

特发性(免疫性)血小板减少性紫癜(ITP),为小儿期最常见出血性疾病。临床表现为血小板减少,皮肤、黏膜出血,偶伴内脏出血,病因与免疫因素有关。患儿血浆及血小板表面可存在抗血小板相关抗体或免疫复合物。病程多自限性。

(一)病因

本病病因和发病机制尚未完全清楚。儿童 ITP 大多与前驱病毒感染、疫苗接种有关。血小板膜糖蛋白与病毒等病原微生物之间可能存在相同或相似的抗原决定簇,当病毒感染后机体产生的抗病毒抗体可与血小板膜抗原发生交叉反应,使血小板膜损伤而被单核-吞噬系统破坏,导致血小板寿命缩短,数目减少。

（二）临床表现

病程＜3个月为新诊断 ITP，多发于1～6岁小儿，男女无差异。发病前1～3周常有急性病毒感染史，偶亦见于接种疫苗后。起病急骤，以自发性皮肤黏膜出血为主要表现，也可有鼻出血、牙龈出血、消化道、泌尿道等脏器出血表现，少数患者可有颅内出血，危及生命。病程3～12个月为持续性 ITP，病程＞12个月为慢性 ITP。慢性患者多见于学龄期儿童，女略多于男。起病缓慢，出血症状相对较轻，主要为皮肤黏膜出血，可反复发作。

（三）诊断依据

1. 自发性皮肤黏膜出血，内脏出血；起病前可有前驱（期）"病毒感染"史；一般无肝脾淋巴结肿大；病情多呈自限性。

2. 血小板计数＜100×10^9/L，急性型血小板减少显著；少数患儿出血量多时，可伴血红蛋白降低，网织红细胞轻度增高。

3. 骨髓检查：巨核细胞增多或正常，有成熟障碍。成熟障碍主要表现为幼稚型和（或）成熟型无血小板释放的巨核细胞比例增加，巨核细胞颗粒缺乏，胞质少。

4. 血小板相关免疫球蛋白、补体（PAIg、PAC_3）增多。

5. 排除继发性血小板减少，如再生障碍性贫血、白血病、骨髓增生异常综合征（MDS）、其他免疫性疾病以及药物性因素等。

（四）治疗原则及方案

1. 药物治疗

（1）一线治疗：PLT＜20×10^9/L 和（或）伴活动性出血时使用以下治疗。

1）糖皮质激素为首选治疗，常规剂量：泼尼松 1.5～2mg/（kg·d）开始（最大不超过60mg/d），分次口服，PLT≥100×10^9/L 后稳定1～2周，逐渐减停，一般疗程4～6周。糖皮质激素治疗4周，仍无反应，则说明治疗无效，应迅速减量至停用。

2）静脉注射用人免疫球蛋白（IVIG）：常用剂量 400mg/（kg·d），服用3～5天；或0.8～1.0g/（kg·d），用1～2天，必要时可重复。

3）如发生危及生命的出血，在输注血小板的同时予甲泼尼龙 10～30mg/（kg·d），连用3天，和（或）静脉注射用人免疫球蛋白 1g/（kg·d）连用2天。

以上药物的相关信息可参看前文。

（2）二线治疗

1）大剂量糖皮质激素：地塞米松 0.6mg/（kg·d），连用4天，每4周一个疗程，酌情使用4～6个疗程。治疗时需监测血压、血糖的变化及胃肠道反应并注意行为异常，对症处理；防治脏器功能损伤，包括抑酸、补钙等。

2）利妥昔单抗（rituximab）：为抗 CD20 单克隆抗体，标准剂量 375mg/m^2，静脉滴注，每周1次，共4次；也可小剂量方案 100mg/次，每周1次，共4次。

药学监护：①不良反应监护：可见疼痛、全身不适、腹胀、腹泻、消化不良、厌食症、高血压、心动过缓、心动过速、直立性低血压、心律失常、高血糖、外周水肿、LDH 增高、低钙血症、肌张力增高、头晕、焦虑、感觉异常、激惹、神经质、失眠、咳嗽、鼻窦炎、支气管炎、呼吸道疾病、阻塞性细支气管炎、出汗、带状疱疹、单纯疱疹、泪液分泌疾病、结膜炎及味觉障碍。应定期检查全血细胞计数。骨髓功能差的患者慎用。②注意事项及患者教育：每次滴注利妥昔单抗前应预先使用止痛剂（如对乙酰氨基酚）和抗组胺药（如苯海拉明）（开始滴注前30～60

分钟)。如果所使用的治疗方案不包括皮质激素,那么还应该预先使用皮质激素。在无菌条件下抽取所需剂量的利妥昔单抗,置于无菌无致热原的含 0.9％生理盐水或 5％葡萄糖溶液的输液袋中,稀释到利妥昔单抗的浓度为 1mg/ml。滴注期间可能出现一过性低血压,滴注前 12 小时及滴注期间应考虑停药抗高血压药。有心脏病史的患者在滴注过程中应严密监护。出现严重细胞因子释放综合征的患者应立即停止滴注,并予对症治疗,严密监护至症状和体征消失。

3)促血小板生成剂:重组人血小板生成素(TPO):剂量 $1.0\mu g/(kg \cdot d) \times 14$ 天。不良反应轻微。

药学监护:①不良反应监护:偶有发热、寒战、肌肉酸痛、膝关节痛、头晕、头痛、血压升高等,一般不需处理,多可自行恢复;②注意事项及患者教育:使用本品过程中应定期检查血常规,一般应隔日 1 次,密切注意外周血小板计数的变化,血小板计数达到所需指标时,应及时停药。

4)免疫抑制剂:皮质激素治疗无效或依赖大剂量皮质激素维持者,可选用以下药物,用药期间应注意其不良反应。①长春新碱:0.025mg/kg 或 $0.8mg/m^2$,每周 1 次,缓慢静滴,4~6 次为一疗程。主要不良反应有脱发、周围神经炎、骨髓抑制;②环孢素:每日 5~8mg/kg,每 12 小时一次,维持量参照血浓度。常见不良反应有多毛、震颤、肾功能损害,应定期检查肾功能;③硫唑嘌呤:每日 1.5~2.5mg/kg,分次服,疗效一般出现于开始用药后一到数月。主要不良反应有骨髓抑制、肝功能损害;④环磷酰胺:每日 1.5~3mg/kg,分次服,起效一般需 3~6 周,血小板上升后维持 4~6 周,如用药 6~8 周无效则停药。主要不良反应有骨髓抑制、脱发、出血性膀胱炎。

(3)其他药物:可酌情选用

1)达那唑(danazol):为雄激素衍生物,每日 10mg/kg,分 3 次口服,或小剂量 1~2mg/kg 口服,一般需 2~6 周后起效。也可联合泼尼松口服。主要不良反应为肝功能损害,体重增加、多毛、乏力,小剂量时不良反应少,停药后可恢复。

2)氨肽素:0.4g 每日 3 次,药效高峰在 6~8 周。

3)大剂量维生素 C:2~3g/d,加入 10％葡萄糖液,静滴 7~14 天,或 2~3g/d 口服,连续2 个月~3 个月。一般无明显不良反应。

4)α-干扰素:3 万~6 万 U/kg,皮下注射,每周 3 次,连续 4 周。或 10 万 U/kg 皮下注射,每周 2 次,连续 12 周。主要不良反应有不同程度发热。

2. 非药物治疗

(1)一般治疗:禁用阿司匹林等影响血小板功能的药物;适当限制活动,防止外伤;暂时不进行疫苗接种,避免肌内注射。

(2)输注血小板:ITP 一般不输注血小板。血小板 $<10\times10^9/L$,有严重出血或有危及生命的出血需紧急处理者,可输注浓缩血小板制剂,每次 0.2~0.25U/kg(或单采血小板0.5~1U/次),静滴,隔日 1 次,至出血减轻,血小板达安全水平($>30\times10^9/L$)。同时给予皮质激素或 IVIG,可以提高疗效。

(3)脾切除

1)脾切除指征:①经以上正规治疗,仍有危及生命的严重出血或急需外科手术者;②病程>1 年,年龄>5 岁,且有反复严重出血,药物治疗无效或依赖大剂量皮质激素维持,骨髓巨核细胞增多者;③病程>3 年,血小板持续 $<30\times10^9/L$,有活动性出血,年龄>10 岁,药物治疗无效者。

2）脾切除术前准备：①血小板<10×10⁹/L 者，预防性输注皮质激素、IVIG、血小板；②血小板<30×10⁹/L 者，预防性输注皮质激素、IVIG；③血小板>30×10⁹/L 者，预防性口服泼尼松。

3）脾切除术后处理：①术后血小板升至 1000×10⁹/L 者，应给阿司匹林或双嘧达莫，防止血栓形成；②应定期给长效青霉素、人免疫球蛋白注射，预防感染至 5 岁以后。5 岁以上患者，酌情给予上述治疗。

 案例分析

案例：

患儿，男，11 个月，身长 73cm，体重 9.8kg。

主诉：皮肤出血点、瘀斑 1 天。

现病史：患儿于 3 天前无明显诱因出现发热，体温最高达 39.3℃，伴喷嚏、流涕、咳嗽，无寒战、抽搐。服用"美林"后体温可降至正常。1 天前颜面部、躯干、双下肢散在出现红色出血点，下肢皮肤出现瘀斑，压之不褪色。当地治疗，口服"头孢克洛"抗感染及对症治疗后仍有发热，出血点不退。起病以来，患儿无牙龈出血，无面色苍白，无呕吐、腹泻，无洗肉水样小便及柏油样大便，精神、食欲、睡眠尚可，大小便正常，体重无减轻。

既往史：平素健康，无反复出血史。

个人史：G1P1，足月顺产，母乳喂养，4 个月开始添加辅食，按时预防接种。3 个月能抬头，6 个月能坐，现能独站片刻；能说 1～2 个词。

家族史：家族中无传染病史和遗传病史。

体格检查：T 37.8℃，R 36 次/分，P 120 次/分，体重 9.8kg。发育、营养良好，神清，精神好，呼吸平顺。皮肤、巩膜无黄染，颜面、躯干、双下肢散在针尖大红色点，压之不褪色，下肢可见瘀斑，皮损不高出皮肤表面。双侧颈后、可扪及数个黄豆大小淋巴结，质软，无压痛，活动性好。咽充血明显，双侧扁桃体Ⅰ度肿大，无渗出。颈无抵抗，气管居中。胸廓无畸形，三凹征（一）。双侧呼吸动度对称，语颤正常，双肺叩诊清音，呼吸音粗，未闻及干湿性啰音。心前区未见异常隆起，未扪及震颤，心界不大，HR 120 次/分，律齐，心音有力，心脏各瓣膜区未闻及病理性杂音。腹平软，无包块，无压痛，移动性浊音（一），肠鸣音约 4 次/分。肝、脾肋下未触及。脊柱四肢无畸形，关节无红肿。四肢肌力、肌张力正常，生理反射存在，病理反射未引出。肛门外生殖器无畸形。

辅助检查结果：血 WBC 7.5×10⁹/L，中性分叶粒细胞 37%，淋巴细胞 60%，RBC 4.2×10¹²/L，Hb 112g/L，PLT 13×10⁹/L。髓穿刺细胞学检查骨髓增生活跃，全片可见巨核细胞 128 个，幼稚巨核细胞增多，产生血小板的巨核细胞明显减少。结论：符合血小板减少性紫癜骨髓象。血块收缩试验 24 小时未完全收缩。血小板抗体测定：PAIgG 634ng/L（正常值：0ng/L～108ng/L），PAIgA 54ng/L（正常值：0ng/L～22ng/L），PAIgM 63ng/L（正常值：0ng/L～40ng/L）。

入院诊断：免疫性血小板减少症，上呼吸道感染。

治疗方案：①泼尼松 2mg/（kg·d），分 3 次口服，根据血常规结果逐渐减量。②硫糖铝 250mg，1 日 4 次，餐前 1 小时及睡前口服。③复方碳酸钙泡腾颗粒 1 包，每日 1 次口服。

④利巴韦林气雾剂喷口咽部 q2h。⑤布洛芬或对乙酰氨基酚混悬液,体温≥38.5℃时口服。

药学监护计划:泼尼松片:每日 1.5~2.0mg/kg,分 3 次口服;儿童用药注意防治脏器功能损伤,包括抑酸、补钙等。长期使用可致医源性库欣综合征,表现有满月脸、向心性肥胖、紫纹、出血倾向、痤疮、糖尿病倾向、高血压、骨质疏松或骨折等。故糖皮质激素用药至血小板回升至接近正常时即可减量,疗程一般不超过 4~6 周。药学监护实施过程:糖皮质激素应用期间密切随访血生化、电解质,长期应用补充钾、钙、蛋白质、限制糖摄入,观察消化道反应。

分析:

1. 分析与讨论 糖皮质激素使用策略:糖皮质激素的作用为:降低毛细血管通透性;抑制血小板抗体产生;抑制单核吞噬细胞系统破坏有抗体吸附的血小板。常用泼尼松,剂量为 1.5~2mg/(kg·d)开始(最大不超过 60mg/d),分次口服,PLT≥100×10⁹/L 后稳定1~2周,逐渐减停,一般疗程4~6周。出血严重者可用甲泼尼松或地塞米松冲击治疗 3 天,同时输注静脉注射用人免疫球蛋白,症状改善后改泼尼松口服;发生危及生命的出血,予血小板输注。

2. 药物治疗小结 本例患儿 ITP 诊断明确。临床无严重威胁生命的出血发生,一线治疗为糖皮质激素单用,并以护胃、补钙辅助治疗。治疗过程中临床药师密切监测糖皮质激素相关不良反应,治疗效果良好,血小板回升后激素予逐渐减量并停用,未发生严重药物不良反应,临床医师与药师在治疗中充分沟通,取得良好的疗效。

二、血友病

血友病是一组遗传性出血性疾病,为 X 连锁隐性遗传。临床上分为血友病 A(凝血因子Ⅷ缺陷症)和血友病 B(凝血因子Ⅸ缺陷症)两型。临床特征为关节、肌肉、内脏和深部组织自发性或轻微外伤后出血难止,常在儿童期起病。

(一) 病因

血友病 A、B 为遗传性疾病,遗传特性为性连锁隐性遗传(X 连锁),男性发病,女性携带。血友病 A 基因位于 Xq28,血友病 B 基因位于 Xq27。

(二) 临床表现

1. 临床特点 血友病患儿绝大多数为男性,女性患者罕见。临床以延迟、持续而缓慢的渗血为特征。血友病的出血在各个部位都可能发生,以关节最为常见,肌肉出血次之;内脏出血少见,但病情常较重。出血发作是间歇性的,数周、数月甚至多年未发生严重出血并不少见。首次出血常为婴幼儿学步前皮肤、软组织青斑、皮下血肿;走路后关节、肌肉出血开始发生,若此时无合适治疗,关节出血常反复发生并在学龄期后逐步形成血友病性关节病。

2. 出血程度 取决于患儿体内的凝血因子水平。血友病根据其体内凝血因子水平分为轻、中、重 3 种类型(表 11-3)。

表 11-3 血友病 A/B 临床分型

因子活性水平	临床分型	出血症状
>5％且≤40％	轻型	手术或外伤可致非正常出血
≥1％且≤5％	中型	小手术/外伤后可有严重出血,偶有自发出血
<1％	重型	肌肉或关节自发性出血,血肿

（三）诊断

由于血友病无特异性临床表现，实验室检查尤为重要。

1. 筛选试验　内源途径凝血试验(部分凝血活酶时间，APTT)、外源途径凝血试验(凝血酶原时间，PT)、纤维蛋白原(Fg)或凝血酶时间(TT)、出血时间、血小板计数、血小板聚集试验等。以上试验除 APTT 外，其他均正常。

2. 确诊试验　因子Ⅷ活性(FⅧ:C)测定和因子Ⅸ活性(FⅨ:C)测定可以确诊血友病 A 和血友病 B，并对血友病进行分型；同时应行 vWF:Ag 和瑞斯托霉素辅因子活性测定(血友病患者正常)与血管性血友病鉴别。抗体筛选试验和抗体滴度测定诊断因子抑制物是否存在。

3. 基因诊断试验　主要用于携带者检测和产前诊断。产前诊断可在妊娠 8～10 周进行绒毛膜活检确定胎儿的性别，以及通过胎儿的 DNA 检测致病基因；妊娠的 15 周左右可行羊水穿刺进行基因诊断。

（四）治疗原则及方案

1. 药物治疗替代治疗　是血友病目前最有效的止血治疗方法，替代治疗原则应早期，足量，足疗程。

(1)制剂选择：血友病 A 首选 FⅧ浓缩制剂或基因重组 FⅧ；血友病 B 首选 FⅨ浓缩制剂或基因重组 FⅨ或凝血酶原复合物。

(2)治疗剂量

1)计算方法：FⅧ首次需要量＝(需要达到的 FⅧ浓度－患者基础 FⅧ浓度)×体重(kg)×0.5；在首剂给予之后每 8～12 小时输注首剂一半。

FⅨ首次需要量＝(需要达到的 FⅨ浓度-患者基础 FⅨ浓度)×体重(kg)；在首剂给予之后每 12～24 小时输注首剂一半。

2)欲达到因子水平和疗程：国内多使用下列治疗(表 11-4)。

表 11-4　血友病凝血因子制品治疗的欲达到因子水平和疗程

出血程度	欲达因子水平(%)	疗程(d)
极重度(颅内出血)及大手术	60～80	10～14
重度(威胁生命的出血：包括消化道、腹腔、咽喉、髂腰肌等)	40～50	7～10
中度(关节、非危险部位肌肉等出血)	30～40	5～7
轻度(皮下、非危险部位软组织等出血)	20～30	3～4

(3)预防治疗

1)血友病 A：标准剂量为浓缩凝血因子Ⅷ每次 25～40U/kg，每周 3 次或隔日一次。根据我国目前经济现状和治疗条件，可考虑减低剂量的方案，如小剂量方案，在国内一些临床实验中也取得了比较好的效果，即：浓缩凝血因子Ⅷ每次 10U/kg，每周 2 次。

2)血友病 B：标准剂量为浓缩凝血因子Ⅸ每次 25～40U/kg，每周两次。同上述原因，可考虑小剂量治疗方法。即：浓缩凝血因子Ⅸ制品或 PCC 每次 20U/kg，每周 1 次。

(4)药学监护：人凝血因子Ⅷ。

1)不良反应监护：可能出现过敏反应，严重者血压下降甚至休克；注射局部烧灼感或炎症;偶见头晕、疲乏、口干、鼻出血、恶心及呕吐等;A、B 或 AB 血型患者大量输注时偶见溶血;有高纤维蛋白原血症或血栓形成的报道。

2)注意事项及患者教育:对蛋白过敏者可能发生过敏反应;用药过程中定期做抗体测定和定期监测血浆凝血因子Ⅷ浓度;大量或多次使用时监测血细胞比容;用药前及给药中监测脉搏;使用猪血浆纯化的凝血因子Ⅷ时,应监测血小板计数。

2. 其他治疗

(1)抗纤溶药物:适用于黏膜出血,但禁用于泌尿道出血并避免与 PCC 同时使用。使用剂量:静脉用氨甲环酸每次 10mg/kg(口服 25mg/kg),氨基己酸每次 50~100mg/kg,每 8~12 小时一次,>30kg 体重剂量同成人。该药的使用时间不宜超过 2 周。

(2)去氨加压素针剂:轻型血友病 A 首选,适用于>2 岁患儿,重型患儿无效。需要进行预试验确认有效,使用后因子浓度升高>30%或较前上升>3 倍为有效。试验有效的患儿也可使用专供血友病患者使用的去氨加压素鼻喷剂喷鼻来控制轻微出血。

3. 非药物治疗

(1)一般治疗:避免外伤,避免使用含阿司匹林等影响血小板功能药物。免疫接种应该在三角肌进行皮下注射,适用较小针头,并在接种后进行局部包扎按压、勿揉摸,观察 24 小时。

(2)血浆制品替代治疗:血友病 A 可以选择冷沉淀或新鲜冰冻血浆;血友病 B 可以选择凝血酶原复合物或血浆。

(3)辅助治疗:RICE(休息-rest、冷敷-ice、压迫-compression、抬高-elevation)原则:急性出血时执行,在没有因子的情况下也可部分缓解关节、肌肉出血。

物理治疗和康复训练:可以促进肌肉、关节积血吸收,消炎消肿。维持正常肌纤维长度,维持和增强肌肉力量,维持和改善关节活动范围。在非出血期积极、适当的运动对维持身体肌肉的强壮并保持身体的平衡以预防出血非常重要。

三、弥散性血管内凝血

弥散性血管内凝血(DIC)是一种继发于多种疾病的出血综合征,其特点为在某种诱因作用下,凝血系统被激活,微血管内广泛发生纤维蛋白沉积和血小板凝聚,形成播散性微血栓,消耗大量凝血因子和血小板,激活纤溶系统,继发纤维蛋白溶解,引起严重微循环和凝血障碍,临床表现广泛严重出血,休克、栓塞、溶血、脏器功能障碍。

(一)病因

引起儿科常见的病因为重症感染、缺氧、组织损伤、休克、恶性肿瘤、白血病、溶血等导致血管内凝血激活,引起微血管体系损伤,全身微血栓形成,凝血因子被大量消耗并继发纤溶亢进,引起全身出血,多器官功能衰竭综合征。

(二)临床表现

1. 急性 DIC 起病急骤,多在数小时或 1~2 天内起病,有明显出血及休克表现;亚急性 DIC 病程较缓慢,数日或数周,多见于恶性肿瘤转移、早幼粒白细胞等;慢性型起病隐匿,可见于巨大海绵状血管瘤。DIC 伴有原发病症状和体征。

2. 高凝期 持续时间较短,临床易忽略,以抽血易凝固为特点,凝血时间缩短,血小板数量正常或略高,纤维蛋白原正常或略高。

3. 低凝期及纤溶亢进期

(1)出血:绝大多数患儿有轻重不一皮肤、黏膜出血,表现为瘀点、瘀斑、血肿,注射部位或手术野渗血不止。消化道、泌尿道、呼吸道出血等。

(2)休克及低血压状态:半数以上有血压下降,血压不稳定甚至休克,表现为肢体冷、少尿、面色发绀,不能用原发病解释。

(3)栓塞:表现为脏器(如肾、肺、脑、肝等)功能障碍,如少尿、无尿、血尿或肾衰竭、呼吸困难、发绀、意识障碍、昏迷、抽搐、黄疸、腹水等。

4. 溶血　一般较轻,可有发热、黄疸、腰背痛、血红蛋白尿等。血涂片中有红细胞碎片、异形红细胞。

(三) 诊断

1. 存在易引起 DIC 的基础疾病。

2. 有以下两项以上临床表现:

(1)多发性出血倾向。

(2)不易用原发病解释的微循环衰竭或休克。

(3)多发性微血管栓塞的症状和体征,如皮肤、皮下黏膜栓塞坏死及早期出现的肾、肺、脑等脏器功能不全。

3. 实验室检查　3 项以上异常可确诊:

(1)血小板数$<100×10^9$/L,或进行性下降,肝病患儿 DIC 时,血小板数$<50×10^9$/L。

(2)PT 缩短或延长 3 秒以上,或 KPTT 缩短或延长 10 秒以上。

(3)纤维蛋白原<1.5g/L 或进行性下降。肝病患儿<1g/L。

(4)血片中破碎异形红细胞$>20\%$。

(四) 治疗原则及方案

1. 药物治疗　治疗 DIC 同时应积极治疗原发病,如抗感染,抗休克,纠正酸中毒等。

(1)抗凝治疗(高凝期)

1)肝素:适用于高凝为主期。

A. 用法:①肝素(即标准肝素、普通肝素或者未分级肝素 uFH)75~100U/kg(1mg=125U),每 4~6 小时静注或静脉滴注,疗程 2~3 天,长者 7 天。亚急性或慢性者疗程常需更长;②亚急性 DIC 时(如急性早幼粒细胞白血病):10~15U/(kg·h)静脉滴注;③小剂量肝素:25~60U/(kg·d),每 8~12 小时一次,皮下注射或静脉滴注;④低分子量肝素(LMWH):每次 0.5mg/kg 或 75U/(kg·d),每 12 小时一次,皮下注射,疗程 5~8 天。

应用肝素的适应证:①DIC 高凝期;②消耗性低凝期而病因不能迅速消除者,在补充凝血因子的情况下应用。禁忌证:①DIC 晚期或以纤溶亢进为主型者;②颅内出血;③24 小时内新鲜创面;④肺结核空洞;⑤溃疡病伴新鲜出血;⑥蛇毒所致的 DIC 等。

B. 药学监护(肝素钠)

a. 不良反应监护:过量可有出血;偶见发热、荨麻疹、鼻炎、眼结膜炎、哮喘、呼吸困难、局部红肿等;可因血小板暂时性减少或大量聚集而发生脏器栓塞。治疗期间进行血小板数及凝血时间监测。

b. 注意事项及用药教育:肝素不能肌内注射;使用肝素期间需进行血液学监护,用药前及用药 4~6 小时后监测 CT(试管法)或 APTT 等,要求 CT(试管法)控制在 20~30 分钟内,如<20分钟可加大肝素剂量,>30分钟且出血加重可能使用量过大,应停用;APTT延长为正常对照的1.5~2.5倍(国人以1.5~2.0倍为宜);也可选用肝素(uFH)血浆浓度,使其维持在0.2~0.4IU/ml。应用LMWH常规剂量下一般无须严格血液学监护,如用量过大或疑有用药相关出血时监测因子Ⅹa抑制试验(抗FⅩa活性测定),使其维持在0.5~0.7IU/ml为宜。

肝素过量的处理主要是静脉注射鱼精蛋白,1mg鱼精蛋白可中和1mg标准肝素。临床上用药剂量可等于或稍多于最后一次肝素剂量。一次不超过50mg,于5~10分钟内静脉缓慢注射。

2)抗血小板聚集药:低分子右旋糖酐:10~15ml/kg,每日1~2次,静脉滴注,适用于DIC早期;双嘧达莫:5mg/(kg·d),每日2~3次口服,多与肝素联用;阿司匹林:10~20mg/kg,每日2~3次口服,新生儿忌用。

(2)补充凝血因子(低凝期):在补充新鲜血浆、单采血小板同时,凝血酶原复合物每次20~40U/kg,每日1~2次;FⅧ每次20~40U/kg,每日1次;纤维蛋白原首次予2~4g,静脉滴注,以后根据纤维蛋白含量补充,使血浆纤维蛋白原(Fig)>1.0g/L。

(3)抗纤溶药物:继发性纤溶为主时在肝素治疗基础上使用,肾衰竭时禁用。氨基己酸:0.1g/(kg·次),每日3~4次口服,或0.08~0.12g/kg加入葡萄糖或生理盐水100ml静滴;氨甲苯酸:新生儿每次0.01~0.02g,小儿每次0.1g,静注,每日1~2次。

2. 非药物治疗 监护,氧疗纠正低氧血症;替代治疗:新鲜血浆每次10~15ml/kg;单采血小板1U/次,输红细胞纠正贫血等。

第四节 急性白血病

白血病(leukemia)是由于血细胞中,主要是白细胞某一系列的细胞恶性增生,并浸润到体内各组织和器官,如骨髓、肝脾、淋巴结等脏器,外周血中白细胞发生质和量的异常,红细胞和血小板数减少,导致贫血、出血、感染和浸润等一系列临床表现的恶性血液病。白血病是小儿时期最常见的恶性肿瘤,约占该时期所有恶性肿瘤的35%。15岁以下儿童白血病的发病率约为4/10万。在儿童中急性白血病占90%~95%,慢性白血病仅占3%~5%。

一、病因

病因尚未完全明了,可能与下列因素有关:

1. 病毒感染 1980年及1981年美国的Gallo和日本的日昭等先后从皮肤T细胞淋巴瘤及成人T细胞白血病患者中找到并成功分离出人类T细胞白血病病毒(HTLV),它是一种C型反转录病毒。但目前尚未发现此类病毒与儿童白血病有明确的关系。

2. 电离辐射 有确实证据表明,各种电离辐射包括X线、γ线、原子辐射等可诱发白血病。放射线工作者,经常接触放射性物质者白血病发病率明显增加,如曾经接受过放射治疗的儿童白血病发生率较正常儿童高10倍;妊娠妇女照射腹部后,其新生儿的白血病发病率比未经照射者高17.4倍。1945年日本广岛、长崎先后遭到原子弹袭击,3年后当地白血病的发病率开始上升,5~7年达高峰。

3. 化学物质 比较公认的是苯,接触苯及其衍生物的人群白血病发生率高于一般人群。其他如亚硝胺类、氯霉素、保泰松和某些抗肿瘤的细胞毒药物都可造成造血细胞损伤而引起白血病。

4. **遗传因素**　早在1861年就有家族性白血病的报告,当家庭中有一个成员发生白血病时,其近亲发生白血病的几率比一般人高4倍。单卵双生中如一个患白血病,另一个发生率为20%～25%。在某些染色体畸变的患儿中,如21-三体综合征、Bloom综合征、Fanconi综合征等,白血病发病率显著高于正常人。

二、临床表现

大多数急性白血病起病急骤,往往以发热、多部位出血或骨、关节疼痛等为首发症状。起病缓慢的患儿则以苍白、乏力、虚弱等贫血症状开始并进行性加重,以后多出现发热、出血。肝脾、淋巴结肿大是常见体征之一。白血病细胞常可侵犯中枢神经系统而出现头痛、呕吐、抽搐、视物不清、面瘫、眩晕等。男孩可发生睾丸浸润,表现为睾丸明显肿大,有压痛,附睾也常受到浸润。如侵犯肺、肾、心、皮肤黏膜等脏器可出现咳嗽、胸痛、血尿、蛋白尿、心律失常、心包积液、皮疹、牙龈增生、绿色瘤等症状。高白细胞的患儿还可发生以高磷血症、高钾血症、高尿酸血症和低钙血症为主要表现的肿瘤溶解综合征。

三、诊断与分型

患儿出现发热、出血、贫血和白血病细胞脏器浸润等本病特征性的临床表现,外周血象提示贫血、血小板减少、白细胞数异常,血涂片中可出现原始及幼稚细胞。骨髓检查可提供明确诊断的依据,骨髓象表现为骨髓增生活跃或极度活跃,少数可表现增生低下,分类以原始和幼稚细胞为主≥30%。根据白血病细胞的系列急性白血病分为急性淋巴细胞白血病(acute lymphoblastic leukemia,ALL)和急性粒细胞白血病(acute myeloblastic leukemia,AML)两大类。目前常采用形态学(M)、免疫学(I)、细胞遗传学(C)和分子生物学(M)即MICM综合分型诊断,以指导治疗和提示预后。按FAB形态学分型ALL可分为L1、L2、L3,AML可分为M0～M7。由于ALL和AML存在较大差异,下文分别介绍两类急性白血病的治疗及预后。

1. **急性淋巴细胞白血病**　ALL是儿童急性白血病中最常见的类型,约占儿童白血病的70%。ALL发病高峰年龄为3～4岁,男孩发病率略高于女孩。

预后因素:由于联合化疗的不断改进,儿童ALL初治缓解率可达95%以上,发达国家很多研究机构报告的五年无病生存率已达80%,儿童ALL已成为可以治愈的恶性疾病。通过对大样本的患儿研究分析,目前公认的预后因素包括:

(1)年龄:发病时年龄<1岁或>10岁均提示预后不良。

(2)诊断时外周血白细胞数:一般认为白细胞数≥$50×10^9$/L是预后不良因素。

(3)免疫学分型:T细胞ALL约占ALL的10%～15%,预后不良。

(4)细胞遗传学和分子生物学:研究发现,某些染色体异常引致的基因的转变对ALL的预后具有重要意义。Ph染色体阳性ALL即t(9;22)引致的BCR-ABL融合基因和t(4;11)引致的MLL基因重排是最重要的提示预后不良的染色体异常。

(5)早期化疗反应:德国的BFM方案证实,应用7天泼尼松初治的反应对预后有重要的提示意义,在经过7天的泼尼松治疗后如外周血幼稚细胞仍≥$1×10^9$/L预后不良。另外,在初治 15 天和 33 天评估骨髓幼稚细胞数,如未达完全缓解(CR),提示预后不良。

(6)其他:男孩预后较女孩略差,有些方案男孩的治疗时间长于女孩。诊断时存在中枢神经系统白血病患儿需相应地增加化疗以预防复发。

2. 急性粒细胞白血病　AML 约占儿童急性白血病的 30％。儿童 AML 疗效远不及 ALL,儿童 AML 临床诊断、分型、治疗中还存在很多亟待解决的问题。

预后因素:由于对 AML 的 MICM 分型的不断深入、治疗策略和方法的不断创新、化疗强度的提高、支持治疗的不断完善和造血干细胞移植的开展,儿童 AML 的初治缓解率已达 80％～85％,五年无病生存率达 50％～60％。AML 的预后因素包括:

(1)年龄:发病时年龄<1 岁提示预后不良。

(2)诊断时外周血白细胞数:一般认为白细胞数≥$100×10^9$/L 是预后不良因素。

(3)FAB 分型:M3 预后良好。

(4)细胞遗传学和分子生物学:染色体核型-7、t(4;11)提示预后不良。T(15;17)相应 PML-RAR 融合基因、t(8;21)、inv(16)提示预后良好。

(5)早期化疗反应:诱导治疗 1 疗程治疗后骨髓白血病细胞数,如未达完全缓解(CR),提示预后不良。

(6)其他:MDS 继发 AML 预后不良。

四、治疗原则及方案

(一) 急性淋巴细胞白血病

儿童 ALL 的治疗以化疗为主,还包括支持治疗、放疗和造血干细胞移植,治疗应基于 MICM 分型科学选择方案,依据预后因素评估严格分层规范化治疗,并建立长期随访制度。

化疗是 ALL 治疗的核心,分为诱导治疗、强化治疗、庇护所预防性治疗和维持治疗几个阶段,按照预后因素分标、中、高危给予不同强度的分层治疗。

1. 诱导缓解治疗　该治疗是 ALL 的初治阶段,目的是通过化疗快速且最大限度地降低癌细胞,实现骨髓白血病细胞<5％,达 CR。常用的化疗药物包括糖皮质激素(泼尼松或地塞米松)、柔红霉素、长春新碱、门冬酰胺酶 4 种,称为 VDLP 方案。

(1)糖皮质激素

1)药物选择:泼尼松 60mg/(m^2・d)或地塞米松 6mg/(m^2・d)口服 4 周后逐渐减量停用。治疗初期如患儿高白细胞可减低起始量逐步增加,以避免肿瘤溶解综合征发生。

2)药学监护

A. 不良反应监护:ALL 患儿激素剂量大应用时间长,不良反应常见,可出现肥胖、暴食、水肿、低血钾、高血糖、高血压、精神兴奋暴躁、消化道溃疡、骨质疏松、病理性骨折、免疫力低下等不良反应,应用中应监测体重、血压、电解质、血糖,如出现高血压、高血糖、低血钾等及时应用相应药物治疗。

B. 注意事项及用药教育:限制水钠的摄入并补充富钾、优质蛋白食物,患儿应注意补充钙剂、维生素 D 预防骨质疏松,应用抗酸药预防消化道溃疡,注意手卫生、戴口罩预防感染。

(2)柔红霉素或多柔比星

1)用法用量:30mg/(m^2・d)每周一次用 2 次或 4 次 1 小时静脉滴注。

2)药学监护

A. 不良反应监护：消化道反应、骨髓抑制常见；可有肝肾损害、脱发；药液渗漏可致组织坏死，药液过浓可致血栓性静脉炎；心脏毒性最为重要，急性心脏毒性为心律失常、充血性心力衰竭，多可逆，慢性心脏损害与用药总剂量有关，为不可逆性。应用前后应检查心功能（心电图、超声心动图、心肌酶和左室射血分数），并计算累积剂量（<300mg/m²）。停药后也需长期随访心脏功能。

B. 注意事项及用药教育：保持静脉通路通畅，稀释（终浓度 2mg/ml）后静滴并以生理盐水冲注防止静脉炎和药物外渗；用药后 1 至 2 天尿液可为红色；用药后注意随访血常规、肝肾功能。

（3）长春新碱

1）用法用量：1.5mg/m² 每周一次，一般 4 周为一疗程，最大剂量 2mg/次。仅用于静脉给药（静脉注射），临用前加氯化钠注射液适量（20ml）使溶解。

2）药学监护

A. 不良反应监护：注射时药液渗漏至血管外可致局部组织坏死，表现为用药后 2～3 天出现红肿、水疱或脱皮；骨髓抑制和胃肠道反应较轻；长春新碱的剂量限制性毒性是神经系统毒性，与单剂量及总剂量有关。神经系统毒性表现为麻木、腱反射迟钝或消失、麻痹性肠梗阻、脑神经麻痹。

B. 注意事项及用药教育：保持静脉通路通畅，稀释后缓慢推注，患儿出现疼痛应立即停止；长春新碱对光敏感，应避光保存和注射；用药后注意随访血常规、肝肾功能；注意观察心律、肠鸣音及腱反射等。

（4）门冬酰胺酶

1）用法用量：门冬酰胺酶 5000U/m²，每 3 天一次，共用 8 次，肌内注射；每 10 000U 的门冬酰胺酶用 2ml 氯化钠注射液稀释，每一肌注部位每一次的肌注量不应超过 2ml；或培门冬酶 2500U/m² 每 2 周一次，共用 2 次。

2）药学监护

A. 不良反应监护：可见过敏反应（表现为皮疹、血管神经性水肿、气急、喉痉挛、心率加快、低血压休克）、肝衰竭、腹痛、恶心、呕吐、腹泻，严重者可发生急性胰腺炎，表现为急性腹痛、血淀粉酶增高，B 超或 CT 见胰腺肿大，用药期间应监测肝肾功能、血浆蛋白、血糖尿糖、凝血功能、血尿淀粉酶。

B. 注意事项及用药教育：凡首次应用门冬酰胺酶或已用过本品但已停药一周或一周以上的患者，在注射本品前应做皮试，如出现过敏可做脱敏处理或改用培门冬酶；应用门冬酰胺酶前后宜进食非高脂饮食，避免暴饮暴食，预防急性胰腺炎发生；如出现急性胰腺炎则必定不能再用门冬酰胺酶；避免外伤，注意出血倾向。

2. 强化治疗　早期强化治疗是在诱导治疗后应用一些不同的化疗药物以进一步降低体内残存癌细胞，减少患儿早期和晚期复发。常用的药物包括环磷酰胺、阿糖胞苷、巯嘌呤 3 种，称 CAM 方案。延迟强化是应用诱导治疗相似药物以再诱导，称为 VDLD 方案，再继以 CAM 方案。

（1）环磷酰胺

1）用法用量：1g/m² 用 1～2 次，静脉给药。应在早晨给药。

2）药学监护

A. 不良反应监护:胃肠道反应、脱发常见;骨髓抑制和免疫抑制作用明显;大剂量可致出血性膀胱炎;肝肾损害,生殖功能减退;稀释性低钠血症。大剂量应用时应计出入液量,需要时加用利尿剂。监测尿常规、血常规、肝肾功能、电解质。

B. 注意事项及用药教育:应用环磷酰胺(特别是大剂量)时,应同时水化 3000ml/m² 维持至用药后 24 小时,用药前和用药后 3 小时、6 小时、9 小时应用美司钠 400mg/(m²·次)预防出血性膀胱炎;注意出入液量、水肿情况;随访血常规;预防感染;环磷酰胺水溶液仅能稳定 2~3 小时,最好现配现用。鼓励患儿多饮水。

(2)阿糖胞苷

1)用法用量:75mg/(m²·d)每周 4 天用 2~4 周,稀释后静脉推注或皮下注射;鞘内注射剂量依据年龄每次 18~36mg。

2)药学监护

A. 不良反应监护:消化道反应、口腔炎、脱发、骨髓抑制常见,可有药物热、肝功能损害、过敏反应。用药期间应监测血常规、肝肾功能。

B. 注意事项及用药教育:用药时注意随访血常规,预防感染,避免外伤,注意出血倾向。

(3)巯嘌呤

1)用法用量:60mg/(m²·d)每晚口服用 2~4 周。巯嘌呤的剂量应根据 WBC 计数及分类的结果加以调整,剂量范围为 25~100mg/(m²·d),睡前口服。

2)药学监护

A. 不良反应监护:较常见骨髓抑制(表现为白细胞减少症、血小板减少症和贫血)、肝脏损害;并可致胆汁淤积,出现黄疸、恶心、呕吐、食欲减退、口腔炎、腹泻、高尿酸血症、尿酸性肾病;少见间质性肺炎及肺纤维化。

B. 注意事项及用药教育:巯嘌呤的疗效和不良反应在不同个体间差异较大。近期有研究指出:进行巯嘌呤体内代谢关键酶之一 TPMT 的基因检测有助于确定剂量,进行个体化治疗,在保证疗效的前提下尽可能减少不良反应。巯嘌呤宜晚上睡前口服,不宜与食物同服,否则影响药物吸收。用药时注意预防感染,避免外伤,注意出血倾向。

3. 庇护所预防性治疗 血脑屏障和血睾屏障作为癌细胞的"庇护所"其中残存的癌细胞可导致 ALL 复发,最初应用放疗,但长期随访发现毒性反应严重,现在通过增加鞘内注射和大剂量甲氨蝶呤治疗可取得很好的效果。

(1)甲氨蝶呤

1)用法用量:1~5g/m²,24 小时静脉滴注,1/10 量 0.5 小时滴入,9/10 量 23.5 小时滴入。鞘内注射依据年龄每次 6~12mg。

2)药学监护

A. 不良反应监护:甲氨蝶呤最常见的剂量相关的毒性作用是对骨髓和胃肠道的作用;可能致肝损伤;其他不良反应包括高剂量后肾衰和肾小管坏死、间质性肺炎、皮肤反应、脱发和眼刺激等。每疗程大剂量甲氨蝶呤输注前检测肝、肾功能,若尿素氮和(或)肌酐不正常,或 ALT/AST 正常值的 10 倍,则推迟用药。准备好两个静脉通道:通道 1 予水化碱化,通道 2 予大剂量甲氨蝶呤。检查每份尿标本的 pH,保证尿 pH7.0~8.0。每 12 小时记录一次出入量,如入量>出量 400ml/(m²·12h),给予呋塞米 0.5mg/kg(最大 20mg)静推。甲氨蝶呤输注 42 小时起应用四氢叶酸钙 15mg/(m²·次)6 小时一次用 3 次以上,直至甲氨蝶呤血药浓度＜$0.25\mu mol/L$。

B. 注意事项及用药教育：注意口腔护理，预防口腔炎发生，注意肛周清洁，预防感染。用药期间注意出入液量。

4. 维持治疗 经过上述治疗体内癌细胞已降到很低，此时会继续应用较轻的化疗药物维持治疗，使总疗程达 2～2 年半。常用药物为巯嘌呤、甲氨蝶呤、地塞米松、长春新碱，并予定期鞘内注射。

（1）用法用量：巯嘌呤 $50mg/(m^2 \cdot d)$口服每晚 1 次；甲氨蝶呤 $25mg/(m^2 \cdot d)$肌内注射，每周 1 次；地塞米松 $6mg/(m^2 \cdot d)$分 2 或 3 次口服，每 4 周用 5 天；长春新碱 $1.5mg/m^2$静脉注射，每 4 周一次。

（2）药学监护

1）不良反应监护：巯嘌呤、甲氨蝶呤、长春新碱的不良反应可参考前文。地塞米松的不良反应主要为：少见水钠潴留、血糖升高；静脉注射可引起肛门生殖区的感觉异常或激惹；长期应用可致医源性库欣综合征，表现有满月脸、向心性肥胖、紫纹、出血倾向、痤疮、糖尿病倾向、高血压、骨质疏松或骨折。另外，并发感染也是其主要不良反应之一。监测血常规，调整药物剂量使白细胞维持在 $2\times10^9/L$～$4\times10^9/L$；监测肝肾功能。

2）注意事项及用药教育：注意个人卫生，预防感染，按时按量服药、补充钙剂和维生素 D，定期随访血常规、肝肾功能。

除了化疗以外，ALL 的治疗还包括支持治疗、放疗和造血干细胞移植。

（二）急性粒细胞白血病

AML 的主要治疗方法还是化疗，儿童 AML 中疗效最好的是 M3，归功于全反式维 A 酸的诱导分化治疗和三氧化二砷的诱导凋亡治疗的应用，使得 M3 的五年无病生存率达 80%～90%。同样 AML 的治疗还包括支持治疗、放疗和造血干细胞移植。

AML 的化疗分为诱导治疗、缓解后强化治疗，按预后因素分标、中、高危给予不同强度的分层治疗。

诱导治疗目的是通过强烈有效化疗，实现骨髓白血病细胞＜5%达 CR。常用的化疗药物包括用于 M3 的全反式维 A 酸和三氧化二砷，用于 M3 外 AML 的柔红霉素、阿糖胞苷、依托泊苷、硫鸟嘌呤、米托蒽醌等。

缓解后强化治疗：诱导治疗达 CR 后即进入缓解后强化治疗。常用的药物包括大剂量阿糖胞苷、柔红霉素、高三尖杉酯碱、环磷酰胺等。

1. 全反式维 A 酸

（1）用法用量：20～$30mg/(m^2 \cdot d)$口服 28～40 天，用至 CR。

（2）药学监护

1）不良反应监护：常见口干、唇裂、皮肤过度角化、口腔炎、呕吐、头痛、腹痛、骨痛、肝损。高氨血症、维 A 酸综合征、高白细胞综合征和颅内压增高综合征。应用中应监测血常规、肝肾功能、凝血功能。

2）注意事项及用药教育：口服本品出现不良反应时，应控制剂量或与谷维素、维生素 B_1、维生素 B_6等同服，可使头痛等症状减轻或消失。

2. 三氧化二砷（arsenic trioxide）

（1）用法用量：$0.2mg/(m^2 \cdot d)$，加入 250～500ml 氯化钠注射液或 5% 葡萄糖溶液中，

静脉滴注,3～4 小时滴完。连用 28～35 天。

(2)药学监护

1)不良反应监护:可见消化道反应、手足麻木、水肿、色素沉着、肝肾损害、胸腹水、轻度心电图异常。应用三氧化二砷治疗的急性早幼粒细胞白血病患者在诱导期间应每周至少 2 次监测 ECG、血糖、电解质、血细胞计数和凝血功能,在加强期间至少每周监测。

2)注意事项及用药教育:用药过程中部分患者 AST 及 ALT 可轻度增高,可加用保肝药,停药 2 周后可恢复至用药前水平。用药期间避免食用含硒食品和药物;随访血常规,注意出血倾向。

3. 依托泊苷(etoposide)

(1)用法用量:100mg/(m² · d)用 3 天稀释后静脉滴注。

(2)药学监护

1)不良反应监护:可见消化道反应、骨髓抑制、肝肾损害、脱发,皮疹,偶致发热、支气管痉挛、低血压。定期检查血压、血常规、肝肾功能。

2)注意事项及用药教育:本品含苯甲醇,禁用于儿童肌内注射。本品需用 0.9%氯化钠注射液稀释,浓度每毫升不超过 0.25mg,静脉滴注时间不少于 30 分钟。本品稀释后的溶液应立即使用,若有沉淀产生严禁使用。注意皮疹、直立性低血压。

4. 米托蒽醌(mitoxantrone)

(1)用法用量:12mg/m²,隔日 1 次,用 3 次,静脉滴注。

(2)药学监护

1)不良反应监护:消化道反应、骨髓抑制常见,肝肾损害;心脏毒性较轻,急性心脏毒性为心律失常、充血性心力衰竭,多可逆,慢性心脏损害与用药总剂量有关,为不可逆性。应用前后应检查心功能(心电图、超声心动图、心肌酶和左室射血分数),并计算累积剂量。停药后也需长期随访心脏功能。监测血常规、肝肾功能。

2)注意事项及用药教育:将本品溶于 50ml 以上的氯化钠注射液或 5%葡萄糖注射液中滴注,时间不少于 30 分钟。本品遇低温可能析出结晶,可将安瓿置热水中加热,晶体溶解后使用。有心脏疾病,用过蒽环类药物或胸部照射的患者,应密切注意心脏毒性的发生。用药时应注意避免药液外溢,如发现外溢应立即停止,再从另一静脉重新进行。尿暂时性变成蓝绿色,偶尔出现巩膜蓝绿色。

5. 大剂量阿糖胞苷

(1)用法用量:2g/(m² · 次),静脉滴注,每天 2 次用 3 天。

(2)药学监护

1)不良反应监护:标准给药方案出现的主要毒性为骨髓抑制,表现为白细胞减少(尤其是粒细胞减少)、血小板减少和贫血;出血并发症和胃肠道毒性也是标准剂量下的主要问题;还可有药物热、肝功能损害、过敏反应。用药期间除了经常检测白细胞和血小板计数外,由于存在肿瘤细胞溶解引发高尿酸血症的风险,应该监测血尿酸水平,还应定期评估肾和肝功能。高剂量的方案,神经毒性可能是剂量限制性毒性,在最高剂量时可能出现眼毒性。

2)注意事项及用药教育:阿糖胞苷以苯甲醇作为溶媒,禁用于儿童肌内注射。当开始应用大剂量阿糖胞苷时即开始水化;可使用激素眼膏预防角膜结膜炎;应用维生素 B₆预防神经毒性,并且注意观察神经毒性症状,如出现眼球震颤和(或)共济失调,需立即停止给药。

如果这些症状未能消失，或再次输注后又复出现，则不能再使用阿糖胞苷，否则会导致浦肯野细胞的不可逆损伤。用药期间注意随访血常规，预防感染，避免外伤，注意出血倾向。

6. 高三尖杉酯碱(homoharringtonine)

(1)用法用量：3～4mg/(m² · d)静脉滴注，用 7 天。

(2)药学监护

1)不良反应监护：高三尖杉酯碱对骨髓各系列的造血细胞均有抑制作用，对粒细胞系列的抑制较重；较常见的心脏毒性有窦性心动过速、房室或室性期前收缩等；有文献报道当高三尖杉酯碱一次剂量＞3.0mg/(m² · h)，少数患者于给药后 4 小时左右会出现血压降低的现象。消化系统常见症状为厌食、恶心、呕吐，少数患者会产生肝功能损害。用药期间应定期检查周围血象、肝功能及心脏体征、心电图。

2)注意事项及用药教育：本品临用时以 5％或 10％葡萄糖注射液 250～500ml 溶解，缓慢滴注 3 小时以上。本品慎与碱性药物配伍。注意随访血常规，预防感染。

除了化疗以外 AML 的治疗还包括支持治疗、放疗和造血干细胞移植。

 案例分析

案例：

王××，男，5 岁，身高 115cm，体重 20kg。

主诉：面色苍白、乏力 2 周，发现皮肤瘀斑 1 天。

现病史：2 周前患儿无明显诱因出现面色苍白、乏力，无发热、咳嗽、腹痛、头痛、骨痛等其他不适。昨日发现皮肤散在大小不等瘀斑，就诊于我院门诊，查血常规白细胞 38×10^9/L，血红蛋白 52g/L，血小板 26×10^9/L，异常细胞 15％。外周血涂片 12％原幼淋。行骨髓细胞学检查见骨髓增生极度活跃，95％原幼淋细胞，诊断 ALL-L1。门诊以"急性白血病"收入院。

既往史、家族史、药物过敏史：无特殊。

查体：神清，贫血貌，口唇甲床苍白，躯干、四肢见散在瘀斑和出血点，颈部、腹股沟浅表淋巴结可触及黄豆大小肿大，皮肤无黄疸，双肺呼吸音清，心音有力，律齐，各瓣膜区未闻及病理性杂音，腹软，无压痛，肝肋下 2cm，质软，脾肋下 1.5cm，质软，肠鸣音 4 次/分。四肢关节及神经系统查体无异常。

入院诊断：急性淋巴细胞白血病。

辅助检查：血常规：白细胞 38×10^9/L，中性 22％，淋巴 58％，异常细胞 15％，红细胞 1.8×10^{12}/L，血色素 52g/L，血小板 26×10^9/L。CRP＜8mg/L。外周血涂片：12％原幼淋，25％中性，63％淋巴。凝血功能：凝血酶原时间 14 秒，活化部分凝血活酶时间 30.5 秒，凝血酶时间 15.2 秒，纤维蛋白原 2.4g/L，凝血酶原活性 85％，国际标准化比值 1.1；肝肾功能：总蛋白 61.8g/L，白蛋白 39.2g/L，球蛋白 22.6g/L，尿素氮 4.03mmol/L，肌酐 50.90μmol/L，AST 21.0U/L，ALT 22.0U/L，AST/ALT 1.0，总胆红素 7.6μmol/L。骨髓片：骨髓增生极度活跃，分类见 95％原幼淋细胞，此类细胞胞体较小，呈圆形，胞核类圆形，核仁不明显，染色质较粗糙，胞质嗜碱，胞内无颗粒。诊断 ALL-L1。心电图：窦性心律。正常范围心电图。心脏超声：心内结构及心功能未见明显异常。头颅核磁：头颅 MRI 未见异常。

治疗方案：VDLP 方案诱导治疗：①泼尼松：口服，60mg/(m² · d)，一日 3 次，用 28 天后减量，每 3 天减半，9 天减完。②长春新碱：静推，一次 1.5mg/m²，最大 2mg，第 8 天起每周

1次用4次。③柔红霉素：静滴，一次30mg/m²，第8天起每周1次用2次。④门冬酰胺酶：静滴或肌注，一次5000U/m²，第12天起每3天一次用8次。⑤甲氨蝶呤：鞘注，一次12mg，第1、15、33天用3次。CAM方案早期强化治疗：①环磷酰胺：静滴，1000mg/(m²·d)，1小时滴注，第1天用一次。②美司钠：静推，一次400mg/m²，用环磷酰胺前起每3小时一次用4次。③阿糖胞苷：静推，一次75mg/m²，第3天和第10天起每天1次连用4天。④巯嘌呤：口服，一次60mg/m²，每晚睡前空腹服用，用14天。⑤甲氨蝶呤：鞘注，一次12mg，第3、10天用2次。mM方案巩固治疗：①巯嘌呤(m)：口服，一次25mg/m²，每晚睡前空腹服用，用56天。②甲氨蝶呤(M)：静滴，2000mg/(m²·d)，24小时滴注，10%量0.5小时滴注，90%量23.5小时滴注，第8天起每2周一次用4次。③甲酰四氢叶酸钙：静滴，一次15mg/m²，用甲氨蝶呤后42小时起每4小时一次用3次。④甲氨蝶呤：鞘注，一次12mg，第8天起每2周一次用4次，甲氨蝶呤滴注后用。VDLD＋CAM方案延迟强化治疗：①地塞米松：口服，10mg/(m²·d)，一日3次，第1～7天、15～21天用，无须减停。②多柔比星：静滴，一次30mg/m²，第1天起每周1次用3次。③长春新碱：静推，一次1.5mg/m²，最大2mg，第1天起每周1次用3次。④门冬酰胺酶：静滴或肌注，一次10 000U/m²，第1天起每3天一次用4次。CAM方案同早期强化。维持治疗：①巯嘌呤：口服，一次50mg/m²，每晚睡前空腹服用。②甲氨蝶呤：口服，一次20mg/m²，每周1次。③地塞米松：口服，6mg/(m²·天)，一日3次，每4周用5天。④长春新碱：静推，一次1.5mg/m²，最大2mg，每4周用一次。⑤甲氨蝶呤：鞘注，一次12mg，每8周用6次。

药学监护计划：①醋酸泼尼松片/地塞米松片：ALL患儿激素剂量大，应用时间较长，不良反应常见。应用中应限制水钠的摄入并补充富钾、优质蛋白食物。注意监测体重、血压、电解质、血糖。患儿应注意补充钙剂、维生素D预防骨质疏松。应用抗酸药预防消化道溃疡。不良反应：肥胖、暴食、水肿、低血钾、高血糖、高血压、精神兴奋暴躁、消化道溃疡、骨质疏松、病理性骨折、免疫力低下等。②柔红霉素/多柔比星：心脏毒性最为重要，急性心脏毒性为心律失常、充血性心力衰竭，多可逆，慢性心脏损害与用药总剂量有关，为不可逆性。应用前后应检查心功能(心电图、超声心动图、心肌酶和左室射血分数)，并计算累积剂量(＜300mg/m²)。停药后也需长期随访心脏功能。不良反应：消化道反应、骨髓抑制常见；可有肝肾损害、脱发；药液渗漏可致组织坏死，药液过浓可致血栓性静脉炎。③长春新碱：渗漏可致组织坏死，表现为用药后2～3天局部皮肤出现红肿、水疱或脱皮，外周静脉推注时应保持静脉通路通畅，稀释后缓慢推注，患儿出现疼痛立即停止，建议中心静脉给药。不良反应：渗漏致组织坏死，胃肠道反应，神经毒性表现为麻木、疼痛、肌肉震颤。④门冬酰胺酶：过敏反应最为常见应用前应皮试，表现为皮疹、血管神经性水肿、气急、喉痉挛、心率加快、低血压休克。最严重的不良反应为急性胰腺炎，表现为急性腹痛、血淀粉酶增高，B超或CT见胰腺肿大。应用门冬酰胺酶前后宜进食非高脂饮食，避免暴饮暴食，预防急性胰腺炎发生，如出现急性胰腺炎则不能再用门冬酰胺酶。用药期间应监测肝肾功能、血浆蛋白、血糖尿糖、凝血功能、血尿淀粉酶。不良反应：过敏反应，低蛋白血症，凝血酶原和纤维蛋白原减少，糖尿病，肝肾功能损害，急性胰腺炎。⑤环磷酰胺/美司钠：大剂量应用可致出血性膀胱炎，应在用前4小时即开始水化至用后24小时并计出入液量，需要时加用利尿剂。并同时用美司钠药物预防，监测尿常规、血常规、肝肾功能、电解质。不良反应：胃肠道反应、脱发，骨髓抑制和免疫抑制作用明显，大剂量可致出血性膀胱炎，肝肾损害，生殖功能减退，稀释性低钠血症。⑥阿糖胞苷:大剂量应用可有药物热,骨髓抑制作用明显,应注意随访血常规,警惕感染和出血。不良反应:消化道反应、口腔炎、脱发、骨髓抑制常见,可有药物热、肝功能损害、过敏反应。⑦巯嘌呤:宜晚上睡前口服,不宜与食物同服,否则影响药物吸收。严重不良反应为肝小静脉闭塞病(VOD),表现为黄疸、水肿、腹痛、腹水、肝大,严重者肝功能衰竭。用药期间应监测血常规、肝肾功能。不良反应:消化道反应、骨髓抑制、免疫抑制,肝小静脉闭塞。⑧甲氨蝶呤/甲酰四氢叶酸钙:口腔炎反应最明显,严重者可有全消化道溃疡。应持续水化碱化并在用后24小时起定时监测血药浓度,42小时起应用甲酰四氢叶酸钙解救并按照浓度结果调整剂量,监测出入液量、肝肾功能、电解质、血常规。不良反应:消化道反应、口腔炎、全消化道溃疡、便血、骨髓抑制、肝肾损害、脱发;长期应用可致肺炎、肺纤维化。鞘内注射可有眩晕、头痛、意识障碍及抽搐。

　　药学监护实施过程:化疗期间密切监测患儿血象,警惕骨髓抑制所致感染、出血和贫血,评估肝、肾、心脏、肺、消化道等脏器功能,及时发现处理化疗相关脏器功能损害,并调整药物剂量。监测甲氨蝶呤药物浓度,应用相应解救药物。做好长期随访,监测生长发育、内分泌、心血管功能、神经精神等药物长期不良反应。

　　分析:

　　1. 分析与讨论　①化疗:化疗是 ALL 治疗的主要手段,治疗初期诱导治疗能迅速杀伤白血病细胞,尽快减低癌细胞数量,然后通过后续的强化和巩固治疗进一步降低残留癌细胞并预防中枢神经系统复发,再经过较长期的维持治疗,应用较轻的药物持续性治疗,在患儿免疫功能的帮助下消灭残留癌细胞获得长期生存。化疗药不良反应较大,骨髓抑制常致感染、出血、贫血,还可有肝肾、心脏、神经、生殖、内分泌等器官损伤,严重者可留下后遗症导致残疾。ALL 根据患儿年龄、诊断时白细胞数、免疫分型、融合基因及治疗反应等预后因素分为不同危险度分层治疗,使得不同预后的患儿得到不同强度的化疗,减轻标危患儿的化疗强度,而使高危患儿接受较强烈的化疗,获得较高治愈率的同时减轻药物不良反应,增加用药安全性。患儿起病年龄为 5 岁,诊断时白细胞 $< 50 \times 10^9$/L,如免疫分型、融合基因无高危预后因素,诱导治疗反应佳,则可按照标危组治疗。应用强度较轻的化疗即可获得长期生存,避免不必要的过度用药,减少不良反应的发生。②中枢神经系统白血病预防和庇护所治疗:多数化疗药物不易进入血脑屏障和睾丸而使其成为白血病细胞的"庇护所",早期的 ALL 治疗常因中枢神经系统或睾丸复发导致治疗失败。随着大剂量甲氨蝶呤的应用,这种情况已大为减少。目前中枢神经系统白血病预防主要采用鞘注和大剂量甲氨蝶呤持续静滴。在应用大剂量甲氨蝶呤时,要使其在中枢达到最佳浓度,10% 的量首先在 0.5 小时内快速滴入使其快速达到高的稳定血药浓度,后给予鞘注,余 90% 量在 23.5 小时滴完,监测甲氨蝶呤血药浓度,42 小时起应用甲酰四氢叶酸钙解救,并根据血药浓度结果调整解救的用量。大剂量甲氨蝶呤对于睾丸白血病的预防也非常有效。大剂量甲氨蝶呤不良反应包括肝肾损害、口腔炎、腹泻、消化道溃疡、神经毒性等,血药浓度监测和甲酰四氢叶酸钙的解救可在保证药物疗效的同时控制不良反应的发生。早期的中枢神经系统白血病预防采用颅脑放疗为主,但对长期生存患者的随访发现,放疗有严重的不良反应,包括生长发育迟缓、内分泌紊乱、神经心理改变和二次肿瘤等。目前放疗已被大剂量甲氨蝶呤和鞘注所取代,放疗仅限于 T 细胞和高危 ALL 患者。③支持治疗:化疗后骨髓抑制可导致患儿白细胞、血小板和红细胞的降低,出现感染、出血和贫血的症状,严重者可发生脓毒症、颅内出血、消化道出血等导

致死亡。化疗后的支持治疗包括感染的防治、输血治疗、营养支持和心理护理等。化疗后中性粒细胞$<0.5\times10^9/L$时如出现发热，应尽快留取血、尿、感染病灶等部位细菌培养，应用能对抗革兰氏阴性菌和阳性菌的广谱抗生素。在应用5～7天广谱抗生素后仍持续高热应考虑真菌感染应用抗真菌药。④复发治疗：ALL仍有约20%的患儿复发，复发常见于骨髓或骨髓合并中枢或其他髓外器官，单纯中枢复发、睾丸复发较少。复发患儿预后较初治差，预后因素包括复发时间、复发部位、免疫分型和细胞遗传学。根据预后因素分组治疗，选择化疗、造血干细胞移植治疗、放疗等。⑤长期随访：ALL治疗总疗程2年半至3年，停药后还需长期随访评估远期并发症，因此做好规范化的随访工作非常重要。应为每位患儿建立包括其基本信息、诊断时评估、化疗方案执行情况、不良反应发生情况、治疗后评估等所有与之有关信息的随访档案，便于不同的专科医生掌握患儿情况，根据方案给予规范化的治疗和评估。ALL患儿的远期并发症包括生长发育影响、神经心理、内分泌、心血管、肺功能、胃肠道、免疫功能和第二肿瘤等。各种远期不良反应的发生时间相差悬殊，应制定一定的随访时间，规范患儿定期评估。

2. 药物治疗小结　本例患儿诊断明确，为急性淋巴细胞白血病。治疗以化疗为主，结合鞘注、支持治疗和放疗。治疗过程中临床药师密切监测药物不良反应，发现不良反应及时处理，使患儿获得长期生存。治疗过程中药师与医生、护士保持了良好的沟通，针对患儿用药情况多次讨论并得出了理想的治疗方案，医生对药师的工作给予了肯定。

第五节　朗格汉斯细胞组织细胞增生症

朗格汉斯细胞组织细胞增生症(LCH)旧称组织细胞增生症X(histiocytosis X)，是一组原因未明的以分化较好的组织细胞增生为共同特征的疾病。本病异常增生的组织细胞与朗格汉斯细胞有许多相似之处，其特点为对S-100、langerin呈阳性反应，在电镜下可见有似网球拍状的Birbeck颗粒，属于单核吞噬细胞系统的表皮树突状细胞。临床分三种类型：莱特勒-西韦病、韩-薛-柯综合征和骨嗜酸性肉芽肿。

一、病因

本病目前病因不明，可能的病因学包括感染，免疫功能紊乱和肿瘤等学说，目前多认为本病是一种免疫性疾病，尽管有少数病例最终发展为恶性肿瘤，但多数研究认为它是一种免疫性疾病。

二、临床表现

本症起病情况不一，症状表现多样，轻者为孤立的无痛性骨病变，重者为广泛的脏器浸润伴发热和体重减轻。

常见临床表现有皮疹、溶骨性骨病变、肝脾和淋巴结肿大、外耳炎症、贫血、白细胞减低和血小板减低等骨髓受累表现、肺受累呼吸困难，缺氧和肺的顺应性变化、中枢神经系统受累（如丘脑-神经垂体区受累可引起的尿崩症）。

三、诊断

本病诊断除了典型临床表现，部分患者X线检查发现骨骼破坏、肺部毛玻璃或网点状阴影等病变表现,骨髓受累患儿可有血象改变。确诊需进行病理检查,光镜下见典型 Langerhans 细胞,免疫组化 S-100、CD1a 以及 langerin 阳性,电镜下可见有似网球拍状的 Birbeck 颗粒。

四、治疗原则及方案

1. 药物治疗

(1)化学治疗:目前常用的化疗方案有德国白血病研究协作组的 DAL HX-83 和 DAL HX-90 方案以及国际组织细胞协会 LCH Ⅲ 方案。在这些方案中涉及的药物包括:泼尼松、长春新碱、依托泊苷、甲氨蝶呤、巯嘌呤,其中除长春新碱外的四种药物在前文中均有介绍,所以这里我们就长春新碱的相关内容介绍如下:

长春新碱(vincristine)

1)用法用量:每次 6mg/m² 静脉推注,每周一次。

2)药学监护

A. 不良反应监护:常见骨髓抑制、白细胞计数减少、恶心、呕吐、便秘、口疮、出血性直肠结肠炎、消化性溃疡或出血、四肢麻木、感觉异常、外周神经炎、深部肌腱反射消失、局部组织坏死等,用药期间应注意检查血常规、肝肾功能及乳酸脱氢酶;

B. 注意事项及用药教育:硫酸长春碱由静脉注射给药,应注意药物避免外渗。用等渗盐水或 5％葡萄糖 20～30ml 稀释后静注或在输液时冲入。

(2)免疫治疗

1)胸腺肽(thymopeptides)

A. 用法用量:5mg/d,qod,肌内注射,连用 30 天,以后每周 2 次,连用 6 个月。

B. 药学监护

a. 不良反应监护:常见发热,少数出现荨麻疹等皮疹反应,个别出现头晕,偶见胸闷,注射部位红肿,注射剂可能导致休克等。

b. 注意事项及用药教育:对于过敏体质者,注射前或治疗终止后再用药时需做皮内敏感试验(配成 25μg/ml 的溶液,皮内注射 0.1ml),阳性反应者禁用。如出现浑浊或絮状沉淀物等异常变化,禁止使用。

2)环孢素

A. 用法用量:3～6mg/(kg·d),每 12 小时一次,口服,连用 6～12 个月,可与胸腺素联用。

B. 药学监护

a. 不良反应监护:肾毒性是环孢素的主要不良反应,其他常见的不良反应包括高血压、胃肠功能紊乱、疲劳、肝毒性、多毛症、牙龈增生、震颤、头痛、高脂血症、高钾血症、低镁血症、高尿酸血症、感觉异常以及肌肉痉挛和肌痛等,静脉给药时可见过敏反应。用药期间需常规监测肾和肝功能、血压、血清电解质(主要是钾和镁),血脂亦应监测。

b. 注意事项及用药教育:商品环孢素的口服制剂其生物利用度各不相同,患者应根据其具体的血浆药物浓度监测结果调整各自的剂量(剂量个体化)。不同的环孢素口服制剂,如果没有进行仔细的血药浓度监测的话,不能互相换用,以避免其生物利用度发生改变。环孢素治疗中需监测药物血浓度(谷浓度),谷浓度 200ng/ml 左右。根据血浓度水平酌情调整剂量。环孢素在肝脏中广泛代谢,血浆环孢素浓度可受肝酶诱导剂或竞争性抑制剂影响,尤其是细胞色素 P450 同工酶 CYP3A4。如卡马西平、苯妥英、利福平等和其他肝酶诱导剂均可导致环孢素的血浆浓度降低,而某些抗真菌药、大环内酯类抗菌药、皮质激素及西柚汁则增加环孢素的血浆药物浓度。服药期间应避免摄入高钾食物、高钾药品及保钾利尿药。

3)干扰素 α

A. 用法用量:100 万～150 万 U/d,肌内注射,连用 10 周,以后每周 3 天,共 14 个月。

B. 药学监护

a. 不良反应监护:大多数应用干扰素治疗的患者产生"类流感"综合征,如食欲缺乏、发热、寒战、疲乏、头痛、不舒服、肌痛、关节痛及出汗。其他常见不良反应为脱发、衰弱、体重减轻、焦虑、抑郁、皮炎等。

b. 注意事项及用药教育:干扰素治疗过程中要监测肝肾功能。在治疗期间,如有证据显示发展为肝失代偿时,需要停止干扰素的治疗。

(3)全身支持治疗:预防耶氏肺孢子菌应用复方磺胺甲噁唑。

1)用法用量:5mg/(kg·d),每日 2 次,口服,每周连用 3 天,直至化疗结束后 3 个月,如遇甲氨蝶呤化疗,应避免与该药物同时使用。

2)药学监护

A. 不良反应监护:最常见的不良反应为恶心、呕吐、食欲缺乏等胃肠道反应及皮疹、荨麻疹等皮肤过敏反应。严重不良反应如 Stevens-Johnson 综合征、中毒性表皮坏死、爆发性肝炎、中性粒细胞缺乏症。

B. 注意事项及用药教育:用药期间应多饮水,防止结晶尿和结石发生,必要时可服碱化尿液的药物。需注意的是碱化尿液虽然可以增加磺胺甲噁唑组组分通过尿液的排出,但却使尿液中甲氧苄啶排出减少。注意检查血常规,如任何一种血细胞显著降低时,应停用。葡糖-6-磷酸酶缺乏者应用本品可发生溶血。对本品及其他磺胺类药过敏者禁用。有感染时积极治疗感染,防止出血,纠正贫血等。

(4)其他治疗:控制尿崩症症状。

去氨加压素(desmopressin)

1)用法用量:每次 0.05～0.1mg,每 12 小时一次,口服。

2)药学监护

A. 不良反应监护:常见头痛、腹痛、恶心、低钠血症,罕见皮肤过敏、情绪障碍,个别有全身过敏。用药后若不限制饮水可能会引起水潴留、低钠血症、头痛、呕吐、体重增加,严重者可引起抽搐。

B. 注意事项及用药教育:血钠低和 24 小时尿量多(>2.8～3.0L)者发生低血钠症危险性较高。治疗期间,出现体液和(或)电解质失衡急性并发症(如全身感染、发热和肠胃炎)时应立即停用。治疗期间限制饮水并注意观察。

(5)不适用于手术刮除局部病灶者予甲泼尼龙 75～750mg,局部注射。

2. 非药物治疗

(1)局部病灶外科手术切除或刮除:病变局限的骨嗜酸性肉芽肿。

(2)X 线局部照射:孤立的骨骼病变,尤其是手术刮除有困难的部位,如眼眶、颌骨、乳突或负重后易发生骨折和神经损伤的脊柱等部位以及早期的垂体病变。

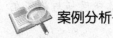 案例分析

案例：

患儿，男，5岁2个月。

主诉：颈部肿物1个月。

现病史：患儿于1个月前发现右颈部肿物，进行性增大，无痛，无发热，伴有咳嗽，黄痰，无气促。于当地医院就诊，予抗生素（具体不详），咳嗽好转，但淋巴结肿大无明显好转。为进一步诊治来我院。查血常规 RBC 4.82×10¹²/L，Hb 138g/L，WBC 6.6×10⁹/L，淋巴细胞63.2%，中性粒细胞34.9%；PLT 289×10⁹/L。起病以来无瘀斑、牙龈出血、鼻出血等，精神可，无抽搐，大小便正常。

既往史、个人史无特殊，家族中无传染病史和遗传病史。

体格检查：T 36.8℃，P 110次/分，R 23次/分。慢性病容，神清。双侧颈部、颌下淋巴结肿大，质中，无触痛，较大者约3cm×4cm大小，锁骨上、腋窝淋巴结肿大如绿豆大小，腹股沟淋巴结无肿大。咽无充血，双肺呼吸音粗，未闻及啰音。心脏检查无异常。腹平软，无压痛，肝右肋下2cm，脾左肋下2cm。移动性浊音（-）。颈无抵抗，神经系统（-）。辅助检查：血 WBC 6.8×10⁹/L，中性粒细胞45%，淋巴细胞50%，RBC3.8×10¹²/L，Hb 122g/L，PLT 176×10⁹/L。淋巴结活检：病理检查及免疫组化检查淋巴结组织见 Langerhans 细胞，病变组织免疫组化 CD1a（+），S100（+），langerin（+）；骨髓细胞学检查，增生骨髓象；头颅平片间颅骨缺损。四肢长骨摄片：右胫骨、左侧桡骨见骨质破坏。腹部 CT 检查未见异常。

诊断：本例患儿 LCH 经病理诊断明确。

治疗方案：①泼尼松 2mg/(kg·d)，分3次口服，连用4周后逐渐减量。②奥美拉唑10mg，每日1次，口服。③复方碳酸钙1粒，每日1次口服。④长春新碱1.5~2mg/m²，每周1次。

药学监护计划：泼尼松片每日1.5~2.0mg/kg，分3次口服；儿童用药注意防治脏器功能损伤，包括抑酸、补钙等。长期使用可致医源性库欣综合征，表现有满月脸、向心性肥胖、紫纹、出血倾向、痤疮、糖尿病倾向、高血压、骨质疏松或骨折等。连用4周后减量，2周减停。长春新碱主要不良反应有脱发、周围神经炎、骨髓抑制，用药时注意勿外渗引起周围组织溃烂。

药学监护实施过程：糖皮质激素应用期间密切随访血生化、电解质，长期应用补充钾、钙、蛋白质，限制糖摄入，观察消化道反应。长春新碱注意有无周围神经感觉异常、便秘、腹痛等不良反应、定期随访血常规。

分析：

1. 分析及讨论 ①LCH 的治疗方案选择根据评估时疾病的程度和部位，SS-LCH 伴"可危及 CNS"损害、SS-LCH 伴多灶性骨损害、SS-LCH 伴"特殊部位"损害、MS-LCH 伴/不伴"危险器官"受累的患者考虑全身化疗，化疗前应做必要评估，予以不同强度化疗，化疗期间注意化疗相关不良反应及免疫抑制所致感染。

2. 药物治疗小结 本例患儿 LCH 经病理诊断明确。临床以多灶性骨损害为表现伴有软组织肿块，无肝脾、肺及血液系统等高危脏器受累，治疗以糖皮质激素及长春新碱联合化疗，并以护胃、补钙辅助治疗。治疗过程中临床药师密切监测化疗药物相关不良反应，经治

疗肿块消失,骨骼受损修复中,进入维持治疗,未发生严重药物不良反应,临床医师与药师在治疗中充分沟通,取得良好的疗效。

（翟晓文　张君莉　王宏胜）

参 考 文 献

1. WHO/UNICEF/UNU. Iron deficiency anemia:assessment,prevention,and control—a guide for program managers. Geneva,2001:1-132.

2. 中国儿童铁缺乏症流行病学调查协作组. 中国 7 个月～7 岁儿童铁缺乏症流行病学的调查研究. 中华儿科杂志,2001,42(12):886-891.

3. 《中华儿科杂志》编辑委员会,中华医学会儿科学分会血液学组,中华医学会儿科学分会儿童保健学组. 儿童缺铁和缺铁性贫血防治建议. 中华儿科杂志,2008,46(7):502-504.

4. 张之南. 血液病诊断及疗效标准. 2 版. 北京:科学出版社,1998.

5. 杜传书. 我国葡萄糖-6-磷酸脱氢酶缺乏症研究 40 年的回顾和展望. 中华血液学杂志,2000,21(4):174-175.

6. Salvador A, Savageau MA. Quantitative evolutionary design of glucose-6-phosphatedehydrogenase (G6PD)mutations. Hum Mutat,2002,19:21.

7. Goldman L, Bennett JC. Cecil Textbook of Medicine. 21sted. Singapore:Elsevier Science Pte Ltd, 2000,586.

8. Xu L,Zhang T,Liu Z,et al. Critical role of Th17 cells in development of autoimmune hemolytic anemia. Exp Hematol,2012,40(12):994-1004.

9. Moyo VM,Smith D,Brodsky L,et al. High dose cyclophosphamide for refractory autoimmune hemolytic anemia. Blood,2002,100(2):704-706.

10. 付蓉,邵宗鸿,刘鸿,等.静脉注射免疫球蛋白在治疗自身免疫性溶血性贫血中的作用. Chin J InternMed,2001,40:10.

11. Neunert C,Lim W,Crowther M,et al. The American Society of Hematology 2011 evidence-based practice guideline for immune thrombocytopenia. Blood,2011,117(16):4190-4207.

12. Rodeghiero F,Stasi R,Gernsheimer T,et al. Standardization of terminology,definitions and outcome criteria in immune thrombocytopenic purpura of adults and children:report from an international working group. Blood,2009,113(11):2386-2393.

13. Yong M,Schoonen WM,Li L,et al. Epidemiology of paediatric immune thrombocytopenia in the General PracticeResearch Database. Br J Haematol,2010,149(6):855-864.

14. Colvin BT,Astermark J,Fischer K,et al. European principles of haemophilia care. Haemophilia,2008,14 (2):361-374.

15. Definitions in hemophilia. Recommendations of the scientific subcommittee on factor Ⅷ and factor Ⅸ of the scientific and standardization committee of the International Society on Thrombosis and Haemostasis. JTH,2012.

16. Wu R,Luke KH,Poon MC,et al. Low dose secondary prophylaxis reduces joint bleeding in severe and moderate haemophilic children:a pilot study in China. Haemophilia,2011,17(1):70-74.

17. Gert Müller-Berghaus. DIC:Pathogenesis,Diagnosis,and Therapy of Disseminated Intravascular Fibrin Formation:Proceedings of the Workshop on Disseminated Intravascular Coagulatio. Castle of Rauischholzhausen. Germany,1993,3:12-14.

18. Levi M,Toh CH,Thachil J,et al. Guidelines for the diagnosis and management of disseminated intravascular coagulation. British Committee for Standards in Haematology. Br J Haematol,2009,145(1):24-33.

19. Taylor FB Jr,Toh CH,Hoots WK,et al. Scientific Subcommittee on Disseminated Intravascular Coagulation(DIC)of the International Society on Thrombosis and Haemostasis(ISTH). Towards definition, clinical and laboratory criteria,and a scoring system for disseminated intravascular coagulation. Thromb Haemost,2001,86(5):1327-1330.

20. Gando S,Iba T,Eguchi Y,et al. Japanese Association for Acute Medicine Disseminated Intravascular Coagulation(JAAM DIC)Study Grou. A multicenter,prospective validation of disseminated intravascular coagulation diagnostic criteria for critically ill patients:comparing current criteria. Crit Care Med,2006, 34(3):625-631.

21. Ribeiro RC. Advances in treatment of de-novo pediatric acute myeloidleukemia. Curr Opin Oncol,2014, 26(6):656-662.

22. PuiCH. Recent advances inchildhoodacute lymphoblasticleukemia. J Formos Med Assoc,2004,103(2): 85-95.

23. PuiCH,Evans WE. A 50-year journey to curechildhoodacute lymphoblasticleukemia. Semin Hematol, 2013,50(3):185-196.

24. Jaffe R,Weiss LM,Facchetti F. Tumors derived from Langerhans cells. In:Swerdlow SH,Campo E, Harris NL,et al. WHOClassification of Tumors of Hematopoietic and Lymphoid Tissues. Lyon:IARC Press,2008,358-360.

25. Grois N,Potschger U,Prosch H,et al. Riskfactors for diabetes insipidus in langerhans cell histiocytosis. Pediatr Blood Cancer,2006,46(2):228-233.

26. Gadner H,Heitger A,Grois N,et al. Treatment strategyfor disseminated Langerhans cell histiocytosis. DAL HX-83 Study Group. MedPediatrOncol,1994,23(2):72-80.

27. Gadner H,Grois N,Potschger U,et al. Improvedoutcome in multisystem Langerhans cell histiocytosis is associated with therapyintensification. Blood,2008,111(5):2556-2562.

28. McClain KL. Drug therapy for the treatment of Langerhans cell histiocytosis. Expert OpinPharmacother,2005,6(14):2435-2441.

29. Minkov M,Grois N,Heitger A,et al. Response to initial treatment of multisystem Langerhans cell histiocytosis:animportant prognostic indicator. Med PediatrOncol,2002,39(6):581-585.

30. Titgemeyer C,Grois N,Minkov M,et al. Pattern and course of single-system disease in Langerhans cell histiocytosis data from the DAL-HX 83-and 90-study. Med PediatrOncol,2001,37(2):108-111.

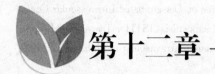

第十二章

免疫系统疾病与药物治疗

第一节 小儿免疫系统发育及特点

免疫的本质是识别自身,排除异己,是人类漫长进化过程中发展起来的维持自身完整性和稳定性的一种生理性保护机制,具有防御感染,清除自身衰老、损伤或死亡的细胞,识别和清除突变细胞的功能。免疫功能异常可发生免疫缺陷病、变态反应、自身免疫性疾病或恶性肿瘤。

人类免疫系统的发生、发育开始于胚胎早期,到出生时免疫器官和免疫细胞虽然发育成熟,但由于尚未接触抗原,免疫系统处于童贞状态,尚无免疫记忆功能。随着年龄的增长以及与病原体的不断接触逐渐达到成人水平。

人类的免疫系统包括中央免疫器官胸腺(thymus)和骨髓(bone marrow)、外周免疫器官脾、淋巴结及散在于黏膜下的淋巴组织、免疫活性细胞(T淋巴细胞、B淋巴细胞)、参与免疫反应的其他细胞(中性粒细胞、单核-巨噬细胞、NK细胞、嗜酸性粒细胞)以及正常体液因素(补体、天然抗体、溶菌酶、备解素、铁蛋白、乳铁蛋白、白细胞介素)等。上述免疫活性细胞及参与免疫反应的其他细胞均由骨髓造血干细胞分化而来。机体对抗原的免疫应答可分为非特异性免疫和特异性免疫两大类。

一、非特异性免疫

非特异性免疫又称为先天免疫(innate immunity)或固有免疫,是进化上更为古老的防御机制,为机体与生俱来的天然免疫功能。非特异性免疫对抗原无特殊专一性,其主要功能为:形成生理或化学屏障阻挡病原的入侵;产生细胞因子募集免疫细胞到感染部位;活化补体系统杀灭细菌,促进抗原-抗体复合物或死亡细胞的清除;通过吞噬细胞识别而清除器官、组织、血液和淋巴液的外来物质或突变、衰老细胞;通过抗原呈递作用活化适应性免疫系统。小儿期非特异性免疫功能尚未发育完善,随着年龄的增长逐渐成熟。

(一)屏障功能

1. 皮肤屏障、血脑屏障、胎盘屏障 小儿尤其是新生儿和婴儿新生儿和婴幼儿皮肤角质层薄嫩,易破损,皮肤黏膜屏障保护作用相对较成人差,且表面积相对较成人大,有时轻微损伤就会引起表皮寄生菌(金黄色葡萄球菌、表皮葡萄球菌等)经皮肤侵入机体而发生感染。婴幼儿血脑屏障相对薄弱,故易发生中枢神经系统感染。

2. 消化道防御机制　如胃酸的杀菌作用,肠运动排除病原作用,肠道固有菌群与肠黏膜上皮细胞结合而产生的占位性保护作用,某些固有菌群产生有机酸性产物的抑菌作用,胃肠黏膜上皮细胞可分泌防御素(defensin)阻止细菌、真菌及病毒的入侵等。新生儿及婴幼儿肠壁薄,通透性高,胃酸较少,杀菌力低,消化道防御功能差。

3. 呼吸道防御机制　如鼻毛能阻挡外来较大的异物,气管黏膜的纤毛摆动有排除异物的作用,呼吸道黏膜上皮细胞分泌的溶菌酶、防御素等能抵御病原体的入侵。婴幼儿呼吸道纤毛运动差导致清除功能不足、气道黏液分泌不足导致气道干燥及防御功能低下,故最易发生呼吸道感染。

(二) 体液因素

1. 补体系统　补体是肝脏细胞合成的一组血浆蛋白。补体可激发炎症细胞的募集,通过调理或包被在病原细胞表面标记这些细胞使其易于被吞噬细胞清除,或通过补体级联反应在病原细胞质膜形成小孔导致其溶解及死亡,以及清除体内的抗原-抗体复合物。新生儿各补体成分均低于成人,其 C1、C2、C3、C4、C7 和备解素的浓度约为成人的 60%,补体旁路激活系统的活性低下者更多。在生后 6～12 个月补体浓度或活性才接近成人水平。

2. 其他体液防御机制　正常人的体液和组织中有多种具有抗菌作用的物质,除补体外,还有溶菌酶、乙型溶素、白细胞介素、乳铁蛋白、促吞噬素、防御素等对革兰阴性细菌,或对革兰阳性细菌有抗菌作用。

(三) 参与非特异性免疫的细胞

1. 自然杀伤细胞(natural killer cell,NK)　NK 细胞是无 T、B 淋巴细胞表面标志和特征的细胞毒淋巴细胞,与 T、B 淋巴细胞一样来源于骨髓共同的淋巴样祖细胞,在骨髓、淋巴结、脾脏、扁桃体和胸腺分化、成熟并进入血液循环及淋巴组织。CD16(FcγRⅢ)和 CD56 是 NK 细胞特有的表面标志,80% 的 NK 细胞表达 CD8。NK 细胞能非特异性杀伤肿瘤细胞和被病毒感染的细胞,具有抗肿瘤和抗感染尤其病毒感染的功能。NK 细胞能分泌 IL-1、干扰素、TNF,具有免疫调节作用,参与移植排斥反应、自身免疫疾病及超敏反应的发生。

NK 细胞的表面标记,如 CD56 在出生时几乎无表达,整个新生儿时期也很低;NK 细胞活性刚出生时很低,在 1～5 月时达到成人水平,但其 ADCC 功能仅为成人的 50%,于 1 岁时方达到成人水平。

2. 吞噬细胞　包括巨噬细胞、中性粒细胞和树突细胞存在于血液中的巨噬细胞为单核细胞,可游走到血管外到达感染部位。巨噬细胞表面受体与细菌表面的分子结合可刺激巨噬细胞吞噬及通过呼吸爆发产生活性氧杀灭细菌,病原体也可刺激巨噬细胞释放趋化因子并吸引其他细胞到达感染部位。新生儿的单核细胞发育已完善,但由于缺乏必需的辅助因子,单核吞噬细胞的趋化、黏附、吞噬、氧化杀菌及产生细胞因子(如 G-CSF、IL-6、IL-8、IL-12、IFN-γ)功能均较成人差。

中性粒细胞是体内最丰富的吞噬细胞,占白细胞总数的 50%～60%,通常是首先达到感染部位的细胞。中性粒细胞胞质的颗粒中含有多种毒性物质可杀灭细菌、真菌或抑制其生长。中性粒细胞也通过呼吸爆发产生很强的活性氧(如过氧化氢、游离氧基)及次氯酸盐杀灭细菌。新生儿出生后 12 小时外周血中性粒细胞计数升高,72 小时后逐渐下降。严重新生儿败血症易合并中性粒细胞减少症。新生儿中性粒细胞趋化及黏附分子表达不足,未成熟儿及剖宫产儿更明显,中性粒细胞吞噬和杀菌功能也较成人差。未成熟儿中性粒细胞

FcRⅢ表达下降,生后 2 周方达成人水平。中性粒细胞功能暂时低下是新生儿易发生化脓性感染的原因。

树突细胞是存在于与外界相通组织的吞噬细胞,如皮肤(朗格汉斯细胞)、呼吸道和消化道的巨噬细胞,因其外形呈树状突起而得名。树突细胞在抗原呈递中具有重要作用,是连接非特异性免疫与特异性免疫的桥梁。新生儿树突细胞抗原呈递能力较成人差,新生儿期接触抗原和过敏原的类型和剂量不同直接影响单核-巨噬细胞及树突细胞的免疫调节功能,将影响新生儿日后的免疫状态。

二、特异性免疫

特异性免疫又称为适应性免疫(adaptive immunity)或获得性免疫(acquired immunity)。特异性免疫是个体在发育过程中经抗原刺激后建立起来的,对抗原的作用具有高度专一性。特异性免疫是人类重要的免疫防御机制,包括由 T 淋巴细胞介导的细胞免疫及 B 淋巴细胞介导的体液免疫两大类。

(一) 细胞免疫

T 淋巴细胞来源于骨髓的造血干细胞(多能干细胞),胚胎期则来源于卵黄囊和肝。在人体胚胎期和初生期,一部分多能干细胞或前 T 细胞迁移到胸腺内,在胸腺激素的诱导下分化成熟为具有免疫活性的 T 细胞,经血流分布至外周免疫器官的胸腺依赖区定居,并可再随血流周游全身,以发挥免疫调节和细胞免疫功能。外周血中 T 细胞约占淋巴细胞总数的 $70\%\sim80\%$。T 细胞因其表面有 T 细胞受体(TCR)而与 B 细胞及 NK 细胞区别开来。T 细胞均表达 CD3 抗原,按功能及表面标记的不同,又可分为多个亚群:①辅助性 T 细胞(helper T cells, Th):Th 细胞表达 CD4 抗原($CD3^+CD4^+$),通过与表达在抗原呈递细胞(antigen presenting cells, APCs)表面的主要组织相容性复合物Ⅱ类分子(major histocompatibility complex Ⅱ, MHC-Ⅱ)呈递的多肽抗原相互作用而被激活,激活后可分泌多种细胞因子,调节或者协助体液免疫和细胞免疫功能。Th 细胞可分为 Th1 和 Th2 亚群,Th1 细胞合成及分泌 IL-2、IFN-γ、IL-12、TNF-β,主要参与细胞免疫及迟发型超敏反应;Th2 细胞合成及分泌 IL-4、IL-5、IL-6、IL-10、IL-13,主要功能为刺激 B 细胞增殖并产生抗体,与体液免疫有关。Th17 细胞是不同于 Th1 和 Th2 的 T 辅助细胞,可产生 IL-17 及其他因子,诱导上皮/黏膜屏障的上皮细胞产生抗菌蛋白清除真菌或金黄色葡萄球菌,具有抗感染免疫作用,并与多种自身免疫性疾病有关。②细胞毒性 T 细胞(cytotoxic T cells, Tc):Tc 细胞表达 CD8 抗原($CD4^+CD8^+$),可通过靶细胞(被病毒感染的细胞或肿瘤细胞)上表达的 MHC-Ⅰ类分子与其结合,从而杀伤靶细胞。调节 T 细胞分泌的 IL-10,黏附分子和其他分子可抑制 Tc 细胞的功能,避免其过度活化引起自身免疫疾病。③调节性 T 细胞(regulatory T cell, Treg):其表面标志为 $CD4^+CD25^+$,过去曾称为抑制性 T 细胞(suppressor T cells),具有调节机体免疫反应的功能,可抑制过度的细胞毒性 T 细胞反应并抑制逃避了胸腺阴性选择的自身反应性 T 细胞,起着维持自身免疫耐受和避免免疫反应过度损伤机体的重要作用。④记忆 T 细胞(Tm):记忆 T 细胞表达 CD45RO,可为 $CD4^+$ 或 $CD8^+$。在初次感染后持续存在的有记忆特异性抗原刺激作用的特殊 T 细胞,在再次遭遇相同的抗原时可迅速扩增成大量的效应 T 细胞而发挥作用。⑤童贞 T 细胞(naive T cell):又称为 Th0 细胞,指已在骨髓分化并在胸腺经过阳性和阴性选择但尚未与抗原接触的 T 细胞,其表型为 $CD4^+$

CD45RA$^+$或 CD8$^+$CD45RA$^+$。Th0 细胞与抗原接触后可分化为细胞毒性 T 细胞或记忆 T 细胞。⑥NKT 细胞(natural killer T cells):是一群兼具 T 细胞和 NK 细胞功能的特殊 T 细胞群,其数量占外周 T 细胞的 0.1%。NKT 细胞是 CD1d 限制性 T 细胞,仅识别抗原呈递细胞表面 CD1d 呈递的脂类抗原(非经典 MHC-Ⅰ类分子),是连接非特异性免疫与特异性免疫的桥梁。NKT 细胞能产生大量的 IFNγ、IL-4、GM-CSF 以及其他细胞因子和趋化因子(IL-2、IL-13、IL-17、IL-21 及 TNF-α),在抗肿瘤免疫中具有重要作用。⑦γδT 细胞:大多数 T 细胞表面的 TCR 由 αβ 链构成,而 γδT 细胞表达的 T 细胞受体是由 γδ 链组成的。γδT 细胞主要分布在肠黏膜的上皮内淋巴细胞群中,有多种亚群,不需要抗原处理及 MHC 呈递多肽类抗原,而是识别脂类抗原即可激活,兼具先天性免疫和适应性免疫的功能。

小儿特异性细胞免疫特点:①胎儿的细胞免疫功能尚未成熟,因而对胎内病毒感染(巨细胞病毒)还不能产生足够的免疫力,故胎儿期可长期带病毒,甚至引起胎儿宫内发育畸形。②出生时 T 细胞自身发育已完善,故新生儿的皮肤迟发型超敏反应在初生后不久即已形成,新生儿接种卡介苗数周后,结核菌素试验即呈阳性反应,但小于胎龄儿和早产儿的 T 细胞数量少,对有丝分裂原反应较低。早产儿至 1 月龄时 T 细胞数量可赶上足月儿,而小于胎龄儿要在 1 岁以后才赶上同龄正常儿。③绝大多数脐血 T 细胞(97%)为 CD45RA$^+$童贞 T 细胞(成人为 50%左右),而记忆 T 细胞(CD45RO$^+$)较少,新生儿 T 调节细胞 Treg 也较少,调节功能弱;④新生儿及婴儿期 CD4$^+$标记的 Th 细胞相对较多,且以 Th2 为主,CD8$^+$细胞毒性 T 细胞较少,CD4$^+$/CD8$^+$比值高达 3~4。故 Th2 类细胞功能相对亢进,其分泌的细胞因子占有相对优势。约 2 岁后 CD4$^+$/CD8$^+$比值和 Th1、Th2 分泌的细胞因子水平才接近成人水平。

(二) 体液免疫

B 细胞由骨髓造血干细胞分化而来,经过两个阶段发育成熟。第一阶段不需抗原刺激在骨髓内增殖分化,经过原 B(pro-B)淋巴细胞阶段(此阶段完成 B 细胞受体 Ig 重链的 VDJ 重组)、前 B(pre-B)淋巴细胞阶段(此阶段完成 B 细胞受体 Ig 轻链 DJ 重组)发育为成熟 B 淋巴细胞,表达膜表面免疫球蛋白(surface membrane immunoglobulin, SmIg)SmIgM 和 SmIgD,此阶段不需抗原刺激。第二阶段,成熟 B 细胞离开骨髓,进入血液并到达外周淋巴器官,经抗原刺激并在 T 辅助细胞以及细胞因子共同作用下,参与生发中心反应并增殖、分化,经过免疫球蛋白基因的体细胞超突变(somatic hypermutation)和类别转换重组(class switch recombination),发育成熟为记忆 B 细胞和分泌免疫球蛋白(抗体)的浆细胞。在 B 淋巴细胞的发育过程中,V(D)J 重排使得用于识别外来抗原的 B 细胞上的 B 细胞受体(BCR)极其多样化,而 B 细胞免疫球蛋白基因的体细胞超突变和类别转换重组则极大地提高了抗体的亲和力,如此赋予机体体液免疫系统在个体生存期内遇到微生物等威胁时具有发生适应性反应的强大能力。

Ig 是一组具有抗体活性或化学结构上与抗体相似的球蛋白。根据重链羧基端分子结构的不同,Ig 分为 IgG、IgM、IgA、IgE 和 IgD 五类。IgG 又可分为 IgG1、IgG2、IgG3 和 IgG4 四个亚类。IgA 又可分为 IgA1 和 IgA2 两个亚类。抗体通过与病原体结合来避免入侵和破坏自身细胞的病原体;通过刺激巨噬细胞等免疫细胞来包裹并清除病原体;通过刺激其他免疫应答过程如补体路径,来消灭病原体。IgG 在血清中含量最高,是最重要的抗感染分子,也是唯一能通过胎盘、保护胎儿及新生儿免受感染的抗体,具有抗细菌、病毒及中和毒素的作用。IgG 还能激活补体,结合并增强巨噬细胞的吞噬功能(调理作用和 ADCC 效应)。IgA 单体存在血清中,分泌型 IgA 为双体,存在于黏膜表面及分泌液中,是黏膜局部抗感染的重要因素。IgM 分子量最大,是体内受感染后最早产生的抗体,具有很强的激活补体和调理素作用,因此是重要的抗感染因子,且常用于诊断早期感染。IgD 主要存在于成熟B 细胞表面,是 B 细胞识别抗原的受体。IgE 是血清中含量最少的抗体,主要参与介导 I 型超敏反应和抗寄生虫感染。

小儿特异性体液免疫特点:①B 细胞功能在胚胎早期即已成熟,但因缺乏抗体及 T 细胞多种信号的辅助刺激,新生儿 B 细胞产生抗体的能力低下,出生后随年龄增长特异性体液免疫才逐步完善。②IgG 在胚胎 12 周末时开始合成,但整个胚胎期 Ig 含量不多。新生儿血液中的 IgG 主要来自母体,出生时脐血 IgG 水平甚至可高出母亲的血清 IgG 水平,这对于婴儿出生后数月内防御某些细菌及病毒感染至关重要。出生 3 个月后,IgG 合成能力增加,但来自母亲的 IgG 大量衰减,至 6 个月时全部消失,此时小儿又容易感染。到 6~7 岁时,其在血清中的含量才接近成人水平。③胎儿期自身合成的 IgM 量极少,出生后 3~4 个月时其血清中的含量仅为成人的 50%,1~3 岁时才达成人的 75%。母亲 IgM 不能通过胎盘,如检查脐血有 IgM 升高(>0.2~0.3g/L),则提示胎儿有宫内感染可能。婴儿期低 IgM血症,是易患革兰阴性杆菌感染的重要原因。④IgA 不能通过胎盘,新生儿血清 IgA 含量很低(<0.05g/L),如果脐血 IgA 含量升高,也提示宫内感染。血清型 IgA 于出生后 3 个月开始合成,1 岁时血 IgA 浓度仅为成人水平的 20%,至 12 岁才达成人水平。分泌型 IgA 是黏膜局部抗感染的重要因素。新生儿及婴幼儿期分泌型 IgA 水平很低,1 岁时仅为成人的3%,12 岁时达成人水平。新生儿及婴幼儿分泌型 IgA 水平低下是其易患呼吸道感染和胃肠道感染的重要原因。④IgD 和 IgE 两者均难通过胎盘,新生儿血中 IgD、IgE 含量极少。IgD 的生物学功能尚不清楚,IgE 参与 I 型变态反应,生后可从母乳中获取部分 IgE。婴幼儿合成 IgE 能力不弱,患过敏性疾病时,血清 IgE 水平可显著升高。

第二节　原发性免疫缺陷病

一、X 连锁无丙种球蛋白血症

(一) 病因

X 连锁无丙种球蛋白血症(X-linked agammaglobulinemia,XLA)为小儿 PID 最常见的类型之一,其病因为位于 X 染色体上 q21.3~q22 的 Bruton 酪氨酸激酶(Bruton's tyrosine kinase,BTK)基因 BTK 突变,导致其编码的 BTK 蛋白功能缺陷,阻碍了原 B 淋巴细胞(pro-B)向前 B 淋巴细胞(pre-B)的发育及分化,导致外周血成熟 B 细胞的严重缺乏,IgG、IgA、IgM 及 IgE 抗体全面低下,机体体液免疫功能严重受损。

(二) 临床表现

本病呈 X 连锁隐性遗传,男性发病,近半数病例有家族史。多在生后 4 月左右发病,表现为反复、迁延的上、下呼吸道感染,包括鼻窦炎、化脓性中耳炎、肺炎、支气管扩张,亦可发生败血症、脑膜炎、化脓性骨髓炎等。感染的病原体以有荚膜的化脓性细菌为主。尽管 T细胞功能正常,患儿对肠道病毒也非常易感,如接种脊髓灰质炎减毒活疫苗可引起脊髓灰质炎,感染埃可病毒可引起皮肌炎样综合征及严重的脑膜脑炎;感染蓝氏贾第鞭毛虫可引起慢性腹泻。约 1/3 的患儿发生非化脓性关节炎,约 1/3～1/4 的患儿并发中性粒细胞减少。还可并发自身免疫性疾病(如自身免疫性溶血性贫血)及恶性淋巴瘤。体格检查可有因反复感染导致的生长发育迟缓、营养不良,扁桃体常见不到,无淋巴结肿大,脾脏不大。

(三) 诊断

根据患儿上述临床表现,结合免疫功能检查外周血 $CD19^+$ B 淋巴细胞缺乏,常<1%、体液免疫血清 IgG<2g/L、IgA 及 IgM 极低或缺乏而细胞免疫功能正常可初步诊断,BTK 基因检查发现突变可确诊。

(四) 治疗原则及方案

1. 治疗原则 ①加强个人卫生管理与护理,注重营养,保护性隔离,预防感染;②一旦发现感染,积极抗感染治疗;③早期开始免疫替代治疗;④有条件者可考虑免疫重建。

2. 免疫替代治疗 静脉注射用人免疫球蛋白(IVIG)是治疗 XLA 的标准疗法,早期开始 IVIG 治疗的患儿其肺炎、化脓性脑膜炎及胃肠道感染的发生率明显降低。起始剂量为每2～4周 400～600mg/kg,给药间隔视患儿血清 IgG 水平和病情而定,目标应保持血清 IgG 正常或接近正常值低限(>4g/L),也有研究认为目标血清 IgG 至少>8g/L,以完全预防慢性鼻窦炎、支气管扩张和肠道病毒感染。IVIG 只能替代 IgG 而不能重建体液免疫,因此虽然 IVIG 能明显降低感染的频率及严重程度,但不能杜绝感染。

IVIG 由供血者血浆提取制备,采用低 pH 值条件下的酶处理、分馏、层析等工艺提纯,灭活病毒及其他致病微生物后,以葡萄糖、麦芽糖、氨基乙酸、蔗糖、甘露醇或白蛋白作稳定剂。IVIG 制剂含 95% 以上的 IgG,不高于 2.5% 的 IgA,极微量的 IgM,以及可溶性 CD4、CD8、人类白细胞抗原(HLA)分子和某些细胞因子。IgG 的亚成分与正常人体血清基本一致,IgG1 占 55%～70%,IgG2 占 0%～6%,IgG4 占 0.7%～2.6%。不同生产厂家的产品在渗透压、稳定剂、IgA 含量、IgG 亚成分、pH 及剂型等方面稍有差别,但并无证据显示它们的生物学作用有差异。

药代动力学研究发现,按体重 2g/kg 给予 IVIG 后血清 IgG 水平可增加 5 倍,但 72 小时后衰减 50%,21～28 天后恢复到治疗前的水平。这种变化反映了 IgG 在血管外的重新分布。免疫功能正常者 IVIG 的半衰期为 18～32 天,与自身的 IgG 基本一致。输入 IVIG 后 48 小时内脑脊液 IgG 浓度也随之升高,可达正常水平的 2 倍,约在 1 周内恢复正常水平。输入的 IgG 可自由地进入缺乏血-脑屏障的运动终板区和神经根周围,可能对疾病治疗有一定意义。

药学监护:

(1)不良反应监护:IVIG 虽被公认为临床使用最安全的血液制品之一,但随着其使用范围的不断扩大,临床应用的安全性受到广泛关注。其不良反应有:

1)一般反应:表现为寒战、发热、头痛、焦虑、肌痛、恶心、呕吐、腹泻、皮疹、胸闷和心悸。上述反应多较轻微,往往发生于使用初次,开始输注后的 30～60 分钟内,皮疹常发生在用药 2～5 天。一般反应多可通过减慢输注速度或暂停治疗缓解,必要时可给予对乙酰氨基酚、抗组胺药及糖皮质激素等对症治疗或考虑更换其他生产厂家的制品。

2)过敏反应:过敏反应与血清中 IgG 和 IgE 同型抗 IgA 抗体有关,因 IVIG 中含有极少量的 IgA,先天性选择性 IgA 缺乏症患者输注 IVIG 后会产生抗 IgA 的抗体,且有 40% 的 IgA 缺乏症患者本身即存在抗 IgA 抗体。患者体内如存有抗 IgA 抗体时,输注 IVIG 即可发生过敏反应,典型表现为输注后数秒至数分钟内即出现面部潮红、水肿、呼吸急促、血压下降甚至休克死亡。若输注去除 IgA 的 IVIG,则可不发生过敏反应。在低丙种球蛋白血症患者中,合并有亚类缺乏(如 IgG2 和 IgA 缺乏)更可能出现此反应,自身免疫病患者的选择性 IgA 缺乏过敏反应发生率及严重程度均比正常供血者高。因此,在实施 IVIG 治疗前应进行 IgA 检查,尤其是那些可疑有免疫功能不全的患者。

3)神经系统反应:应用 IVIG 后出现急性无菌性脑膜炎也有报道,通常发生在 IVIG 输注开始后 1-48 小时,临床症状包括发热、头痛、颈强、恶心、呕吐、畏光及意识水平改变,脑积液白细胞、多核细胞与蛋白升高。IVIG 可触发偏头痛,进而诱导无菌性脑膜炎,故有偏头痛病史者易发生该类反应。神经系统反应通常在停止治疗后较短时间内恢复正常,无后遗症。在输注 IVIG 前给予普萘洛尔可能有一定的预防作用。在 IVIG 治疗期间短程使用泼尼松也可预防神经系统不良反应,并能减少及严重程度。

4)血液系统反应:免疫溶血作用是一种罕见的 IVIG 治疗的后果,其溶血是由抗血型抗原的抗体所介导,临床可表现为贫血、肝脾大、血小板减少,但多数能够良性代偿,后遗症一般不严重。

5)泌尿系统反应:IVIG 可导致肾脏损害。1985～1998 年,FDA 共收到 120 例使用 IVIG 导致肾脏损害的报道,包括急性肾衰竭和急性肾功能不全。IVIG 治疗可引起或加剧肾衰竭,一般发生在输注后 2 天到数天,临床表现为患者肌酐水平升高及肾衰竭症状。因此,肾功能不全、B 淋巴细胞肿瘤和血清类风湿因子阳性患者应慎用 IVIG。

6)循环系统反应:IVIG 可使血液凝固性增高。IVIG 治疗后发生的血液黏滞度增高能明显阻碍血流,增加血栓形成的危险。曾有接受 IVIG 治疗致深部静脉血栓形成、心肌梗死、脑卒中及致死的报道。因此,具有心血管疾病、高血栓栓塞风险者在输注 IVIG 时应警惕。

7)呼吸系统反应:输注 IVIG 可引起呼吸系统并发症,包括喘息、支气管痉挛、呼吸困难等。目前已明确,这些并发症与输注过量、输注速度过快、过敏及血管舒缩反应相关。反应症状大多轻微,通过降低输注速率与对症处理均可纠正。

8)病毒传播:自 1983 年首次报道,至 1995 年 5 月世界疾病预防控制中心就已接到 112 例输注 IVIG 诱发的急性 HCV 感染。除 HCV 外,可经血/血液制品传播的其他病毒还有甲型肝炎病毒(HAV)、乙型肝炎病毒(HBV)、人类细小病毒 B19(HPV B19),巨细胞病毒(CMV)以及人类朊病毒。但迄今为止尚未见到因输注 IVIG 后导致传播上述病毒感染的报道,其原因目前尚不清楚。在 IVIG 生产过程中对原料血浆进行抗-HCV 筛选以及对供血者进行 HCV-RNA 检测可减少 IVIG 输注后的 HCV 传播。

9)其他反应:有报道的 IVIG 相关不良反应还有,弥漫性脱发、眼葡萄膜炎、低体温以及 IVIG 相关的非感染性肝炎。

(2)注意事项及用药教育:①可直接静脉滴注,或以 5% 葡萄糖稀释 1～2 倍后静脉滴注。开始滴注速度为 1ml/min(约 20 滴/分)持续 15 分钟后若无不良反应,可逐渐加快,最快滴速不超过 3ml/min(约 60 滴/分),宜单独输注。②对人免疫球蛋白或有其他严重过敏史者禁用,有抗 IgA 抗体的选择性 IgA 缺乏者禁用。③该药治疗费用较高,应与患儿家属充分沟通,使其正确认识应用的必要性和风险,也不宜盲目将其作为防病、增强体质、无害有益的营养品。

3. **免疫重建** 免疫重建是采用正常细胞或基因片段植入患者体内,使之发挥其功能,以持久地纠正免疫缺陷病,可以达到根治 XLA 的目的,包括骨髓移植、造血干细胞移植等。

4. **其他** 注意事项①禁用活疫苗,以防发生疫苗性感染。若患儿尚有一定抗体合成能力,可接种死疫苗,如百白破三联疫苗。②通常不作扁桃体和淋巴结切除术,禁做脾切除术。③患儿父母若有生育需求,应接受遗传学咨询,妊娠期应作产前筛查,必要时终止妊娠。

 案例分析

案例:

1. 病史摘要

一般项目:倪××,男,4 岁 9 月,汉族,住院时间:2013 年 7 月 2~18 日。

主诉:左膝关节疼痛 1 年余,咳嗽、发热 7 天。

现病史:1 年前患儿无明显诱因出现左膝关节疼痛,为阵发性钝痛,于活动后疼痛可加重,无明显关节红肿、畸形、皮下结节,无发热、晨僵、活动异常等,行膝关节 MRI 检查考虑为"滑膜炎",行牵引治疗 7 天,疼痛好转出院。

出院后患儿膝关节疼痛仍反复发作,1 月前患儿疼痛加重,出现左下肢间歇性跛行,伴右肘关节及左肩关节疼痛,为阵发性钝痛,未经特殊检查及治疗。

7 天前患儿出现咳嗽,为阵发性单声咳嗽,伴有发热,为不规则热型,在外测得最高体温为 38.6℃,无头痛、恶心、呕吐,无腹痛、腹泻等,住院输液治疗 7 天(头孢西丁等,具体不详),患儿发热、咳嗽好转后出院,遂来我院进一步治疗,门诊以"关节疼痛:幼年特发性关节炎?"收入。

自患病以来,患儿精神食欲减退,二便正常,体重正常增长。

查体:T36.5℃,P98 次/分,R18 次/分。无病容,自主体位,神志清楚,皮肤正常,全身皮肤未见皮疹,全身无水肿,浅表淋巴结未扪及肿大。瞳孔等大等圆,左 3mm,右 3mm,对光反射灵敏,唇红润,咽充血,扁桃体无肿大。呼吸音粗糙,双肺可闻及少许湿罗音。心律齐,心音有力。全腹柔软,肝脾肋下未触及肿大。Babinski 征阴性,Kernig 征阴性。左膝关节有轻压痛,活动受限,关节无红肿及畸形。

既往史:1 年前在外院诊断"中耳炎"及左膝关节"滑膜炎"。7 日前在外院针对发热、咳嗽进行治疗。

家族史、药物过敏史无异常。

入院诊断:①关节疼痛待诊? 幼年特发性关节炎;②大叶性肺炎。

辅助检查:

血常规(7 月 3 日):WBC8.5×10⁹/L,N54.6%,L28.5%,NEUT5.39×10⁹/L,RBC6.13×10¹²/L,HGB95g/L,PLT363×10⁹/L。CRP7.0mg/L。

生化:(7 月 2 日)ALT21U/L,AST28U/L,ALB35.7g/L,GLB22.9g/L,LDH513U/L,Na⁺142.5mmol/L,K⁺4.23mmol/L。

大小便筛查(7 月 2 日):无异常。

体液免疫(7 月 3 日):IgG0.02g/L,IgA0.02g/L,IgM0.01g/L,C4 0.43g/L。

细胞免疫(7 月 12 日):CD3 96%,CD4 49%,CD8 43%,CD19<0.1%,NK3.9%。

肺炎支原体及衣原体 IgM 阴性(7.8)。

骨髓检查(7月5日):大致正常骨髓象。

胸部 CT 示(6月25日):考虑左肺上叶舌段大叶性肺炎。

出院诊断:①幼年特发性关节炎;②X连锁无丙种球蛋白血症? ③大叶性肺炎;④轻度贫血。

2. 治疗方案:

用药时间	药物	用法用量	停止时间
7.10/7.17	注射用重组人Ⅱ型肿瘤坏死因子受体—抗体融合蛋白	12 mg,ih,st	7.10/7.17
7.12	静脉注射用人免疫球蛋白	5g,ivgtt,st	7.12
7.6	萘普生片	100mg,po,bid	7.18
7.8	甲氨蝶呤片	6.25mg,po,qw	7.18
7.2	注射用头孢哌酮钠他唑巴坦钠	0.75g,ivgtt,bid	7.17
7.2	盐酸氨溴索注射液	15mg,ivgtt,qd	7.17
7.2	吸入用复方异丙托溴铵溶液	2.5ml,雾化吸入,tid	7.13
	吸入用布地奈德混悬液	1mg,雾化吸入,tid	7.13

3. 药学监护计划

(1)药物治疗效果评估:患儿于1年余前出现无明显诱因的关节疼痛,活动后加剧,无关节红肿、发热等,治疗方案中给予患儿萘普生片和甲氨蝶呤片抗风湿治疗。在幼年特发性关节炎的治疗中,常用的治疗药物为非甾体抗炎药、抗风湿药、肾上腺皮质激素和免疫抑制剂,另外,可以使用大剂量的IVIG。本例中患儿选择了非甾体抗炎药和免疫抑制剂处理,一般可在1~2周之后开始见效,应关注患儿的关节疼痛的改善情况。

患儿拟诊X连锁无丙种球蛋白血症,该病是由于人类B细胞系列发育障碍引起的原发性免疫缺陷病,可反复发生细菌性感染。患儿具有输注丙种球蛋白(IVIG)的指证,患儿输注丙种球蛋白后,应关注感染症状是否得到控制,全身状况改善,以及伴发病症如关节疼痛、吸收不良和贫血等的缓解情况。

对于患儿本身的大叶性肺炎,选用头孢哌酮钠他唑巴坦钠经验性抗感染,氨溴索等药物祛痰、镇咳治疗,应关注患儿体温变化,咳嗽症状,以及肺部体征的改善情况及时评估疗效,必要时结合病原学检查结果调整治疗方案。

(2)药物不良反应的监护及处理

1)注射用重组人Ⅱ型肿瘤坏死因子受体-抗体融合蛋白:常见不良反应是注射部位局部反应,包括轻至中度红斑、瘙痒、疼痛和肿胀等,注射部位反应通常发生在开始治疗的第一个月内,在随后的治疗中发生频率降低。注射部位反应平均持续3~5天。其他常见不良反应包括头痛、眩晕、皮疹、失眠、咳嗽、腹痛、上呼吸道感染、血压升高、外周血淋巴细胞比例增多、鼻炎、发热、关节酸痛、肌肉酸痛、困倦、面部肿胀、转氨酶升高等。大部分无须处理。

2)静脉注射用人免疫球蛋白(详见本章药物治疗、药学监护部分)。

3)萘普生片:可引起口腔刺激或恶心、腹泻、呕吐、消化不良、肠道出血等消化系统反应;可引起过敏性皮疹等皮肤反应;可引起视物模糊或视力障碍、听力减退等神经损害以及肾损害等。如出现以上症状,应立即停药,并对症处理。

4)甲氨蝶呤片:可引起口腔炎、口腔溃疡、消化道出血等消化道反应,黄疸、脂肪肝等肝功能损害;长期应用可导致骨髓抑制、咳嗽、肺炎等。长期大量应用可影响生殖功能,有潜在的诱发肿瘤的危险。如出现以上症状,应立即停药,并对症处理。使用尽可能避免与可引起肝脏损害的药物合用,另可增加抗血凝作用。

5)注射用头孢哌酮钠他唑巴坦钠:一般耐受良好,发生的主要不良反应有:胃肠道反应:稀便、腹泻,恶心呕吐;皮肤反应:斑丘疹、荨麻疹。血液:长期使用可致可逆性中性粒细胞减少,如出现维生素 K 缺乏和低凝血酶原血症,必要时监测出血时间、凝血酶原时间等,可同时应用维生素 K_1 预防。偶有头痛、寒战、静脉炎等发生。使用前需详细询问青霉素类过敏史,如发生过敏反应,立即停药。用药过程中,避免使用含有酒精的食物、药品。

6)吸入用复方异丙托溴铵溶液、吸入用布地奈德混悬液:两药不能混合在一个雾化器内使用,小儿使用时最好使用面罩,避免雾化药液接触到眼睛,使用后注意洗脸漱口,注意口腔卫生。常见的不良反应为口干、发声困难、过敏、呕吐、鹅口疮等。

(3)患者的用药教育

1)抗风湿治疗:萘普生和甲氨蝶呤在本例患儿中均用来抗风湿治疗,但两者起效时间均较长,萘普生为 1~4 周内起效,甲氨蝶呤为 3~12 周起效,须明确告知患者,坚持服药,不可轻易中断。

2)IVIG:在本例患儿中,IVIG 主要用于维持基础免疫功能,针对患儿所患疾病,IVIG 有固定的输注周期,据 IVIG 体内的半衰期,一般每月 1 次,须告知患儿家属,遵照疗程使用。

3)雾化治疗:小儿雾化治疗宜使用面罩,避免药液接触眼睛,并遵照雾化治疗的原则:雾化器要定期消毒或更换,避免交叉感染,保证正常使用;使用氧气驱动雾化时,应注意用氧安全,禁止在有氧附近吸烟或燃明火;雾化前半小时尽量不进食,避免雾化吸入过程中气雾刺激引起呕吐。

4. 药学监护实施过程 密切监测患儿的用药及用药后的反应,及时进行相关的生化检查,监测肝肾功,监测凝血时间等指标;观察患儿的皮肤是否发生皮疹等皮肤反应,观察患儿在使用雾化剂之后眼部的反应,观察患儿口腔是否发生了溃疡等症状。

分析:

1. 分析与讨论

(1)免疫缺陷中静脉注射用人免疫球蛋白(IVIG)的使用:X 连锁无丙种球蛋白血症是由于人类 B 细胞系列发育障碍引起的原发性免疫缺陷病,仅男孩儿发病,以反复发生细菌性感染为主要临床特征。病因为 Bruton 酪氨酸激酶(BTK)基因突变。其治疗一般为 IVIG 替代疗法,可控制大多数 XLA 患儿的感染症状,全身状况迅速改善,伴发病症如关节疼痛、吸收不良和贫血等也明显缓解。IVIG 治疗对预防和治疗肠道病毒感染,如急性或慢性柯萨奇和埃可病毒尤为重要。

IVIG 治疗宜早开始,以免发生感染所致不可逆性器质性损害。大剂量(400mg/kg,每 3~4 周一次)明显优于小剂量(200mg/kg,每 3~4 周一次)疗法;但用量应个体化,以血清 IgG 浓度上升到 1000mg/dl 为度。少数病例 IVIG 治疗效果很不理想,其原因可能是:治疗太晚、剂量不足、IVIG 不能代替分泌型 IgA 和 IVIG 的抗体谱有限。

本例中患儿使用 5gIVIG 大剂量冲击,在使用后,患儿关节疼痛症状有所缓解,如需要,随后可行 IgG 检测。患儿还可采用其他的支持疗法,如营养、生活及卫生条件的改善,预防感染的发生,适当的体育锻炼,良好心理状态的维护,对各种并发症的预防和治疗等。

(2)幼年特发性关节炎治疗中甲氨蝶呤的使用:国际风湿病联盟(ILAR)将一组原因不明的于 16 周岁之前发病,症状持续 6 周以上,并排除其他原因的关节炎定义为幼年特发性关节炎。本病例中,患儿左膝关节、左肩关节、右肘关节受累,依据 ILAR 的分类标准,归入≤4 个关节炎组,其治疗可选用非甾体抗炎药、醋酸曲安奈德、甲氨蝶呤、柳氮磺吡啶以及 α-干扰素。

本例中患儿选用甲氨蝶呤、萘普生口服治疗。甲氨蝶呤用于自身免疫性风湿病,常与糖皮质激素或其他免疫抑制剂联合应用。作用机制为通过对致敏淋巴细胞分化、增殖的抑制,使淋巴因子和抗体产生受抑制,从而发挥抑制自身免疫反应的作用。一般常用剂量为 7.5mg 口服,每周一次,病情缓解后减量。

在使用过程中,部分患者可能出现恶心、呕吐、腹痛、腹泻等消化道症状,极少数患者可有口腔黏膜溃疡或消化道出血,停药和对症治疗后可缓解。剂量较大和疗程较长可出现由于骨髓抑制所致的白细胞和血小板减少。大剂量、长期应用可致肝硬化和肾损害。故在使用甲氨蝶呤治疗时要注意监测血常规和肝肾功,并根据肝酶的变化调整剂量。

(3)免疫缺陷患者的抗感染药物使用:患儿入院前有反复感染病史。免疫缺陷患儿一旦出现发热等感染症状,宜立即选用抗菌药物进行经验性治疗。药物选择宜综合考虑患者免疫功能低下的时间、感染部位及病原菌流行情况,初始选用广谱高效抗菌药物,尽量覆盖所有可能的病原菌,可以广谱抗铜绿假单胞菌 β 内酰胺类为基础,必要时联合用药。对疑有支原体、衣原体所致间质性肺炎者,可加用红霉素或阿奇霉素,疑有卡氏肺囊虫病患者应加用复方新诺明。对广谱抗生素治疗无效的感染,应考虑真菌感染可能,可经验性应用抗真菌药物进行治疗。

2. 药物治疗小结　本例患儿入院后诊断为:①幼年特发性关节炎;②X 连锁无丙种球蛋白血症? ③大叶性肺炎;④轻度贫血。治疗药物为静脉注射用人免疫球蛋白、重组人 II 型肿瘤坏死因子受体-抗体融合蛋白、头孢哌酮钠他唑巴坦钠、盐酸氨溴索、萘普生、甲氨蝶呤等。本次患儿共住院 17 天,经过治疗,患儿一般情况可,无发热及咳嗽,关节疼痛症状有所缓解,准予出院门诊随访。治疗过程中临床药师积极沟通治疗方案,密切监测治疗效果、药物不良反应,治疗效果较好,无严重药物不良反应发生。

二、X 连锁高 IgM 综合征(X-linked hyper IgM syndrome,X-HIGM)

(一) 病因

高 IgM 综合征(hyper-IgM syndrome,HIGM)是一组罕见的原发性免疫缺陷病,其中最常见的是 X 连锁的 HIGM,即 X-HIGM(X-linked hyper IgM syndrome),占 65%～70%。本病是 CD40 受体(CD40L)基因突变所致。正常情况下,表达于激活的 $CD4^+T$ 淋巴细胞膜上的 CD40L 蛋白需与表达于 B 淋巴细胞表面的其受体 CD40 结合,通过两者的交互作用,才能诱导 B 淋巴细胞增殖及启动免疫球蛋白类别转换,两者的结合及相互作用对于生发中心的形成及阻止 B 淋巴细胞的凋亡也起着重要的作用。表达于激活 $CD4^+T$ 淋巴细胞上的 CD40L 还可与巨噬细胞和树突细胞上的 CD40 结合,从而诱导 IL-12 的产生以增强细胞免疫。因此,本病实际上是一种 T 细胞缺陷引起的联合免疫缺陷病。

（二）临床表现

男性发病，常发生反复的上、下呼吸道的感染如鼻窦炎、扁桃体炎、中耳炎、肺炎等；感染病原体多种多样，主要是细菌，但由于细胞免疫缺陷也可发生病毒、真菌感染及机会致病菌感染如卡氏肺孢子虫、小隐孢子虫感染。可发生严重的胆管炎、皮肤及软组织感染，长期的胆管炎可导致肝功能损害及硬化性胆管炎，甚至可致肝硬化及肝脏、胆道肿瘤。约 50％的患儿可合并中性粒细胞减少，并引起口腔溃疡及感染的发生。常合并自身免疫性疾病，如幼年特发性关节炎（JIA）、自身免疫性溶血性贫血、免疫性血小板减少等。患儿易发生肿瘤，如肝脏、胆道、胃肠道、胰腺肿瘤及神经内分泌癌等。

（三）诊断

根据上述临床表现，结合免疫学检查发现患儿血清 IgM 正常或显著升高，而 IgG、IgA 和 IgE 明显降低或缺乏；B、T、NK 淋巴细胞数量正常，T 淋巴细胞亚群（CD4、CD8）比率正常可初步诊断。流式细胞术检测激活的 $CD4^+$ T 淋巴细胞表面 CD40L 表达显著降低或缺乏和/或 CD40L 基因检测发现基因突变可确诊。

（四）治疗原则及方案

X-HIGM 是一种严重的原发性免疫缺陷病，病死率高。长期规律 IVIG 替代治疗（参考 XLA 相关内容），对于减少感染频度和严重程度十分重要，使血清 IgG 保持正常高限；预防耶氏肺孢子菌感染，积极治疗隐孢子虫感染，及其他各种机会感染；免疫重建是根治方法，有报道干细胞移植治疗 CD40L 患儿成功率 72％，与 T 细胞免疫缺陷相近。

三、慢性肉芽肿性疾病

（一）病因

慢性肉芽肿性疾病（chronic granulomatous disease，CGD）是一组异质性疾病，有四种类型：①*CYBB* 基因突变引起编码蛋白 NADPH 氧化酶（NADPH oxidase，PHOX）91kD 亚基（gp91PHOX）缺陷，引起 X 连锁隐性遗传 CGD，为最常见的 CGD 类型，约 65％左右的 CGD 为此型；②*CYBA* 基因突变导致编码蛋白 NADPH 氧化酶 27kD 亚基（gp27PHOX）缺陷；③中性粒细胞溶胞因子-1（neutrophil cytosolic factor-1，NCF1）基因 *NCF1* 突变导致编码蛋白 NADPH 氧化酶 47kD 亚基（gp47PHOX）缺陷；④中性粒细胞溶胞因子-2（neutrophil cytosolic factor-2，NCF2）基因 *NCF2* 突变导致编码蛋白 NADPH 氧化酶 67kD 亚基（gp67PHOX）缺陷。其中后三型为常染色体隐性遗传 CGD。

上述基因突变可使中性粒细胞及巨噬细胞 NADPH 氧化酶杀菌系统严重受损，吞噬细菌后无呼吸爆发及活性氧（超氧化物、氧自由基及过氧化物如过氧化氢）产生，导致选择性细胞内杀菌功能缺陷，不能杀灭过氧化氢酶阳性细菌，但过氧化氢酶阴性细菌自身代谢产生的过氧化氢可被吞噬细胞利用将其杀灭。

（二）临床表现

多数为 X 连锁遗传 CGD，男性发病为主，少数为常染色体隐性遗传，男女均可发病。发病年龄多在生后数月，各类 CGD 临床表现相似，反复发生口周、肛周、鼻周脓疱疹、皮下脓肿、蜂窝织炎、化脓性淋巴结炎、肺炎及肺脓肿、肝脓肿、肛周脓肿、化脓性关节炎、骨髓炎、化脓性脑膜炎及脑脓肿、细菌及真菌败血症等。局部脓肿切开后伤口经久不愈，病理检查肉芽肿形成，并易形成窦道。患者可有慢性炎症性疾病，如 JIA。血培养或病灶脓培养为过氧化氢酶阳性病原,如金黄色葡萄球菌、大肠埃希菌属、克雷伯菌属、洋葱假单胞菌、变形杆菌等;最常见感染的真菌为曲霉菌属(尤其是烟曲霉菌)、念珠菌属,患者对过氧化氢酶阴性细菌如肺炎链球菌和链球菌杀菌功能正常。患儿外周血白细胞计数及中性粒细胞比例常显著增高,常规细胞免疫及体液免疫检查正常。

(三) 诊断

根据患儿上述临床表现,中性粒细胞吞噬功能正常,杀菌指数减低,硝基四唑氮蓝(NBT)还原实验阴性可初步诊断。上述 5 种基因检查发现突变可确诊。

(四) 治疗原则及方案

1. 抗菌药物

(1)预防:CGD 患儿均需长期用抗生素和抗真菌药物预防细菌和真菌感染,复方磺胺甲噁唑[20~30mg/(kg·d),分 2 次口服],该药过敏者用氯唑西林[25~50mg/(kg·d)]预防细菌感染。无论年龄大小,用药前是否有真菌感染,现常规推荐使用伊曲康唑(<13 岁,<50kg:100mg/d;>13 岁,>50kg:200mg/d)所有 CGD 患者预防真菌感染。CGD 患者应避免接触含曲霉菌较多的物品(干草、麦秆、篱笆、腐败植物、木材、锯屑、堆肥等),以免吸入真菌孢子及菌丝,发生暴发性肺炎。

(2)治疗:CGD 一旦发生感染,需要进一步强有力的抗感染治疗:①积极搜索病原,包括痰培养、血培养及病灶组织培养,必要时行肺穿刺、肝穿刺及穿刺物细菌、真菌培养和病理分析;②抗感染所需时间长;③切除脓肿,充分引流,尤其是骨骼和深部软组织感染时,常需外科手术与抗生素同时应用;④辅助性治疗:严重、难治疗的感染,可辅助性输注粒细胞。炎性肠病常需要加用糖皮质激素 1~2 个月。

2. 干扰素　重组人干扰素-γ(rhINF-γ)作为免疫调节剂,可降低 CGD 患者感染率,推荐剂量:0.05mg/m^2,每周 3 次,皮下注射。研究发现干扰素-γ 能增高血清和中性粒细胞一氧化氮(NO)水平,从而代替 O_2^- 的防御及杀菌功能。有研究发现 IFN-γ 在 10 岁以下患儿中效果最明显。rhINF-γ 联合复方磺胺甲噁唑较单用复方磺胺甲噁唑患儿每年人均总感染和非严重感染发生频率明显降低。

3. 免疫重建　是目前唯一能根治 CGD 的方法,包括干细胞移植和基因治疗,将正常细胞或基因片段植入患者体内,持久的纠正吞噬细胞功能缺陷状态,国内外均有造血干细胞移植治疗 CGD 的报道。

第三节　获得性免疫缺陷综合征

一、病因

获得性免疫缺陷综合征(acquired immune deficiency syndrome,AIDS)简称艾滋病,由人类免疫缺陷病毒(human immunodeficiency virus,HIV)引起,是目前世界上广为传播的人类严重传染病。儿童患者主要由 HIV 感染的母体获得,即母婴传播途径,其传播率为22%~55%。HIV 可分为 HIV-Ⅰ 和 HIV-Ⅱ 两型,我国主要为 HIV-Ⅰ 型病毒。侵入机体后,通过其外膜糖蛋白 GP120 特异性地作用于细胞表面含有 CD4 糖蛋白分子的 T 淋巴细胞,因此 CD4$^+$ T 细胞是 HIV 的主要靶细胞,CD4 分子是 HIV 作用的受体。病毒侵入

CD4$^+$T 细胞后,通过反转录酶的作用合成 DNA,并与宿主基因整合,进行复制增殖,随着 CD4$^+$T 细胞的破坏而将病毒大量释放入血,引起病毒血症。入血的病毒继续侵犯 CD4$^+$T 细胞,终致 CD4$^+$T 细胞显著减少。由于 CD4$^+$T 细胞在非特异性免疫及特异性免疫中均具有极其重要免疫调节功能,CD4$^+$T 细胞破坏导致免疫调节障碍,最终引起全面的免疫功能受损。单核巨噬细胞也可受到 HIV 的侵袭,成为病毒贮存场所,并可携带病毒进入中枢神经系统,引起神经系统病变。HIV 感染除可直接导致细胞病变外,还可诱导抗淋巴细胞抗体的产生,也可引起针对宿主的主要组织相容性复合体(MHC)Ⅱ类抗原的免疫病理反应,从而导致免疫调节紊乱及功能异常。由于患者免疫功能缺陷,因而易发生各种机会性感染以及多种恶性肿瘤如卡波西肉瘤(Kaposi's sarcoma)、淋巴瘤等。

二、临床表现

前驱期无明显症状,围产期感染的婴儿 80% 可在生后第一年(平均约 9 个月)内出现 HIV 感染的相关症状,少数婴儿可持续无症状直至 7~15 岁。初期临床症状轻微,患儿常出现反复发热、呼吸道感染及迁延性腹泻。25%~50% 的患儿可出现皮疹,多为无痒性红色斑丘疹,偶尔有弥漫性荨麻疹或水疱疹,皮疹发生部位多为面部、躯干,重者全身都可出现。口腔常见疱疹性口腔炎、顽固性鹅口疮,引起患儿喂养及吞咽困难。成人患者常有全身淋巴结肿大,而小儿淋巴结肿大可不明显,但几乎都有肝脾肿大。血象检查儿童艾滋病患儿多有贫血和血小板减少,甚至常因需要输血或输注血小板前做输血免疫检查方发现其为艾滋病患者。反复感染可导致患儿出现营养不良、生长发育迟缓。

随疾病进展,细胞免疫缺陷日渐突出,患儿常出现机会性感染:①细菌感染:以结核分枝杆菌最常见,其感染多为播散性全身感染,因细胞免疫功能受损故结核菌素试验常为阴性,给诊断带来困难。②病毒感染:约 90% 艾滋患者有巨细胞病毒(CMV)感染,常累及全身多个器官,CMV 肺炎为常见致死原因。单纯疱疹及带状疱疹病毒感染也很常见,前者可在患儿口腔、阴部、肛周形成疱疹及溃疡,后者常表现为颜面部疱疹。近年发现艾滋病患者感染嗜神经病毒(JCV)后常发生进行性多灶性脑白质病并导致患者死亡。③真菌感染:最常见为皮肤、口腔念珠菌病及念珠菌食管炎,新型隐球菌脑膜炎及肺部曲霉菌感染;④耶氏肺孢子菌感染:有报道 51%~95% 的患者合并耶氏肺孢子菌肺炎,也是患者最常见的死亡原因之一。

与成人患者不同的是,患儿很少发生影响皮肤和内脏器官的 Kaposi 肉瘤,但可发生非霍奇金淋巴瘤及原发于颅内的淋巴瘤。

三、诊断

1. 艾滋病病毒抗体阳性,又具有下述任何一项者,可为实验确诊艾滋病患者:①近期内(3~6 个月)体重减轻 10% 以上,且持续发热达 38℃ 一个月以上;②近期内(3~6 个月)体重减轻 10% 以上,且持续腹泻(每日达 3~5 次)一个月以上;③耶氏肺孢子菌肺炎;④Kaposi 肉瘤;⑤明显的真菌或其他条件致病感染。

2. 若抗体阳性者体重减轻、发热、腹泻症状接近上述第 1 项,可为实验确诊艾滋病患者:①CD4/CD8(辅助/抑制)淋巴细胞计数比值<1,CD4 细胞计数下降;②全身淋巴结肿大;③明显的中枢神经系统占位性病变的症状和体征,出现痴呆、辩别能力丧失或运动神经功能障碍。

小儿艾滋病的诊断:存在以下至少 2 条主要症状及 2 条次要症状及体征,并排除免疫缺陷所引起的其他原因：

主要症状体征：①体重减轻或生长异常缓慢；②慢性腹泻持续 1 个月以上；③长期发热 1 个月以上。

次要症状和体征：①全身淋巴结肿大；②口、咽部念珠菌感染；③反复发作的常见耳部、咽部感染；④持续性咳嗽；⑤全身性皮炎；⑥证实母亲有 HIV 感染。

诊断小儿艾滋病需排除原发性免疫缺陷疾病及其他继发性免疫缺陷。应注意小儿艾滋病的实验室诊断的特点：①CD4$^+$细胞计数、CD4$^+$细胞百分比因年龄不同而有不同的范围；②出生于 HIV 阳性母亲的新生儿都携带母亲抗体，在 18 个月龄以后，小儿体内携带的母亲的抗体消失，因此，此时如果检测阴性，说明未感染，阳性说明受到 HIV 感染。

四、治疗原则及方案

（一）抗反转录病毒治疗的指征

对于 HIV 感染患者，是否进行抗反转录病毒治疗需要充分评估治疗本身的利弊，考虑因素包括：①T 细胞计数（CD4 细胞计数或百分比）和病毒载量检测（血浆 HIV RNA 拷贝数），提示的疾病进展风险；②潜在的治疗收益（近期、远期疗效）和风险（药物不良反应）；③治疗费用与家庭、社会负担；④患儿及其家属对治疗方案的依从性。开始抗反转录病毒治疗的评估必须建立在于与患儿家长或监护人共同讨论治疗利弊，及其对生活方式的影响等问题基础上。

不同国家和机构推荐的 HIV 感染患儿开始抗反转录病毒治疗标准略有不同。2014 年 4 月国家卫生计生委办公厅发布《关于修订艾滋病患者免费抗病毒治疗标准的通知》，该通知依据 2013 年《WHO 使用抗逆转录病毒药物治疗和预防艾滋病毒感染合并指南》对我国《国家免费艾滋病抗病毒药物治疗手册（2012 年版）》（卫办医政发〔2012〕69 号）中的免费抗病毒治疗标准进行了修订，详见表 12-1。

表 12-1　儿童艾滋病患者抗病毒治疗标准

年龄（岁）	处理意见
<1	全部治疗
1~5	全部治疗（≤2 岁或 WHO 分期Ⅲ、Ⅳ期或 CD4$^+$T 淋巴细胞≤750/mm³ 或 CD4％＜25％者优先治疗）
5~	WHO 分期Ⅲ、Ⅳ期或 CD4$^+$T 淋巴细胞≤500/mm³ 者全部治疗（CD4$^+$T 淋巴细胞≤350/mm³ 者优先治疗）

注：①WHO 儿童/婴幼儿 HIV 感染临床分期参见《国家免费艾滋病抗病毒药物治疗手册（2012 年版）》。②对于 WHO 分期为Ⅲ、Ⅳ期的患儿，开始抗病毒治疗前，建议稳定各种机会感染

（二）抗反转录病毒药物

至 2013 年底，美国食品药品监督管理局已注册 37 个抗反转录病毒药物（ARV）（含复方制剂，包括 150 多个品规），其中 28 个有儿童适应证。ARV 分为 6 大类：核苷（酸）类反转录酶抑制剂（nucleoside/nucleotide reverse transcriptase inhibitors，NRTIs），非核苷（酸）类反转录酶抑制剂（non-nucleoside reverse transcriptase inhibitors，NNRTIs），蛋白酶抑制剂（protease inhibitors，PIs），整合酶抑制剂（integrase inhibitors），融合抑制剂（entry and fusion inhibitors），以及细胞表面趋化因子受体 5 拮抗剂（CCR5 antagonists），儿童可用抗反

转录病毒药物详见表12-2。

表 12-2 儿童抗反转录病毒药物

分类	药物
核苷类反转录酶抑制剂（NRTIs）： 选择性与 HIV 反转录酶结合，并渗入正在延长的 DNA 链中，使 DNA 链中止，从而抑制 HIV 的复制和转录	阿巴卡韦（abacavir，ABC） 去羟肌苷（didanosine，ddI） 恩曲他滨（emtricitabine，FTC） 拉米夫定（lamivudine，LAM） 司他夫定（stavudine，d4T） 替诺福韦（tenofovir，TDF） 齐多夫定（zidovudine，ZDV，AZT）
非核苷类反转录酶抑制剂（NNRTIs）： 作用于 HIV 反转录酶的某个位点，使其失去活性，从而抑制 HIV 复制	奈韦拉平（nevirapine，NVP） 依非韦伦（efavirenz，EFV） 依曲韦林（etravirine，ETR） 利匹韦林（rilpivirine，TMC）
蛋白酶抑制剂（PIs）： 通过抑制蛋白酶即阻断 HIV 复制和成熟过程中所必需的蛋白质合成，从而抑制 HIV 的复制	阿扎那韦（atazanavir，ATV） 达芦那韦（darunavir，DRV） 呋山那韦（fosamprenavir，FPV） 茚地那韦（indinavir，IDV） 洛匹那韦/利托那韦（lopinavir/ritonavir，LPV/RTV） 奈非那韦（nelfinavir，NFV） 利托那韦（ritonavir，RTV） 沙奎那韦（saquinavir，SQV） 替拉那韦（tipranavir，TPV）
融合抑制剂（entry and fusion inhibitors）：	恩夫韦肽（enfuvirtide，ENF） 马拉韦罗（maraviroc，MVC）
整合酶抑制剂（integrase inhibitors）：	拉替拉韦（raltegravir，RAL）

注：摘自《美国小儿感染艾滋病毒的抗反转录病毒药物的使用指南》2011 FXB Guidelines for the Use of Antiretroviral Agents in Pediatric HIV Infection

（三）初始治疗药物选择

我国指南推荐的 HIV 阳性儿童/婴幼儿一线抗病毒药物治疗方案见表12-3。

表 12-3 HIV 阳性儿童/婴幼儿一线抗病毒药物治疗方案

NRTIs	NNRTIs 或 PIs
选择其中之一： AZT＋3TC ABC＋3TC	-未曾暴露于 NNRTIs 者可选：NVP 或 EFV 或 LPV/RTV -曾有 NNRTIs 暴露者选择 KLC -≤3 岁或体重≤10kg 者，酌情选择 NVP 或 KLC

注：摘自《国家免费艾滋病抗病毒药物治疗手册（2012 年版）》。鉴于 d4T 的代谢毒性，WHO2013 指南推荐在一线方案中停用该药。已经在使用 d4T 的儿童，剂量为 1mg/kg，每 12 小时一次（最大不超过 30mg/次），应逐渐用 AZT 或 ABC 替换 d4T。如为符合以下标准的患者，应尽快替换：①符合二线换药标准，换用二线方案；②不符合二线换药标准，已出现 d4T 相关不良反应，尽快将 d4T 换成 AZT 或 ABC

药学监护：

（1）不良反应监护：抗反转录病毒药物可导致多种不良反应。一线方案中涉及药物的常见不良反应见表12-4。治疗开始前应与患儿家长或监护人就可能的不良反应进行沟通。轻微的不良反应，如恶心、头痛、失眠、眩晕、疲惫、皮疹等，虽多为自限性（6～12周可自行好转），但可能会影响患儿治疗的依从性，应鼓励患儿、家长或监护人坚持治疗并督促其定期随访。严重的不良反应往往难以耐受，甚至危及生命，一旦发生应及时评估，积极处理。若能明确不良反应为某一药物所致，可考虑进行药物替换或方案调整。如用 TDF 替代 AZT（中度贫血），用 NVP 替代 EFV（中枢神经系统毒性）。我国免费提供的儿童适用抗反转录病毒药物见表12-4。

表 12-4　我国免费提供的儿童适用抗反转录病毒药物

名称	剂型	儿童推荐剂量	食物效应	不良反应
核苷类反转录酶抑制剂（NRTIs）				
齐多夫定 AZT、ZDV	100mg 胶囊、片剂； 300mg 片剂； 10mg/ml 糖浆	>6 周： $180\sim240mg/m^2$，每 12 小时一次	服药与进食无关	头痛、恶心等； 骨髓抑制、贫血或中性粒细胞减少症； 肌病、肌痛、mCRK 升高； 潜在发生乳酸性酸中毒及脂肪营养不良危险，但是发生程度弱于 d4T
拉米夫定[①] （3TC）	150mg、300mg 片剂； 10mg/ml 糖浆	>30 日： 4mg/kg，每日 2 次	服药与进食无关	不良反应较小； 乳酸性酸中毒合并脂肪变性在使用 NRTIs 类药物时虽然很少发生，但有可能危及生命
司他夫定 （d4T）	15、20mg 胶囊； 1mg/ml 糖浆	1mg/kg，每日 2 次	服药与进食无关	周围神经病变； 脂肪营养不良； 快速进展的下行性神经肌肉衰弱（罕见）； 胰腺炎； 乳酸性酸中毒并肝脏脂肪变
阿巴卡韦 （ABC）[②]	300mg 片剂； 20mg/ml 口服液	8mg/kg，每日 2 次 Max：300mg/次	服药与进食无关	在所有核苷类反转录酶抑制剂中，ABC 所产生的线粒体中毒作用最弱； 当患者服用 d4T 或者 AZT 产生乳酸性酸中毒时可以用于替代治疗； 大概有 2%～5% 的患者有可能出现超敏反应

续表

名称	剂型	儿童推荐剂量	食物效应	不良反应
非核苷类反转录酶抑制剂（NNRTIs）				
依非韦伦 （EFV）	50mg、200mg、 600mg，片剂	＞3 岁且＞10kg，qn （睡前服）： 10～14kg，200mg 14～25kg，300mg 25～30kg，400mg	高脂肪/高热量 食物可提高片 剂药物血浆峰 浓度 79％	皮疹[3]； 中枢神经系统症状[4]； 转氨酶水平增高； 大麻试验假阳性； 在猴子产生致畸作用[5]
奈韦拉平[6] （NVP）	200mg 片剂或 10mg/ ml 糖浆	160～200mg/m² 诱导每日 1 次×14 天；然后维持每 12 小时一次	服药与进食无 关	皮疹[3]； 症状性肝炎（包括肝坏 死）曾有报告
蛋白酶抑制剂 PIs[7],[8]				
洛匹那韦 ＋利托那韦 （LPV/RTV）	片剂：LPV200mg＋ RTV50mg； 口服液：每 5ml 含 LPV400mg＋RTV 100mg（口服液含 42％的乙醇）	LPV400mg＋RTV 100mg,（2 片或 5ml） 10～16mg/kg，每日 2 次	与进食无关	胃肠不耐受、恶心、呕 吐、腹泻 衰弱 高脂血症（尤其是甘油 三酯） 血清转氨酶升高 脂肪异常分布[9] 对血友病患者有可能增 加出血频率

注：摘自《国家免费艾滋病抗病毒药物治疗手册（2012 年版）》。①虽然使用每日 2 次的给药方法较好，但是每日 1 次的给药方法对于需要简化服药方案患者更佳。②目前尚不在国家成人免费提供的药品目录中，只免费提供给儿童抗病毒治疗。③在临床试验中，患者因为皮疹停用 NNRTIs 的百分率：服用奈韦拉平为 7％，服用地拉韦啶的患者 4.3％，服用依非韦伦为 1.7％。在使用 3 种 NNRTIs 的病例中发生罕见 Stevens-Johnson 综合征概率最高的是奈韦拉平，轻度至中度皮疹（30％）较为常见，且常为自限性。④不良反应包括眩晕、嗜睡、失眠、梦异常、迷糊、异常思维、注意力受损、健忘、兴奋、人格解体、谵妄和欣快感。服用依非韦伦发生以上不良反应总的发生率为 52％，其中因为服用依非韦伦不良反应而停止治疗的为 2.6％，在 2～4 周后这些症状自行消失。⑤其他非核苷类对非人类灵长类的致畸作用目前尚无数据支持。⑥服用奈韦拉平具有潜在的肝毒性作用，基线 CD4+T 淋巴细胞计数≥400 个/ml 的男性，基线 CD4+T 淋巴细胞计数≥250 个/ml 的女性，NVP 会增加肝毒性的危险，并通常出现在开始治疗后的 16 周以内，因此对上述两类患者应避免使用。⑦建议所有的蛋白酶抑制剂都使用经小剂量利托那韦（RTV）激动后剂型。⑧有报道，使用蛋白酶抑制剂（各药均有涉及）后原有糖尿病患者血糖控制恶化，新发生糖尿病包括酮症酸中毒。⑨对于有高甘油三酯血症或高胆固醇血症的患者，应对他们的心血管情况和胰腺炎风险进行评估，干预措施包括调整饮食结构，采用降脂药物或停止 PIs 类药物

（2）注意事项及用药教育：①宜选择适宜的剂型，以保障用量准确，并提高服药依从性，但应避免使用大剂量口服液（此时应在患儿可以耐受的情况下，转为片剂或胶囊）。②有刻痕的药片可以分半使用，但是不能进一步掰开以避免药物的不稳定，以及剂量不准，WHO推荐尽量在专业药房中由药师使用适宜工具分割药片。③婴幼儿剂量应据体重或体表面积计算，详见表 12-4，以防止剂量不足导致的耐药，儿童治疗方案与父母方案相一致，可能有助于提高患儿用药依从性。④儿童抗反转录病毒治疗显效的临床表现包括：原体格及神经系统发育停滞得到改善，感染发生率减少，如细菌感染、鹅口疮和（或）其他机会感染。⑤对

抗反转录病毒治疗患儿需要定期随访,包括临床评估和实验室检查。相对于成人,儿童的临床监测还应包括:营养状况、体重与身高的增长;发育过程中的重要表现(如行走、说话年龄)和学习成绩;神经系统症状,儿童的实验室评估与成人评估方法相同,参见《国家免费艾滋病抗病毒药物治疗手册(2012 年版)》。⑥研究表明,良好的依从性与患者治疗有效性及病毒学结果相关。全面的用药教育是确保患者依从性的重要手段。治疗前宜对患者依从性进行评估,采取针对性措施。

(3)治疗效果监测和治疗失败的判断:病毒载量为诊断并确认抗反转录病毒治疗失败的首选监测指标;如不能定期检测病毒载量,应使用 CD4 细胞计数和临床监测确定治疗是否失败。

(4)治疗失败后的方案选择　病毒载量为诊断并确认抗反转录病毒治疗失败的首选监测指标;如不能定期检测病毒载量(病毒学指标),应使用 CD4 细胞计数(免疫指标)和临床监测确定治疗是否失败。并对病毒载量>1000 拷贝/ml 的患儿,建议开展依从性评估和教育的同时,进行耐药检测。耐药检测显示出现耐药突变时,按耐药结果更换药物。不能行耐药检测者,治疗一年以上,病毒载量>5000 拷贝/ml,在确认依从性良好的情况下,更换二线药物。不能及时得到病毒载量检测结果时,如出现免疫学失败,也可更换二线药物。我国推荐儿童更换的二线药物方案详见表 12-5。

表 12-5　推荐儿童更换的二线药物方案

原一线方案	更换的二线方案
AZT/d4T+3TC+NVP/EFV	ABC+3TC+ LPV/RTV
AZT/d4T+3TC+LPV/RTV	ABC+3TC+ NVP/EFV
ABC+3TC+NVP/EFV	AZT+3TC+ LPV/RTV
ABC+3TC+LPV/RTV	AZT+3TC+ NVP/EFV

(5)免疫学治疗:基因重组 IL-2 与抗病毒药物同时应用对改善免疫功能是有益的,IL-12 是另一个有治疗价值的细胞因子,体外实验表明 IL-12 能增强免疫细胞杀伤被 HIV 感染细胞的能力。

(6)支持及对症治疗:包括输血及营养支持疗法,补充维生素特别是维生素 B_{12} 和叶酸。

(7)抗感染和抗肿瘤治疗:发生感染或肿瘤时,应给予相应的治疗。

(8)预防:儿童 AIDS 病的预防应特别注意以下几点:①普及艾滋病知识,减少育龄期女性感染 HIV;②HIV 感染者避免妊娠,HIV 感染或 AIDS 孕妇应规劝其终止妊娠或尽量进行剖宫产;③严格禁止高危人群献血,在供血员中必须除外 HIV 抗体阳性者;④严格控制血液及各种血制品的质量;⑤疫苗预防:HIV 疫苗研制工作已有 20 多年历史,虽然科学家为此付出了艰辛的努力,也有数个研究进入临床试验阶段,但迄今仍未有一个艾滋病疫苗产品成功上市。

HIV 抗体阳性母亲应接受相应治疗,其新生儿应进行预防性治疗,以降低母婴传播。在婴儿出生后或产后发现艾滋病毒暴露时即启动预防性治疗。母亲正接受抗反转录病毒治疗同时进行母乳喂养的婴儿应每天一次奈韦拉平进行 6 周预防性治疗。接受替代喂养的婴儿应进行 4~6 周预防性治疗,方案是每天一次奈韦拉平(或每天 2 次齐多夫定)。

(李　强　张伶俐　黄　亮)

参 考 文 献

1. Mary Anne Koda-Kimble,Lloyd yee young,Wayne A. kradjan,et al. 王秀兰,张淑文译. 临床药物治疗学. 第 8 版. 北京:人民卫生出版社,2007.

2. 薛辛东. 儿科学. 2 版. 北京:人民卫生出版社,2013 年.

3. 李冬梅,刘晋华,蔡大伟,等. 静脉用免疫球蛋白的临床不良反应. 药物不良反应杂志,2005,3 :188-191.

4. 王锁彬,贾建平. 静脉用免疫球蛋白的治疗作用机制及其不良反应. 药物不良反应杂志,2006,8(4):241-244.

5. 国家免费艾滋病抗病毒药物治疗手册. 3 版. 北京:人民卫生出版社,2012.

6. WHO艾滋病毒/艾滋病项目. HIV 使用抗逆转录病毒药物治疗和预防艾滋病毒感染合并指南. 2013. Available from:http://www. medlive. cn.

7. Panel on Antiretroviral Therapy and Medical Management of HIV-Infected Children. François-Xavier Bagnoud Center. Guidelines for the Use of Antiretroviral Agents in Pediatric HIV Infection. 2011. Available from:http://aidsinfo. nih. gov/ContentFiles/PediatricGuidelines. pdf.

8. 孙金英. X 连锁无丙种球蛋白血症的诊断与治疗进展. 中国实用儿科杂志,2001,16(7):439-440.

9. 蒋利萍,田雯. 慢性肉芽肿病研究进展. 实用儿科临床杂志,2012,27(21):1628-1630.

10. 惠晓莹,孙金峤,高维银,等. 慢性肉芽肿病中远期随访和感染预防性药物的效果分析. 中国循证儿科杂志,2012,7(5):321-325.

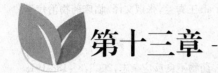

第十三章

风湿性疾病与药物治疗

第一节　幼年特发性关节炎

幼年特发性关节炎（juvenile idiopathic arthritis，JIA）是小儿时期常见的风湿性疾病，以慢性非化脓性滑膜炎症为主要病理特征，可伴有全身多脏器功能损害，也是造成小儿时期残疾和失明的重要原因。本病可发生于任何年龄，以2～3岁和8～10岁两个年龄组为发病高峰，女孩多见。本病依临床表现不同共分为七种亚型。本病除关节炎症和畸形外，全身症状可以很明显，如发热、皮疹、肝脾及淋巴结肿大、胸膜炎及心包炎等。除全身型合并巨噬细胞活化综合征预后较差外，多数病例预后良好，少数可发展为慢性过程，严重影响运动功能。

一、病因

病因至今尚不清楚，可能与多种因素如感染、免疫及遗传有关。本病的发病机制可能为：各种感染性微生物的特殊成分作为外来抗原，作用于具有遗传学背景的人群，激活免疫细胞，通过直接损伤或分泌细胞因子、自身抗体触发异常免疫反应，引起自身组织的损害和变性。尤其是某些细菌、病毒的特殊成分可作为超抗原，直接与具有特殊可变区 β 链（Vβ）结构的 T 细胞受体（TCR）结合而激活 T 细胞，激发免疫损伤。自身组织变性成分（内源性抗原）如变性 IgG 或变性的胶原蛋白，也可作为抗原引发针对自身组织成分的免疫反应，进一步加重免疫损伤。

二、临床表现

（一）全身型幼年特发性关节炎

全身型幼年特发性关节炎（systemic JIA）可发生于任何年龄，但以幼年者为多，无明显性别差异。此型约占幼年特发性关节炎的 20%。其定义为：每日发热至少 2 周以上，伴有关节痛或关节炎，同时伴随以下 1～4 项中的一项或更多症状：①短暂的、非固定的红斑样皮疹；②淋巴结肿大；③肝脾大；④浆膜炎如胸膜炎及心包炎。

弛张型高热是本型的特点，体温每日波动在 36～40℃ 之间，骤升骤降，常伴寒战。热退时患儿一般情况好，活动正常，无明显痛苦表情。发热持续数周至数月后常自行缓解，但常于数周或数月后复发。约 95% 的患儿出现皮疹。直径为数毫米的淡红色斑疹分布于全身，以躯干及肢体近端为甚，但亦可波及掌跖部位。单个皮疹逐渐扩大，其中心消散，皮疹间可相互融合。皮疹时隐时现,高热时明显,热退则隐匿;搔抓等外伤或局部热刺激均可使皮疹复现。可伴痒感。急性期多数病例有一过性关节炎、关节痛或肌痛,有时因全身症状突出而忽视了关节症状。部分患儿在急性发病数月或数年后关节炎才成为主诉。约 25%最终转为慢性多发性关节炎,导致关节变形。约 85%有肝、脾及淋巴结肿大,肝功能轻度损害。约1/3 伴胸膜炎或心包炎,一般不需处理多能自行吸收。少数累及心肌,但鲜有发生心内膜炎者。个别病例可发生心功能不全而需积极治疗。少数尚伴间质性肺浸润,多为一过性。约1/5 出现腹痛,此可能为肠系膜淋巴结肿大所致。

(二) 多关节型幼年特发性关节炎,类风湿因子阴性

多关节型幼年特发性关节炎,类风湿因子阴性(polyarticular JIA, RF negative)是指发病最初 6 个月有 5 个关节受累,类风湿因子阴性。约占 JIA 的 25%。本型任何年龄都可起病,但 1~3 岁和 8~10 岁为两个发病高峰年龄组,女性多见。受累关节≥5 个,先累及大关节如踝、膝、腕和肘,常为对称性,表现为关节肿、痛,而不发红。晨起时关节僵硬(晨僵)是本型的特点。随病情发展逐渐累及小关节,波及指、趾关节时,呈典型梭形肿胀;累及颈椎可致颈部活动受限和疼痛;累及颞颌关节表现为张口困难。幼儿可诉耳痛。病程长者,可影响局部发育出现小颌畸形;累及环杓(环状软骨、杓状软骨)关节可致声音嘶哑、喉喘鸣和饮食困难。疾病晚期,至少半数病例出现髋关节受累,可致股骨头破坏,严重者发生永久性跛行。复发病例的受累关节最终发生强直变形,关节附近的肌肉萎缩,运动功能受损。本型可有全身症状,但不如全身型 JIA 严重。常有乏力、厌食、烦躁、轻度贫血和低热,体格检查可发现轻度肝、脾和淋巴结肿大。约 25%的病例抗核抗体阳性。

(三) 多关节型幼年特发性关节炎,类风湿因子阳性

多关节型幼年特发性关节炎,类风湿因子阳性(polyarticular JIA, RF positive)是指发病最初 6 个月有 5 个关节受累,类风湿因子阳性。约占 JIA 的 10%。本型发病亦以女孩多见。多于儿童后期起病,其临床表现基本上与成人类风湿关节炎相同。关节症状较类风湿因子阴性组为重,后期可侵犯髋关节,最终约半数以上发生关节强直变形而影响关节功能。约 75%的病例抗核抗体阳性。除关节炎外,可出现类风湿结节。

(四) 少关节型幼年特发性关节炎

少关节型幼年特发性关节炎(oligoarticular JIA)是指发病最初 6 个月有 1~4 个关节受累。本型又分两个亚型:①持续型少关节型 JIA:整个疾病过程中受累关节均在 4 个以下;②扩展型少关节型 JIA:在疾病发病后 6 个月发展成关节受累≥5 个,约 20%患儿有此情况。

本型女孩多见,起病多在 5 岁以前。多为大关节受累,膝、肘或腕等大关节为好发部位,常为非对称性。虽然关节炎反复发作,但很少致残。20%~30%患儿发生慢性虹膜睫状体炎而造成视力障碍,甚至失明。

(五) 与附着点炎症相关的幼年特发性关节炎

与附着点炎症相关的幼年特发性关节炎(enthesitis related JIA, ERA)是指关节炎合并附着点炎症或关节炎或附着点炎症,伴有以下情况中至少 2 项:①骶髂关节压痛或炎症性腰骶部及脊柱疼痛,而不局限在颈椎;②HLA-B27 阳性;③8 岁以上男性患儿;④家族史中一级亲属有 HLA-B27 相关的疾病(强直性脊柱炎、与附着点炎症相关的关节炎、急性前葡萄膜炎)。

本型以男孩多见，多于 8 岁以上起病。四肢关节炎常为首发症状，但以下肢关节如髋、膝、踝关节受累为多见，表现为肿、痛和活动受限。骶髂关节病变可于病初发生，但多数于起病数月至数年后才出现。典型症状为下腰部疼痛，初为间歇性，数月或数年后转为持续性，疼痛可放射至臀部，甚至大腿。直接按压骶髂关节时有压痛。随着病情发展，腰椎受累时可致腰部活动受限，严重者病变可波及胸椎和颈椎，使整个脊柱呈强直状态。在儿童常只有骶髂关节炎的 X 线改变，而无症状和体征。患儿还可有反复发作的急性虹膜睫状体炎和足跟疼痛，这是由于跟腱及足底筋膜与跟骨附着处炎症所致。本型 HLA-B27 阳性者占 90%，多有家族史。

(六) 银屑病性幼年特发性关节炎

银屑病性幼年特发性关节炎 (psoriatic JIA) 是指 1 个或更多的关节炎合并银屑病，或关节炎合并以下任何 2 项：①指(趾)炎；②指甲凹陷或指甲脱离；③家族史中一级亲属有银屑病。

本型儿童时期罕见。发病以女性占多数，女与男之比为 2.5：1。表现为一个或几个关节受累，常为不对称性。大约有半数以上患儿有远端指间关节受累及指甲凹陷。关节炎可发生于银屑病发病之前或数月、数年后。40% 患者有银屑病家族史。发生骶髂关节炎或强直性脊柱炎者，HLA-B27 阳性。

(七) 未定类的幼年特发性关节炎

未定类的幼年特发性关节炎 (undefined JIA) 不符合上述任何一项或符合上述两项以上类别的关节炎。

三、诊断

儿童时期 (16 岁以下) 不明原因的关节肿胀并持续 6 周以上者，除外其他疾病后方可诊断为幼年特发性关节炎 (JIA)。本病的诊断主要根据临床表现，晚期关节症状已较突出者诊断较易。X 线骨关节典型改变有助于确诊。全身型临床表现复杂，诊断颇为困难，需与风湿热、感染性关节炎、骨髓炎、急性白血病、淋巴瘤、恶性组织细胞病及其他风湿性疾病合并关节炎相鉴别。

四、治疗原则及方案

根据关节炎具体分型不同，应尽早应用非甾体抗炎药 (nonsteroidal antiinflammatory drugs，NSAIDs)、缓解病情抗风湿药 (disease-modifying antirheumatic drugs，DMARDs) 治疗，重症患儿根据病情可能需要加用糖皮质激素、免疫抑制剂或生物制剂控制病情的活动度，减轻或消除关节疼痛和肿胀，预防关节症状的加重，避免出现不可修复的骨破坏，防止关节畸形和功能障碍。

(一) 一般治疗

1. 患者宣教　正确认识疾病，消除恐惧心理，理解规律用药的意义；学会自我认识疾病活动的特征，配合治疗，遵从医嘱；定期随诊，懂得长期随访的必要性；避免过度疲劳。

2. 对症治疗和去除各种影响疾病预后的因素　如注意控制高血压，防治各种感染等。

(二) 药物治疗

1. 非甾体抗炎药 (NSAIDs)

（1）药物选择和联合：对于 NSAIDs 的选择因人而异，个体对 NSAIDs 的疗效反应并不一致，最快 4 周起效，部分患者 8～12 周起效，若长时间无效，考虑换用另一种 NSAIDs，但要避免两种 NSAIDs 同时应用，以避免增加不良反应。NSAIDs 可控制症状，但不能改善疾病的长期转归。

常用 NSAIDs 及其特点比较见表 13-1。

表 13-1　常见非甾体抗炎药特点比较

常用非甾体抗炎药	用法用量	主要不良反应	使用特点
布洛芬 (ibuprofen)	30mg/(kg·d) 一日 3～4 次	消化道不适	全身型 JIA 首选
双氯芬酸 (diclofenac)	1～3mg/(kg·d) 一日 3 次	较轻	其他类型 JIA 首选，起效迅速
阿司匹林 (aspirin)	80～100mg/(kg·d) 一日 2～4 次（一日用量 不超过 4.9g）	肝损害、瑞氏综合征 （不良反应较多）	迅速缓解关节疼痛，不首先推荐使用
吲哚美辛 (indometacin)	口服：1.5～3mg/(kg·d) 一日三次 直肠给药：25～100mg 一日 1 次（最大剂量不超 过全天口服剂量 200mg）	胃肠反应、肝肾毒性、出血时间延长、造血系统抑制等	适用于全身型，有较强抗炎作用，不宜作为首选药，仅作为其他 NSAIDs 无效或不能耐受的患儿
塞来昔布 (celecoxib)	10～25kg 一日 100mg 25～50kg 一日 200mg	与其他 NSAIDs 相似，但引发消化性溃疡和出血的风险较小	适用于胃肠反应较重患儿

（2）药学监护：

1）药物疗效：对于 NSAIDs 的选择因人而异，每个个体对 NSAIDs 的疗效反应并不一致，最快 4 周起效，部分患者 8～12 周起效，若长时间无效，考虑换用另一种 NSAIDs，但要避免两种 NSAIDs 同时应用，以避免增加其不良反应。

2）不良反应：和成人相比，儿童应用 NSAIDs 时的胃肠道不良反应相对较轻，所以通常选用传统的 NSAIDs 用于 JIA 的治疗，大部分患儿均可耐受。如果患儿胃肠道对 NSAIDs 难以耐受，可以选用 COX-2 抑制药。由于儿童本身心血管的高危因素较成人少，所以除特殊情况外，NSAIDs 对于儿童的心血管不良反应并不需要特别关注。

3）注意事项：值得注意的是，个别儿童可能对 NSAIDs 过敏，如严重阿司匹林过敏者可表现为渗出性多形红斑及哮喘，可有多脏器功能损害，眼结膜严重受累可能致盲，所以用时需询问过敏史。

4）用药教育：告知患儿家长此类药物为解热镇痛抗炎药物，应避免两种或两种以上 NSAIDs 同时服用。常见不良反应为胃肠道不适，大部分患儿均可耐受，若不能耐受，应告知医生。

2. 缓解病情抗风湿药(DMARDs)

(1)药物选择和联合:全身型 JIA 以关节表现突出者,可以加用缓解病情抗风湿药,如甲氨蝶呤(methotrexate,MTX)、来氟米特(leflunomide,LEF)等。

若少关节型 JIA 对关节腔注射反应不佳,应考虑加用缓解病情抗风湿药如甲氨蝶呤或来氟米特。

多关节型 JIA 一经确诊,除常规加用 NSAIDs 外,还需用 DMARDs 治疗。甲氨蝶呤是首选药物,大多数患者在应用甲氨蝶呤 6 个月内症状可得到缓解。此种情况也可以选用来氟米特。对于单一 DMARDs 难于控制的患者,可在开始应用 TNF-α 拮抗剂之前,选择加用柳氮磺吡啶(sulfasalazine,SSZ)或来氟米特联合治疗。

甲氨蝶呤剂量为每周 $10\sim15\text{mg/m}^2$ 口服,最大剂量为 15mg。柳氮磺吡啶剂量为一日 $30\sim50\text{mg/kg}$,一日最大量不超过 2g,分 $2\sim3$ 次口服。来氟米特维持剂量依体重而不同,体重小于 20kg,为 10mg,隔日服用;体重 $20\sim40\text{kg}$,为一日 10mg 服用;体重大于 40kg,为一日 $10\sim20\text{mg}$ 服用。羟氯喹(hydroxychloroquine,HCQ)剂量为一日 $5\sim6.5\text{mg/kg}$,分次口服。上述药物一般为单一应用,病情较重者,可以选择联合用药。联合用药各个药物不良反应可能叠加,需予以注意。

(2)药学监护

1)药物疗效:甲氨蝶呤、柳氮磺吡啶以及来氟米特的起效时间均为 $1\sim2$ 个月;羟氯喹稍长,需要 $2\sim4$ 月。治疗目标是尽早达到缓解或降低疾病活动度,每 $1\sim3$ 个月随访一次,并进行治疗方案调整。

2)不良反应

A. 甲氨蝶呤(MTX):该药口服、肌内注射或静滴均有效。口服 60% 吸收,每日给药可明显导致骨髓抑制和毒性作用,故多采用每周 1 次给药。常见的不良反应有恶心、口炎、腹泻、脱发、皮疹,少数出现骨髓抑制、听力损害和肺间质病变。服药期间应定期监测血常规和肝功能。

B. 柳氮磺吡啶(SSZ):该药从小剂量逐渐加量有助于减少不良反应。主要不良反应有恶心、呕吐、厌食、消化不良、腹痛、腹泻、皮疹、无症状转氨酶增高和可逆性精子减少,偶有白细胞、血小板减少,对磺胺过敏者禁用。用药期间定期检查血、尿常规、磺胺结晶,定期进行直肠镜检查。

C. 来氟米特(LEF):主要不良反应有腹泻、瘙痒、高血压、肝酶增高、皮疹、脱发和一过性白细胞下降等,服药初期应定期查肝功能和白细胞。由于来氟米特和甲氨蝶呤两种药是通过不同环节抑制细胞增生,故两者合用有协同作用。服药期间定期查血常规和肝功能。

D. 羟氯喹的用药监护请参见本章第二节。

3)注意事项:患者应经常复诊以观察药物的疗效和不良反应。有时某种药物虽可控制病情,但长期服用后出现不良反应,应及时换成另一种药物,避免药物的毒性积累对人体造成伤害。因此,在疾病的急性期间,$1\sim3$ 个月就要复诊检查一次,而在疾病稳定期间,也需每半年进行复查。

为减轻胃肠道反应,对于甲氨蝶呤采取晚间服药。

服用柳氮磺吡啶前需询问磺胺类药物过敏史。

4)用药教育:该类药物较 NSAIDs 发挥作用慢,临床症状的明显改善大约需 $1\sim6$ 个月,故又称慢作用药。它虽不具备快速止痛和抗炎作用，但有改善和延缓病情进展的作用。应嘱患儿家长规范用药，切忌擅自停药。若出现消化道反应，可加服胃黏膜保护剂；若出现口腔溃疡，应注意口腔卫生，多漱口以保持口腔清洁，同时加服叶酸片。必要时可尽快换药。

3. 免疫抑制剂

（1）药物选择和联合：某些类型的 JIA 需要加用免疫抑制药治疗，如环孢素、环磷酰胺及硫唑嘌呤（azathioprine，AZA）等。环孢素剂量为一日 2～3mg，分 2 次服用，定期查血常规和肝肾功能。其他免疫抑制药可选用环磷酰胺，需定期查血常规和肝肾功能。

（2）药学监护

1）免疫抑制剂的不良反应通常与剂量相关，降低剂量即可减轻。不良反应的发生范围通常在该药所有适应证的患者中相同，但严重程度和发生频率存在差异。

2）应定期测定肝、肾功能。一般不要两种以上的免疫抑制药同时合用。

4. 糖皮质激素　对于全身型 JIA，若发热和关节炎未能被足量非甾体抗炎药物所控制，可加服泼尼松一日 0.5～1mg/kg，一次顿服或分次服用。一旦病情得到控制即逐渐减量至停药。合并心包炎则需大剂量泼尼松治疗，剂量为一日 2mg/kg，分 3～4 次口服，待病情控制后逐渐减量至停药，或甲泼尼龙冲击，剂量为 15～30mg/kg，最大量不超过 1000mg，一日 1 剂，连续 3 日，随后给予合适剂量的泼尼松口服。如果全身型 JIA 合并巨噬细胞活化综合征（macrophage activation syndrome，MAS）则需要大剂量甲泼尼龙冲击，剂量为 30mg/kg，最大量不超过 1000mg，一日 1 剂，连续 3～5 日，必要时间隔 3～5 日再行重复冲击治疗。一般不主张全身用激素治疗。

大关节如膝关节大量积液的患儿，除用其他药物治疗外，可在关节腔内抽液后，注入倍他米松或曲安奈德，能解除疼痛，防止再渗液，并有利于恢复关节功能。

合并有眼葡萄膜炎的患儿，轻者可用散瞳药及糖皮质激素类眼药水滴眼。对严重影响视力患者，除局部注射激素外，需加用泼尼松口服全身用药。虹膜睫状体炎一般对泼尼松很敏感，无须服用大剂量。

药学监护请参见本章第二节。

5. 生物制剂　近年来，肿瘤坏死因子-α（TNF-α）拮抗剂依那西普（etanercept）、阿达木单抗（adalimumab）、英夫利昔单抗（infliximab）等生物制剂的应用，使 JIA 的疗效大为改观，尤其使得中、重度 JIA 可以减少或免于残疾，是 JIA 治疗的重要药物。可以依据 JIA 的不同类型选择应用。此外还有白介素-1 拮抗剂阿那白滞素（anakinra）、白介素-6 拮抗剂托珠单抗（tocilizumab）等生物制剂可以用于 JIA 的治疗，国内已有托珠单抗，并有应用于临床病例。全身型 JIA 以关节表现突出者，可以加用 TNF 拮抗剂。若少关节型 JIA 对关节腔注射反应不佳，必要时需加用 TNF-α 拮抗剂，尤其是扩展型少关节型 JIA 处于进展期。疗效不显著的患者，此时应考虑应用 TNF-α 拮抗剂。甲氨蝶呤联合依那西普用于治疗多关节型 JIA，尤其是类风湿因子阳性者，在减缓骨损害方面是唯一的联合用药方案。

疗效不显著的患者，此时应考虑应用 TNF-α 拮抗剂。甲氨蝶呤联合依那西普用于治疗多关节型 JIA，尤其是类风湿因子阳性者，在减缓骨损害方面是唯一的联合用药方案。对于难治性银屑病关节炎患儿，建议应用 TNF-α 拮抗剂，可显著减少骨破坏。

6. 其他 JIA 治疗药物　沙利度胺（thalidomide）对部分全身型 JIA 患者疗效较好，可以选择应用。对于与附着点炎相关的 JIA，沙利度胺可应用控制炎症反应。其口服每日 2.5～

4mg/kg,最大量每日100mg。其不良反应可见多发性周围神经炎。一旦出现手足末端麻木和/或感觉异常,应立即停药。

白芍总苷(total glucosides of paeony,TGP)可作为JIA的辅助用药,对肝功能损害者有一定疗效。

 案例分析

案例:

1. 病史摘要

一般项目:李××,男,13岁,体重58kg。

主诉:全身多关节肿痛9月。

现病史:入院前9月患儿无明显诱因出现双足疼痛,以趾关节疼痛为著,不能行走,无红、肿、热,同时伴有双膝关节疼痛伴轻度活动受限,辗转就诊于多家医院,曾以"高足弓"治疗,未予特殊处理,无用药,未好转。入院前20余天,患儿出现右髋关节肿痛,无法走路,家长未予特殊处理,入院前半月患儿病情无明显变化,遂就诊于某儿科医院,行双髋关节平片:未见明显异常;左腕关节平片:未见明显骨折征象。未予特殊治疗。入院前6天就诊于该院风湿免疫专业门诊,考虑"幼年特发性关节炎",为求进一步诊治,门诊以"幼年特发性关节炎"收入院。

既往史、家族史、药物过敏史:无特殊。

入院查体:体温37℃,呼吸22次/分,脉搏122次/分,血压120/80mmHg。神清,精神反应好,呼吸平稳。面色红润,全身浅表淋巴结未及肿大,全身皮肤无黄染、皮疹及出血点。双肺呼吸音清,腹平软,肝脾肋下未及。四肢肌力、肌张力正常。脊柱外观无畸形,颈椎活动受限。双手关节无明显肿胀,无压痛,双手食指掌指关节活动轻度受限。双腕关节肿胀,无明显压痛,双腕背伸、掌屈、桡、尺侧偏活动受限,左腕为著。双肘关节无肿胀,活动轻度受限。肩关节无肿胀,内旋、后伸活动受限。右髋关节无肿胀,压痛阴性,屈曲、外展及内收受限。双踝关节无肿胀,左踝关节背屈轻度受限。全身关节无局部皮肤发红及皮温升高。双侧浮髌试验阴性,双侧"4"字征(十),神经系统查体未见异常。

辅助检查:红细胞沉降率:35mm/h(正常值0～15);

血常规:红细胞4.88×10^{12}/L,血红蛋白143g/L(正常值120～140),白细胞8.24×10^9/L,中性74.4%,血小板361×10^9/L(正常值100～300),淋巴19.8%。CRP 26mg/L(正常值<8)。

血生化:K^+ 4.44mmol/L,Na^+ 136.9mmol/L,血糖3.87mmol/L,白蛋白40.8g/L,尿素氮4.5mmol/L,肌酐57.5μmol/L,总胆固醇4.22mmol/L,谷草转氨酶20.0U/L,谷丙转氨酶19.0U/L,CK 42.0U/L。

凝血三项:PT 13.4秒,APTT 41.8秒,FIB 4.65g/L。

ANAs:阳性,滴度1:80,图形SC型,ds-DNA:阴性。

类风湿因子:499U/ml(正常值0～20)。

抗环瓜氨酸肽抗体:10.93RU/ml。

TORCH-IgM:单纯疱疹病毒-IgM(±),余阴性。

EB病毒四项:EB病毒VCA-IgG:阳性,EB病毒VCA-IgM:阴性,EB病毒EA-IgM:阴

性,EB 病毒 NA-IgG:阳性。

双手、双腕骨、双肘、颈椎平片:双手及双腕关节诸骨骨质略稀疏,腕掌关节及桡腕关节间隙略窄。关节肿。颈椎序列可,生理曲度僵直,椎体及附件未见明显异常。双侧肘关节骨质稀疏,关节间隙略窄,未见骨质破坏,骨皮质略薄。关节囊肿。印象:上述骨质改变符合类风湿关节炎。

骶髂 CT:双侧轻度骶髂关节炎。

2. 药物治疗方案　患儿以幼年特发性关节炎收入院,入院后完善各项检查,于入院第 3 天确诊幼年特发性关节炎,给予非甾体抗炎药治疗,双氯芬酸片(肠溶),口服,1～3mg/(kg·d),实予 25mg/次,tid.,每餐前服用。

入院第 6 天,考虑多关节炎可能性大,加用白芍总苷胶囊,口服,0.3g/次,tid.,每餐前服用,为辅助用药,起抗炎、免疫调节作用。

入院第 12 天,患儿幼年特发性关节炎(多关节型,类风湿因子阳性)诊断明确,立即加用免疫抑制剂甲氨蝶呤片 10～15mg/(m² · w)口服,抑制免疫反应,实予 15mg/次,每周日晚饭后口服一次。

第 13 天,患儿一般情况可,症状较治疗前有所好转,炎性指标复查有所下降,准许出院,并继续口服药物。本病例应用的双氯芬酸以及甲氨蝶呤均有可能导致肝脏损害,因此出院带药加入葡醛内酯片,口服,100mg/次,tid.,具有保肝作用,提高长期用药的安全性。

3. 药学监护计划　本病例应用的药物中,双氯芬酸以及甲氨蝶呤的不良反应比较多并且常见,是药学监护的主要内容。

(1)双氯芬酸:胃肠反应为双氯芬酸最常见的不良反应,常见恶心、呕吐、腹泻、消化不良、腹痛、胃气胀、食欲减退,其中少数可出现溃疡、出血、穿孔。神经系统常见头痛、头晕。耳及前庭系统常见眩晕。肝脏反应常见转氨酶升高;罕见肝炎、黄疸、肝功能紊乱。皮肤系统常见皮疹。

本例患儿应用双氯芬酸片(肠溶),后加用白芍总苷加强治疗原发病,两种药物均潜在有引起胃肠道不良反应的可能性,应密切监护。必要时加抑制胃酸分泌类药物。

本品为肠溶制剂,不可掰服,应告知患儿及患儿家长需整片吞服,不可嚼碎。

(2)甲氨蝶呤:甲氨蝶呤作为免疫抑制剂,不良反应较多,但由于甲氨蝶呤治疗 JIA 的用药剂量较小,发生不良反应较轻。而由于甲氨蝶呤需要长期用药,因此其用药监护尤为重要。

1)环磷酰胺是一个肝毒性药物,使用环磷酰胺后常引起谷丙转氨酶(ALT)升高,长期治疗部分患者可出现轻中度的肝纤维化。用药时需每月检测肝功能和血常规,建议推荐如肝酶升高超过正常 2 倍上限,需要减少环磷酰胺剂量或暂停服用,如已经减少剂量后,肝酶仍维持在正常上限 3 倍左右,需要停用环磷酰胺。

2)环磷酰胺同样也容易出现肾毒性。因此治疗过程中应对患者的临床体征及各项检查指标密切观察,前 3 个月每月应进行至少 1 次血常规、尿常规、肾功能以及体内药物浓度的检测,以便发现可能的毒性。若出现中毒性肾炎,如肾病综合征,其最初表现为蛋白尿或显微镜下血尿,即尿中出现微量蛋白或红细胞时,应立即停药,直到尿常规和肾功能恢复正常为止。同时,推荐对尿液进行碱化及增加尿量,以防止药物在酸性尿中沉积于肾脏造成毒性增加。此外,还应注意电解质和酸碱平衡,充分补液和利尿,急性肾衰竭患者应注意调节血容量,给予支持治疗,并停用环磷酰胺,改善肾功能,血清尿素氮>100mg/ml 或血清肌酐 8～10mg/ml 时应开始透析。

3)环磷酰胺是二氢叶酸还原酶抑制剂,阻碍细胞合成活性的四氢叶酸,从而阻断 DNA 的生物合成,抑制细胞增殖。环磷酰胺主要影响增殖快的细胞,如胸腺、黏膜、肿瘤细胞等,因此容易累及黏膜系统,可出现消化道反应、口腔溃疡等。若出现消化道反应,可加服胃黏膜保护剂;若出现口腔溃疡,应注意口腔卫生,多漱口以保持口腔清洁,同时加服叶酸片。

4)环磷酰胺治疗时可出现骨髓抑制,主要表现为白细胞和血小板降低,严重时可出现全血细胞水平下降,皮肤黏膜或内脏出血,这与所用剂量和给药方案有关,属于剂量限制性毒性。尤其是对环磷酰胺敏感的患者或肾功能不全者,药物排泄减少时,即使小剂量也可出现明显的骨髓增生抑制。因此服药初始阶段应定期检查白细胞水平,必要时做骨髓涂片或活检;长期用药者,当白细胞数量<4×10^9/L 时应停药观察,待血细胞水平恢复正常后才能继续治疗。

5)用于治疗 JIA 的小剂量的环磷酰胺主要表现为免疫抑制作用,故长期使用可能会增加感染的发生率,但总体概率很低。感染的部位大多在呼吸道、泌尿道和皮肤。但对于已有感染证据的患者,应慎用或停用环磷酰胺,并进行积极抗感染治疗。对于长期使用,即使是低剂量环磷酰胺使用者,也要警惕淋巴瘤的发生。

6)近年来,关于环磷酰胺引起药物性间质性肺炎的报道趋于增多,此病变与环磷酰胺的剂量及治疗时间无关,可能是一种特异性超敏反应,需立即停用环磷酰胺,而须加用适当激素治疗。在用药期间要密切观察,一旦出现咳嗽、呼吸困难以及感冒症状时,应停药行胸部 X 射线检查、肺功能检测等以确定是否并发间质性肺炎。

关注:本例患儿在使用甲氨蝶呤治疗前后 24 小时内又服用了非甾体抗炎药时,甲氨蝶呤的血药浓度可能会升高,从而增加毒性。

处理:告知医生两者有潜在的相互作用,必要时监测血药浓度。

(3)其他药物:白芍总苷的不良反应轻微,不需重点监测。葡醛内酯为保肝用药,同样安全性较高,不良反应轻微。

4. 药学监护实施过程 药师定期关注血常规、肝肾功能、CRP、ESR、尿常规等检查结果,尤其在使用甲氨蝶呤后。

(1)患儿应用双氯芬酸片(肠溶)与白芍总苷胶囊后出现胃肠道不良反应,及时告知医生。

处理:予磷酸铝凝胶口服缓解胃酸过多引起的反酸症状。

(2)告知医生甲氨蝶呤与非甾体抗炎药的相互作用后,医生考虑到本例患儿应用甲氨蝶呤为 15mg 每周,使用剂量较低,未做特殊处理。密切监测不良反应,除常见药物不良反应外,还应监测白细胞、血小板、ALT 等指标。药师追查检查结果,未见明显异常。

(3)患者用药教育

1)询问患儿家长用药情况,得知患儿有咀嚼药片的习惯,及时与患儿讲解,该患儿年龄较大,听从药师建议。

2)患儿家长通过阅读药品说明书以及借助网络查询,对甲氨蝶呤心存顾虑。由于甲氨蝶呤为免疫抑制剂,家长担心患儿长期服用会导致一系列不良反应。药师告知其抗风湿药物治疗的剂量及给药频次均较低,远低于免疫抑制剂常用剂量,并对药物不良反应做了讲解,患儿家长对药师的讲解表示认可,减少了疑虑,消除了潜在用药依从性的问题。

3)患者出院用药教育：对患儿及家长做简短的药物治疗小结，出院后继续口服药物：甲氨蝶呤片 15mg/次，每周日晚饭后口服 1 次；白芍总苷胶囊 0.6g/次，每日 3 次；双氯芬酸肠溶片 25mg/次，每 8 小时一次，饭前空腹整片吞服；葡醛内酯片 100mg/次，每日 3 次。嘱规范服药，切忌擅自停药，规范治疗，风湿专业门诊随诊，定期复查肝肾功等。

分析：

1. 分析与讨论 NSAIDs 是治疗 JIA 必不可少的药物，它能在数日内使患儿关节炎症状减轻。本病例选用双氯芬酸肠溶片，口服时对胃肠道刺激相对较小。双氯芬酸、布洛芬等对 COX-2 抑制作用比对 COX-1 抑制作用强，因此胃肠道刺激等不良反应较少。患儿用药期间曾出现轻微胃肠道症状，医生考虑到非甾体抗炎药对风湿患儿的重要性，且患儿一般状态较好，未曾停药，给予磷酸铝凝胶对症治疗，后未曾出现明显胃肠反应。

多关节型的患儿一经确诊，即需要改善病情抗风湿药物的治疗。甲氨蝶呤是首选药物，是目前治疗 JIA 的最常用的 DMARDs。大多数患儿在应用甲氨蝶呤 6 个月内症状可得到缓解，一般为单一应用。环磷酰胺空腹服用较好，次日给予叶酸 2.5～5.0mg 口服以对抗其不良反应，可减少恶心、口腔溃疡、肝酶异常等。甲氨蝶呤不良反应较多，应密切关注。医生管理患儿较多，身为药师应对使用特殊药物的患儿的相关检查指标进行关注，询问陪护及护士患儿用药后一般状态等，及时与医师做好沟通。

白芍总苷（TGP）是目前治疗类风湿关节炎慢作用药中安全性较好、不良反应较轻的一种药物，是中药白芍根中提取的有效组分，具有抗炎、镇痛、免疫调节和保肝等作用，是较为常用的 JIA 治疗辅助用药。

本病例应用的双氯芬酸以及甲氨蝶呤均有肝毒性，因此出院带药加入葡醛内酯片，具有保肝作用，可预防较严重不良反应出现，提高患儿长期用药的依从性。

根据关节炎症情况及全身炎症反应可加服小剂量糖皮质激素，一旦得到控制时即逐渐减量而停药。而糖皮质激素本身亦可导致生长障碍，即使小剂量也会对生长激素（GH）/胰岛素样生长因子（IGF）-1 轴有明显抑制作用。剂量越大、疗程越长，对 JIA 患儿影响越大。本例由于选药较为合适，治疗效果较好，避免了糖皮质激素的使用。

2. 药物治疗小结 本例患儿诊断明确，治疗药物为经典的非甾体抗炎药联用免疫抑制剂，辅助用药为白芍总苷，同时针对药物的肝毒性加入了保肝药物葡醛内酯。药物使用过程中密切监测不良反应，并无重大药物不良反应发生，患儿预后较好。

药师收获：对于药物不良反应，要权衡利弊，判断患者一般状况，选择对其最有益的治疗方式。

经此案例，药师与医生对患儿的用药安全进行多次讨论，医生对药师的工作表示了肯定。

第二节 系统性红斑狼疮

系统性红斑狼疮（systemic lupus erythematosus，SLE）是一种侵犯多系统和多脏器的全身结缔组织的自身免疫性疾病。血清中出现以抗核抗体为代表的多种自身抗体和多系统受累是 SLE 的两个主要临床特征。患儿体内存在多种自身抗体和其他免疫学改变。临床表现多样，除发热、皮疹等共同表现外，因受累脏器不同而表现不同。我国 SLE 发病率占小儿结缔组织病中的第二位。平均发病年龄是 10～12 岁,85％的病例会在 8 岁以后发病。女童发病率是男童的 5 倍。儿童系统性红斑狼疮发病急、进展快,开始时即可表现为多系统多脏器同时受累,如不积极治疗,其预后远比成人严重。预后与疾病的活动程度、肾脏损害的类型和进展情况、临床血管炎的表现以及多系统受累的情况有关。

一、病因

本病的病因及发病机制尚不明了,近年来大量研究证明 SLE 是在遗传易感素质的基础上,外界环境作用激发机体免疫功能紊乱及免疫调节障碍,从而引起靶器官的损伤的自身免疫性疾病。SLE 的发病既有遗传、性激素等内在因素,也与环境因素、药物等有关。

二、临床表现

SLE 的特点为多器官、多脏器损害。临床表现多样,首发症状各异。除少数病例呈急性起病外,早期表现多为非特异的全身症状,也可以是某一系统或某一器官的征象为早期表现,也可能以某一项或几项实验室指标异常为早期表现。

1. 全身症状　绝大多数患儿有发热、体重下降、食欲缺乏、乏力、关节痛和全身不适。

2. 皮肤黏膜症状

70％的病例可见典型的蝶形红斑,皮疹位于两颊和鼻梁,为鲜红色的红斑,边缘清晰,伴有轻度水肿,很少累及上眼睑。其他皮肤表现有红色斑疹、丘疹、急性丹毒样或大疱样皮疹、糜烂、结痂和出血性紫癜等,手掌、足底和指趾末端常有红斑。口腔溃疡,常见于硬腭,为无痛性溃疡;类似溃疡也可出现于鼻黏膜。此外,患儿还可出现脱发、指(趾)坏疽等。患儿常有日光过敏。

3. 肌肉骨骼症状　包括关节炎或关节痛或肌炎。部分患儿可出现肌痛和肌无力。

4. 浆膜炎　浆膜炎可累及胸膜、心包和腹膜。

5. 心脏症状　约 10％病例出现心肌炎。心内膜炎常与心包炎同时存在。冠状动脉病变,表现为动脉炎,甚至发生心肌梗死。

6. 肾脏症状　与成人相比,儿童更易发生肾损害。临床出现肾脏受累者占 50％～80％,其中约 22％病例发展为肾衰竭。临床表现从无症状、轻度血尿、蛋白尿、细胞管型到肾病综合征,表现为水肿、蛋白尿、镜下血尿(比较少见)或肾功能不全等。

7. 神经和精神症状　发生率为 20％～50％。其临床症状可发生在 SLE 病程的任何时期。主要分为:①中枢神经系统的弥漫性脑功能障碍(35％～60％),以器质性脑病综合征为代表;②局灶性脑功能障碍(10％～35％),以癫痫和脑血管意外为主;③周围神经损害较少见,表现为多发性神经炎等。

8. 肺部及胸膜症状　SLE 肺损害可为轻度的无症状的肺浸润,也可严重到危及生命。根据肺部病变性质,可分为急性狼疮性肺炎、广泛性肺泡出血及慢性间质纤维化等。

9. 消化系统症状　患儿可有腹痛、腹泻、恶心、呕吐等。活动期 SLE 可出现肠系膜血管炎,其表现类似急腹症,甚至被误诊为胃穿孔、肠梗阻而手术探查。

10. 血液系统症状　血细胞成分异常,约 50％患儿白细胞减少,15％～0％出现血小板减少。有些病例以血小板减少引起出血起病,常误诊为血小板减少性紫癜。

11. 眼部症状　可出现巩膜炎、虹膜炎、视网膜血管炎和出血。眼底检查可见棉絮状斑(cotton wool spot)。

12. 内分泌系统症状 甲状腺是 SLE 常易累及的靶器官,35%左右的 SLE 患儿可检测出抗甲状腺抗体,其中 10%～15%的患儿可有临床症状。

三、诊断

目前儿童 SLE 诊断沿用的是 1997 年美国风湿病学会修订的分类标准(表 13-2)。满足 4 条诊断标准可诊断为 SLE,其诊断的敏感性 90%,特异性 98%。

在诊断时不符合 ACR 关于 SLE 诊断标准的患儿并不能除外 SLE。许多只有一到两种 SLE 典型临床表现的患儿会逐渐表现出其他典型症状,最终符合诊断标准而得以诊断。

表 13-2 美国风湿病学会系统性红斑狼疮诊断标准

标准	定义
颊部皮疹	扁平或高起的固定红斑,在两颧突出部位,不累及鼻唇沟
盘状皮疹	片状隆起性的皮肤红斑,上附有角质脱屑和毛囊栓;陈旧病变可出现萎缩性瘢痕
光过敏	从病史中获得或医生观察到的对日光异常反应的皮疹
口腔溃疡	医生观察到的口腔或鼻咽部溃疡,一般为无痛性
关节炎	非侵蚀性关节炎,累及 2 个或更多的外周关节,特征为有压痛,肿胀或积液
浆膜炎	①胸膜炎:有确定的胸膜痛病史或医生听到胸膜摩擦音或其他胸膜浸润的证据;②心包炎:通过心电图、心包摩擦音确认或其他心包浸润的证据
肾脏病变	①持续性尿蛋白>0.5g/d 或＋＋＋(如未定量);②细胞管型,可以是红细胞、血红蛋白、颗粒、管状或混合管型
神经病变	①癫痫发作,除外药物或已知的代谢紊乱(如尿毒症、酮症或电解质紊乱)引起;②精神病,除外药物或已知的代谢紊乱(如尿毒症、酮症或电解质紊乱)引起
血液学改变	①溶血性贫血伴网织红细胞增加;②白细胞减少:两次或两次以上监测均小于 4×10^9/L;③淋巴细胞减少:两次或两次以上监测均小于 1.5×10^9/L;④血小板减少:除外药物因素,小于 100×10^9/L
免疫学异常	①anti-DNA:抗天然 DNA 抗体阳性;②抗 Sm 抗体阳性;③抗磷脂抗体阳性:包括血清 IgG 或 IgM 型抗心磷脂抗体水平异常,或标准方法检测狼疮抗凝物阳性,或至少持续 6 个月的梅毒血清试验假阳性
抗核抗体	在任意时间应用免疫荧光或其他类似方法检测抗核抗体滴度异常,并除外药物诱发"药物性狼疮"

四、治疗原则及方案

对于系统性红斑狼疮的治疗,应力争短期内抑制自身免疫反应和炎症反应,恢复和维持损伤脏器的功能和预防组织的损害,消除感染及其诱因,促进免疫调节功能的恢复,同时应维持儿童和青少年时期正常生长和发育的需要。

(一) 一般治疗

1. 患者教育 正确认识疾病,消除恐惧心理,理解规律用药的意义,强调长期随访的必要性;避免过多的紫外线暴露,使用防紫外线用品;避免过度疲劳;自我认识疾病活动的征象,遵从医嘱,定期随诊。

2. 对症治疗和去除各种影响疾病预后的因素　急性期应卧床休息,加强营养;缓解期应逐步恢复日常活动及学习,但避免过度疲劳。积极防治感染,控制血压;避免服用诱发狼疮的药物[磺胺、肼苯达嗪(hydralazine)、普鲁卡因胺(procainamide)、保泰松(phenylbutazone)、对氨基水杨酸(aminosalicylate)等]。

(二) 药物治疗

恰当的治疗可以使大多数患者的病情得到缓解。早期诊断和治疗可以避免或延缓不可逆的组织脏器损害。SLE 是一种高度异质性疾病,临床上需根据病情的轻重程度掌握治疗的风险与效益比。

1. 肾上腺皮质激素　肾上腺皮质激素是治疗 SLE 的主要药物。小儿 SLE 主要脏器受累较为常见,如肾脏和中枢神经系统,且病情变化较快,绝大多数患儿均需以肾上腺皮质激素作为首选药物。

(1)药物选择和联合:对于出现发热、口腔炎、关节炎及胸膜积液等症状的患儿:泼尼松常用剂量为 0.5~1mg/(kg·d),分次服用。

对于出现狼疮肾炎、急性溶血性贫血及中枢神经系症状的患儿:开始剂量宜大剂量泼尼松一日 1.5~2mg/kg(最大剂量为一日 60mg),分 3~4 次口服,维持用药至临床症状缓解、化验检查(血沉、白细胞、血小板、网织红细胞、补体及尿蛋白)基本正常,一般为 6~8 周,最少不能少于 4 周。逐渐减量初期每次可减 5~10mg,以后为 2.5~5mg,待病情稳定后以最小维持量如一日 5~10mg 长期维持。在减药过程中,如果病情不稳定,可暂时维持原剂量不变或酌情增加剂量,也可加用免疫抑制剂联合治疗,可选用的免疫抑制剂有环磷酰胺、硫唑嘌呤、甲氨蝶呤等。

对于严重的狼疮肾炎,如弥漫增殖性肾炎及中枢神经系统症状可用甲泼尼龙冲击疗法,剂量为 15~30mg/(kg·d),最大量不超过 1g,每日 1 次,加入 0.9%氯化钠注射液 200~250ml,静脉滴注 1 小时左右,连续 3 天为一个疗程,疗程间隔期为 5~30 天,间隔期和冲击后需根据病情每日口服泼尼松维持治疗。

(2)药学监护

1)药物疗效:观察患儿的临床症状是否得到缓解,各项检查(如血沉、白细胞、血小板和尿蛋白等)是否恢复正常。

2)不良反应:长期服用会出现库欣综合征,血压、血糖及血脂升高,对细菌、真菌、病毒易感,促使结核复发,股骨头坏死,儿童生长发育受抑等。还应监测患儿是否出现低钾血症、骨质疏松、无菌性骨坏死、白内障、体质量增加、水钠潴留等症状。开始治疗时应记录相应指标作为评估基线,并定期随访,密切随诊可能出现的不良反应。不良反应多与剂量平行,故据病情宜采用最低的有效治疗剂量。

3)注意事项:大剂量甲泼尼龙冲击的不良反应为高血压和心律不齐。因此,需每隔 15 分钟监测血压和心率。此外,还要注意避免骤停激素,若需减量也需缓慢进行。大剂量使用时会对下丘脑-垂体-肾上腺轴产生抑制作用,应避免使用对该轴影响较大的地塞米松(dexamethasone)等长效和超长效激素。因激素可抑制患儿的生长和发育,如确有必要长期使用,应采用短效或中效制剂(如泼尼松),避免使用长效制剂。口服中效制剂隔日疗法可减轻对生长的抑制作用。

4)用药教育:应告知患儿及家属 SLE 的激素治疗疗程较长,有时甚至可能会长期使用大剂量激素,一定程度上会影响患儿的生长发育及免疫力。激素药物可能改变患儿饮食习惯,注意维持营养均衡,特别是肉类食物不应明显超过往日食用量,避免出现肥胖等合并症。嘱咐患儿及家长要注意避免骤停激素,若需减量也需缓慢进行。

2. 抗疟药

(1)药物选择和联合:抗疟药对控制皮肤损害、光敏感及关节症状有较好的效果,如与肾上腺皮质激素同时应用可减少肾上腺皮质激素的剂量。常用羟氯喹 5~6.5mg/(kg·d)。

(2)药学监护

1)药物疗效:观察患儿的临床症状是否得到缓解,各项检查(如血沉、白细胞、血小板和尿蛋白等)是否恢复正常。

2)不良反应:主要的不良反应是眼底病变。由于本药有蓄积作用,易沉积于视网膜的色素上皮细胞,引起视网膜变性而造成视野缺损。因此,开始服用和以后每 4~6 个月,患儿均需要进行全面眼科检查。

3)注意事项:肝肾功能不全、心脏病、重型多型红斑、卟啉病、银屑病及精神病患者慎用;耐氯喹者效果不佳。

4)用药教育:应告知患儿及家属本类药物的药物相互作用较多,如与保泰松同用,易引起过敏性皮炎。

3. 免疫抑制剂　常用药物为环磷酰胺、吗替麦考酚酯(mycophenolate mofetil,MMF)、来氟米特、甲氨蝶呤和硫唑嘌呤等。由于此类药物对 SLE 的活动控制不如激素迅速,因此不提倡作为治疗 SLE 的单一药物。

(1)药物选择和联合

1)环磷酰胺(CTX):对各类 SLE 均有效,特别用于严重肾损害如弥漫增殖性肾炎、中枢神经系统和肺损害。早期与激素联合使用是降低病死率和提高生命质量的关键。CTX 静脉冲击治疗是减少肾脏纤维化、稳定肾功能和防止肾衰竭的一种有效方法。其剂量为0.5~1g/m²,最大量为1g/剂,每月 1 次,连用 6~8 次。首次剂量为 0.5g/m²,如无不良反应,第 2 个月可增至 0.8~1g/m²(最大量为 1g/剂)。第 8 次后改为每 3 个月一次,维持 1~3 年。

2)吗替麦考酚酯:为次黄嘌呤单核苷酸脱氢酶的抑制剂,可抑制嘌呤从头合成途径,从而抑制淋巴细胞活化。吗替麦考酚酯治疗系统性红斑狼疮作用较 CTX 稍差,但不良反应较 CTX 轻。对于中度以上 SLE,可以选择皮质激素联合吗替麦考酚酯治疗,也可以作为 CTX 冲击治疗的后续治疗。尤其对于狼疮性肾炎有效,能够有效的控制Ⅳ型 LN 活动。吗替麦考酚酯的剂量为一日 10~30mg/kg,分 2 次口服。吗替麦考酚酯不良反应较小,也常作为维持治疗之选。

3)来氟米特:通过抑制二氢乳清酸脱氢酶及酪氨酸激酶减少嘧啶的形成,致使 DNA 合成障碍,进而抑制淋巴细胞活性及由此而致的免疫反应。来氟米特能维持缓解狼疮性肾炎,减少尿蛋白,稳定肾脏功能,减少复发,同时还能逆转部分患者的肾脏病理,对难治性狼疮性肾炎有效,安全性良好。维持剂量依体重而不同,体重<20kg,为 10mg,隔日服用;体重 20~40kg,为 10mg/d 口服;体重>40kg,为 10~20mg/d 口服。

4)甲氨蝶呤:为二氢叶酸还原酶抑制剂,通过抑制核酸的合成发挥细胞毒作用。主要用于关节炎、肌炎、浆膜炎和皮肤损害为主的 SLE,长期用药耐受性较佳。剂量为 10~15mg/m²,每周 1 次。

5)硫唑嘌呤:对狼疮肾炎而言,可作为激素加用环磷酰胺诱导缓解后的维持治疗用药。对浆膜炎、血液系统受累、皮疹等也具有较好的治疗作用。用法为每日 1~2.5mg/kg,常用剂量为 50~100mg/d。

(2)药学监护

1)药物疗效:观察患儿的临床症状是否得到缓解,各项检查(如血沉、白细胞、血小板和尿蛋白等)是否恢复正常。

2)不良反应:环磷酰胺临床应用最多,常见食欲减退、恶心、呕吐,停药后 2~3 日可消失;除白细胞减少和诱发感染外,环磷酰胺冲击治疗的不良反应包括:性腺抑制(尤其是女性的卵巢功能衰竭)、脱发、肝功能损害,少见远期致癌作用(主要是淋巴瘤等血液系统肿瘤),出血性膀胱炎、膀胱纤维化和长期口服而导致的膀胱癌。

吗替麦考酚酯不良反应总体低于环磷酰胺,但尚不能替代环磷酰胺。随着吗替麦考酚酯剂量的增加,感染风险也随之增加。本药偶见血小板减少、贫血、及中性粒细胞减少。

其他药物的不良反应监测可参见第一节。

3)注意事项:由于此类药物对 SLE 的活动控制不如激素迅速,因此,不提倡作为治疗 SLE 的单一或首选药物。急性肾衰竭当肌酐清除率<20ml/min 时,可在甲泼尼龙冲击获得缓解后,再行 CTX 冲击治疗;冲击时应充分水化(每日入量>2000ml/m^2)。对近 2 周内有过严重感染,或 WBC<4×10^9/L,或对 CTX 过敏,或 2 周内用过其他细胞毒等免疫抑制剂,或肝功损害,有重症肾病综合征表现,人血白蛋白≤2g/L 者,应慎用 CTX。

白细胞计数对指导环磷酰胺治疗有重要意义,治疗中应注意避免导致白细胞过低,一般要求白细胞低谷≥3.0×10^9/L。环磷酰胺冲击治疗对白细胞影响有一定规律,一次大剂量环磷酰胺进入体内,第 3 天左右白细胞开始下降,7~14 日至低谷,之后白细胞逐渐上升,至 21 日左右恢复正常。对于间隔期少于 3 周者,应更密切注意血象监测。大剂量冲击前需查血常规。

4)用药教育:甲氨蝶呤可与激素联合应用,对控制 SLE 的活动及减少激素用量有较好的作用。但这两者不适于重症狼疮肾炎和中枢神经系统狼疮的治疗。

4. 非甾体抗炎药 对 SLE 患儿的发热、乏力、皮疹、肌痛、关节痛和胸膜炎等轻度症状有效。但本类药物易致肝功能损害,同时还可引起肾小球滤过率降低,血清肌酐上升,诱发间质性肾炎,故合并肾脏损害者应慎用。

5. 生物制剂 20 世纪 90 年代抗 TNF-α 抑制剂(依那西普和英夫利昔单抗)在类风湿关节炎临床治疗取得成功,这为 SLE 的生物靶向治疗的发展铺平了道路。目前已有不少与 SLE 相关的生物制剂进入实验研究和临床试验。

抗 CD20 单抗(利妥昔单抗,RTX):CD20 是一种膜蛋白,它作为钙通道亚单位在 B 细胞的激活和分化中起重要作用。它只表达于 B 细胞,而在前 B 细胞和浆细胞中没有表达。RTX 是一种人鼠嵌合的抗 CD20 单克隆抗体,它由鼠抗人 CD20 抗体的可变区和人 IgG 恒定区融合而成。RTX 可以通过直接作用或通过诱导凋亡,清除 CD20 阳性的 B 细胞,从而减少抗体产生,抑制 SLE 的免疫病理损伤。临床研究发现其治疗效果好,无严重不良反应。但早期应用研究表明,有约 30% 的患者产生人抗嵌合体型抗体(human anti-chimeric anti-bodies,HACAs),使 RTX 治疗效果下降。近期的研究表明,RTX 和 CTX 合用于治疗儿童系统性红斑狼疮取得了较好的效果。

（三）其他治疗

1. **静脉注射用人免疫球蛋白（IVIG）** 大剂量静脉注射用人免疫球蛋白对 SLE 有一定治疗作用。主要用于：①重症 SLE；②常规剂量的激素和（或）免疫抑制剂治疗无效；③作为联合治疗的一部分；④并发严重感染；⑤顽固性血小板减少的长期治疗。方法为：400mg/（kg·d），连用 2～5 天，以后酌情每月 1 次；或 1g/（kg·d）×1 天。

2. **血浆置换疗法** 对重症 SLE 可以使用。

3. **造血干细胞移植（hematopoietic stem cell transplantation，HSCT）** 初步研究表明，HSCT 治疗 SLE 效果肯定。不同预处理、去 T 细胞及联合免疫吸附和血浆置换等疗法在提高移植效果及减少复发方面已积累了一定的工作。由于存在一定风险及复发的可能，HSCT 不应作为 SLE 的常规治疗，但对部分难治性 SLE 患者不失为可能的一种治疗选择。

4. **免疫吸附** 国外大量临床观察证明免疫吸附对治疗难治性 SLE 患者的疗效肯定。大量临床研究证明，在狼疮性肾炎（或难治性类风湿关节炎、干燥综合征）等的免疫吸附治疗中，适应证的选择十分重要，该治疗应仅用于经系统内科治疗无效、高球蛋白血症、高滴度抗体等的难治性患者。

 案例分析

案例：

1. 病史摘要

一般项目：王××，女，12 岁，身高 140cm，体重 50kg。

主诉：间断鼻出血、皮肤瘀斑 5 年。

现病史：5 年前患儿无明显诱因出现鼻出血，按压可止，皮肤散在大小不等的瘀斑，血常规提示血小板低，于当地医院行骨髓细胞学检查提示"再障待定"，给予再生造血片、芦丁片等治疗，无明显好转。

4 年前再次因"间断鼻出血、皮肤瘀斑，发现血小板减少 2 年"就诊于某医院，复查血小板 75×10⁹/L，骨髓细胞学检查见骨髓增生活跃，考虑"特发性血小板减少性紫癜"，予环孢素软胶囊、曲安西龙片及保肝补钙治疗好转出院。4 年来监测血小板波动于（20～80）×10⁹/L，间断有鼻黏膜出血，按压易止，无其他不适。

4 个月前双下肢鲜红色皮疹，高出皮面，压之不褪色，双侧对称，部分融合成片，血小板 74×10⁹/L，尿蛋白 3＋，尿潜血 3＋，尿白细胞 2＋，抗核抗体 1∶100，血沉 27mm/h，于当地医院住院治疗，进一步行腹部超声示胆囊多发小结石，双肾轻度弥漫性回声改变，胸部 CT 未见异常，诊断为"过敏性紫癜、紫癜性肾炎、免疫性血小板减少性紫癜、胆囊结石、急性上呼吸道感染"，给予泼尼松片 20mg，tid，福辛普利钠 10mg，qd，患儿皮疹消退、尿蛋白好转出院。

出院后 1 周出现发热，体温最高 39℃，再次于当地医院住院治疗，查尿总蛋白定性 3＋，24 小时尿蛋白定量 2.57g，血小板 24×10⁹/L，超声提示双肾弥漫性回声改变，双侧 CT 平扫未见异常，骨髓细胞学检查骨髓增生活跃，诊断为"特发性血小板减少性紫癜、过敏性紫癜、紫癜性肾炎、系统性红斑狼疮并狼疮性肾炎？、支气管肺炎"，予抗感染等对症治疗，静脉注射用人免疫球蛋白 5 天，好转出院。

3 个月前为进一步诊治，就诊于某儿科医院，查血小板 41×10⁹/L，肝肾功正常，尿蛋白

2＋/3＋，潜血 3＋，尿蛋白定量 0.82g/24h（正常值为 150mg/24h），抗核抗体 1∶320；ds-DNA（＋），补体、RF 未见异常，诊断为"系统性红斑狼疮？过敏性紫癜、特发性血小板减少性紫癜？"，继续口服泼尼松、福辛普利钠治疗好转出院。

出院后继续口服泼尼松 20mg，一日 3 次，3 天后减至 55mg/d，再过 3 天后减至 45mg/d，再过 3 天后减至 60mg（双日），30mg（单日），后双日量每 3 天减 1 片（5mg）。1 天前减至双日 10mg/次，一天 3 次，单日一次 15mg，一天 3 次。患儿仍有血尿蛋白尿，再次就诊于该院门诊，以"血尿、蛋白尿待查"收入院。

查体：神清，库欣面容，双侧大腿上段外侧可见横条形紫纹，双侧耳郭、左手及右足可见直径 2cm×2cm 圆形冻疮后瘢痕，余全身皮肤未见皮疹，全身浅表淋巴结未触及肿大，双肺呼吸音清，心音有力，律齐，各瓣膜区未闻及病理性杂音，腹软，肝脾肋下未及，Murphy 征阳性，右季肋部间接叩痛阳性，肠鸣音 4 次/分。四肢关节及神经系统查体无异常。

既往史、家族史、药物过敏史：无特殊。

入院诊断：系统性红斑狼疮；狼疮性肾炎。

辅助检查：

血常规：白细胞 9.81×10⁹/L，中性 33.3％，淋巴 55.3％，红细胞 4.19×10¹²/L，血红蛋白 152g/L，血小板 75×10⁹/L。CRP＜8mg/L。

血沉：6mm/h（正常值 0～15mm/h）。

肝肾功：总蛋白 61.8g/L，白蛋白 39.2g/L，球蛋白 22.6g/L，尿素氮 4.03mmol/L，肌酐 50.90μmol/L，肌酐清除率 129.51ml/min，胆固醇 5.62mmol/L（3.11～5.18），AST 21.0U/L，ALT 22.0U/L，AST/ALT 1.0。

ANA：1∶320（正常为 1∶80）；ds-DNA：阳性（正常为阴性）。

ENA 谱：ENA 阳性，组蛋白阳性，NUCL 阳性，ds-DNA 阳性，余均阴性。

尿常规：浅黄清晰，葡萄糖阴性，胆红素阴性，酮体阴性，比重 0.025，蛋白 2＋，亚硝酸盐阴性，潜血 3＋，红细胞 20～30 个/HP；白细胞 5～8 个/HP，上皮细胞 1～3 个/HP。

肾小管系列：β2 微球蛋白 592.01μg/L，维生素 A 结合蛋白 1195.7μg/L，NAG 212.16U/L，IgG 2150mg/L，微量白蛋白＞8640mg/L。

骨髓片：骨髓增生活跃；粒、红系统各阶段细胞构成比及形态大致正常；巨核细胞及血小板不减少。

心电图：窦性心律，V4～V6 导联 ST 段略下移。

肺 CT：肺支气管血管束增多。双侧胸腔后部见细条状低密度影。心影丰满，心包膜稍厚。

泌尿系超声：胡桃夹（－），双肾大小、形态、实质回声未见异常。

头颅磁共振成像：脑沟稍著，余头颅 MRI 未见异常。

脑血流图：右侧 MCA、ICA 血流速度为 110～112cm/s（正常值为 124～163cm/s）。

2. 治疗方案

（1）泼尼松：口服，20mg/次，一日 3 次，抗炎，每月根据复查指标逐渐减量。

（2）阿魏酸哌嗪：口服，一次 100mg，一日 3 次，抗凝、抗血小板聚集。适用于各类伴有镜下血尿和高凝状态的肾小球疾病，如肾炎、慢性肾炎。

（3）百令胶囊：口服，一次 1g，一日 3 次，降低肌酐。

（4）碳酸钙 D_3 片：口服，一日 1.5g（相当于钙 600mg），预防糖皮质激素相关骨质流失。

（5）环磷酰胺：静脉滴注，每月一次，第一个月 0.5g/次，第二个月起，1g/次，用到第 8 个次时，改为每 3 个月一次，再用 8 次后换用其他免疫抑制剂。

3. 药学监护计划

（1）醋酸泼尼松片：小儿如长期使用肾上腺皮质激素，须十分慎重，因激素可抑制患儿的生长和发育，如确有必要长期使用，应采用短效（如可的松）或中效制剂（如泼尼松），避免使用长效制剂（如地塞米松）。儿童或少年患者长程使用糖皮质激素必须密切观察，患儿发生骨质疏松症、股骨头缺血性坏死、青光眼、白内障的危险性均会增加。儿童使用激素的剂量除了一般的按年龄和体重而定外，更应该按疾病的严重程度和患儿对治疗的反应而定。

不良反应：本品较大剂量易引起糖尿病、消化道溃疡和类库欣综合征症状，对下丘脑-垂体-肾上腺轴抑制作用较强，并发感染为主要的不良反应。

（2）环磷酰胺：不良反应：骨髓抑制——白细胞减少较血小板减少为常见，最低值在用药后 1～2 周，多在 2～3 周后恢复。对肝功有影响。胃肠道反应包括食欲减退、恶心及呕吐，一般停药 1～3 天即可消失。泌尿道反应：当大剂量环磷酰胺静滴，而缺乏有效预防措施时，可致出血性膀胱炎，表现为膀胱刺激症状、少尿、血尿及蛋白尿，系其代谢产物丙烯醛刺激膀胱所致，但环磷酰胺常规剂量应用时，其发生率较低。其他反应尚包括脱发、口腔炎、中毒性肝炎、皮肤色素沉着、月经紊乱、无精子或精子减少及肺纤维化等。

4. 药学监护实施过程　密切监测患儿的骨骼发育情况，进行相关的生化检查，测量骨密度；观察患儿的晶状体是否发生变性和混浊，变为不透明。如有必要，还应检查患儿的眼压；观察患儿是否出现食欲减退、恶心、呕吐等症状；观察是否出现泌尿道反应等其他不良反应。

分析：

1. 分析与讨论

（1）大剂量糖皮质激素疗法：糖皮质激素是重型 SLE 诱导治疗的基础药物，能迅速控制活动期炎症性病变，缓解急性期症状，但不能阻止或逆转（尤其是肾脏）病变的持续进展，因此治疗狼疮性肾炎时应与免疫抑制剂联合使用。患儿院外口服泼尼松日剂量为泼尼松片 20mg，tid。

已知大剂量应用糖皮质激素将导致高血糖、高血脂、高血压、免疫抑制等不良反应，患儿"库欣面容，双侧大腿上段外侧可见横条形紫纹"即为长期大剂量使用糖皮质激素所致的药物不良反应。根据《小儿内科学》相关章节，泼尼松的最大剂量为 60mg/d，6～8 周后以每 1～2 周减少 10% 的速度缓慢减量，减至 0.5mg/(kg·d) 时，减药的速度可按病情适当减慢，病情稳定后尽可能过渡到隔日疗法，维持治疗的泼尼松剂量应不大于 10mg/d。鉴于患儿目前疾病控制较好，可继续缓慢减量，减轻药物不良反应，增加用药安全性。

患儿为青春期女性，正处于生长发育阶段，大剂量使用糖皮质激素可导致骨质钙流失，进而可能影响患儿身高，因此需补充钙质摄入，元素钙 600mg/d。系统性红斑狼疮患儿应避免紫外线照射，因此不能获得生理需要的维生素 D_3。然而钙质吸收需活性维生素 D_3，因此患儿钙补充剂选择含有活性维生素 D_3 的复方制剂。临床暨循证医药学数据库 Micromedex 建议超过 500mg 元素钙分两次服用可增加钙质吸收，故可向患儿建议将药片分次服用。常见药物不良反应为便秘、嗳气，如出现上述症状可适当减量。

（2）细胞毒药物的使用：患儿目前仍存在"蛋白尿、血尿"，提示肾脏病变未得到控制。前述糖皮质激素对于控制和逆转肾脏病变作用较差，免疫抑制剂是 SLE 诱导治疗的最重要药物，而目前最常用的是环磷酰胺，根据患儿病情，可选择大剂量 CTX 冲击疗法。

大剂量 CTX 冲击疗法比口服治疗效果更显著，不良反应相对较小。CTX 冲击疗法：每月一次，每次 $0.5\sim1.0g/m^2$，最大量为 1g/次。首月剂量 0.5g/次，由于一月后并未产生明显不良反应，增量为 $1g/m^2$，已为最大量，用药 8 个月后减量直至换药。

大剂量环磷酰胺冲击治疗可能导致出血性膀胱炎，可在给药前充分水化，并加强监护，必要时可联合使用美司钠。另外，已有研究证实大剂量环磷酰胺可能影响生育能力，需向患者说明并获得知情同意。

（3）大量蛋白尿的药物治疗：狼疮性肾病的免疫学机制为抗原抗体复合物沉积于肾小球细胞，影响肾小球的滤过功能，使得细胞膜通透性增加，进而出现血尿、蛋白尿。因此治疗的根本应该在于减少免疫复合物的沉积，如前述可使用免疫抑制剂，抑制 T/B 细胞介导的自身免疫反应，减少抗体生成。同时，由于 ACEI/ARB 类药物可扩张肾动脉，且对肾出球小动脉的扩张作用更强，因此具有减少尿蛋白的作用，被广泛用于肾病伴大量蛋白尿的病例，较常用卡托普利。

患儿由于既往出现蛋白尿，其他医院用药史中曾用福辛普利钠治疗，剂量为 10mg/d。福辛普利钠说明书中规定可用于 12 岁以上儿童及成人，适应证为高血压、心力衰竭，用于蛋白尿的治疗属于超适应证用药。由于患儿血压并不高，使用该药物后可能出现血压降低导致头晕、恶心等不适。告知患者为避免体位性低血压，应在改变体位时注意动作缓慢，或可在睡前服用药物。另外，服用福辛普利可能出现咳嗽等上呼吸道症状，应注意鉴别是否为药物不良反应。

（4）抗凝治疗：肾病患者往往存在血液高凝状态，易并发血栓形成，常需要加用抗凝和溶栓治疗。阿魏酸哌嗪片具有抗凝、抗血小板聚集、扩张血管的作用，为肾病患者预防血栓形成的常用药物。本例患儿既往血小板减低，且本次入院查血小板为 $75\times10^9/L$，仍然偏低。药师建议复查患儿凝血功能，权衡出血、凝血风险，如无明显高凝状态，可暂不使用抗凝药物。

（5）肾病患者的生活指导：注意显著或大量蛋白尿时应卧床休息，病情缓解后可逐渐增加活动量，但不可过度疲劳。饮食方面，显著水肿时应短期严格限制水钠摄入，病情缓解后不必继续限盐；由于患儿服用大剂量糖皮质激素，应予低脂、优质蛋白饮食。患儿血小板偏低，活动时应注意磕碰，避免摔伤。生活中注意保暖，避免感染。

2. 药物治疗小结　本例患儿诊断明确，为系统性红斑狼疮、狼疮性肾炎。治疗药物为经典的糖皮质激素联用免疫抑制剂，辅助用药为碳酸钙、阿魏酸哌嗪和百令胶囊。治疗过程中临床药师密切监测药物不良反应，无严重 ADR 发生，治疗效果较好，患儿预后较好。治疗过程中药师与医生、护士保持了良好的沟通，针对患儿用药情况多次讨论并得出了理想的治疗方案，医生对药师的工作给予了肯定。

第三节　幼年皮肌炎

幼年皮肌炎（juvenile dermatomyositis，JDM）是一种免疫介导的、以横纹肌、皮肤急性和慢性非化脓性炎症为特征的多系统受累疾病。广泛的血管炎是其主要的病理变化。该病在各年龄段儿童均可发病,发病年龄高峰为 10～14 岁,女孩发病较男孩多,男女发病比为 1∶2。多数患儿疾病活动期为 2 年,经过治疗可得到完全缓解,少数患儿可有多次复发或呈慢性持续状态,病情可持续 3～5 年或更长。早期强有力的治疗可改变皮肌炎的病程,约 90％的患儿达到完全缓解和正常生活。少数患儿有轻度肌萎缩,5％的患儿有严重后遗症。本病的死亡原因为咽部及呼吸肌受累、胃肠道出血及穿孔、肺部受累和继发感染等。

一、病因

本病病因不明,其发病与遗传易感性、环境因素及免疫功能紊乱有关。大量研究证实 JDM 的遗传易感性与 HLA 特定的等位基因及细胞因子多态性相关。环境作用中感染因素为 JDM 发病的重要诱因。JDM 患儿存在体液免疫及细胞免疫功能紊乱,故考虑免疫功能的异常在 JDM 的发生发展过程中也起到了重要的作用。

二、临床表现

儿童皮肌炎起病多缓慢。一般症状可有全身不适、食欲减退、体重减轻、易倦乏力、腹痛、关节痛、低热或体温正常。本病通常累及横纹肌,临床表现为对称性近端肌无力、肌肉疼痛和压痛。晚期肌肉萎缩,可致关节屈曲拳缩。皮疹为该病的另一主要表现。典型的皮肤改变为眼睑紫红色斑疹伴轻度水肿。颈部和上胸部“V”字区、躯干部及四肢伸侧等处可出现弥漫性或局限性暗红色斑。另一类特征性皮肤改变是果特龙征(Gottron's sign),见于掌指关节和指间关节及跖趾关节和趾间关节伸面,亦可出现于肘、膝和踝关节伸侧,为黄豆大小红色或紫红色皮疹。约 46％患儿在甲根皱襞可见僵直的毛细血管扩张。部分患儿可以出现“机工手”,表现为手指末端皮肤粗糙、皲裂,有小血栓形成。钙质沉着是 JDM 严重的并发症之一。其他系统如消化系统、心血管系统、呼吸系统也可有不同程度的受累。

三、诊断

目前国际上多采用 Bohan 和 Peter 于 1975 年提出的诊断标准:

1. 对称性近端肌无力表现 肢带肌和颈屈肌进行性无力,持续数周至数月,伴或不伴食道或呼吸道肌肉受累。

2. 肌肉活检异常 可见到肌纤维变性、坏死,细胞吞噬、再生、嗜碱变性,核膜变大,核仁明显,筋膜周围结构萎缩,纤维大小不一,伴炎性渗出。

3. 血清肌酶谱升高 血清骨骼肌肌酶升高,如肌酸磷酸激酶、醛缩酶、谷草转氨酶、谷丙转氨酶和乳酸脱氢酶等。

4. 肌电图示肌源性损害 典型的三联征为:①时限短、小型的多相运动电位;②纤颤电位,正弦波;③插入性激惹和异常的高频放电。

5. 典型的皮肤损害

(1)向阳性皮疹:眼睑呈淡紫色,眶周水肿。

(2)果特龙征:掌指关节及近端指间关节伸面的红斑性鳞屑疹。

具备第 5 条,再加三项或四项可确诊为皮肌炎;第 5 条,加上两项可能为皮肌炎;第 5 条,加上一项可疑为皮肌炎。

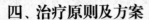

四、治疗原则及方案

(一) 一般治疗

一般治疗包括休息、适度的体能锻炼，以防肌肉萎缩，病情稳定后进行积极康复锻炼，以尽可能恢复功能、减少挛缩。高热量、高蛋白以及含钙丰富的饮食和适量补充维生素 D，减少骨量丢失和预防骨折发生；有吞咽困难者必要时予鼻饲以保护气道；注意防晒，避免紫外线暴露；避免外伤引起溃疡和破溃处继发感染等。JDM 还可局部治疗：①外用具有高紫外线防护指数的防晒剂；②外用糖皮质激素或者他克莫司乳膏；③长波紫外线治疗等。

(二) 全身性药物治疗

1. 肾上腺糖皮质激素

(1)药物选择和联合：肾上腺糖皮质激素为本病的首选药物，能消除炎症，缓解疼痛及肌肉肿胀。早期足量使用皮质激素是治疗本病的关键。其具有强大的抗炎作用和一定的免疫抑制作用，是治疗许多自身免疫病的基础药。临床用药强调个体化，剂量、用药方法、疗程取决于疾病种类、病情活动性和严重性、个体的情况及其并存的其他病。在治疗过程中应同时或适时加用其他免疫抑制药，以便更快地诱导病情缓解和巩固疗效，并避免因长期使用较大剂量激素导致严重的不良反应，凡病情稳定后宜用最小维持量。

(2)药学监护

疗效监测

A. 泼尼松开始剂量为一日 2mg/kg（每天最大量 60mg），分次口服。重症患者用甲泼尼龙冲击治疗待症状好转后改为泼尼松口服时，用药 1～2 月，待肌力有所恢复，血清肌酶下降时，开始缓慢减量，每 2～4 周调整一次剂量。如出现病情反复，则需重复加大剂量。维持剂量以一日 5～10mg 为宜，总疗程不少于 2 年，有些病例则需要更长时间。

B. 甲泼尼龙冲击治疗，用于起病急，全身症状重，肌无力明显，特别是咽下肌及呼吸肌受累者。静脉注射、静脉滴注或肌内注射，每日 1 剂，连续 3 天，随后给予小剂量的口服泼尼松。

C. 一些糖皮质激素制剂，如地塞米松、曲安西龙，可引起激素性肌炎，应避免使用。

其他药学监护请参见本章第二节。

2. 免疫抑制剂

(1)药物选择和联合：免疫抑制剂与激素联用可提高疗效，减少激素用量，有利于病情的控制。

1)甲氨蝶呤(MTX)：为首选的免疫抑制剂，因其不良反应相对较小而被首选。按患者体表面积建议剂量为 10～15mg/m²，每周 1 次口服。早期使用可提高疗效，改善预后，减少钙化，并可减少激素的用量。用药期间应定期检查血常规、肝功能和肺功能（特别是弥散功能）。

2)其他免疫抑制剂：难治性病例如激素抵抗或伴肺间质病变可选用环孢素(CsA)，国内常用小剂量口服治疗（每日 2～3mg/kg，每日 2 次），定期查血常规和肝肾功能并检测血药浓度。

环磷酰胺(CTX)主要用于合并血管炎、肺间质病变或中枢神经系统受累者，目前多采用静脉冲击疗法。具体用法用量为每月一次，每次 0.5～1.0g/m²，最大量为 1g/次。首月剂量 0.5g/次,由于一月后并未产生明显不良反应,增量为 0.8～1g/m²,维持至 8 个月后改为每 3 个月 1 次,维持 1～3 年。用药期间应注意充足的水化,需监测血常规和肝肾功能。在病情获得缓解后,可按序贯治疗的一般原则选择其他一线或二线药物,或患者既往有效的方案。

硫唑嘌呤(AZA)口服常用量一次按体重 1～3mg/kg,每日 1 次,最大剂量 150mg/d,仅用于环磷酰胺或环孢素治疗无效者。该药起效慢,不良反应较大,用药时应定期复查血常规和肝肾功能等。

其他免疫抑制药,如吗替麦考酚酯、他克莫司等均可根据病情选用。

(2)药学监护:不良反应监护请详见本章第一节。

1)注意事项

A. 甲氨蝶呤是治疗儿童风湿性疾病的首选二线药,低剂量甲氨蝶呤未见有明显细胞毒作用。

B. 全身极度衰竭、恶质病或并发感染及心、肺、肝、肾功能不全时禁用甲氨蝶呤。

C. 白细胞计数小于 3.5×10⁹/L 或血小板小于 50×10⁹/L 时不宜使用甲氨蝶呤。

2)用药教育:甲氨蝶呤长期应用存在导致继发性肿瘤的风险,并可能影响生殖功能。

3. 羟氯喹 皮疹严重时可选用羟氯喹一日 5～6.5mg/kg 口服,分次服用,每日最大剂量 400mg。

4. 免疫球蛋白 对于重症病例可选用大剂量免疫球蛋白冲击治疗,剂量为一日 400mg/kg,连用 3～5 天。

5. 其他药物 白芍总苷用于幼年皮肌炎等自身免疫性疾病的辅助用药,对肾功能损害者有一定疗效。

第四节 川 崎 病

川崎病(Kawasaki disease,KD),又称皮肤黏膜淋巴结综合征,是一种以全身血管炎性病变为主的急性发热出疹性疾病。1967 年由日本川崎富作医生首次报道,我国报道的发病率有逐年增高趋势,已成为我国儿科住院的常见病之一。川崎病基本病理改变为全身性血管炎,主要累及中等大小动脉,好发于冠状动脉。该病夏季高发,亚裔儿童多见,高发年龄为 5 岁以下婴幼儿,成人及 3 个月以下小儿少见。川崎病为自限性疾病,绝大多数患儿预后良好,适当治疗可以逐渐康复。5%～9%的川崎病患儿可发生冠状动脉并发症,由于冠状动脉瘤破裂、血栓闭塞、心肌梗死或心肌炎而死亡。因本病可发生严重心血管并发症,已成为儿科最常见的后天性心脏病之一。

一、病因

川崎病病因和发病机制不明,可能与感染、遗传易感性及免疫反应等三方面有关。该病可能是在某种易感基因参与下,由某些已知或未知微生物侵入易感者体内而导致免疫系统高度活化,产生大量各种细胞因子,启动细胞因子的瀑布反应,而激活体内固有、特异性免疫应答系统,进而发生免疫损伤性血管炎性病变。

二、临床表现

本病的主要临床表现为持续性发热,体温常达 39℃以上,热型多为弛张热或稽留热,未经治疗者平均发热 12 天,最长者可达一月余,抗生素治疗无效,高热时全身症状明显,可有食欲缺乏,精神差。

发热时患儿出现双侧结膜充血,无分泌物。90％患儿出现口唇潮红、皲裂或出血、可见杨梅舌,手足呈硬性水肿和掌跖红斑,恢复期可出现特征性指趾端膜状脱皮,出现于甲床皮肤交界处。患儿可有单侧或双侧的非化脓性一过性颈部淋巴结肿大,直径约 1.5cm 以上。病程 1 周内患儿出现弥漫性充血性斑丘疹或多形红斑样皮疹,多见于躯干部,但无疱疹及结痂,约 1 周左右消退。

于疾病的 1～6 周可出现心肌炎、心包炎、心内膜炎、心律失常。心电图可示低电压、P-R 间期或 Q-T 间期延长、ST-T 改变等;伴冠状动脉病变者,可呈心肌缺血甚至心肌梗死改变。冠状动脉造影或二维超声心动图可发现 30％～50％病例伴冠状动脉扩张,其中约 15％～20％发展为冠状动脉瘤,多侵犯左冠状动脉。冠状动脉损害多发生于病程 2～4 周,但也可见于疾病恢复期。心肌梗死和冠状动脉瘤破裂可致心源性休克甚至猝死。

其他临床表现如可有神经系统症状(易激惹、惊厥、意识障碍、无菌性脑膜炎、面神经麻痹等)、间质性肺炎、消化系统症状(腹痛、呕吐、腹泻、麻痹性肠梗阻、肝大、黄疸等)、尿道炎、关节炎或关节痛等。

三、诊断

日本川崎病研究委员会于 1970 年首次制定了本病的诊断标准,2002 年进行了第 5 次修订,形成了目前临床通用的诊断标准。包括下述 6 条主要临床症状:①不明原因的发热,持续 5 天以上;②双眼结膜充血;③唇及口腔黏膜变化:口唇发红及干裂、杨梅舌、口腔及咽部黏膜弥漫充血;④四肢末梢改变:急性期手足硬肿和掌跖红斑,以及恢复期指趾端出现膜状脱皮;⑤躯干部多形性红斑,但无水疱及结痂;⑥颈淋巴结的非化脓性肿胀,其直径达 1.5cm 或更大。满足以上 6 个主要症状中的至少 5 个就可以诊断为本病。如果上述 6 个主要症状只出现 4 个,但超声心动图或冠状动脉造影证实冠状动脉瘤或扩张,亦可确诊为本病。

美国心脏病协会对该标准进行了修改,将持续发热>5 天定义为必须具备的一条,另外 5 条中具备 4 条即可诊断(表 13-3)。两者均强调川崎病为除外性诊断,必须除外其他引起以上 6 条表现的其他疾病后方能诊断为川崎病。

表 13-3 川崎病诊断标准

持续发热>5 天,满足下列 5 项临床特征的至少 4 项,除外有类似表现的其他疾病:

-多形性皮疹(非出血点、大疱或者水疱)

-双侧非渗出性结膜充血

-口腔黏膜变化:口腔及咽部黏膜弥漫充血,口唇发红、皲裂,杨梅舌

-四肢末端变化:急性期掌跖红斑、手足硬性水肿,恢复期指趾末端膜状脱皮

-颈部淋巴结肿大,常为单侧且直径≥1.5cm

如上述 5 项临床表现中不足 4 项,但超声心动图有冠状动脉损害,亦可确诊为川崎病。

四、治疗原则及方案

川崎病的治疗可分为急性期和慢性期治疗,以及远期随访。其治疗原则为迅速控制全身血管炎症,预防冠脉瘤及血栓形成。

(一) 急性期治疗

1. 阿司匹林抗炎抗血小板治疗

(1)药物选择和联合:阿司匹林为 COX 酶抑制剂,减少前列腺素(PG)合成,阻断血小板产生血栓素 A_2,故具有抗炎、抑制血小板聚集的作用。在疾病急性期阶段,大剂量阿司匹林为本病的首选。

(2)药学监护

1)药物疗效:疾病早期服用阿司匹林 80~100mg/(kg·d),分 3 次服,有助于控制体温及抗炎,减轻血管损害。体温正常 3 天后逐渐减量,同时监测血沉<20mm/h,2~3 周逐渐减为抗血小板聚集剂量 3~5mg/(kg·d),维持 6~8 周或至血小板计数恢复正常(100~300)×10^9/L 后停药。

2)不良反应:常见的不良反应为胃肠道反应,如腹痛和胃肠道轻微出血,偶尔出现恶心、呕吐和腹泻。川崎病患儿需服用阿司匹林较长时间,患儿家长可通过患儿大便情况观察;对于尚不会表达的幼儿,可定期检查"便常规+潜血",以监测非甾体抗炎药相关消化性溃疡。

早在 2000 年,美国医师报道发现大剂量阿司匹林的使用会诱发瑞氏综合征(Reye's syndrome)的发生,因此,为安全起见,3 岁以下儿童尽量避免使用阿司匹林。然而,由于阿司匹林在抗血小板聚集和抗炎作用方面的独特性,仍然是川崎病的重要治疗药物,但应加强监护。

另外,某些哮喘患者服用阿司匹林或其他解热镇痛药后可诱发哮喘,称为"阿司匹林哮喘",它不是以抗原-抗体为基础的过敏反应,而是与它们抑制 PG 生物合成有关。因 PG 合成减少,而由花生四烯酸生成的白三烯以及其他脂氧酶代谢产物增多,内源性支气管收缩物质居于优势,导致支气管痉挛,诱发哮喘。因此,大剂量使用阿司匹林时,特别是对于既往有哮喘病史的患儿,一旦出现可疑气喘症状,应立即停药,并吸入沙丁胺醇(salbutamol)等支气管扩张剂治疗。

3)注意事项:因为阿司匹林可能引起瑞氏综合征,对感染水痘或者流感的患儿可暂缓应用,或在严密监测下使用。另外,接种水痘疫苗患儿 6 周内不宜应用阿司匹林。

急性期每 3 日复查血常规,关注患儿白细胞、血小板水平的变化,急性期后可每月复查;复查 CRP、血沉监测治疗的有效性;复查超声心动图检查,了解心脏血管,特别是冠脉病变情况。

4)用药教育:用药期间注意患儿是否有黑便、腹痛、皮疹等不适。

2. 静脉注射用人免疫球蛋白(IVIG)

(1)药物选择和联合:大剂量静脉注射用人免疫球蛋白是川崎病的标准疗法,最佳时期是在发病 10 日以内,可有效控制全身自身免疫反应,有助于降低冠状动脉病变的风险。部分患儿对此治疗反应不佳,表现为用药 2 天后体温仍未下降,可 1~2g/kg 重复使用 1~2 次。注意必须与阿司匹林联合使用。

大剂量静脉注射用人免疫球蛋白 1~2g/kg,冻干制剂采用严格的无菌操作,按规定量加入灭菌注射用水,轻轻旋摇(避免出现大量泡沫)使完全溶解。以 5％葡萄糖溶液稀释作静脉滴注,开始滴注速度为 1.0ml/min,持续 15 分钟后若无不良反应,可逐渐加快速度,最快滴注速度不得超过 3.0ml/min。

(2)药学监护

1)不良反应:静脉注射用人免疫球蛋白用药一般无不良反应,但极个别患儿在输注时出现一过性头痛、心慌、恶心等不良反应,可能与输注速度过快或个体差异有关。上述反应大多轻微且常发生在输液开始一小时内,因此建议在输注的全过程中定期观察患儿的总体情况和生命特征(如血压、心率、呼吸),必要时减慢或暂停输注,一般无须特殊处理即可自行恢复。

2)注意事项　为了避免被动接受 IVIG 中特异性抗体的干扰,患儿在输注本品至少 3个月后才能接种某些减毒活疫苗,如脊髓灰质炎、麻疹、风疹、腮腺炎以及水痘病毒疫苗等。同样,在非紧急状态下,已经接种了这类疫苗的患者至少在接种后 3~4 周才能输注本品,否则应在最后一次输注本品后 3 个月重新接种。

3)用药教育:人免疫球蛋白为血液制品,从健康人血浆提取,尽管对原料血浆进行了严格地筛选和检查,并在生产工艺中进行了严格的病毒灭活处理,但由于目前国际、国内检测的标准和方法还不能完全解决原料血浆病原体血清学检测"窗口期"的问题,因此使用血液制品存在一定的风险,需获得患儿家长知情同意。

3. 糖皮质激素

(1)药物选择和联合:糖皮质激素药物具有抗炎、抗免疫、抗过敏作用,可减少炎症灶周围的免疫活性细胞,减少血管扩张,减少前列腺素和其他炎症因子的产生,从而控制全身血管炎性反应。对于 IVIG 治疗不敏感或无效病例,可联合应用糖皮质激素,其可与 IVIG 联合使用,或于 IVIG 治疗后单独使用。但国内外学者对此尚存争议。

(2)药学监护:对于川崎病患儿,血小板数量往往较高,使用糖皮质激素时需监测凝血功能,必要时可联用肝素注射液预防血液高凝状态。另外,糖皮质激素用药可导致电解质紊乱,常表现为低血钾,应注意监测电解质情况,必要时补充。

(二) 非急性期治疗

由于川崎病最严重的并发症在于冠脉病变,患儿应在出院后 6 个月内每月一次复查超声心动图,并应于出院后第 1~2 年进行一次全面检查,包块体格检查、心电图和超声心动图等,排查心脏冠状动脉病变。根据患儿是否存在冠脉后遗症,慢性期治疗方案有所不同。

1. 无冠脉扩张患儿

(1)阿司匹林:遵医嘱逐渐减量服用,体温正常 1 周后减至 20mg/kg,1~2 周后减至10mg/kg,再口服 1~2 周后减至 3~5mg/kg 维持至血小板计数恢复正常。服药期间可能出现胃肠道不适,应注意观察患儿大便情况,必要时可查便潜血。

若血小板数量持续较高,可在阿司匹林基础上联用氯吡格雷或双嘧达莫,同时延长阿司匹林服药时间。

(2)调血脂药:根据患儿血脂水平确定是否需要服用调血脂药,若无严重血脂紊乱,一般不推荐儿童使用调血脂药物。

2. 冠脉扩张患儿　有明确冠脉扩张患儿,通过超声心动等检查评估病变严重程度,必要时可采取外科手术。

第五节　过敏性紫癜

过敏性紫癜（anaphylactoid purpura）又称亨诺-许兰综合征（Henoch-Schonlein syndrome，Henoch-Schonlein purpura，HSP），是儿童时期最常见的以小血管炎为主要病变的系统性血管炎。临床表现为非血小板减少性紫癜，常伴关节肿痛、腹痛、便血、血尿和蛋白尿。多发生于学龄前及学龄期儿童，约90％的过敏性紫癜患者年龄在10岁以下，平均发病年龄为6岁。秋冬季节多发，是一种特征性自限性疾病，男女之比为1.4：1。约2/3的过敏性紫癜患儿预后良好，病程大约4周。肾脏受损程度是决定过敏性紫癜预后的关键因素，约有5％的过敏性紫癜患儿发生终末期肾炎。在病初3个月内出现肾脏病变或病情反复发作并伴有肾病时常常预后不良。

一、病因

本病属于自身免疫性疾病，病因尚未明确。可能的病因有感染、过敏、遗传因素等。感染病原如链球菌感染，病毒（如水痘病毒、风疹病毒、麻疹病毒、乙肝病毒或微小病毒B19等）、支原体、幽门螺杆菌和空肠弯曲菌等亦与过敏性紫癜有关。其他诱发因素如食物过敏（蛋类、乳类、豆类、鱼虾等）、药物（阿司匹林、抗生素等）、虫咬、疫苗接种、麻醉和恶性病变等均曾提及，但无确切证据。家族聚集发病也有报道，有一定的遗传倾向。还有一定的种族倾向，亚洲发病率较高。

二、临床表现

一般急性起病，起病前1~3周常有上呼吸道感染史。大多以皮肤紫癜为首发症状，但也可早期表现为不规则发热、乏力、食欲减退、头痛、腹痛及关节疼痛等非特异性表现。如紫癜较轻微或缺如，则往往早期诊断困难。过敏性紫癜的自然病程为1~4周。

根据临床表现将过敏性紫癜分为五型：①皮肤型：只有皮肤症状；②腹型：除皮肤症状外，还有腹部受累；③关节型：除皮肤紫癜外，还有关节症状；④肾型：有皮肤紫癜和肾脏受累；⑤混合型：除皮肤紫癜外，有腹部、关节或肾脏等多脏器受累。以下为过敏性紫癜常见临床表现：

1. 皮肤症状　皮疹是本病的主要表现，主要分布在负重部位，多见于下肢远端，踝关节周围密集，其次见于臀部。特征性皮疹为高出皮肤，最初为小型荨麻疹或粉红色斑丘疹，压之不退色，有时可融合或中心呈出血性坏死。数日后转为紫色，继而呈棕褐色而消退。即为紫癜。一般4~6周后消退，部分病例间隔数周、数月后又复发。除紫癜性皮疹外，常同时合并荨麻疹及头皮、手背或足背出现血管神经性水肿，为本病皮肤症状的又一特点。

2. 胃肠道症状　约见于2/3病例。由血管炎引起的肠壁水肿、出血、坏死或穿孔是产生肠道症状及严重并发症的主要原因。一般以阵发性剧烈腹痛为主，常位于脐周或下腹部，可伴呕吐，但呕血少见。约1/3病例出现轻重不等的便血，少数患者可并发肠套叠、肠梗阻甚至肠穿孔。

3. 关节症状　约1/3病例可出现关节肿痛，活动受限。膝和踝关节最易受累，肘及腕关节亦易受累。关节腔内有浆液性渗出，但一般无出血，可在数日内消失，不留后遗症。

4. 肾脏症状 30%~60%病例可出现肾脏症状,在过敏性紫癜病程中(多数在 6 个月内),出现血尿和(或)蛋白尿,称为紫癜性肾炎。肾脏症状表现轻重不一,与肾外症状的严重度无一致性关系。可仅为无症状性血尿(镜下或肉眼血尿)和(或)蛋白尿,亦可表现为肾炎综合征(水肿、少尿、高血压及尿常规改变)或肾病综合征,少数患儿呈急进性肾小球肾炎表现,出现高血压、肾衰竭等。

临床分型方面,国内 2009 年试行指南:①孤立性血尿型;②孤立性蛋白尿型;③血尿和蛋白尿型;④急性肾炎型;⑤肾病综合征型;⑥急进性肾炎型;⑦慢性肾炎型。

5. 其他症状 偶有中枢神经系统(惊厥和昏迷)表现,呼吸系统(喉头水肿、哮喘)、循环系统(心肌炎、心包炎)症状以及睾丸出血、肿胀等也有报道。肺出血罕见但易致命。

三、诊断

过敏性紫癜的诊断有赖于患者的临床表现,根据典型皮肤紫癜,结合关节、胃肠道或肾脏症状,以及实验室检查血小板计数及出血、凝血试验正常,即可确诊。目前应用的是国际风湿病联盟(EULAR)和欧洲儿科风湿病协会(PReS)2010 年的诊断标准(表 13-4)。

表 13-4 过敏性紫癜诊断标准(EULAR/PRINTO/PReS,2010)

皮肤紫癜为必要条件,加上 1~4 中的至少一条即可诊断为过敏性紫癜:

1. 弥漫性腹痛。

2. 组织学检查 典型的白细胞碎裂性血管炎,以 IgA 为主的免疫复合物沉积,或 IgA 沉积为主的增殖性肾小球肾炎。

3. 急性关节炎或关节痛。

4. 肾脏受累。

蛋白尿:>0.3g/24h,或晨尿样本白蛋白肌酐比>30mmol/mg。

血尿,红细胞管型:每高倍视野红细胞>5 个,或尿潜血≥2+,或尿沉渣见红细胞管型。

四、治疗原则及方案

目前尚无特效疗法。主要采取支持和对症治疗。

(一)一般治疗

急性发作期卧床休息,注意液量、营养及保持电解质平衡;有胃肠道表现或大便隐血试验阳性者给予流质饮食,消化道出血者暂禁食;寻找和祛除病因,避免接触变应原,停止使用可疑的药物和食品;积极治疗感染、抗过敏治疗。

(二)对症治疗

皮肤紫癜可应用芦丁片、大剂量维生素 C、维生素 PP 等改善毛细血管通透性;可应用解痉剂缓解腹痛;可应用抗组胺药或钙剂。消化道出血时应禁食。

1. 皮肤损害的治疗 有荨麻疹样皮疹和血管神经性水肿时,应用抗组胺药和钙剂。可用氯雷他定 5mg(体重<30kg)或 10mg(体重>30kg),每日 1 次,也可用氯苯那敏。近年来,用 H_2 受体拮抗剂西咪替丁治疗本病,对控制皮疹及减轻内脏损伤有益。其机制为竞争性拮抗组胺,改善血管通透性,从而减轻皮肤黏膜及内脏器官的水肿、出血。用法:20~40mg/(kg·d),分 2 次静脉滴注,1~2 周后改为口服,15~20mg/(kg·d),分 3 次,持续1~

2周。

2. 胃肠道症状的治疗 一般腹痛时,选用上述抗组胺药基础上,可加用解痉药物,如山莨菪碱。明显腹痛和(或)胃肠道出血时,应选用糖皮质激素如氢化可的松或甲泼尼龙静脉滴注,对缓解腹部疼痛及胃肠道出血有较好疗效,一般用药72小时内,严重腹部痉挛性疼痛解除,还可控制便血。由于糖皮质激素可减轻肠壁水肿,故有利于预防肠套叠的发生。因此,发生上述症状时可短期应用。胃肠道出血时,同时应用西咪替丁静脉滴注。

3. 发热的治疗 选用解热镇痛药,如口服对乙酰氨基酚或布洛芬。

(三)全身性药物治疗

1. 糖皮质激素和免疫抑制剂的治疗(紫癜性肾炎的治疗)

(1)药物选择和联合

1)孤立性蛋白尿、血尿和蛋白尿或病理Ⅱa级 因目前没有对血尿有明确疗效的药物,临床以降蛋白尿治疗为主。可选择的有血管紧张素转化酶抑制剂(ACEI)和(或)血管紧张素受体拮抗剂(ARB)。

2)肾病水平蛋白尿、肾病综合征或病理Ⅲb、Ⅳ级 该组患儿临床症状及病理损伤均较重,现多倾向于采用激素联合免疫抑制剂治疗,其中疗效最为肯定的是糖皮质激素联合环磷酰胺治疗。泼尼松 $1.5 \sim 2mg/(kg \cdot d)$,口服4周后逐渐减量,同时应用环磷酰胺剂量 $0.5 \sim 1g/m^2$,最大量为 $1g/$剂,每月1次,连用6~8次。首次剂量为 $0.5g/m^2$,如无不良反应,第2个月可增至 $0.8 \sim 1g/m^2$(最大量为 $1g/$剂)。

若临床症状较重、病理呈弥漫性病变或伴有新月体形成,可选用甲泼尼龙冲击治疗,$15 \sim 30mg/(kg \cdot d)$或 $1000mg/(1.73m^2 \cdot d)$,每日最大量不超过1g,每日或隔日冲击,3次为一疗程。

(2)药学监护

1)注意事项

A. 本病有高凝状态,糖皮质激素可加重高凝状态,需谨慎选用。

B. 由于感染是引发过敏性紫癜的重要因素,与抗菌药并用时,应先使用抗菌药,以免掩盖症状,延误治疗。对有细菌、真菌、病毒感染者,应在使用足量敏感抗生素的同时谨慎使用糖皮质激素。

C. 临床应用氢化可的松、泼尼松、地塞米松等药物治疗过敏性紫癜,虽然可改善症状,但是长期应用激素可能产生依赖性,易在停药后出现病情复发。

2)用药教育:由于过敏性紫癜使用糖皮质激素治疗时间较长,应告知家长激素的规范服法,出院后一定要随诊,在医生指导下逐渐减药,切忌擅自突然停药,以免病情复发。

其他药学监护可参考本章第二节。

2. 抗凝药物 在有严重皮肤紫癜或消化道出血者,应用抗血小板凝集药物、肝素时须谨慎,有时可加重消化道出血与皮肤紫癜。可先用西咪替丁(cimetidine)、抗过敏药物、葡萄糖酸钙(calcium gluconate)、丹参注射液、维生素C(vitamin C),病情稳定后再加抗血小板聚集药物、抗凝药物。

1)阻止血小板聚集和血栓形成的药物:双嘧达莫每日 $3 \sim 5mg$,分次服用。

2)肝素:常用于紫癜性肾炎,每次 $0.5 \sim 1mg/kg$,首日3次,次日2次,以后每日1次,持续7天;低分子肝素有预防肾脏病变的作用。每次 $60 \sim 80U/kg$ 皮下注射,每日1~2次连用 7～14 日。

抗凝药物的药学监护请详见血液系统疾病章节。

3. 血浆置换治疗　近年来有报道显示,血浆置换治疗可有效去除患者血浆中抗体、补体及免疫反应介质等,从而缓解患儿病情进展,但缺点是成本太高。近年来采用血浆置换治疗重症过敏性紫癜(紫癜严重或反复发作、腹痛剧烈或消化道出血、肾损害严重者),通过清除细胞因子、炎性介质以及部分免疫复合物,即可减少儿童过敏性紫癜的复发,加快皮肤紫癜消退,更快缓解腹痛,减轻患儿痛苦,缩短病程,取得满意效果。

4. 中成药　如青紫合剂(北京儿童医院制剂)、复方丹参片、银杏叶片。

5. 静脉注射用人免疫球蛋白(IVIG)　IVIG 能明显改善过敏性紫癜坏死性皮疹、严重胃肠道症状(包括腹痛、肠出血、肠梗阻)、脑血管炎(包括抽搐、颅内出血)的症状,推荐剂量 $1g/(kg \cdot d)$,连用 2 天,或 $2g/(kg \cdot d)$ 用 1 天,或 $400mg/(kg \cdot d)$ 连用 5 天。仅在过敏性紫癜严重症状常规糖皮质激素无效时选用。

(李彩凤　王晓玲)

参 考 文 献

1. Petty RE,Southwood TR,Manners P,et al. International League of Associations for Rheumatology classification of juvenile idiopathic arthritis:second revision,Edmonton:J Rheumatol,2004,31:390-392.

2. Sarah R,Pamela FW,Timothy B,et al. 2013 Update of the 2011 American College of Rheumatology Recommendations for the Treatment of Juvenile Idiopathic Arthritis:Recommendations for the Medical Therapy of Children with Systemic Juvenile Idiopathic Arthritis and Tuberculosis Screening Among Children Receiving Biologic Medications. Arthritis Care & Research,2013,65:1551-1563.

3. Gerami P,Walling HW,Lewis J,et al. Systematic review of juvenile-onset clinically amyopathic dermatomyositis. J. Dermatol,2007;157(4):637-644.

4. Bohan A,Peter JB. Polymyositis and dermatomyositis. New Engl J Med,1975,292-344.

5. 杜忠东. 川崎病[M]. 科学技术文献出版社,2009.

6. Japanese Circulation Society Joint Working Group. Guidelines for diagnosis and management of cardiovascular sequelae in Kawasaki diseases(JCS 2008)-digest version. Circ J,2010,74(9):1989-2020.

7. Mary Anne Koda-Kimble,Lloyd yee young,Wayne A. kradjan,et al. 临床药物治疗学. 8 版. 北京:人民卫生出版社,2006.

8. 胡仪吉,金有豫. 中国国家处方集(化学药品与生物制品卷·儿童版). 北京:人民军医出版社,2013.

9. 王晓玲. 18 岁以下患者治疗临床药师指导手册. 北京:人民卫生出版社,2014.

10. 中华医学会儿科学分会免疫学组,《中华儿科杂志》编辑委员会. 儿童过敏性紫癜循证诊治建议. 中华儿科杂志,2013,51(7):502-507.

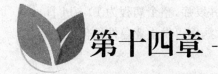

第十四章

传染感染性疾病与药物治疗

第一节 麻 疹

麻疹(measles,rubeola)是由麻疹病毒(measles virus)引起经呼吸道传播的急性呼吸道传染病。主要临床特征为发热、流涕、咳嗽、眼结膜充血、颊黏膜可见麻疹黏膜斑和皮肤斑丘疹。由于传染性强,易感者接触极易发病,20世纪60年代起普遍接种麻疹减毒活疫苗以来,大规模流行的发病率和病死率已明显下降。近几年由于内地接种覆盖率不高及人口流动频繁,仍不断出现局部地区小流行和散在发病,未达初种年龄及青少年、成人发病有所增加。

一、病因

麻疹病毒属副粘病毒科麻疹病毒属,基因组为单股负链RNA,含包膜蛋白M、F、H和核衣壳蛋白N、P和L。已发现8个不同基因组共21个基因型,但只有一个血清型。麻疹病毒体外生存力弱,对热(56℃时30分钟)、酸(pH<4.5)、紫外线和一般消毒剂均敏感。

急性患者是唯一传染源,自潜伏期末1~2日至出疹后5日内均有传染性,如有肺炎等并发症,则传染性延至出疹后10日。主要由急性期患儿经喷嚏、咳嗽、说话或哭闹时借助飞沫经呼吸道直接传播。未患过麻疹及未接种过麻疹疫苗者均易感,接触患者后90%以上可得病,病后一般均可获得持久的免疫力。

二、临床表现

典型麻疹潜伏期平均10~14日(6~18日),接受过被动免疫者可延至3~4周。临床过程分为3期,前驱期:从发热至出疹,一般3~4日,发热同时伴有上呼吸道及全身中毒症状。起病后2~3日可见颊黏膜充血、粗糙,在第一磨牙面的颊黏膜上出现呈0.5~1mm细小灰白色小点,周围有红晕,可逐渐增多或部分融合,延至口唇内侧,称麻疹黏膜斑,又称科氏斑(Koplik spots),为本病早期诊断的依据。出疹期:经发热3~4日后开始出现皮疹,出疹持续3~5日。体温升高可达40℃,全身症状加重,咳嗽频繁,畏光流泪;皮疹自耳后颈部发际开始,逐渐波及头面部、颈项部,自上而下顺序蔓延到胸、背、腹、臂和四肢,最后至手掌和足底。皮疹为浅红色斑丘疹,大小不等,直径2~5mm,略高出皮面,压之褪色,疹间皮肤正常,初时皮疹稀疏,其后逐渐融合呈鲜红色。此时全身浅表淋巴结、肝、脾均可轻度肿大。

呼吸稍促,肺部可闻及干、湿啰音,并可出现各种并发症。恢复期:于出疹 3～5 日后,皮疹按出疹顺序消退,体温逐渐下降,全身情况好转,呼吸道症状也渐消失。皮疹消退后留下棕褐色色素沉着及糠麸状脱屑,在恢复期也有诊断作用,若无并发症,整个病程为 10～14 日。

在出疹期可发生喉炎、肺炎、心肌炎等并发症,极少数病例可发生亚急性硬化性全脑炎。

三、诊断

(一) 临床诊断

典型麻疹的诊断根据流行病学资料、麻疹各期的临床表现,如早期的口腔麻疹黏膜斑、皮疹出疹的顺序和形态特征、皮疹消退后留下的色素沉着和糠麸样脱屑等。

(二) 确诊诊断

临床诊断的患儿,若有以下实验室检查中一项阳性,则可确诊诊断。

1. 血清学检测麻疹特异性 IgM 抗体,以诊断急性期感染。

2. 发热期取血、尿或鼻咽分泌物,细胞培养后分离麻疹病毒。

3. 免疫荧光法(IFA)检测患儿发病早期鼻、咽、上呼吸道脱落细胞中麻疹病毒抗原或采用 PCR 法检测麻疹病毒 RNA,是早期快速、灵敏、特异的诊断方法。

四、治疗原则与方案

目前,麻疹感染尚无特定的抗病毒疗法,主要为支持及对症治疗,对并发症的治疗。

(一) 一般治疗和护理

患儿应隔离至出疹后 5 日,若有并发症者,隔离需延长至出疹后 10 日。患儿应卧床休息,居室应经常通风,保持空气新鲜,保持室内温度和湿度恒定,避免直接吹风受寒和强光刺激,衣服不宜过多,以免过凉或过热。保持口腔、鼻、眼、耳的清洁,用生理盐水每日清除分泌物和外耳分泌物。供给充足的水分和富有营养的易消化食物,供给适量维生素,如 A、B、C、D 和钙剂等。常换尿布,保持皮肤干爽清洁。

1. 药物选择及用法用量

尽管对麻疹无特异的治疗方法,维生素 A 补充疗法可以显著减少发展中国家的麻疹相关病死率,对于那些普遍存在维生素 A 缺乏的地区,尤为必要。

WHO 建议维生素 A 应给予所有患急性麻疹的患儿,小于 6 个月的患儿每日50 000IU,6～11 个月 100 000IU,大于 12 个月 200 000IU,在诊断为麻疹的当日和第二日各给予一剂,口服。

2. 药学监护

(1)不良反应监护:维生素 A(vitamin A):①该药不良反应可能呈一定的男女性别差异性。通常按推荐剂量使用时不良反应少见。②数日内大量摄入维生素 A(婴幼儿超过 30 万U)6 小时后可发生急性中毒,表现为异常激动或骚动、头晕、嗜睡、剧烈头痛、复视等。婴儿可出现前囟隆起、激惹、惊厥、呕吐等颅内压增高的表现。③长期大剂量使用可引起牙龈出血、唇干裂等慢性中毒症状,停药后多在 1 周内可缓解,亦可持续数周。过量使用可致严重中毒,甚至死亡。

(2)注意事项及用药教育:维生素 A:①肾衰竭患儿禁用,慢性肾功能减退患儿慎用。婴幼儿对维生素 A 敏感,应慎用。②如果患儿眼部有明显的维生素 A 缺乏或严重营养不良的临床症状,可以在 2～4 周后口服给予第三剂。③如使用水溶性维生素 A 口服液,可加入米汤、果汁或其他饮料中服用。

(二) 对症治疗

高热患者给予物理降温或小剂量退热剂,以免骤然热退而致虚脱及皮疹隐退出现险象。烦躁不安者可适当应用些镇静剂,咳嗽剧烈时给予祛痰镇咳或超声雾化。

(三) 中医中药治疗

中医辨证施治,早期予以辛凉透表;出疹期按清热解毒透疹,若口服中药有困难,可将透疹散(生麻黄、西湖柳、芫荽子、紫浮萍各 15g)装入布袋,置于锅内加水煮沸,让患者在旁熏 20～30 分钟,待药汁晾温后用纱布外擦躯干和四肢以助渗透,但须注意保暖;恢复期宜养阴清热等中药方剂施治。

(四) 并发症治疗

根据各种并发症的发生,及时给予积极有效的治疗。抗生素无预防并发症作用,故不宜滥用。

第二节 水 痘

水痘(varicella,chickenpox)是由水痘带状疱疹病毒(varicella-zoster virus,VZV)初次感染引起的急性传染病。以皮肤黏膜上分批出现的斑疹、丘疹、疱疹、结痂和发热为特征,本病多见于儿童,也可在多年后潜伏感染复发而出现带状疱疹。

一、病因

水痘带状疱疹病毒又称人类疱疹病毒 3 型,属疱疹病毒科水痘病毒属,双链 DNA 病毒,VZV 只有一个血清型,根据核苷酸多态性至少可以分成 7 个基因型。该病毒在体外抵抗力弱,对热、酸、和各种有机溶剂敏感。

患儿为唯一一传染源,传染期一般从皮疹出现前 1～2 天到疱疹完全结痂为止。水痘传染性强,主要是呼吸道飞沫或直接接触传染。人群普遍易感,易感儿接触后发病率可达 90% 以上。

二、临床表现

潜伏期 10～21 日,一般 14～16 日。

1. 前驱期　成人于皮疹出现前 1～2 日可先有发热、头痛、咽痛、四肢酸痛、恶心、呕吐、腹痛等症状。小儿则皮疹和全身症状多同时出现。

2. 发疹期　皮疹首先在躯干、头部或面部出现,最后达四肢,其特点呈向心性分布。最开始的皮疹为粉红色小斑疹,数小时内变为丘疹,再经数小时变为疱疹。从斑疹→丘疹→疱疹→开始结痂,短者仅 6～8 小时。皮疹发展迅速是本病特征之一。水疱 2～5mm 大小,基部有一圈红晕,像是“玫瑰花瓣上的露水”。当水疱开始干时红晕亦消退。皮疹往往很痒。疱疹初呈清澈水珠状,该痂经 24～48 小时以后液体变得混浊。疱疹壁薄易破,压之无坚实感。数日后从水疱中心开始干结,最后结痂,再经 1～2 周脱落。水痘皮损表浅,无继发感染者痂脱后不留瘢痕。因皮疹分批出现,故在病程中可见各期皮疹同时存在。口腔、咽部或外阴等黏膜也常见皮疹,并迅速变为水疱,随即破裂成小溃疡。

上述为典型水痘。轻型者皮疹不多,全身症状亦较轻。重者皮疹密布全身且可融合,甚至累及内脏。

水痘可并发皮肤细菌感染、脑炎、肺炎、心肌炎等并发症。

三、诊断

发病前 2～3 周有与水痘或带状疱疹患者密切接触史。临床出现发热、典型水疱疹。白细胞计数正常或稍低,淋巴细胞相对增高。临床诊断通常并不困难。

四、治疗原则与方案

(一) 抗病毒治疗

美国儿科协会感染委员会建议:

1. 免疫功能正常但有下列高危因素者 年龄＞12 岁,皮肤或肺部慢性疾病、长期水杨酸制剂治疗、短程、间歇或雾化激素治疗者,可给下列药物口服治疗,疗程 5 日,最佳治疗时间为出疹 24 小时内。①阿昔洛韦 80mg/(kg·d),分 4 次口服(最大剂量 800mg/次),或②伐昔洛韦 10～15mg/(kg·d),分 2 次口服。

2. 免疫低下人群以及长期激素治疗者 静脉用药,疗程 7～10 日。阿昔洛韦 30mg/(kg·d),每 8 小时一次静脉滴注。生理盐水或 5％葡萄糖稀释,药物浓度不超过 7g/L,滴注时间大于 1 小时。

阿昔洛韦常见的不良反应有恶心、呕吐、腹泻、头痛、注射部位反应、静脉炎、荨麻疹。偶见的不良反应有发热、激动、眩晕、精神错乱、头晕、水肿、肾功能损害、关节痛、咽喉痛、便秘、皮疹、虚弱、血尿、低血压。罕见的不良反应有昏迷、癫痫发作、幻觉、中性粒细胞减少、贫血、血小板减少、尿结晶、厌食、疲乏、过敏。

使用阿昔洛韦的注意事项:①肝功能不全者、脱水者、精神异常者慎用;②注射给药须缓慢滴注(持续 1～2 小时),不可快速推注,不能用于肌内注射和皮下注射;③应用此药时,应摄入充足水分,避免药物沉积于肾小管内;④一旦皮疹症状及体征出现应尽早用药;⑤对本药过敏者禁用,对更昔洛韦过敏者也可能对本品过敏。

(1)药学监护

1)不良反应监护:阿昔洛韦:①该药不良反应涉及血液、神经、胃肠道、肝肾等系统,常见的不良反应有恶心、呕吐、腹泻、头晕、头痛、荨麻疹等表现;②偶见发热、激动、精神错乱、水肿、肾功能损害、关节痛、咽喉痛、便秘、低血压等症状。

2)注意事项及用药教育:阿昔洛韦:①有过敏史者、对本药过敏者禁用,对更昔洛韦过敏者也可能对本品过敏。一旦出现皮疹症状及体征尽早停药。肝肾功能不全者、脱水者、精神异常者慎用。婴儿排泄功能较低,2 岁以下应慎用。②应用此药时,应摄入充足水分,避免药物在肾小管内沉积,服用本药前后建议监测肾功能。与肾毒性药物联用时会加重肾损害。③如出现神经系统、肝肾系统等不良反应应减量或停止给药,并考虑对症处理。对于引起急性肾衰竭和血尿者,可以血液透析以利于药物排泄。④对无并发症的水痘患儿不常规使用抗病毒药物治疗,仅对重症或有并发症或免疫受损的病例使用抗病毒药物,并须注意给药剂量。

水痘患儿应禁用激素,需告知家长不要用含有激素类的外用药涂抹患处,比如丁酸氢化可的松乳膏、糠酸莫米松乳膏、复方醋酸地塞米松乳膏等,以避免水痘泛化,加重病情。

患儿护理非常重要,须避免抓破患处引起继发感染,局部患处可涂抹甲紫。

(二) 对症支持治疗

支持治疗应包括保持水入量、对发热及不适者用对乙酰氨基酚(acetaminophen),但不主张用水杨酸类药,如阿司匹林(aspirin)(防止可能发生的瑞氏综合征。可作冷敷,并遵守一般卫生措施(如保持皮肤清洁及修剪指甲)。

(三) 并发症治疗

继发皮肤细菌感染(最常见化脓性链球菌感染,也可继发金黄色葡萄球菌感染,可口服抗菌药(阿莫西林或第一代头孢菌素)。并发细菌性肺炎者可经验选用抗菌药物治疗。并发脑炎、心肌炎者按照相应原则治疗。

第三节　手足口病

手足口病(hand-foot-mouth disease,HFMD)是由肠道病毒引起,主要经粪-口和呼吸道途径传播的儿童常见急性传染病。多数患儿临床症状轻微,以发热和手、足、口腔、臀部等部位斑丘疹或丘疱疹为主要临床表现,少数患儿可累及神经系统并出现心肺损伤,甚至导致死亡。

一、病因

肠道病毒(enterovirus,EV)为 RNA 病毒,属微小 RNA 病毒科。除脊髓灰质炎病毒以外的 EV 被分为 A～D 四个组别,共有 85 种血清型。各血清型之间一般无交叉免疫,仅少数型别之间有抗原性交叉。手足口病主要由柯萨奇病毒 A16(Cox16)和肠道病毒 71 型(EV71)引起,其他肠道病毒如柯萨奇病毒 A5、A67、A7、A9、A10 以及 B2、B5 亦可引起。根据 VP1 序列差异,将 EV71 分为 A、B、C 三个基因型,其中 B 型和 C 型又进一步分为 B1～B5 和 C1～C5。

患儿及带病毒者为传染源。隐性感染远较显性感染为多。主要经粪-口途径传播,也可经呼吸道或由污染的手,食品、衣服、用具等传播。多发生于 5 岁以下儿童,重症病例多见于 3 岁以下婴幼儿。重症病例主要因 EV71 感染所致。本病终年散发,以夏秋季多见。

二、临床表现

潜伏期为 2～14 日,平均 3～5 日。

1. 普通病例　初有发热和口痛,可伴轻咳、流涕和咽痛。口腔黏膜见散在小疱疹或浅溃疡;手足皮疹初为斑丘疹,后转为丘疱疹,可延至臀部或肢体,呈离心性分布。部分病例仅表现为皮疹或者疱疹性咽峡炎。

2. 重症病例　可分为重型和危重型。

(1)重型　出现神经系统受累表现,如精神差、嗜睡、易惊、谵妄、头痛、呕吐、肢体抖动、肌阵挛、眼球震颤、共济失调、眼球运动障碍、无力或急性弛缓性麻痹、惊厥,可有脑膜刺激征,腱反射减弱或消失。

（2）危重型　出现下列情况之一者：①频繁抽搐、昏迷、脑疝；②呼吸困难、发绀、血性泡沫痰、肺部罗音等；③休克等循环功能不全。

3. EV71 感染的临床分期

（1）第 1 期（手足口出疹期）　主要表现为发热，手、足、口、臀等部位出疹（斑丘疹、丘疹、小疱疹），可伴咳嗽、流涕、食欲缺乏等症状。部分仅表现为皮疹或疱疹性咽峡炎；个别病例可无皮疹。

（2）第 2 期（神经系统受累期）　多发生在病程 1～5 日内，表现同上述重症病例。脑脊液检查为无菌性脑膜炎改变。脑脊髓 CT 扫描可无阳性发现；MRI 检查可见异常。

（3）第 3 期（心肺功能衰竭前期）　多发生在病程 5 日内。表现为心率、呼吸增快，出冷汗，皮肤花纹，四肢发凉，血压升高，血糖升高，外周血白细胞升高，心脏射血分数可异常。

（4）第 4 期（心肺功能衰竭期）　多发生在病程 5 日内，年龄以 0～3 岁为主。病情继续发展，出现心肺功能衰竭，临床表现为心动过速（个别心动过缓），呼吸急促，口唇发绀，咳粉红色泡沫痰或血性液体，持续血压降低或休克。亦有病例以严重脑功能衰竭为主要表现，肺水肿不明显，出现频繁抽搐、严重意识障碍及中枢性呼吸循环衰竭等。

（5）第 5 期（恢复期）　体温逐渐恢复正常，对血管活性药物的依赖逐渐减少，神经系统受累症状和心肺功能逐渐恢复，少数可遗留神经系统后遗症状。

三、诊断

在流行季节发病，有手足口病接触史或去人群密集区域特别是医院的病史，临床出现发热，手、足、口腔、臀部等部位斑丘疹或丘疱疹，则可临床诊断为手足口病。临床诊断病例具有下列之一者即可确诊诊断：①肠道病毒（CoxA16、EV71 等）特异性核酸检测阳性；②分离出肠道病毒，并鉴定为 CoxA16、EV71 或其他可引起手足口病的肠道病毒；③急性期与恢复期血清 CoxA16、EV71 或其他可引起手足口病的肠道病毒中和抗体有 4 倍以上的升高。

四、治疗原则与方案

根据国家卫生计生委（原卫生部）《手足口病诊疗指南》（2010 年版），小儿手足口病的治疗方案如下。

（一）普通病例

1. 一般治疗　注意隔离，避免交叉感染。适当休息，清淡饮食，做好口腔和皮肤护理。

2. 对症治疗　采用中西医结合治疗处理发热等症状。

（二）重症病例　需严密观察病情变化，密切监护。

1. 神经系统受累的治疗　①控制颅内高压：限制入量，积极给予甘露醇（mannitol）治疗，每次 0.5～1.0g/kg，每 4～8 小时一次，20～30 分钟快速静脉注射，根据病情调整给药间隔时间及剂量，必要时加用呋塞米（furosemide）。②酌情应用糖皮质激素治疗：甲泼尼龙（methylprednisolone）1～2mg/(kg·d)；氢化可的松（hydrocortisone）3～5mg/(kg·d)；地塞米松（dexamethasone）0.2～0.5mg/(kg·d)，病情稳定后，尽早减量或停用。③酌情应用静脉注射用人免疫球蛋白（IVIG）：总量 2g/kg，分 2～5 日给予。④其他对症治疗：降温、镇静、抗惊厥。

2. 呼吸、循环衰竭治疗　①保持呼吸道通畅，吸氧。②确保两条静脉通道通畅，监测呼吸、心率、血压和血氧饱和度。③呼吸功能障碍时,及时气管插管使用正压机械通气。建议呼吸机初调参数:吸入氧浓度80%～100%,气道峰压(PIP)20～30cmH₂O,呼气末正压通气(PEEP)4～8cmH₂O,频率(f)20～40次/分,潮气量6～8ml/kg左右,根据动脉血气、X线胸片结果随时调整呼吸机参数。适当给予镇静、镇痛。如有肺水肿、肺出血表现时应增加PEEP,不宜频繁吸痰等降低呼吸道压力的护理操作。④在维持血压稳定情况下,限制液体入量(有条件者根据中心静脉压、心功能、有创动脉压监测调整液量)。⑤头肩抬高15～30°,保持中立位;留置胃管、导尿管。⑥根据血压、循环的变化可选用米力农(milrinone)、多巴胺(dopamine)、多巴酚丁胺(dobutamine),米力农注射液负荷量50～75μg/kg,维持量0.25～0.75μg/(kg·min),一般使用不超过72小时。多巴胺[5～15μg/(kg·min)],多巴酚丁胺[2～20μg/(kg·min)],从低剂量开始,以能维持接近正常血压的最小剂量为佳。⑦保护重要脏器功能,维持内环境的稳定。⑧监测血糖变化,严重高血糖时可应用胰岛素。⑨抑制胃酸分泌:可应用胃黏膜保护剂及抑酸剂等。⑩继发感染时给予抗生素治疗。

米力农的不良反应少见,可有头痛、室性心律失常、乏力、血小板计数减少,过量时可有低血压、心动过速。

米力农使用注意事项:①下列情况慎用,如肝肾功能损害、低血压、心动过速;②本品仅限于短期使用,长期使用增加病死率;③用药期间应监测心率、血压,必要时调整剂量;④对房扑、房颤患者,因可增加房室传导作用导致心室率增快,宜先用洋地黄制剂控制心室率;⑤合用强利尿剂时,可使左室充盈压过度下降,且易引起水、电解质失衡;⑥对本药过敏者、严重低血压、严重室性心律失常、严重瓣膜狭窄病变、梗阻性肥厚型心肌病禁用本品。

3. 恢复期治疗　①促进各脏器功能恢复;②功能康复治疗;③中西医结合治疗。

4. 药学监护

(1)不良反应监护

1)甘露醇:①不良反应以水、电解质紊乱最多见,并可引起中枢神经症状,可有皮疹、发热、寒战、排尿困难、血尿、血栓性静脉炎、呼吸困难、过敏性休克、头晕、视物模糊、口渴、渗透性肾病等症状;②药液外渗可引起组织水肿、皮肤坏死;③大剂量快速静脉滴注可引起甘露醇肾病。

2)糖皮质激素:甲泼尼龙冲击治疗可增强抗炎作用、减轻炎症渗出及阻断免疫反应,但有可能出现水钠潴留、精神症状、上消化道大出血、继发感染、停药后疾病反跳等不良反应。

3)米力农:不良反应少见头痛、室性心律失常、乏力、血小板计数减少等,过量可有低血压、心动过速。

(2)注意事项及用药教育

1)甘露醇:①严重失水者、颅内活动性出血者、急性肺水肿者、急性肾小管坏死或慢性肾衰竭者禁用;肾功能损害、心功能不全、低血容量者、高钾血症或低钠血症者慎用;过敏体质患儿慎用,必须使用时可先给予地塞米松静脉注射,并严密观察是否出现过敏症状。②使用过程中需注意水电解质平衡,建议随访检查血压、肾功能、血电解质浓度及尿量;早期使用甘露醇,能减少脑水肿对脑细胞的损害,减少抽搐的发生,还能降低肺水肿的发生率。③并发神经系统症状时建议先给予甘露醇注射剂降低颅内压,并密切监测患儿的血压、尿量和精神症状以及有无水电解质平衡紊乱,然后根据患儿病情随时调整给药剂量和频率。④使用前应检查该药性状,确保没有结晶沉淀,如有可置热水中或用力摇匀,待结晶完全溶解后使用。

2)糖皮质激素:①建议可以开始给予足量甲泼尼龙抗炎治疗,同时加用胃黏膜保护剂及抑酸剂,如奥美拉唑(omeprazole)或法莫替丁(famotidine)抑制胃酸分泌,预防应激性溃疡,并严密监测尿量以及生命体征,观察精神症状、消化道情况及检查粪隐血。②注意警惕用药后发生继发感染,如发生可酌情使用抗生素治疗。③患儿病情稳定后甲泼尼龙逐渐减量。减量应在严密观察病情和激素反应的前提下作个体化处理,要注意停药反应、反跳现象。④用药期间可以酌情采用如下措施,低钠高钾高蛋白饮食,补充钙剂和维生素 D,加服预防消化性溃疡及出血等不良反应的药物,如有感染应同时应用抗生素预防感染扩散及加重。

3)米力农:①对本药过敏者、严重低血压、严重室性心律失常、严重瓣膜狭窄病变、梗阻性肥厚型心肌病禁用。肝肾功能损害、低血压、心动过速、肾功能减退、电解质紊乱者慎用。②给药前需注意纠正低血容量、电解质失衡,并进行必要的辅助呼吸等措施。给药后注意监测血压、心率、心律,并根据病情调整剂量,定期检查心电图及肾功能,保持水、电解质平衡。用药期间若出现心率增快、血压降低等情况,应减量或停药。③米力农亦可引起头痛等中枢神经系统不良反应,停药后可缓解或消失。④对房扑、房颤患者,因可增加房室传导作用,导致心室率增快,宜先用洋地黄制剂控制心室率。⑤合用强利尿剂时,可使左室充盈压过度下降,且易引起水、电解质失衡。

4)抗生素:①手足口病合并一些脑部、呼吸道等感染时应给予抗生素治疗。②如患儿合并颅内感染,在颅内有炎症发生时,应选择能透过血脑屏障的抗生素,比如头孢哌酮(cefoperazone)、头孢曲松(ceftriaxone)、哌拉西林(piperacillin)等。③因头孢哌酮等一些具有硫甲基四氮唑的头孢类抗生素可能会导致患儿体内维生素 K 缺乏,故需要密切观察患儿身上是否有出血点,并监测患儿凝血功能是否正常。

 案例分析

案例:

患儿,男,1 岁 4 个月,因"发热伴皮疹 2 天,呕吐 2 次"于 2010 年 6 月 17 日 14:25 收治住院传染科病区。患儿 2 天前突然高热达 39.6℃,高热时精神不好,同时发现手、足、臀部有皮疹,家长给予口服退热剂后体温降至 37.3℃,但 5 小时后体温再度上升至 39℃,并出现呕吐 2 次,为胃内容物,遂来院就诊。发病以来无抽搐,无咳嗽,无腹泻,精神不佳,易惊,进食较病前减少。患儿的哥哥 2 周前患手足口病。

患儿既往体健,出生史、个人史无特殊,按时预防接种,无手术外伤史,无家族疾病史。

入院时(14:30)体格检查:T 39.4℃,R 35 次/分,P 152 次/分,BP 85/56mmHg,体重 10kg。神志清楚,精神软,手掌、足底可见散在直径 3～8mm 大小红色斑丘疹、疱疹,口腔上腭、牙龈、舌尖可见溃疡,HR 152 次/分,律齐,未及杂音,两肺呼吸音清,未及啰音,腹软,肝脾不大,颈抵抗(+),布氏征(+),凯尔尼格征(-),巴氏征(-),腹壁反射(+),提睾反射(+),四肢肌力、肌张力正常。四肢温暖。

入院后检查:血常规:WBC 17.8×10⁹/L,N 65%,L 35%,Hb 128g/L,PLT 132×10⁹/L。CRP<8mg/L。肝肾功能正常。血糖 6.2mmol/L。脑脊液常规:WBC 252×10⁶/L,N 42%,L 58%。脑脊液生化:糖 2.2mmol/L,蛋白 550mg/L,氯化物 115mmol/L,脑脊液肠道病毒 RNA(+),脑脊液肠道病毒 EV71 RNA(+)。粪便肠道病毒 RNA(+),粪便肠道病毒 EV71 RNA(+)。

入院后 2 小时（16:30）经退热剂口服治疗体温降至 37.8℃，但患儿突然出现气急，R 50 次/分，心率增快至 185 次/分，BP 上升至 108/75mmHg，大汗淋漓。体格检查发现患儿神志尚清，两肺可及较明显的细湿罗音，HR 188 次/分，R 52 次/分，SaO₂ 84%，末梢毛细血管充盈时间 5 秒，四肢偏凉。立即行血气分析及床旁 X 线胸片检查，血糖 9.5mmol/L，胸片示两肺纹理增粗。

诊断：手足口病（EV71，第 3 期）。

治疗经过：患儿入院后予以心电监护生命体征，入院 2 小时时发现呼吸急促，心率增快，血压上升，末梢循环差，大汗淋漓，SaO₂ 下降，立即行血气分析检查及胸片检查，发现血糖升高，低氧血症，肺水肿。立刻予以吸氧，静脉使用 IVIG 10g×2 天，甲泼尼龙 20mg 静脉滴注，米力农，甘露醇降低颅内压，补液治疗。并通知 PICU，转入 PICU 继续治疗。

总结：患儿为 1 岁 4 月幼儿，根据典型临床表现以及手足口病接触史，临床诊断手足口病成立。患儿起病 2 天时病情突然加重，出现心率、呼吸增快，出冷汗、四肢发凉，血压升高等手足口病心肺功能衰竭前期临床症状，实验室检查血糖升高，外周血白细胞升高，病原学检查为 EV71，属于 EV71 危重型手足口病第 3 期。治疗应转入 PICU 密切监护生命体征，降颅压，使用 IVIG，小剂量短程糖皮质激素，血管活性药物米力农，匀速给予生理需要量的液体治疗。待病情稳定时予以头颅 MRI 检查是否有脑干脑炎。

药学监护计划：

（1）初始抗感染治疗方案的制定：根据患儿临床表现、实验室病原学检查结果分析，患儿手足口病（EV71，第 3 期）诊断明确，第 3 期（心肺功能衰竭前期）：多发生在病程 5 天内。从第 3 期发展到第 4 期（心肺功能衰竭期）有时仅为数小时。此期病例属于手足口病重症病例危重型。及时准确地甄别临床分期并正确治疗，是降低病死率的关键。患儿的各项临床指标提示可能发展为重症病例危重型。根据《肠道病毒 71 型（EV71）感染重症病例临床救治专家共识（2011 年版）》，第 3 期应用 IVIG 可能起到一定的阻断病情作用；糖皮质激素有助于减轻 EV71 感染所致的脑水肿和肺水肿；第 3 期血流动力学表现为高动力高阻力，应使用扩血管药物；EV71 感染重症病例可出现脑水肿、肺水肿及心力衰竭，应在严密监测下使用脱水药物。患儿立刻予以吸氧，静脉使用 IVIG 10g×2 天，甲泼尼龙 20mg 静脉滴注，米力农，甘露醇降低颅内压，补液治疗。并通知 PICU，转入 PICU 继续治疗。

（2）初始药学监护计划：初始治疗药物中药师需重点关注甘露醇、甲泼尼龙的使用。

甘露醇：药师通过对病史的信息采集，分析患儿有无甘露醇的使用禁忌证，使用前应检查该药性状，确保没有结晶沉淀后再使用，并加强对该药的不良反应监护。甘露醇不良反应以水、电解质紊乱最多见，并可引起心血管系统、中枢神经系统、消化系统、泌尿系统、过敏等不良反应。

1）水、电解质紊乱：使用过程中需注意水电解质平衡，建议随访检查血压、肾功能、血电解质浓度及尿量。

2）心血管系统：观察患儿有无心动过速等症状。

3）中枢神经系统：观察患儿有无头痛、眩晕等表现。

4）消化系统：观察患儿有无口渴、恶心、呕吐等症状。

5）泌尿系统：观察患儿有无排尿困难、血尿等症状。

6）过敏反应：观察患儿有无皮疹、呼吸困难等症状，要警惕部分患儿可出现过敏性休克。

患儿如用药后即出现打喷嚏、流鼻涕、舌肿大、呼吸困难等应立即停药,并对症处理。

(3)输液外渗:观察输液时有无药液外渗,以免引起局部组织水肿、皮肤坏死。一旦发生药液渗漏,可采用50%硫酸镁热敷。

甲泼尼龙:第3期患儿可酌情给予糖皮质激素治疗。但是否应用大剂量糖皮质激素冲击治疗还存在争议。甲泼尼龙使用前特别关注患儿是否消化道溃疡史,必要时加用胃黏膜保护剂及抑酸剂,如奥美拉唑或法莫替丁抑制胃酸分泌,预防应激性溃疡。使用过程中加强对该药的不良反应监护。

1)消化系统:观察患儿有无恶心、呕吐等消化道反应及检查粪隐血情况。

2)停药反应:患儿病情稳定后甲泼尼龙逐渐减量,注意停药反应、反跳现象。

3)继发感染:警惕用药后发生继发感染,关注体温、血象等指标。

(3)用药教育:注意隔离,避免交叉感染;清淡饮食,做好口腔和皮肤护理;保持患儿安静;针对糖皮质激素治疗,嘱咐家长用药期间可以酌情采用低钠高钾高蛋白饮食。

药学监护实施过程:监测患儿体温、呼吸频率、心率常规查体情况,分析血常规、血生化、血气分析、脑脊液检查等实验室指标,观察有无前述用药监护中提到等异常情况。治疗2日期间无药物不良反应发生后患儿转入PICU。

分析:

1)控制颅内高压:EV71感染重症病例可出现脑水肿、肺水肿及心力衰竭,脱水降颅压十分必要,甘露醇静脉注射10分钟后即可发挥脱水作用,作用可维持3~6小时。

2)血管活性药物使用:第3期血流动力学常是高动力高阻力,表现为皮肤花纹、四肢发凉,应使用米力农等扩血管药物。

3)糖皮质激素治疗:激素有助于抑制炎症反应,降低微血管通透性,可能有助于减轻EV71感染所致的脑水肿和肺水肿。

第四节　流行性脑脊髓膜炎

流行性脑脊髓膜炎(epidemic cerebrospinal meningitis)简称流脑,是由脑膜炎奈瑟菌(又称脑膜炎球菌)引起的一种急性化脓性脑膜炎。临床上主要表现为突发高热、头痛、呕吐、皮肤黏膜瘀点、瘀斑、脑膜刺激征和脑脊液化脓性改变,严重者可出现感染性休克及脑实质损害。

一、病因

脑膜炎球菌属奈瑟菌属,为革兰阴性双球菌,外观呈肾形,多成对或四联排列。按细菌表面特异性多糖抗原不同,可分为A、B、C、D、29E、X、Y、Z、W135、H、I、K、L 13个血清群,其中A、B、C三群是引起人类疾病的主要菌群。脑膜炎球菌抵抗力弱,不耐热,温度超过56℃或在干燥环境中极易死亡,对寒冷及一般消毒剂也较敏感。

患者和带菌者是本病的传染源。病原菌主要经呼吸道飞沫传播。人群普遍易感,隐性感染率高,感染后对本菌群产生持久免疫力。发病率以5岁以下儿童,尤其是6个月至2岁的婴幼儿最高。

二、临床表现

潜伏期1~10日,通常小于4日。本病可分为4种临床类型。

1. 普通型　占90％的病例。按其发展过程分为3个阶段,但有时临床难以明确划分。

(1)上呼吸道感染期:此期传染性最强,大多数患者无明显症状,主要表现为咽痛、鼻咽部黏膜充血。咽拭培养可发现病原菌。

(2)败血症期:多突然发热,伴头痛、呕吐、寒战,此期主要而显著地体征为瘀点,见于85％患儿,大多数皮疹开始即为瘀点或瘀斑,见于全身皮肤、眼结膜和口腔黏膜;病情重者瘀斑迅速扩大,中央呈紫黑色或形成大疱。瘀点涂片可找到病原菌,而脑脊液可能正常。

(3)脑膜炎期:脑膜炎症状可与败血症同时出现,但大多数败血症患儿于24小时左右出现脑膜刺激征,有高热不退,头痛加剧,呕吐频繁,烦躁不安,重者可有神志昏迷、惊厥、谵妄等表现。患者出现颈项强直,凯尔尼格征、巴氏征阳性等脑膜刺激征刺激征。此期脑脊液呈典型的化脓性改变,细菌培养阳性。

婴幼儿因颅骨缝和囟门未闭,中枢神经系统发育不成熟,脑膜炎的临床表现可不典型。患儿往往拒食、嗜睡、尖叫、呕吐、双眼凝视、惊厥、囟门紧张或隆起等,脑膜刺激征可缺如。

2. 暴发型　此型较少见,但病情凶险,病死率高。又可分为3型:

(1)休克型:短期内出现广泛皮肤、黏膜瘀点及瘀斑,且迅速发展并融合成大片皮下出血,中央坏死。同时有严重的循环衰竭,面色苍白、皮肤花纹且发绀、肢冷、脉细速、呼吸急促、血压下降等。脑膜刺激征大多缺如。瘀点涂片及血培养检查细菌往往阳性。此型临床上有DIC表现。

(2)脑膜脑炎型:除高热、皮肤瘀斑外,脑实质损害的临床表现明显。突出变现为剧烈头痛,反复惊厥,并迅速进入昏迷。部分患儿可发生脑疝。不及时抢救,可因呼吸衰竭死亡。

(3)混合型:兼有上述两种暴发型的临床表现,病情最重,病死率高。

3. 慢性败血症型　少见,主要见于成人。以发热、皮疹、关节病变为特征。需多次血培养及瘀点涂片检查才能找到致病菌。发作间歇期患儿一般情况好,病程可长达数周或数月。

4. 轻型　多见于流行后期,有上呼吸道症状,体温不高,出血点小,有轻度头痛或呕吐,脑脊液轻度改变,病程短,易漏诊。

三、诊断

根据冬春季在本病发生或流行地区,儿童突发高热、头痛、呕吐、皮肤黏膜瘀点、瘀斑及脑膜刺激征等主要特征,临床诊断可成立。血象和脑脊液常规变化有重要参考价值,细菌学、分子生物学或血清学检查阳性即可确诊。

四、治疗原则与方案

(一)抗菌药物治疗

疗程:根据病情轻重,一般为7日,脑脊液检查正常,体温正常,症状消失可停药。

1. 青霉素　静脉滴注,剂量根据年龄不同,早产儿和7日以内新生儿10万U/kg,每12小时给药一次。7~28日新生儿10万U/kg,每8小时给药一次。1个月~18岁儿童8~10万U/kg(最大剂量每4小时400万U),每4~6小时给药一次。

青霉素不良反应：①过敏反应：较常见，包括荨麻疹等各类皮疹、白细胞减少、间质性肾炎、哮喘发作和血清病型反应，过敏性休克偶见；②毒性反应：少见，大剂量或肾功能不全患儿使用时，可发生神经毒性反应（青霉素脑病）；③赫氏反应：在治疗梅毒和钩端螺旋体病等时可因病原体大量死亡，释放大量异性蛋白引起发热、寒战、头痛、低血压和皮疹反复。

使用青霉素注意事项：①用药前必须先做青霉素皮肤试验，皮试阴性者方可使用；②肾衰竭和心力衰竭慎用，使用时应定期检测电解质，肾功能不全患儿大剂量应用可致神经毒性；③新生儿和婴儿首选静脉给药；当剂量超过 1.2g（200 万 U）时必须静脉给药；④青霉素 G 与许多药物（包括氨基糖苷类药物）物理性质不同，应单独静脉输注；⑤母乳中含量极微，对婴儿无害，但是需警惕婴儿发生过敏反应；⑥禁止鞘内注射。

2. 第三代头孢菌素　头孢曲松 100mg/(kg·d)，每 12 小时一次，静脉滴注；头孢噻肟 (cefotaxime)200mg/(kg·d)(最大剂量每日 8g)，每 6 小时一次，静脉滴注。

头孢曲松不良反应包括：①全身性不良反应：a. 胃肠道不适 稀便或腹泻、恶心、呕吐、胃炎和舌炎；b. 血液学改变 嗜酸细胞增多，白细胞减少，中性粒细胞减少，溶血性贫血，血小板减少等；c. 皮肤反应 皮疹、过敏性皮炎、瘙痒、荨麻疹、水肿、多形性红斑等。②其他罕见不良反应：a. 头痛和眩晕，症状性头孢曲松钙盐之胆囊沉积，肝脏转氨酶增高，少尿，血肌酐增高，生殖道真菌病，发热、寒战以及过敏性或过敏样反应；b. 头孢曲松与钙结合，可致新生儿和早产儿肾、肺内沉积，可致严重不良性反应；c. 抗菌药物相关性肠炎及凝血障碍极其罕见。③局部不良反应：极少发生静脉用药后静脉炎，肌内注射致局部疼痛。

头孢曲松使用注意事项：①交叉过敏反应：对青霉素类抗生素或青霉胺过敏者，对一种头孢菌素或头霉素过敏者，也可能对其他头孢菌素交叉过敏；②有胃肠道疾病史者，特别是溃疡性结肠炎、局限性肠炎或抗菌药物相关性结肠炎（头孢菌素类很少产生抗菌药物相关性肠炎）者应慎用；③有严重肝肾损害或肝硬化者应调整剂量；④血液透析清除的量不多，透析后无需增补剂量；⑤对诊断的干扰：应用本品者抗球蛋白试验（Coombs' test）可出现阳性，以硫酸铜法测尿糖时可获得假阳性反应，血尿素氮和血清肌酐可有暂时性升高，血清胆红素、碱性磷酸酶、ALT 及 AST 皆可升高；⑥头孢曲松不能与含钙溶液同时使用，年龄>28 日的儿童，头孢曲松与含钙溶液应间隔静脉滴注，不可使用同一静脉输液管；⑦出生体重小于 2kg 新生儿的用药安全尚未确定，有黄疸的新生儿或有黄疸严重倾向的新生儿应慎用或避免使用本品；⑧孕妇仅限于有明确指证时应用，哺乳期妇女用药时宜暂停哺乳。

（二）暴发型流脑的治疗

1. 抗生素治疗同上。

2. 纠正凝血障碍　皮肤散在较多瘀点、瘀斑，或瘀点、瘀斑进行性增多，血小板进行性下降，凝血时间显著延长或 D-二聚体升高者，①给予普通肝素钠（heparin sodium）每次 0.5～1mg/kg，根据病情 4～6 小时后可重复使用一次，维持治疗可使用低分子肝素每次 10U/kg，每 8～12 小时一次，皮下注射。②如果 INR>正常值上线，肝素化基础上输注凝血酶原复合物、新鲜冰冻血浆、冷沉淀物。

3. 抗休克

（1）扩容及改善微循环：生理盐水 20ml/kg，20～30 分钟快滴，并评估病情，1 小时内可追加 1～2 次，或者 3‰ NaCl 3ml/kg，晶体液用后血压仍不稳可用胶体液如血浆、白蛋白、代血浆 15ml/kg 等。继续和维持输液：继续输液可用 1/2～2/3 张液体，可根据血电解质测定进行调整,6～8 小时内输液速度 5～10ml/(kg·h),维持液用 1/3 张液体,24 小时内输液速度 2～4ml/kg,24 小时后根据情况调整。

(2)足量扩容后血压仍不稳定,用血管活性药物多巴胺 5～15μg/(kg·min),伴有心功能障碍者,疗效欠佳者,同时给予多巴酚丁胺 5～10μg/(kg·min)。

(3)纠正酸中毒:5% $NaHCO_3$ 3～5ml/(kg·次),静脉滴注。

(4)减轻脑水肿:20%甘露醇 2.5～5ml/(kg·次)静推,每 4～6 小时一次。

(5)肾上腺皮质激素:地塞米松 0.25～0.5mg/(kg·次),每 12～24 小时一次;或者甲泼尼龙 1～2mg/(kg·d),分 2～3 次给药,使用 2～3 日(激素最好在抗生素使用前 15～30 分钟或者与抗生素同时使用)。

(6)纠正电解质紊乱,保证水、电解质和酸碱平衡。

4. 药学监护

(1)不良反应监护:

A. 青霉素:①过敏反应较常见,包括荨麻疹等各类皮疹、白细胞减少、间质性肾炎、哮喘发作、血清病型反应等,偶见过敏性休克;②大剂量使用或肾功能不全时,尤其是婴儿,可因脑脊液浓度过高引起神经毒性反应(青霉素脑病),表现为肌肉阵挛、抽搐、昏迷等。

B. 头孢曲松

a. 全身性不良反应:①胃肠道不适 稀便或腹泻、恶心、呕吐、胃炎;②血液学改变 嗜酸细胞增多、白细胞减少、中性粒细胞减少、溶血性贫血、血小板减少等;③皮肤反应 皮疹、过敏性皮炎、瘙痒、荨麻疹、水肿、多形性红斑等。

b. 其他罕见不良反应:①头痛和眩晕、肝脏转氨酶增高、少尿、血肌酐增高、生殖道真菌病、发热、寒战以及过敏性或过敏样反应;②偶见胆结石,停药后可消失,头孢曲松联用钙制剂,可致新生儿和早产儿肾,胆管和肺内沉积,产生严重不良性反应;③抗菌药物相关性肠炎及凝血障碍极其罕见。

c. 局部不良反应:静脉用药后极少发生静脉炎,肌内注射致局部疼痛。

C. 甘露醇:参见本章第三节手足口病部分内容。

(2)注意事项及用药教育

1)青霉素 G:①青霉素过敏者禁用,有过敏性疾病史者、严重肾功能损害者慎用。使用前必须先做皮肤试验,阴性者方可使用。给药过程中一旦发生过敏性休克,应即刻保持气道通畅,吸氧及肌注 0.1%肾上腺素 0.5～1ml。②静脉滴注不宜过快,速度不能超过每分钟50 万 U,以免出现中枢神经系统毒性反应,一旦发生即刻停药,并予以对症、支持治疗,必要时进行血透加速排泄。③大剂量使用还可导致肾衰竭,肾衰竭慎用,使用时应定期检测电解质。④本药水溶液稳定性差,应即配即用。⑤流脑的抗菌治疗,大剂量青霉素为首选,考虑到氨苄西林透过血脑屏障能力较差,但在脑膜炎患者脑脊液中能达到可检出的程度,氨苄西林 50mg/kg,每 6 小时一次,静脉滴注可作为替补治疗选择之一。

2)头孢曲松:①通常作为备选治疗,对青霉素过敏者、过敏体质者、肝肾功能不全者、胆道梗阻者、有胃肠道疾病史者,头孢曲松应慎用;②维生素 K 缺乏者使用本药可能会导致凝血酶原时间延长,需进行监测,必要时需补充维生素 K;③有高胆红素血症的新生儿,尤其是早产儿,使用头孢曲松可能会发展成胆红素脑病,应避免使用;④应用头孢曲松需注意可引起双硫仑样反应,如合用或停药一周内使用含有乙醇的药物会出现头痛、面部潮红等醉酒样症状;⑤日龄≤28 天新生儿如需要使用含钙静脉营养液输液时禁止同时使用头孢曲松,因为有钙沉淀的危险。日龄>28 天儿童,如出现头孢曲松和含钙输液同时使用应间隔静脉滴注,不可使用同一根输液管。

3)甘露醇:参见本章第三节手足口病部分内容。

(三)对症支持治疗

发热予以物理或药物退热;颅内压增高或抽搐者予 20%甘露醇、甘油果糖(glycerin fructose)脱水,苯巴比妥(phenobarbital)、氯硝西泮(clonazepam)抗惊厥。

第五节 猩 红 热

猩红热(scarlet fever)是由化脓链球菌(streptococcus pyogenes)引起的急性呼吸道传染病。临床上具有发热、咽峡炎、全身弥漫性猩红色皮疹及疹退后明显脱屑等特征,少数患者病后可通过变态反应导致风湿热及急性肾小球肾炎。

一、病因

化脓链球菌革兰染色阳性,无动力,无芽胞及鞭毛,在含血的培养基上易生长,并产生完全溶血。链球菌菌壁上具有多种蛋白抗原成分,其中以 M 抗原最重要,根据其抗原性不同可将细菌进一步分为 100 余种血清型。化脓链球菌在环境中生存力较强,可寄居在人体口咽部,在痰液及脓液中可生存数周之久,但对热和干燥的抵抗力较弱,加热 56℃ 30 分钟及一般化学消毒剂均可将其杀灭。

急性期患者及健康带菌者是主要传染源。主要通过鼻咽分泌物飞沫传播或直接密切接触传播,儿童集体机构及家庭是疾病传播的重要场所。普遍易感,感染后机体可获得血清型特异性抗菌免疫及抗毒免疫,且较持久。但对不同型别的链球菌及不同型别的致热毒素,无交叉免疫保护作用,故仍可重复患病。

二、临床表现

潜伏期 1~7 天,通常为 2~4 天。典型患者临床表现以发热、咽峡炎、皮疹为特点,骤起发热,体温高低不一,伴明显咽痛,扁桃体充血可伴脓性渗出,有"杨梅舌"改变,可伴全身不适等中毒症状。发热 24 小时内皮肤出现红疹,一日内遍及全身,皮疹呈猩红色细小丘疹,疹间皮肤潮红,压之褪色,皮肤皱褶处出现"帕氏征",面部充血无皮疹,口周不充血呈现"口周苍白圈",2~4 日皮疹消退,可出现碎屑样或膜样脱屑。轻型患者发热短暂或无热,咽峡炎和皮疹等临床表现轻,病程短。"外科型"或"产科型"病菌自皮肤创伤处或产道侵入致病,可有局部化脓性病变。皮疹从创口先出现且明显,由此波及全身,无咽峡炎。

感染可直接侵袭或蔓延至邻近组织,引起化脓性并发症,包括中耳炎、乳突炎、淋巴结炎、扁桃体周围脓肿、咽喉壁脓肿及蜂窝组织炎,严重者细菌随血行播散引起败血症、脑膜炎、骨髓炎和心包炎。个别患者可能发生链球菌性中毒性休克综合征,高热、中毒症状明显,出现意识障碍、惊厥或昏迷,伴低血压及多器官受累等为特征,病情凶险,可导致死亡。年长儿在感染后 2~3 周可出现分非化脓性并发症,包括风湿热和急性肾小球肾炎,目前由于给予及时有效充分的抗感染治疗,并发症已少见。

三、诊断

根据当地是否有本病流行,有无与患者密切接触史,临床具有发热、咽峡炎、"草莓舌"、典型皮疹,周围血白细胞计数及中性粒细胞百分比均增高,可以确立临床诊断。咽拭子培养分离出化脓链球菌则可以明确诊断。

四、治疗原则及方案

(一)选择对化脓性链球菌敏感的药物治疗

1. 青霉素类　首选,疗程 10 日。轻症病例可口服用药,可选择阿莫西林一日剂量按体重 20～40mg/kg,每 8 小时一次;3 个月以下婴儿一日剂量按 30mg/kg,每 12 小时一次;病情较重者可肌注或静脉滴注青霉素 G,肌内注射一次 5 万 U/kg,每 12 小时给药一次;静脉滴注一次 5 万 U/kg,每 6 小时给药一次。

2. 头孢菌素　对青霉素过敏者可选用 1 代或 2 代头孢菌素,头孢唑林(一日 50～100mg/kg,分 2～3 次,静脉滴注或肌内注射)、头孢拉定(一次 6.25～12.5mg/kg,每 6 小时一次,口服、静脉滴注或肌内注射)、头孢氨苄(一次 6.25～12.5mg/kg,每 6 小时一次,口服)或头孢羟氨苄(一日 30～40mg/kg,一日 2 次),疗程 10 日。

3. 大环内酯类　对青霉素过敏者也可考虑红霉素、阿奇霉素,但由于链球菌对大环内酯类抗生素耐药性较高,使用前需考虑本地耐药情况或数据,不做常规使用。

(二)药学监护

1. 不良反应监护

(1)青霉素:参见本章第四节流行性脑脊髓膜炎部分内容。

(2)阿莫西林:不良反应与青霉素 G 类似,绝大多数轻微而短暂,腹泻发生率与给药剂量呈正相关。

(3)阿奇霉素:服药后主要不良反应是腹痛、腹泻、恶心、呕吐等胃肠道反应,一般多可耐受。

2. 注意事项及用药教育

(1)青霉素 G:参见本章第四节流行性脑脊髓膜炎部分内容。

(2)阿莫西林:①对于阿莫西林,青霉素过敏或皮肤试验阳性者禁用阿莫西林,在患者肾功能损害时皮疹较多,严重肾功能损害时应减少剂量;②对于阿莫西林克拉维酸钾,青霉素过敏者、传染性单核细胞增多症者禁用,肾功能损害时应减量使用。

(3)阿奇霉素:①青霉素治疗 48 小时无效可选择头孢菌素类或大环内酯类抗生素;②进食可以影响阿奇霉素的吸收,故宜在饭前 1 小时或饭后 2 小时口服。

猩红热抗菌治疗越早越好,80% 患儿治疗后 24 小时即可退热,为彻底清除病原菌,减少并发症,疗程一定要足。如经抗感染及针对并发症治疗后,发热等病情无改善,应考虑以下情况:耐药菌感染或合并其他细菌或病毒、真菌感染或存在迁徙性病灶,应及时调整治疗方案。

猩红热属于乙类传染病,对密切接触的易感儿,可使用青霉素包括长效青霉素、口服磺胺类药物或红霉素类抗生素作预防。

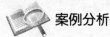案例分析

案例：

患者，8岁，学生。因"发热3日，皮疹2天"于2012-5-7就诊。患者于就诊前3日出现发热，体温最高达39.3℃，伴咽痛，无咳嗽、头痛、呕吐、腹泻，前往当地医院就诊，诊断为"急性扁桃体炎"，予头孢呋辛钠（cefuroxime）静脉滴注。次日，患儿体温无明显下降，头面、躯干出现大量充血性皮疹，伴瘙痒。当地医院考虑为"药物疹"，予氯雷他定（loratadine）口服抗过敏，并改阿奇霉素静脉滴注抗感染。患儿仍无好转，为进一步诊治，来我院就诊。

患儿既往应用头孢类抗生素无过敏。近期无类似患儿接触史。

查体：神志清，反应可，头面、躯干可见充血性粟粒疹，口周苍白圈（＋），咽充血明显，双侧扁桃体Ⅱ°大，可见少许脓性分泌物，杨梅舌（＋），颈部可及数个黄豆大小淋巴结，活动度可，触痛不明显，心肺（—），腹软，肝脾肋下未及肿大，神经系统（—）。

辅助检查：血常规：WBC 16.3×10^9/L，N 79％，CRP 56mg/L。A组链球菌：RADT（—）。

治疗经过：结合患儿发热、咽痛、特征性皮疹的症状，扁桃体化脓性改变的体征，以及辅助检查周围血象白细胞明显升高，以中性粒细胞为主，虽然A组链球菌RADT（—），仍考虑诊断为A组β溶血性链球菌感染所致的猩红热。留取咽拭子培养，并给予阿莫西林40mg/（kg·d）分3次口服，并嘱居家隔离，5日后复诊。

5日后患儿复诊，体温平稳，咽痛有所好转。查体：皮疹基本消退，咽部充血好转，双侧扁桃体Ⅱ°大，未见明显渗出，杨梅舌（＋），心肺（—），腹软，无压痛。复查血常规，白细胞与CRP均正常。咽拭子培养：化脓性链球菌（3＋）。猩红热诊断明确。嘱患儿继续口服阿莫西林，总疗程10日。停药2日后复诊，复查咽拭子培养。并于病程第三周查尿常规。注意体温、尿色、关节肿痛等症状。

患儿停药2日后复诊，症状、体征基本消失，予复查咽拭子培养qd×2日。

病程第三周患儿复诊，诉体温正常，尿色清，无关节肿痛等症状。查尿常规正常。2次咽拭子培养均阴性，可解除隔离，开入学证明。

总结：由于咽拭子培养结果需等待3～5日，但根据患儿症状、体征高度怀疑A组链球菌感染，因此选择在等待培养结果的同时进行抗感染治疗，以快速控制症状，减少相关并发症的发生。迄今为止A组链球菌仍对青霉素呈高度敏感，因此青霉素类药物仍作为首选，疗程为10日。

药学监护计划：

（1）初始抗感染治疗方案的制定：猩红热是由产红疹毒素的A组β型溶血性链球菌引起的急性呼吸道传染病。多见于学龄前和学龄期儿童。临床表现为发热、咽峡炎、全身弥漫性艳红色细小皮疹。结合患儿症状体征、实验室检查、前期治疗经过，考虑猩红热。尽管A组链球菌RADT（—），不能排除A组β溶血性链球菌感染所致的猩红热，通常细菌性检查采用咽拭子结果更可靠。后咽拭子培养结果证实猩红热的诊断。猩红热治疗原则包括青霉素类抗感染治疗、对症支持治疗等，轻症口服阿莫西林治疗，故该患儿给予阿莫西林40mg/（kg·d）分3次口服，并嘱居家隔离，一般疗程10天。

（2）初始药学监护计划：阿莫西林口服安全性好，但仍应做好以下监护。使用前应询问有无青霉素类药物过敏史及进行皮肤试验，有过敏史者或皮肤试验阳性者禁用。由于患儿

居家隔离治疗,通过电话途径针对不良反应进行监护。针对阿莫西林引起的过敏反应监护:观察患儿服药后有无皮疹,如发生即停药来医院复诊。

(3)用药教育:猩红热抗菌治疗越早越好,80%患儿治疗后24小时即可退热,为彻底清除病原菌,减少并发症,疗程一定要足,不可擅自停药。

药学监护实施过程:监测患儿体温、皮疹情况,分析血常规、尿常规、咽拭子培养等实验室指标。5日后,入院咽拭子培养:化脓性链球菌(3+),体温平稳,皮疹基本消退,咽部充血好转,咽痛有所好转。血常规,白细胞与CRP均正常。猩红热诊断明确,治疗方案有效,并没有观察到阿莫西林不良反应。

分析:

抗感染治疗:由于咽拭子培养结果需等待3~5日,但根据患儿症状、体征高度怀疑A组链球菌感染,因此选择先进行阿莫西林抗感染治疗,居家隔离,同时等待培养结果,以快速控制症状,减少相关并发症的发生。5日后患儿体温平稳,皮疹基本消退,咽部充血好转,咽痛有所好转。血常规,白细胞与CRP均正常。入院咽拭子培养:化脓性链球菌(3+),猩红热诊断明确。故患儿继续口服阿莫西林,总疗程10日。

第六节 结 核 病

结核病是由结核分枝杆菌(*Mycobacterium tuberculosis*)感染人体后引起的肺内或肺外的各种慢性炎症性疾病。大部分儿童感染后无任何临床表现,为亚临床感染,约三分之一的人为潜伏性结核感染,约1‰~2‰的人表现为临床结核病。临床表现通常在感染后1~6个月出现,表现为发热、体重减轻或者生长缓慢、咳嗽、夜汗增多、寒战等,如有肺外表现可有脑膜炎、淋巴结炎、骨髓炎、关节炎、中耳炎、腹腔肠道炎症、肾脏炎症等。

一、病因

结核分枝杆菌在染色过程中呈抗酸性,也称抗酸杆菌,是专性需氧菌,生长缓慢。干燥结核杆菌在阴凉处1~2年后仍可有毒力,易被直接日晒或紫外线杀死。牛奶中的结核分枝杆菌在65℃加热30分钟,或煮沸1分钟,即可死亡。

患活动性肺结核的成人以及青少年,尤其是痰菌阳性者是儿童结核病的主要传染源。主要是呼吸道飞沫传播,小儿与排菌患儿密切接触受到感染,如父母、祖父母等。另外,当使用被结核分枝杆菌污染的食具,或摄入混有结核分枝杆菌的食物时,结核分枝杆菌可侵入消化道,进入肠壁淋巴滤泡形成病灶,构成感染。小儿是结核病发病的易感人群,发病与否和个体、生活环境及经济水平等有关。

二、临床表现

(一) 原发性肺结核

较大儿童起病缓慢,可有不规则低热、食欲缺乏、消瘦、盗汗、疲乏等。婴幼儿多急性起病,高热持续2~3周后降为低热,可持续很久。患儿一般情况较好,与发热不相称。如果支气管淋巴结高度肿大,可出现压迫症状,如出现类似百日咳的痉挛性双音咳嗽、喘息或呼吸困难,压迫喉返神经可致声音嘶哑,压迫静脉可致一侧或双侧静脉怒张。部分患儿可伴有结节性红斑和疱疹性结膜炎。

(二)急性血行播散性肺结核

任何年龄均可发病,最常见于婴幼儿,多数起病较急,以发热为首发症状,较大儿童呼吸道症状不明显,婴幼儿可出现咳嗽、呼吸急促。一些患儿除高热外,伴有头痛、呕吐、惊厥等脑膜刺激症状,肺部体格检查常缺乏异常体征,在病灶融合或继发感染时,可闻及细湿罗音。约半数小儿伴有全身淋巴结和肝(脾)大。眼底检查可在脉络膜发现结核结节,少数患儿可见皮肤粟粒疹,两者的出现有助于急性粟粒性肺结核的诊断。皮肤粟粒疹为尖锐丘疹,针尖大或直径 2~3mm,色淡红,有时为出血性呈褐红色,中心可有针尖大小水疱或脓疱,多见于躯干,新鲜丘疹中常可找到结核分枝杆菌。

(三)结核性脑膜炎

1. 前驱期(早期) 一般见于起病的 1~2 周,临床表现主要是结核中毒症状,患儿可有发热、食欲减退、睡眠不安、烦躁好哭或精神呆滞、不喜游戏、年长儿可诉头痛、呕吐,一般多轻微。

2. 脑膜刺激期(中期) 约 1~2 周,头痛持续并加重,伴呕吐,多为喷射性呕吐,知觉过敏,易激惹,烦躁或嗜睡交替出现,可有惊厥发作,往往出现便秘伴舟状腹。此期患儿脑膜刺激征、脑神经麻痹、颅内压增高、脑积水以及脑损害的表现典型。脑脊液呈典型的结脑改变。

3. 昏迷期 约 1~3 周,神志由意识模糊、半昏迷而进入昏迷,阵挛性或强直性痉挛发作频繁,颅内压增高及脑积水症状更加明显,可呈角弓反张,去脑或去皮质强直,终因伴呼吸心血管运动中枢麻痹死亡。

(四)结核性胸膜炎

起病可急可缓,有发热,开始为 38~40℃高热,1~2 周后渐退为低热,同时有胸痛、疲乏、咳嗽、气促等,积液增多后胸痛渐消失。体格检查可发现患侧呼吸运动受限,气管和心脏向对侧移位,叩诊实音,听诊呼吸音减低。

(五)淋巴结结核

一般除低热外,缺乏全身症状和体征。病初淋巴结增大,较硬,无痛,互不粘连,可以移动。随着感染进展,多组淋巴结受累。淋巴结可彼此粘连成团块,或与皮下组织相粘连,极易发生干酪样变,干酪坏死液化后形成寒性脓肿,触诊时表面有波动感。寒性脓肿破溃干酪液化物质排出后可形成窦道,愈合慢,最后形成形状不规则的瘢痕。

(六)肠结核

轻症患者症状不明显。较重病例有不规则发热和消化道障碍,包括食欲减退、消化不良、恶心、呕吐、腹胀、腹泻或腹泻与便秘相交替。腹痛可在脐上、脐周围、下腹部尤其右下腹部,可呈阵发性疼痛。肠道狭窄时可出现阵发性绞痛,可能发生不全性或完全肠梗阻。溃疡型肠结核可大便带血,有时是脓血便。

(七)结核性腹膜炎

1. 粘连型 腹膜和大网膜变厚,与肠系膜淋巴结和肠管间紧密粘连成肿块。在粘连间的大小空腔中可能有渗出液或脓液,呈多房性。当干酪样坏死液化时,可破溃入肠管或腹壁外,形成肠瘘、脐瘘或粪瘘。因团块的压迫或因粘连束缚,肠管可形成慢性肠梗阻。结核性腹膜炎发病缓慢,有慢性结核中毒症状,由于各型病理形态的不同,症状互有差别。

2. 渗出型 除一般结核中毒症状外,可有腹痛、压痛、腹胀、腹泻或便秘。叩诊有移动性浊音,腹壁静脉怒张,下肢可发生水肿。腹腔穿刺为典型的草黄色浆液性或浆液纤维素性渗出液。渗出型腹膜炎可单独存在,或可为多发性浆膜炎的一部分。粘连型患儿除有一般结核中毒症状外,有腹痛、腹胀、腹泻、恶心及呕吐症状。常表现为反复出现的不全性肠梗阻现象。主要体征为腹膨隆和胀气,触诊腹部柔韧有揉面感,可触到大小不等的肿块。

3. 干酪溃疡型　多为上述两型发展的结果。临床症状特别严重,体温较前两型为高,多表现为弛张热、腹泻、腹痛和压痛等症状,并有严重的进行性消瘦、无力和贫血。

(八) 骨关节结核

病程可根据不同的病变发展阶段而分为初期、极期及静止期等三期,初期起病缓慢,可有结核中毒症状、反射性肌痉挛、小儿夜惊或夜啼,关节功能障碍、疼痛、局部肿胀等;极期破坏病变占优势,局部症状加剧,出现畸形、肢体缩短,严重时可发生关节脱位和病理性骨折,脊柱结核科出现神经压迫症状。寒性脓肿破溃至外面,形成窦道,可经久不愈合。

(九) 泌尿系结核

早期可全无症状,少数病例在肾粟粒结核病灶变成溃疡侵蚀血管后出现血尿,成为首发症状。病变侵及输尿管和膀胱后出现尿频、尿急、尿痛等典型膀胱炎症状,是肾结核的最常见症状。可出现血尿、脓尿、蛋白尿,血尿可于尿终末时出现,但亦可见全血尿。输尿管被脓块、血块或干酪块阻塞时可发生类似肾结石的肾绞痛。双侧肾结核或一侧肾结核合并对侧肾盂积水至晚期可发生肾衰竭。附睾结核附睾结核表现为附睾肿大,形成念珠状硬结,并可与阴囊壁粘连,破溃而形成窦道。

三、诊断

根据流行病学接触史、临床表现、影像学检查、病原学检查可做出诊断。

四、治疗原则与方案

化学治疗是控制结核病流行的最有效的措施。抗结核药物可分为两大类,第一类即一线抗结核药,包括异烟肼(isoniazide, H)、利福平(rifampicin, R)、吡嗪酰胺(pyrazinamide, Z)、链霉素(streptomycin, S)及乙胺丁醇(ethambutol, E);第二类即二线抗结核药物,包括丙硫异烟胺(protionamide, PTH)、乙硫异烟胺(ethionamide)、卡那霉素(kanamycin, K)、阿米卡星(amikacin, A)、卷曲霉素(capreomycin, C)、对氨基水杨酸钠(sodium aminosalicylate, P)以及氟喹诺酮类如环丙沙星(ciprofloxacin, C)和左氧氟沙星(levofloxacin, V)等。

儿童结核病化学治疗原则是早期、规律、全程、联用、适量。目前推荐 WHO 倡导的直接督导下的短程化疗方案,分为两个阶段。①强化期:用强有力的药物联合治疗,目的在于迅速消灭敏感菌及生长分裂活跃的细菌,以减轻临床症状、限制疾病进展和播散以及减少获得性耐药的危险。一般选用异烟肼(H)、利福平(R)、吡嗪酰胺(Z),必要时加用乙胺丁醇(E)或链霉素(S),时间 2~3 个月,是化疗的关键阶段。②巩固期:目的在于消灭持存菌,巩固治疗效果,防止复发。常联用异烟肼和利福平,时间一般 4~6 个月。

化疗方案的药品名称以英文字母表示,"/"前者为强化期用药,后者为巩固期用药。其中的阿拉伯数字表示疗程的"月"数;英文字母后下标的阿拉伯数字表示一周用药次数(无下标的表示一日 1 次)(表 14-1)。

表 14-1　常用抗结核药物的用法用量及主要不良反应

药物及其缩写	用法用量[mg/(kg·d)]	不良反应
异烟肼(INH,H)	10~20(一日<300mg)	肝毒性,末梢神经炎
利福平(RFP,R)	10~20(一日<600mg)	肝毒性,胃肠反应和过敏反应
吡嗪酰胺(PZA,Z)	20~30(一日<1500mg)	肝毒性,高尿酸血症,胃肠反应和关节痛
链霉素(SM,S)	15~25(一日<750mg)	听力损害,肾毒性,过敏反应
乙胺丁醇(EMB,E)	15~25	视力障碍,视野缩小
丙硫异烟胺(TH,PTH)	10~15	胃肠反应,肝毒性,口感金属味
对氨基水杨酸钠(PAS,P)	150~200	肝毒性,胃肠反应,过敏反应

　　儿童使用抗结核药物的注意事项:①小儿肺结核多为新近感染,已与发生或同时合并血行播散,因此防治脑膜受侵很重要,应首选易于透过脑脊液的药物如异烟肼、利福平及吡嗪酰胺。②异烟肼和利福平联合使用时,各自剂量以不超过一日 10mg/kg 为宜。吡嗪酰胺剂量为一日 20~30mg/kg。链霉素剂量不超过一日 20mg/kg,第 1 个月为每日一次,第 2 个月隔日一次。使用链霉素或乙胺丁醇,必须知情同意。③为了提高血药峰浓度,一般建议异烟肼、利福平清晨空腹顿服,其他药物根据患儿耐受性而定。④治疗中必须定期随访,根据体重调整用药剂量。⑤对于治疗失败或复发的病例,应努力寻找失败或复发的可能原因,进行结核杆菌培养和药敏试验,新的治疗方案中应包括 2 种或 2 种以上新药。对于耐多药结核病需要二线抗结核药来控制,但这些药物在儿童应用的安全性经验有限,必须仔细评估益处和风险。⑥治疗中应监测药物不良反应,定期检查肝肾功能和血常规,服用乙胺丁醇应定期视力检查,链霉素应定期听力检查,必要时可加用保护肝功能的药物,或在方案组成及剂量用法上做相应调整。

(一) 原发性肺结核的治疗

　　常用方案为 2HRZ/4HR,也可选用 9HR。对严重肺结核可加用链霉素 2 个月或吡嗪酰胺 3 个月,即 2SHR/4HR 或 3HRZ/3HR 方案。浸润病变大及中毒症状重者,或支气管淋巴结结核导致呼吸困难时,可加用激素,泼尼松 0.5~1mg/(kg·d)。对合并有支气管结核者可采取雾化吸入异烟肼及支气管镜局部给药、灌洗和介入治疗。

(二) 急性血行播散性肺结核的治疗

　　强化期 INH+RFP+PZA 联用 3 个月,病情重者可加用链霉素 2 个月,巩固期继续用 INH+RFP 6~9 个月。根据病情轻重加用激素,静脉氢化可的松或口服泼尼松,氢化可的松 5~10mg/(kg·d),泼尼松剂量 1~1.5mg/(kg·d),足量 2~4 周,以后逐渐减量,总疗程 4~6 周。

(三) 结核性胸膜炎的治疗

　　可采用 INH+RFP 9 个月或 INH+RFP+PZA 治疗 2 个月,再用 INH+RFP 6 个月治疗。对于中等量以上的胸腔积液,合并多浆膜腔积液以及合并血型播散型肺结核的病例,可用泼尼松 1mg/(kg·d),儿童最大量 45mg/d,足量 2~4 周后减量,总疗程 4~6 周。对已有胸膜肥厚或慢性结核性胸膜炎则不再使用激素。

（四）结核性脑膜炎的治疗

强化阶段 INH＋RFP＋PZA 3 个月，合并肺结核或其他部位结核病时，可加链霉素 3 个月。病情重或恢复慢者吡嗪酰胺可再用 3 个月，考虑耐药者可加用乙胺丁醇或丙硫异烟胺，巩固期 INH＋RFP 9 个月，总疗程 1～1.5 年，或脑脊液正常后 6 个月。泼尼松或泼尼松龙 1.5～2mg/(kg·d)，最大量＜45mg/d，足量 4～6 周后减量，总疗程 8～12 周。

（五）药学监护

1. 不良反应监护

（1）异烟肼：常用剂量时不良反应发生率较低。剂量加大至 6mg/kg 时，不良反应发生率显著增加。①不良反应有麻木、针刺感、烧灼感、手指疼痛、步态不稳等周围神经炎症状，多见于慢乙酰化者，并与剂量有明显关系；②肝毒性主要表现在食欲不佳、恶心、呕吐等肝毒性前驱症状以及皮肤黄染、深色尿、眼等肝中毒症状，肝脏毒性多见于快乙酰化者；③发热、多形性皮疹、淋巴结热、脉管炎等亦可见；④本药还有粒细胞减少、血小板减少、嗜酸性粒细胞增多、高铁血红蛋白血症等血液系统不良反应。

（2）利福平：如按推荐剂量，耐受性好，严重不良反应少见。①瘙痒，呕心、呕吐、厌食等消化道反应最常见，一般均能耐受；②肝毒性是其主要不良反应，疗程最初数周，少数患者出现 ALT、AST 升高和黄疸等；③大剂量间歇疗法后偶可出现"流感样综合征"，表现为发热、寒战、肌肉酸痛等症状；④间歇给药者可出现血小板减少性紫癜、溶血性贫血，用药后 2～3 小时出现，停药多可恢复；⑤可出现间质性肾炎；⑥服用利福平后，尿、唾液、汗液等可呈橘红色。

（3）吡嗪酰胺：①不良反应发生率较高的为关节痛，由高尿酸血症引起，常轻度，有自限性；②肝损害可见，可定期监测肝功能，胃肠道不良反应亦可见；③本药毒性较大，儿童应权衡利弊后使用。

2. 注意事项及用药教育

（1）异烟肼：①对本药及吡嗪酰胺、烟酸或结构类似物过敏者可禁用。癫痫患儿、肝功能不正常者或有异烟肼引起肝病史者禁用。②有癫痫病史、严重肾功能损害者慎用或酌情减量。③肝功能减退者酌情减量，肾功能减退时血肌酐值＜6mg/100ml，无需减量。肾功能严重减退或慢乙酰化者需减量。无尿者，剂量减半。④需定期监测肝功能，了解有无肝炎前驱症状，一旦出现肝毒性症状立即停药，待完全恢复后可重新服药，再次服药需从小剂量开始逐渐加量，一旦出现任何肝毒性表现立即停药。⑤每天观察视力变化及中枢、周围神经症状。若有周围神经症状或视力变化则可补充维生素 B_6，但维生素 B_6 为异烟肼拮抗剂，不宜作为常规作用，以免降低异烟肼的疗效，尤其小儿不必常规合用维生素 B_6。⑥若患者出现发热，不宜使用对乙酰氨基酚降体温，因异烟肼可使乙酰氨基酚毒性代谢产物增加，增加肝肾毒性。⑦异烟肼为肝药酶抑制剂，与氨茶碱、地高辛、华法林等经肝药酶代谢药物合用，应注意调整剂量。⑧用药时如出现胃肠道刺激症状，可与食物同服，亦可在服用异烟肼后 1 小时以后服用制酸剂。

（2）利福平：①对利福霉素类过敏者、肝功能严重不全者、胆道阻塞者禁用，肝功能不全、胆道梗阻者避免使用，5 岁以下儿童慎用。②单用可迅速产生耐药性，经常与异烟肼等其他药合用，利福平与异烟肼要分开早晚空服。进食会影响利福平吸收，故利福平清晨空腹一次服用效果最佳。③利福平为肝药酶诱导剂,与香豆素类抗凝血药华法林、地高辛、口服降糖药等合用,可能会缩短其半衰期,降低药效,应注意调整剂量。④治疗期间应定期复查肝功能及血常规。

(3)吡嗪酰胺:①对本药过敏者禁用,对异烟肼、烟酸或结构类似物过敏者可能对吡嗪酰胺也过敏,儿童、严重肝功能减退、糖尿病、卟啉病患者慎用。②服用吡嗪酰胺后,最好避免皮肤暴晒日光,因吡嗪酰胺的光敏感性可引起皮肤暴露部分出现类似日光皮炎样的红棕色改变。③同时由于吡嗪酰胺有尿酸增多的不良反应,服用患儿要注意避免摄入内脏、海鲜等富含嘌呤的食物,定期测定尿酸,以避免急性痛风发作。④可使 AST 及 ALT、血尿酸值增高,对诊断有影响。

结核病是一种可防、可治的慢性疾病,肺结核治疗宜早期、联合、适量、规律及全程。患者应规律、全程服用抗结核药物,不可随意停药。标准抗结核化疗疗程为 6~9 个月,若不能规律全程地治疗,会使结核病复发,结核杆菌对多种抗结核药物发生耐药,给治疗带来很大的难度。

第七节 败 血 症

败血症(septicemia)是指细菌进入血循环、并在其中生长繁殖、产生毒素而引起的全身性严重感染。临床表现为发热、寒战、感染中毒症状、皮肤瘀点、肝脾肿大及神志改变等一系列临床症状,严重者可有休克、DIC 和多器官功能衰竭。

一、病因

各种致病菌都可引起败血症。常见的包括溶血性链球菌、肺炎链球菌、金黄色葡萄球菌、脑膜炎球菌、大肠埃希菌、铜绿假单胞菌、变形杆菌、沙门菌属、克雷伯菌属等。近年来,由革兰阳性球菌引起的败血症有所下降,而革兰阴性杆菌、厌氧菌和真菌所致的败血症逐年上升。

二、临床表现

1. 感染中毒症状 起病多急骤,常有畏寒、寒战和高热,热型不定,多为弛张热或稽留热;体弱、重度营养不良及免疫功能低下患儿,可表现为无发热,体温低于正常。发热同时伴有不同程度的毒血症症状,如全身不适、头痛、肌肉及关节疼痛、中毒性脑病、心肌炎、肠麻痹等。

2. 皮疹 见于部分患儿。脑膜炎球菌败血症可见大小不等的瘀点或瘀斑;金黄色葡萄球菌、链球菌败血症可见猩红热样皮疹;铜绿假单胞菌败血症可出现坏死性深脓疱,对诊断有一定帮助。皮疹常见于四肢、躯干、口腔黏膜等处。

3. 胃肠道症状 常有呕吐、腹泻、腹痛,严重者可出现中毒性肠麻痹或脱水、酸中毒。

4. 关节症状 部分患儿表现为大关节红、肿、热、痛和活动受限,少数有关节腔积液、积脓。

5. 肝脾大 以婴幼儿多见,轻度或中度肿大;部分患儿可并发中毒性肝炎;金黄色葡萄球菌迁徙性损害引起肝脓肿时,肝脏压痛明显。

6. **迁徙性病灶** 由细菌栓子播散至身体其他部位所致,多表现为皮下脓肿、肺脓肿、化脓性关节炎、肝脓肿、骨髓炎、心包炎等。

7. **感染性休克** 多见于革兰阴性杆菌败血症。表现为烦躁不安、脉搏细速、四肢厥冷、皮肤花斑、尿量减少及血压下降等,且可发生 DIC,系严重毒血症所致。

三、诊断

凡急性高热、畏寒、寒战患儿,周围血白细胞总数及中性粒细胞显著增高,而无局限于某一系统的急性感染;或肺部、胆道、肠道、尿路等感染,但严重的毒血症症状不能以局部感染来解释时,均应考虑败血症可能。血培养或骨髓培养阳性可确诊,但一次血培养阴性不能否定败血症的诊断。

四、治疗原则与方案

病原治疗

1. 社区获得性败血症

首选药物:广谱的青霉素类,如哌拉西林/他唑巴坦(piperacillin/tazobactam),静脉滴注(2～9 月龄,哌拉西林 80mg、他唑巴坦 10mg/kg,每 8 小时一次;9 月龄以上、体重不超过 40kg,哌拉西林 100mg,他唑巴坦 12.5mg/kg,每 8 小时一次;体重超过 40kg 应接受成人剂量,即 4.5g,每 8 小时一次)。或广谱的头孢菌素类,如头孢他啶(ceftazidime)、头孢噻肟(cefotaxime),静脉滴注[100mg/(kg·d)],分 2～3 次。

次选药物:如疑似耐甲氧西林金黄色葡萄球菌感染,可加用万古霉素(vancomycin),静脉滴注[40mg/(kg·d),分 2～4 次];如疑似厌氧菌感染可应用广谱头孢菌素,加甲硝唑(metronidazole),静脉滴注(首次 15mg/kg,维持量 7.5mg/kg,每 6～8 小时一次)。

2. 医院获得性败血症

(1)首选药物:哌拉西林/他唑巴坦,静脉滴注(2～9 月龄,哌拉西林 80mg,他唑巴坦 10mg/kg,每 8 小时一次;9 月龄以上、体重不超过 40kg,哌拉西林 100mg,他唑巴坦 12.5mg/kg,每 8 小时一次;体重超过 40kg 应接受成人剂量,即 4.5g,每 8 小时一次)。或广谱的头孢菌素类,如头孢他啶,静脉滴注[100mg/(kg·d),分 2～3 次]。或亚胺培南/西司他丁(imipenem/cilastatin),静脉滴注(按亚胺培南每次 15mg/kg,每 6 小时一次)。或美罗培南(meropenem),静脉滴注(20mg/(kg·次),每 8 小时一次)。

(2)次选药物:如疑似耐甲氧西林金黄色葡萄球菌感染,可加用万古霉素,静脉滴注[40mg/(kg·d),分 2～4 次];如疑似厌氧菌感染可应用广谱头孢菌素,加甲硝唑,静脉滴注(首次 15mg/kg,维持量 7.5mg/kg,每 6～8 小时一次)。

3. 血管导管类败血症

(1)首选药物:万古霉素,静脉滴注[40mg/(kg·d),分 2～4 次]

(2)次选药物:如怀疑为革兰阴性菌感染,特别是免疫功能受损者,选用广谱抗假单胞菌的 β-内酰胺类抗菌药。

4. 药学监护

(1)不良反应监护

　　1)哌拉西林他唑巴坦:不良反应多为轻、中度,且呈短暂性,与剂量无关。①常见皮疹、瘙痒等过敏反应;②腹泻、恶心、呕吐等胃肠道反应亦常见;③静脉炎等局部反应也可见。

　　2)头孢他啶、头孢噻肟等广谱类头孢菌素:不良反应与青霉素类相似,亦主要表现为过敏反应及胃肠道反应。

　　3)万古霉素:①不良反应主要是耳毒性,可出现耳鸣、听力减退、听神经损害等耳毒性症状,多可逆,少数可发展为耳聋。耳毒性主要与血药浓度过高有关。②对肾小管有损害,早期可有蛋白尿、管型尿,继之出现血尿、少尿等,严重可致肾衰竭,在长时间使用或血药浓度超过 60mg/L 尤其容易发生,现产品纯度高,出现肾毒性情况减少。③快速大剂量静脉滴注或药物浓度过高时,红人综合征亦多见,表现为发热、寒战、瘙痒、皮疹、面部潮红、颈根、上身、背、臂等处表现为发红或麻刺感,停药 1 小时多可消失,抗组胺药和肾上腺皮质激素治疗有效。

　　亚胺培南/西司他丁:①不良反应可有过敏反应、血栓性静脉炎,可引起恶心、呕吐、腹泻等胃肠道反应;②粒细胞减少、血小板减少、肝肾损害;③可引起抗生素相关性肠炎;④超剂量使用可引起中枢神经系统不良反应,出现肌阵挛、精神障碍、癫痫发作等症状。

　　美罗培南:不良反应少见。①主要为皮疹、恶心、呕吐等,可出现 ALT、AST、碱性磷酸酶、嗜酸性粒细胞升高等实验室指标异常;②中枢神经系统不良反应发生率低于亚胺培南。

　　(2)注意事项及用药教育

　　1)哌拉西林他唑巴坦:①对 β-内酰胺类过敏者禁用,使用前需做青霉素皮试;②同时接受细胞毒性药或利尿药患儿要警惕低钾血症的发生;③疗程大于 21 天应定期检查造血功能;④静脉滴注速度不宜太快,滴注时间不能少于 30 分钟,以免引起血栓性静脉炎;⑤与能导致低凝血酶原症、血小板减少症、胃溃疡或出血的药物合用时有增加出血的危险;⑥肾功能损害时需减量,<12 岁儿童肌酐清除率每分钟<40ml/1.73m²、12～18 岁儿童肌酐清除率每分钟<20ml/1.73m²,需减量。

　　2)万古霉素:①对本品过敏者、严重肝肾损害不全者禁用,肾功能不全者、新生儿、早产儿或原有耳肾疾病患者慎用本药,需根据肾功能调整剂量,并监测血药浓度,疗程不超过 14 天。肝功能不全患儿使用本药不必调整剂量,但需监测血药浓度。②对组织有强刺激性,不宜肌注或静脉注射,静脉滴注时应避免药液外渗。为减少红人综合征、血栓性静脉炎的发生,滴注时间应维持在 1 小时以上。③现万古霉素纯度提高,剂量与血药浓度的线性关系已经明确,临床上并不需要常规进行万古霉素血药浓度监测,如有出现耳肾毒性的可能,可在 3～4 个维持剂量后测定万古霉素谷浓度,浓度应控制在 10～20mg/L,过低达不到效果,且容易发生耐药,过高易出现耳肾毒性。④一旦药物浓度过高引起肾损害,应及时对症和支持治疗,常规血液透析对清除药物无效,血液过滤可提高药物清除率。⑤给药期间定期监测尿常规与肾功能,必要时监测听力。

　　3)亚胺培南西司他丁:①对 β-内酰胺类、本药有过敏史者慎用。有过胃肠道疾病、中性粒细胞减少者慎用。脑膜炎等中枢神经系统感染、肾功能损害、婴幼儿不宜选用。肌酐清除率每分钟≤5ml/1.73m²患者不应使用,除非 48 小时内进行血透,且考虑用药获益大于诱发癫痫发作的风险时才考虑使用。②儿童使用后常出现红色尿,是药物着色所致,需与血尿相鉴别。③静脉滴注时间不宜过快,维持在 30～60 分钟以上为好。

4)美罗培南:①对碳青霉烯类有过敏史者、同时使用丙戊酸钠患者禁用。本药与碳青霉烯类、β-内酰胺类有交叉过敏反应。②严重肾功能障碍者需根据肌酐清除率调整剂量,肌酐清除率每分钟 25～50ml/1.73m², 10mg/kg,每 12 小时一次,每分钟 10～25ml/1.73m², 5mg/kg,每 12 小时一次,每分钟＜10ml/1.73m², 5mg/kg,每 24 小时一次。严重肝功能障碍者使用可能会加重肝损害。③进食不良或全身状况不良者可引起维生素 K 缺乏症状。④可出现 ALT、AST 升高,连续给药一周或有肝病者需监测肝功能。⑤极少引起中枢神经系统不良反应,可用于中枢神经系统感染,但中枢神经系统不良反应可能性增加。

根据 2012 年"拯救脓毒症战役"(surviving sepsis campaign, SCC)感染性休克指南,败血症抗生素静脉治疗应在 1 小时内进行,为尽可能覆盖病原微生物,应联合药物进行经验性抗感染治疗,疗程一般 7～10 日,如果患者病情改善缓慢,可延长用药时间。

(3)一般治疗及对症支持治疗:卧床休息,给予高蛋白、高热量、高维生素饮食以保障营养。维持水、电解质及酸碱平衡,必要时给予输血、血浆、白蛋白和丙种球蛋白等支持治疗。感染中毒症状严重、出现感染性休克及 DIC 者,在有效的抗菌药物治疗同时可给予短程(3～5 日)肾上腺皮质激素治疗。

第八节 感染性休克

感染性休克(septic shock)是指病原微生物及其毒素、胞壁产物等侵入血液循环,激活宿主细胞和体液免疫系统,产生各种细胞因子和内源性介质,作用于机体器官、系统,造成组织细胞破坏、代谢紊乱、功能障碍,甚至多器官功能衰竭,导致以有效血容量不足、血管灌流量急剧减少为突出表现的危重综合征。

一、病因

1. 病原菌 感染性休克的常见致病菌为革兰阴性菌,如肠杆菌、非发酵杆菌、脑膜炎球菌等。革兰阳性菌,如葡萄球菌、溶血性链球菌、肺炎链球菌等也可引起休克。

2. 宿主因素 原有慢性基础疾病,如肝硬化、糖尿病、恶性肿瘤、烧伤、器官移植后及长期接受肾上腺皮质激素等免疫抑制剂、抗代谢药物、细菌毒类药物和放射治疗,或应用留置导尿管或静脉导管者可诱发感染性休克。

二、临床表现

1. 休克早期 多数患者有交感神经兴奋症状,包括烦躁、面色苍白、口周微绀、肢端湿冷、尿量减少、心率增快、呼吸深快、血压正常或偏低、脉压减小。

2. 休克中期 随着休克发展,患者意识不清、呼吸浅促、发绀、皮肤湿冷、脉搏细速、心音低钝、血压下降、尿量更少,甚至无尿。

3. 休克晚期 发生 DIC,患者有顽固性低血压和广泛出血(皮肤、黏膜和内脏、腔道出血),并出现多脏器功能衰竭。主要包括以下几点:①急性肾衰竭:尿量明显减少或无尿。

血尿素氮、肌酐和血钾增高。②急性心力衰竭:呼吸增快、发绀,心率加速、心音低钝,可有奔马律等心律失常,亦有部分患者心率减慢。③急性呼吸窘迫综合征:进行性呼吸困难和发绀,吸氧不能缓解。肺底可闻及细湿罗音或呼吸音减低,X线胸部摄片示散在小片状浸润阴影,逐渐扩展、融合。血气分析示 $PaO_2 < 60mmHg$、$PaCO_2 > 50mmHg$。④脑功能障碍:昏迷、一过性抽搐、肢体瘫痪、瞳孔改变等。⑤其他:肝功能衰竭、胃肠道功能紊乱等。

三、诊断

1. 感染性休克代偿期(早期) 临床表现符合下列 6 项中 3 项:①意识障碍;②皮肤改变,面色苍白、唇周发绀、皮肤花纹、肢端凉;③脉搏细速、心率增快;④毛细血管再充盈时间 ≥3 秒;⑤尿量 $< 1ml/(kg \cdot h)$;⑥代谢性酸中毒。

2. 感染性休克失代偿期(晚期) 代偿期临床表现加重伴血压下降(收缩压 1~12 个月 $< 70mmHg$,1~10 岁 $< 70mmHg + [2 \times 年龄(岁)]$,≥10 岁 $< 90mmHg$)。

四、治疗原则与方案

(一) 一般治疗

保持患者温暖、安静;卧位,下肢抬高 30 度;吸氧,保持呼吸道通畅;进行血流动力学监测。密切观察患者生命体征、尿量等。

(二) 抗感染治疗

积极抗感染。在病原菌未明确前,可根据原发病灶和临床表现进行经验性治疗。常用药物包括:哌拉西林他唑巴坦,静脉滴注(2~9 月龄,哌拉西林 80mg,他唑巴坦 10mg/kg,每 8 小时一次;9 月龄以上,体重不超过 40kg,哌拉西林 100mg,他唑巴坦 12.5mg/kg,每 8 小时一次;体重超过 40kg 应接受成人剂量,即 4.5g,每 8 小时一次)。或广谱的头孢菌素类,如头孢他啶,静脉滴注[100mg/(kg·d),分 2~3 次]。或亚胺培南西司他丁,静脉滴注(按亚胺培南每次 15mg/kg,每 6 小时一次)。或美罗培南,静脉滴注(每次 20mg/kg,每 8 小时一次)。疑似耐甲氧西林金黄色葡萄球菌感染时,可加用万古霉素,静脉滴注[40mg/(kg·d),分 2~4 次]。如果难辨梭菌结肠炎患者可以耐受,应给予肠道内抗生素,严重者首选口服万古霉素。局部感染灶的清除,如留置导管的更换、脓肿切开引流等,也是清除病原菌的重要环节。在有效抗菌药物治疗下,可考虑应用肾上腺皮质激素,减轻炎症反应。目前主张小剂量、短疗程使用,并且早用早停,以达到尽快控制症状、减少不良反应的目的。

药学监护

(1)不良反应监护

1)哌拉西林他唑巴坦:参见本章第七节败血症部分内容。

2)万古霉素:参见本章第七节败血症部分内容。

3)亚胺培南及美罗培南:参见本章第七节败血症部分内容。

(2)注意事项及用药教育

1)哌拉西林他唑巴坦:参见本章第七节败血症部分内容。

2)万古霉素:参见本章第七节败血症部分内容。

3)亚胺培南及美罗培南：参见本章第七节败血症部分内容。

根据2012年SCC感染性休克指南，感染性休克抗生素静脉治疗应联合用药进行经验性抗感染治疗，以尽可能覆盖病原微生物，疗程一般为7～10日，如果患者病情改善缓慢，可延长用药时间。

如在液体复苏基础上休克症状难以纠正，血压仍低或仍有明显灌流不良表现，可考虑使用多巴胺、肾上腺素等血管活性物质提高血压、改善脏器灌流。

（三）抗休克治疗

1. 补充血容量　微循环障碍导致的有效循环血量不足是感染性休克发生的中心环节，因此扩容是最基本的治疗手段。胶体液包括低分子右旋糖酐、血浆、白蛋白及全血。晶体液包括生理盐水、5%碳酸氢钠、平衡盐溶液等。扩容治疗遵循"先晶后胶、先盐后糖、先快后慢、先多后少、见尿补钾"的原则。一般最初5～10分钟内，推注20ml/kg等渗晶体液，逐步增量以纠正低血压，增加尿量，使毛细血管再充盈时间、外周脉搏及意识水平恢复正常。

2. 纠正酸中毒　首选的缓冲碱为5%碳酸氢钠，用量根据血气分析中的碱过剩（BE）值决定。

3. 血管活性药物的应用　应用该类药物的目的是调整血管舒缩功能、疏通微循环，以改善组织器官的血流灌注，有利于休克的逆转；维持或提高血压，以保证重要脏器的血液供应。

（1）扩血管药物：适用于低排高阻型休克（冷休克），应在充分扩容的基础上应用，包括α受体阻滞剂、β受体兴奋剂、抗胆碱能药。

（2）缩血管药物：该类药物虽可提高血压，但血管收缩可能加重微血管痉挛，进而影响组织灌注，故应严格掌握应用指征：血压过低，需提高血压，加强心脏收缩力，保证心脑血供；高排低阻型休克（暖休克）常用的包括去甲肾上腺素和间羟胺。

4. 保护重要脏器功能　强心药物的应用；维持呼吸功能，防治呼吸窘迫综合征，体外膜式氧合（ECMO）可用来支持感染性休克或脓毒症相关的呼吸衰竭；保护肾功能；减轻脑水肿。

5. 利尿剂和肾脏替代治疗　在休克缓解后给利尿剂以纠正液体过载，但若利尿剂效果不佳，可采用持续血液滤过或间断透析以避免液体过载超过体重量10%。

（俞　蕙　叶颖子　王　诚）

参 考 文 献

1. WHO/IVB for Response to measles outbreaks in measles mortality reduction settings. World Health Organization,2009.（http://whqlibdoc. who. int/hq/2009/WHO_IVB_09. 03_eng. pdf？ ua＝1）.

2. 胡亚美,江载芳. 诸福棠实用儿科学. 7版. 北京：人民卫生出版社,2002.

3. 胡仪吉,金有豫. 中国国家处方集（化学药品与生物制品卷·儿童版）. 北京：人民军医出版社,2013.

4. Whitley RJ. Therapy of herpes virus infections in children. Adv Exp Med Biol,2008,609：216-232.

5. 中华人民共和国卫生部. 手足口病诊疗指南（2010年版）. 国际呼吸杂志,2010,30：1473-1475.

6. 卫生部手足口病临床专家组. 肠道病毒71型（EV71）感染重症病例临床救治专家共识. 中华儿科杂志,2011,49：675-678.

7. Theilen U, Wilson L, Wilson G, et al. Management of invasive meningococcal disease in children and young people: summary of SIGN guidelines. BMJ, 2008, 336(7657): 1367-1370.

8. Sáez-Llorens X, McCracken GH Jr. Bacterial meningitis in children. Lancet, 2003, 361(9375): 2139-2148.

9. Snellman L, Adams W, Anderson G, et al. Institute for Clinical Systems Improvement. Diagnosis and Treatment of Respiratory Illness in Children and Adults. http://bit. ly/RespIll. Updated January 2013.

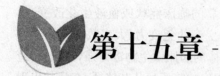

第十五章

儿童疫苗接种

第一节 概 述

一、疫苗和预防接种

传染病是由各种病原体引起的能在人与人、动物与动物或人与动物之间相互传播的一类疾病。其病原体中大部分是细菌、病毒，小部分为寄生虫等。历史上鼠疫、天花、霍乱等传染病的流行，对人类生命健康造成了很大的威胁。

人类在同传染病长期斗争的过程中发现可以通过免疫的方法预防疾病的传播和流行，1796 年牛痘疫苗诞生，随着牛痘疫苗接种的推广，世界卫生组织在 1980 年宣布天花被彻底消灭，这是人类历史上第一个通过疫苗接种消灭的传染病。随着社会文明程度的提高，人类生活居住卫生条件的好转，预防接种的大力推广，大部分传染病已经得到了很好的控制或消灭，在我国制定的目标中是逐渐消灭脊髓灰质炎和麻疹。然而近几年新的传染病的不断出现，如重症急性呼吸综合征、人禽流感病毒感染、手足口病、埃博拉出血热等，使传染病的防控工作面临新的挑战。科学家正在积极寻找应对这些严重危害人类生命和健康的传染病的方法，而通过疫苗的预防接种来阻断其传播是其中重要的并且已经被证实为行之有效的方法。

疫苗是一种应用人工方法制备的免疫物质（具有某一疾病特定的抗原性），通过适宜的途径接种到机体后，诱导机体产生相应的保护性抗体，从而达到预防和控制相应疾病的发生以及流行。疫苗的发展经历了漫长的历程，从经典的病毒、细菌疫苗，逐渐发展到寄生虫、肿瘤疫苗等。疫苗的制备也从传统的减毒、灭活疫苗，发展到通过基因工程制备的各种亚单位疫苗、载体疫苗、核酸疫苗、基因缺失疫苗等。每种疫苗的接种能保护被接种者预防相对应的疾病，而一旦人群中接种率达到 85% 或以上时，将会对相应疾病产生免疫屏障作用，阻止其传播和流行。

二、传染病及其流行病学特征

细菌、病毒是导致人类感染传染性疾病最常见的病原微生物。机体获得感染可以是外源性的病原微生物侵入，如肝炎、菌痢等，也可以是皮肤黏膜表面的寄生菌，在人体的抵抗力下降或外界因素的作用下，造成的内源性感染，如肠道中大肠杆菌、某些真菌的感染。病原体侵入人体后,可以被机体清除,也可能繁殖引起组织的损伤、炎症等病理反应。

传染病在临床上根据其是否出现临床症状可以分为隐性感染和临床感染。隐性感染是指病原微生物入侵人体后,仅引起免疫应答,而不出现明显的临床症状或血液生化改变,只是在免疫学检查时才发现,隐性感染后,人体可获得对此疾病的免疫力,大多数传染病流行时,90%以上的人群为隐性感染者;临床感染则是入侵人体的病原微生物毒力强,数量大,造成机体组织的损伤、炎症反应、生理功能受影响,表现为相应的临床症状和体征,在症状出现前后可以分离或培养出致病微生物,感染过程结束后可获得牢固的免疫力,但个别病原微生物如流感病毒、痢疾杆菌感染后并不能长久或终生免疫,可以复感染致病。

在流行病传播中重要的传染源是病原携带者,可以是临床感染患者的潜伏期、恢复期带菌(毒)者,或健康带菌(毒)者,如伤寒、乙肝携带者,其不显现临床症状,但会排出病原微生物。和病原携带者不同的另一种状态为潜伏性感染,在机体的免疫力能局限病原体,但又不足以清除它时,病原微生物就会潜伏在局部,但机体并不排毒,一旦机体免疫力下降或其他外界因素触发可以使病原体重新活跃而致病,如带状疱疹。

三、免疫和疫苗

人体的免疫系统具有识别和消灭外来物质,清除人体本身所产生的损伤细胞和肿瘤细胞等功能,由非异性和特异性两大系统组成。非特异性免疫是先天具有的一系列防御功能,由生理屏障、细胞吞噬和体液因子等组成,它是自发的、非特异性并且相对稳定,年龄、种族、性别、激素水平等的差异会对其有影响。特异性免疫是通过后天获得的,具有特异性,能抵抗某个病原微生物的感染,又可分为主动免疫和被动免疫。主动免疫即人体暴露在病原微生物感染后而产生,并可以获得这一抗原的免疫记忆,此后一旦再次暴露在这个病原微生物感染时,机体将会产生大量的抗体,并重建免疫防御体系,以抵抗病原微生物的入侵,主动免疫可以维持相对较长的时间甚至终生。被动免疫则是通过输注具有特异性抗体的免疫球蛋白,使机体产生对特定病原体的抵抗力,达到预防疾病的作用,包括抗毒素、抗血清和特异性免疫球蛋白。被动免疫能提供有效的保护,但随着时间的推移,其保护作用会逐渐减弱,一般维持数周或数月。

特异性免疫系统由体液免疫和细胞免疫组成。体液免疫通过 B 淋巴细胞受特异性抗原刺激后活化增殖,分化成浆细胞,后者合成并分泌特异性抗体,接种灭活疫苗如白喉、破伤风就是通过体液免疫产生抗体以中和毒素,达到预防疾病的目的。细胞免疫主要是指自然杀伤细胞(NK 细胞)介导的特异性细胞免疫,在病毒、真菌、原虫和胞内菌感染中,细胞免疫起着重要作用。

病原微生物具有病原性和抗原性双重特性,病原体的荚膜、鞭毛、毒素等决定了其致病性,而抗原性则是由病原微生物的异质性、大分子胶体性以及其他复杂的分子结构等形式决定。制备疫苗的原理就是通过减毒或灭活的方法去除其致病性,保留其具有抗原活性的蛋白质、多糖、核酸等物质,通过单一或含有效成分的复合体,或减毒后的活病原体,经合适的途径注入体内,使机体对其产生主动的特异性免疫应答,以达到预防疾病的目的,通过在人群中广泛的接种建立免疫屏障而阻止传染病的流行。

不同类型的疫苗可以引起不同的免疫应答,从而导致免疫力维持时间的差异,如减毒活疫苗能较好地刺激固有免疫,并促进抗体的产生,即使是初次免疫也能有效维持免疫应答数年甚或终身,但是灭活疫苗则需要通过佐剂的辅助来增强免疫应答,且往往很少能通过一次接种即产生较长时间和较高水平的免疫应答。由于人体的免疫功能存在个体差异,导致对疫苗的应答不尽相同,即使是产生了同样的免疫应答,由于感染的病原微生物的数量、毒力的不同,事实上也会造成预防效果的不同。

应用特异性免疫的概念,目前疫苗的接种已经不仅是预防感染性疾病,对于癌症,自身免疫性疾病的治疗和预防也亦应用。

第二节　儿童疫苗接种

一、疫苗的分类

按疫苗的性质可以分为灭活疫苗和减毒活疫苗。灭活疫苗是通过物理和化学的方法杀死具有感染性的完整的病原微生物,使其具有抗原性,但无致病性,如乙脑灭活疫苗、甲型肝炎灭活疫苗,为提高和增强抗体滴度,需要定期加强接种。减毒活疫苗则是通过人工的方法使病原微生物的毒力降低,使人体产生类似自然感染的隐性感染过程,可产生免疫应答但无临床症状,如脊髓灰质炎减毒活疫苗、麻疹减毒活疫苗等,一般只需接种一次,可产生并维持可靠的免疫性。活疫苗的缺点是有效期短,不易保存,免疫功能低下或缺陷的个体可能存在被感染的风险。

按疫苗的生产工艺可以分为全菌体(或病毒)疫苗、裂解疫苗、重组疫苗和合成肽疫苗。全菌体疫苗包含了灭活疫苗和减毒活疫苗;裂解疫苗可以是蛋白质疫苗或多糖疫苗,蛋白质疫苗包括类毒素和亚单位疫苗,后者稳定性和可靠性高,同时不良反应少。百日咳-白喉-破伤风疫苗,就是内毒素和灭活疫苗混合制成的联合疫苗;多糖疫苗由纯化的菌体细胞壁多糖链分子组成,多糖结合疫苗的开发,通过与载体蛋白的结合,使其成为 T 细胞依赖型抗原,即使在免疫功能发育不完善的婴儿中应用,也可以产生较好的免疫反应;重组疫苗则是通过基因表达、重组、转基因等技术,合成或生产具有抗原性但无毒性的疫苗,如乙肝疫苗、流感疫苗等。合成肽疫苗是通过化学合成的方法,按照抗原表面表位氨基酸序列的人工合成疫苗。

按疫苗的品种可分为单价疫苗和联合疫苗,前者只能预防一种疾病,而多价疫苗则是两种或以上的疫苗组合,如百日咳-白喉-破伤风三联疫苗、五联疫苗(百日咳-白喉-破伤风-脊髓灰质炎-流感嗜血杆菌疫苗)等联合疫苗。

按疫苗的使用方法可以分为注射疫苗、口服疫苗、划痕疫苗、喷雾疫苗。

在我国,政府免费提供基本的疫苗为一类疫苗,包括卡介苗、乙肝疫苗、脊髓灰质炎糖丸疫苗、百白破疫苗、白破疫苗、麻疹疫苗、麻风疫苗、麻腮风疫苗、A 群流脑疫苗、A＋C 群流脑疫苗、乙脑疫苗和甲肝疫苗。二类疫苗是指需要自费并且自愿接种的疫苗:如 B 型嗜血流感杆菌疫苗、灭活脊髓灰质炎疫苗、水痘疫苗、肺炎疫苗、口服轮状病毒疫苗等,此外,还有些自费的麻腮风、百白破、流脑结合疫苗等可以替代一类疫苗。

其他,根据疫苗是否含有吸附剂进行分类,是否免费接种以及疫苗是作为预防、治疗的不同作用而进行分类。

二、疫苗佐剂

免疫佐剂(immunologic adjuvants)是在疫苗制剂中加入的能够增加疫苗抗原免疫原性的物质。疫苗(vaccine)的免疫原性(immunogenicity)定义为疫苗在受种者体内能够引起免疫应答的能力。

早期的疫苗由灭活的全菌、减毒或灭活的病毒或细菌类毒素组成。这些疫苗的纯度不如应用现代蛋白纯化技术制备的疫苗。然而,这些不是很纯的疫苗经常含有"内佐剂"(intrinsic adjuvant),包括微量的有活性的外毒素(exotoxin)或内毒素(endotoxin)。这些疫苗中的内佐剂可以增加它们的免疫原性,并且可以增加与其同时注射的其他疫苗的免疫原性。

最近,蛋白的合成和纯化及重组 DNA 技术的发展,引导人用疫苗向着纯度更高、成分更加明确的方向发展。然而,疫苗抗原的纯化往往导致疫苗内佐剂作用的消除,可使高度纯化疫苗抗原的免疫原性降低,这是人们不想要的结果。同时,婴儿在出生一年内被推荐使用的疫苗越来越多,产生了研制联合疫苗(combination vaccine)的需求。联合疫苗是由同种病原体的多个毒株或不同病原体组成的混合制剂。人们通过设计联合疫苗来减少儿童完成推荐免疫程序的接种剂次。联合疫苗诱导的针对不同病原体的保护性免疫应答应该相当于某一成分单独接种诱导的保护性免疫应答。使用免疫佐剂增强高度纯化的亚单位疫苗和联合疫苗的免疫原性,是增强这些疫苗保护性免疫应答的最有希望的策略。

(一) 佐剂的分类

人们通过实验性疫苗模型已经对许多具有佐剂活性的天然或合成物质在动物体内或人体内进行了研究。表 15-1 列出的是按物理和化学特性进行的佐剂分类。

表 15-1　佐剂分类与代表药物

佐剂类型	范例
矿物盐	氢氧化铝或磷酸铝
	磷酸钙
微生物提取物	胞壁酰二肽类似物(包括合成的衍生物)
	细菌外毒素(霍乱毒素、大肠埃希菌热不稳定毒素)
	基于内毒素的佐剂
	细菌 DNA(CpG 寡核苷酸)
	鞭毛蛋白
	提取于支原体巨噬细胞活化 2-kDa 脂肽
微粒	生物可降解聚合物微粒
	免疫刺激复合物(ISCOMs)
	脂质体、病毒体、蛋白体
油乳剂和表面活性剂佐剂	费氏不完全佐剂
	可代谢乳剂(MF59、SAF)
	皂苷(QS-21)

续表

佐剂类型	范例
合成佐剂	非离子阻断化合物
	聚膦腈
	基于细菌脂多糖(LPS)的合成复合物
	咪唑喹啉样分子
	合成多(聚)核苷酸
细胞因子	IL-2、IL-12,IFN-γ

(二) 佐剂的作用机制

在过去的 20 年里对于人体免疫系统的研究取得了很大进展。这些进展包括对许多连接固有免疫(innate immunity)和获得性(acquired)或同源免疫(cognate immunity)的受体、配体的阐明。应用这些新知识去理解佐剂的作用机制和设计新的佐剂,是佐剂研究的主要目标。佐剂的作用机制主要有以下几点:

1. 改变抗原的物理性状,延缓抗原的降解和排除,从而延长抗原在体内的滞留时间,避免频繁注射从而更有效地刺激免疫系统。

2. 刺激单核-吞噬细胞系统,增强其处理和呈递抗原的能力。

3. 刺激淋巴细胞的增生和分化,可提高机体初次和再次免疫应答的抗体滴度。

4. 改变抗体的产生类型以及产生迟发型变态反应。

(三) 理想佐剂应具备的条件和特点

1. 增加抗原的表面积,并改变抗原的活性基团构型,从而增强抗原的免疫原性。

2. 佐剂与抗原混合能延长抗原在局部组织的存留时间,减低抗原的分解速度,使抗原缓慢释放至淋巴系统中,持续刺激机体产生高滴度的抗体。

3. 佐剂可以直接或间接激活免疫活性细胞并使之增生,从而增强体液免疫、细胞免疫和非特异性免疫功能。

4. 良好的佐剂应具有无毒性或副作用低的特点。

5. 加入佐剂的疫苗,需要大于两年的稳定期以保证疫苗的储存和使用。

6. 佐剂的化学成分和生物学形状清楚,在制备时批间差异小,易于生产。

7. 进入体内的佐剂,可自行降解且易于从体内清除。

(四) 未来佐剂的研究与开发

尽管铝佐剂在近期仍是世界范围内上市疫苗所使用的主要佐剂,疫苗生产商已经把研究重点放在发现、开发和测试可应用于人用疫苗的新型佐剂上。一种可以被完全接受的佐剂应该使疫苗研究者在设计疫苗时具有更大的灵活性。合理应用安全、有效的佐剂有可能降低每剂疫苗需要的抗原量,增加疫苗的产能,进而可以在现有疫苗产能的前提下扩大目标人群的接种率。佐剂还将有助于开发新的疫苗递送系统和接种途径,如经皮或黏膜疫苗递送方式可以增加疫苗适应性、提高效力并降低生产和分发成本。

三、国内外常规免疫程序

免疫程序是指对某一特定人群(如儿童)预防针对传染病需要接种疫苗的种类、次序、剂量、部位及有关要求所作的具体规定。只有按照科学、合理的程序进行接种,才能充分发挥疫苗的免疫效果,减少预防接种不良反应的发生,避免人力、物力、财力的浪费,有效地保护易感人群,预防和控制针对传染病的发生与流行。

免疫程序包括儿童常规免疫程序,儿童扩大免疫程序,成人免疫程序,特殊地区、特殊职业人群免疫程序等。本章节主要介绍国内外儿童常规免疫程序。

(一)我国儿童免疫规划程序(表15-2)

表15-2 我国儿童免疫规划程序

疫苗	0月龄	1月龄	2月龄	3月龄	4月龄	5月龄	6月龄	8月龄	18月龄	18~24月龄	2岁	3岁	4岁	6岁
乙肝疫苗	√	√					√							
卡介苗	√													
脊髓灰质炎疫苗			√	√	√								√	
百白破疫苗				√	√	√			√					
白破疫苗														√
麻风疫苗（麻疹疫苗）								√						
麻腮风疫苗（麻腮疫苗、麻疹疫苗）									√					
乙脑减毒活疫苗								√	√					
A群流脑疫苗							√（间隔3月）							
A+C流脑疫苗												√		√
甲肝减毒活疫苗									√					
乙脑灭活疫苗								√（2次）			√			√
甲肝灭活疫苗										√	√24~30月龄			

注:1)CHO疫苗用于新生儿母婴阻断的剂量为20μg/ml。

2)未收入药典的疫苗,其接种部位、途径和剂量参见疫苗使用说明书

(二)国家免疫规划疫苗使用规定

1. 免疫程序所列各种疫苗第1剂次的接种时间为最小免疫起始月龄。

2. 儿童基础免疫中,乙肝疫苗、卡介苗、脊髓灰质炎疫苗、百白破疫苗、麻疹风疹疫苗、乙脑减毒活疫苗要求在12月龄内完成;A群流脑疫苗≤18月龄完成;甲肝疫苗≤24月龄完成。

3. 脊髓灰质炎疫苗、百白破疫苗各剂次的间隔时间应≥28天。

4. 乙肝疫苗第1剂次在新生儿出生后24小时内尽早接种,对已知母亲乙肝病毒表面抗原阳性的新生儿,在自愿的基础上,提倡新生儿在接种首剂乙肝疫苗的同时,在不同部位

自费接种 100U 乙肝免疫球蛋白。

5. 麻腮风疫苗供应不足时,可使用含麻疹成分疫苗。8 月龄接种 1 针次麻疹风疹疫苗,麻疹风疹疫苗不足部分继续使用麻疹疫苗。18～24 月龄接种 1 针次麻腮风疫苗,麻腮风疫苗不足部分使用麻疹腮腺炎疫苗替代,麻疹腮腺炎疫苗不足部分继续使用麻疹疫苗。

6. 如需同时接种 2 种以上国家免疫规划疫苗,一次最多只能接种两种注射疫苗和一种口服疫苗,注射疫苗应在不同部位接种。两种减毒活疫苗如同时接种,应间隔≥28 日。

7. 未完成基础免疫的≤14 岁儿童应尽早补种。在补种时掌握以下原则:

(1)未接种国家免疫规划疫苗常规免疫的儿童,按照免疫程序进行补种。

(2)未完成国家免疫规划疫苗常规免疫程序规定剂次的儿童,只需补种未完成的剂次。

(3)未完成百白破疫苗免疫程序的 3 月龄至 5 周岁儿童使用百白破疫苗;6～11 岁儿童使用白破联合疫苗;≥12 岁儿童使用成人及青少年用白破联合疫苗。

(4)未完成脊髓灰质炎疫苗免疫程序的儿童,<4 岁儿童未达到 3 针次(含强化免疫等),应补种完成 3 针次;≥4 岁儿童未达到 4 针次(含强化免疫等),应补种完成 4 针次。

(5)未完成 2 针次含麻疹成分疫苗接种(含强化免疫等)的儿童,应补种完成 2 针次。

(6)未接种卡介苗的<3 月龄儿童可直接补种,3 月龄至 3 周岁儿童对 PPD 试验阴性者补种,≥4 岁儿童不予补种。

(三) 美国常规免疫程序

自 20 世纪 60 年代中期起,在美国有关儿童疫苗接种的建议传统上由两个咨询机构制定:①美国疾病预防控制中心的免疫实施咨询委员会(Advisory Committee on Immunization Practices,ACIP);②美国儿科学会传染病委员会(American Academy of Pediatrics Committee on Infectious Disease,COID)。ACIP 的建议在于解决公共和私立部门的供应需求。COID 的建议,主要是针对儿科医生对儿童的免疫服务。更新的疫苗免疫程序版本,可从网址 http://www.cispimmunize.org 或 www.cdc.gov/vaccines 获取。

下面就 2014 ACIP 推荐的美国儿童常规免疫程序做简单介绍(表 15-3)。

表 15-3　2014 ACIP 推荐的美国儿童常规免疫程序

疫苗	出生时	1个月	2个月	4个月	6个月	9个月	12个月	15个月	18个月	19～23个月	2～3岁	4～6岁	7～10岁	11～12岁	13～15岁	16～18岁
乙肝疫苗 (HepB)	第1剂	第2剂		第3剂												
轮状病毒疫苗 (RV)			第1剂	第2剂												
白喉破伤风百日咳联合疫苗 (DTaP;<7y)			第1剂	第2剂	第3剂			第4剂				第5剂				
破伤风白喉百日咳联合疫苗 (Tdap;≥7y)														Tdap		

续表

疫苗	出生时	1个月	2个月	4个月	6个月	9个月	12个月	15个月	18个月	19~23个月	2~3岁	4~6岁	7~10岁	11~12岁	13~15岁	16~18岁
B型流感嗜血杆菌结合疫苗（Hib）			第1剂	第2剂			第3剂或第4剂									
肺炎球菌结合疫苗（PCV13）			第1剂	第2剂	第3剂		第4剂									
肺炎球菌多糖疫苗（PPSV23）																
脊髓灰质炎灭活疫苗（IPV）（<18y）			第1剂	第2剂		第3剂					第4剂					
流感疫苗（IIV；LAIV）					每年接种疫苗(仅接种 IIV)						每年接种疫苗(IIV 或 LAIV)					
麻腮风疫苗（MMR）							第1剂				第2剂					
水痘疫苗（VAR）							第1剂				第2剂					
甲肝疫苗（HepA）							2剂系列									
人乳头瘤病毒疫苗（HPV2：仅限女性；HPV4：男性和女性）														3剂系列		
脑膜炎球菌疫苗														第1剂	加强	

推荐年龄范围内的所有孩子　　免疫补种者的推荐年龄范围

推荐年龄范围内的高风险组　　推荐年龄范围内的免疫补种者和某些高危人群

四、疫苗接种的禁忌证与常见不良反应

疫苗接种需要在身体健康的状态下进行，接种的禁忌包括以下情况：患有急慢性传染病、发热、或已知对疫苗中任何成分的过敏，某些疾病的活动期如哮喘发作期、严重的过敏性疾病发作期、癫痫尚未控制、严重的心、肾脏病等也需要暂缓接种，有免疫缺陷或免疫功能低

下(包括应用免疫抑制剂如化疗、激素治疗的患儿)不能接种减毒活疫苗。

疫苗接种后可能引起的不良反应有局部反应和全身反应,局部反应主要表现为注射部位的红肿、疼痛,轻微的全身反应可以是发热,一般持续 1～2 天,大部分的不良反应为以上所述的一般不良反应。偶尔可见晕厥、无菌性脓肿。罕见的为过敏性休克或其他变态反应。

五、特殊人群的接种

早产儿的接种,正常的早产儿可以同足月儿一样接受常规的预防接种,如果为低出生体重儿,则需要待其体重长到 2500g 以上开始按程序接种。

器官移植或脾切除手术前,应接种流脑、肺炎链球菌、流感嗜血杆菌疫苗以预防术后易感这类细菌感染性疾病。

骨髓移植后由于人体免疫系统的重建,故需要重新进行疫苗的接种。

妊娠期的疫苗接种,需要考虑胎儿的安全性,水痘疫苗、麻疹、风疹、腮腺炎疫苗对胎儿有潜在的风险而应该避免接种。育龄妇女在接种减毒疫苗后应避免在 3 个月内受孕。

第三节　常用疫苗

一、一类疫苗

(一) 卡介苗

1. 预防疾病　结核病,特别是结核性脑膜炎和粟粒性肺结核。

2. 接种对象　出生 3 个月以内的婴儿或 5U PPD 试验阴性(PPD 试验后 48～72 小时局部硬结在 5mm 以下者为阴性)的儿童。

3. 疫苗效果　卡介苗对预防儿童结核病,特别是对危及儿童生命的结核性脑膜炎和粟粒性肺结核有较好的预防效果,可以大大降低病死率。卡介苗的保护率约为 80%,保护作用可持续 10～15 年。

4. 药学监护

(1)不良反应:相比其他疫苗,接种局部反应较重。接种后 2 周左右,局部可出现红肿浸润,若随后化脓,形成小溃疡,可用 1% 甲紫涂抹,以防感染。一般 8～12 周后结痂,如遇局部淋巴结肿大软化形成脓疱,应及时诊治。

(2)禁忌证:①已知对卡介苗所含任何成分过敏者;②正在接受免疫抑制治疗的患者;③患结核病、急性传染病、肾炎、心脏病者;④患湿疹或其他皮肤病者;⑤免疫功能受损者;⑥妊娠期妇女。

(二) 乙型肝炎疫苗

1. 预防疾病　乙型病毒性肝炎。

2. 接种对象　适用于乙肝易感者,尤其是下列人员:①新生儿,特别是母亲为 HBsAg、HBeAg 阳性者;②从事医疗工作的医护人员及接触血液的实验室人员;③已感染 HBV 者的配偶、子女或密切接触者;④血液透析者和静脉注射毒品者等高危人群。

3. 疫苗效果　我国对重组乙型肝炎疫苗的使用效果进行了大量临床研究,目前证实它对提高人群免疫水平和降低 HBV 感染有明显作用。接种 3 剂后,大于 95% 的受种儿童会得到保护。

4. 药学监护

（1）不良反应：乙肝疫苗是目前最安全的疫苗之一。接种后局部反应以一过性疼痛多见，多在 24 小时内发生，多数情况下于 2～3 天消失。接种部位也可出现硬结，但较罕见，一般 1～2 个月可自行吸收。全身反应以低热为主，儿童发生率仅为 0.4%～6.4%，一般持续 1～2 天可自行缓解。严重全身不良反应和过敏反应罕见。

（2）禁忌证：①已知对该疫苗所含任何成分，包括辅料和甲醛过敏者；②患急性疾病、慢性疾病的剂型发作期和发热者；③患未控制的癫痫和其他进行性神经系统疾病者。

（三）脊髓灰质炎疫苗

1. 预防疾病 脊髓灰质炎，俗称小儿麻痹症。

2. 接种对象 主要为 2 月龄以上的儿童，基础免疫为 3 剂次，首次免疫从 2 月龄开始，连续口服 3 次，每次间隔 4～6 周，4 岁再加强免疫 1 次。其他年龄组在接种需要时也可以服用。

3. 疫苗效果 目前，使用的脊髓灰质炎疫苗有口服脊髓灰质炎减毒活疫苗（OPV）和脊髓灰质炎灭活疫苗（IPV）两种。接种 3 剂口服脊髓灰质炎减毒活疫苗后，大于 95% 的受种者能产生持久的免疫力。接种 3 剂脊髓灰质炎灭活疫苗后，大于 99% 的受种者获得免疫，但确切的免疫持续时间尚不清楚。

4. 药学监护

（1）不良反应：接种脊髓灰质炎疫苗反应轻微，口服 OPV 后，个别患者有发热、恶心、呕吐、腹泻和皮疹，一般不需特殊处理，必要时可对症治疗。OPV 可引起疫苗相关病例（VAPP），但极其罕见，多见于有免疫功能低下或缺陷的受种者。故 1997 年美国儿科学会推荐使用 IPV。注射 IPV 时，有些儿童注射部位会出现一些红肿现象，2～3 天可自行消退。

（2）禁忌证：①发热、患急性传染病者；②免疫缺陷患者或接受免疫抑制剂治疗者；③对疫苗中的任何成分过敏者。

（3）注意事项与用药教育：①脊髓灰质炎减毒活疫苗怕热，遇热会失效，故应用冷开水服用；②在服苗后 0.5 小时内停止吸吮母乳（可用牛奶或其他代乳品），因母乳中抗体会中和（杀死）疫苗；③如在服用时出现呕吐应重服；④OPV 禁忌证，已知有免疫缺陷的儿童或因病正在使用免疫抑制剂者，可优先考虑使用 IPV；⑤对于首剂已接种 OPV 的儿童，不再推荐接种 IPV；⑥如部分使用 IPV，建议第 1、2 剂优先使用 IPV，其余剂次用 OPV，并按 OPV 的免疫程序完成全程免疫；⑦经济条件许可的家庭，可依 IPV 程序，完成全程免疫。

（四）百白破疫苗/白破疫苗

1. 预防疾病 百日咳、白喉、破伤风。

2. 接种对象 3 个月以上正常婴儿。

3. 疫苗效果 百白破联合疫苗有全细胞百白破联合疫苗和无细胞百白破联合两种。物细胞百白破联合疫苗又分为两组份和三组分两种，三组分含百日咳杆菌黏附素（PRN）成分，能提供更高的保护效力和更长的保护时间。我国从 2008 年起逐步用无细胞百白破联合疫苗取代全细胞百白破联合疫苗。

4. 药学监护

（1）不良反应：接种无细胞百白破联合疫苗后的局部反应的发生率低于全细胞百白破联

合疫苗。这类反应通常是轻微的,且具有自限性。发热、接种局部红肿、疼痛、硬结反应比较常见。干热敷有助于硬结的消退,发热常发生在接种后6~8小时,一般在48小时内恢复正常。百白破疫苗接种后极个别可能发生过敏反应,或惊厥、抽搐、尖声哭叫等神经系统并发症,但这些反应发生率极低。

(2)禁忌证:①对该疫苗的任何一种成分过敏者或接种百日咳、白喉、破伤风疫苗后发生神经系统反应者;②患急性疾病、严重慢性疾病、慢性疾病的急性发作期和发热者;③患脑病、未控制的癫痫和其他进行性神经系统疾病者。

(3)注意事项与用药教育:①注射后局部如出现硬结,注射第2针时应更换另一侧注射部位;②百白破疫苗接种4针次,儿童3月龄、4月龄、5月龄和18~24月龄各接种一针次。无细胞百白破疫苗免疫程序与百白破疫苗程序相同。无细胞百白破疫苗供应不足阶段,按照第4针次至第1针次的顺序,逐步用无细胞百白破疫苗替代全细胞百白破疫苗,不足部分继续使用全细胞百白破疫苗。

(五)脑膜炎球菌多糖疫苗(流脑疫苗)

1. 预防疾病　流行性脑脊髓膜炎。

2. 接种对象　A群脑膜炎球菌多糖疫苗接种对象为6月龄至15周岁少年儿童。A+C群脑膜炎球菌多糖疫苗接种对象为2周岁以上儿童及成人,在流行区的2岁以下儿童可进行应急接种。

3. 疫苗效果　目前我国免疫程序中使用A群脑膜炎球菌多糖疫苗和A+C群脑膜炎球菌多糖疫苗。接种2剂免疫力可维持3~4年,因此需要加强免疫2剂。

4. 药学监护

(1)不良反应:流脑疫苗纯度高,因而毒性反应很低。少数人接种后有短暂发热,局部有红肿、硬结及疼痛,可自行缓解。常见的不良反应是注射部位红晕和轻微疼痛1~2天。

(2)禁忌证:①已知对该疫苗所含任何成分过敏者,患急性传染病及发热者;②患脑部疾病、肾病、心脏病及活动性结核者;③患未控制的癫痫和其他进行性神经系统疾病者。

(六)麻疹疫苗/麻疹风疹联合减毒活疫苗

1. 预防疾病　预防麻疹、风疹。

2. 接种对象　8月龄以上的麻疹易感者以及对发生病例周围疫区(疫点)的易感者应急接种8月龄以上的风疹易感者。

3. 疫苗效果　麻疹疫苗有单价疫苗,也有联合疫苗,具有良好的免疫原性,无论接种单价还是联合疫苗,初次接种后,95%以上的受种者可产生良好的免疫应答。且初次免疫成功后,有较为长久牢固的免疫力。

4. 药学监护

(1)不良反应:小部分儿童接种疫苗24小时内可能出现接种部位的疼痛,2~3天自行消退,接种后6~10日,可能出现一过性发热反应及散在皮疹,一般不超过2日可自行缓解,通常不需特殊处理,必要时可对症治疗。

(2)禁忌证:急性重症疾病、免疫功能受损、怀孕或有含麻疹疫苗的过敏史。

(3)注意事项与用药教育:①注射免疫球蛋白者应至少间隔3个月接种本疫苗,具体时间间隔还取决于血液制品的剂量,以免影响免疫效果。此外,在可能的情况下,接种疫苗至少在接种免疫球蛋白2周前进行。②麻疹和流行性腮腺炎疫苗在鸡胚成纤维细胞中培养生长,但研究表明麻疹疫苗对鸡蛋过敏的儿童是安全的,发生严重过敏性反应的风险非常低,因此对鸡蛋过敏的儿童注射前无须做常规皮试或使用特别方案。

（七）流行性乙型脑炎疫苗

1. 预防疾病　流行性乙型脑炎。

2. 接种对象　6月龄至10周岁儿童和由非疫区进入疫区的儿童和成人。

3. 疫苗效果　我国使用的有乙脑减毒活疫苗和乙脑灭活疫苗两种。按照免疫程序接种乙脑减毒活疫苗或乙脑灭活疫苗,均可产生良好的免疫效果。减毒活疫苗的保护率约为90%~100%。

4. 药学监护

(1)不良反应:接种乙脑灭活疫苗后不良反应较少,局部可出现红、肿、热、痛等反应,1~2天可自愈。接种乙脑减毒活疫苗的不良反应发生率也较低,主要包括接种部位的红、肿、热、痛等,少数人可出现一过性发热等全身症状,一般不需特殊处理。

(2)禁忌证:①发热、患急性疾病、严重慢性疾病或体质弱者;②对药物或食物有过敏史者;③患脑及神经系统疾病和有惊厥史者;④减毒活疫苗除上述禁忌证外,对妊娠期妇女、有免疫缺陷或近期进行免疫抑制剂治疗者均不能接种。

(3)注意事项与用药教育:注射过免疫球蛋白者,应间隔1个月以上再接种减毒活疫苗。接受类固醇治疗者,在停止免疫抑制剂治疗1个月以上可接种减毒活疫苗。

（八）麻腮风疫苗（MMR）

1. 预防疾病　预防麻疹、流行性腮腺炎、风疹。

2. 接种对象　国产疫苗适用于8月龄以上的儿童和成人,进口疫苗用于12月龄以上的儿童和成人。

3. 疫苗效果　出生后8月龄接种第1剂,18~24月龄接种第2剂。自2008年开始,我国逐渐将第二剂用MMR代替麻疹疫苗进行复种。接种MMR后产生的免疫反应与各单价疫苗相比无明显区别,所产生的免疫持久性也与单价疫苗相似,可诱导长期免疫,并且大多数人可能是终身免疫。

4. 药学监护

(1)不良反应:接种后24小时内可能出现接种部位的疼痛,2~3天自行消退,1~2周内,可出现一过性发热,一般不需特殊处理,个别人出现高热(≥39℃)、惊厥,应对症处理。少数人出现皮疹,多发生在接种后6~12天。极少数人可有轻度腮腺和唾液腺肿大。

(2)禁忌证:①对疫苗成分发生严重过敏反应或以前接种麻疹疫苗后发生严重过敏反应者;②患急性重症疾病或发热者;③免疫缺陷患者、免疫功能低下或正在接受免疫抑制治疗者;④妊娠期妇女。

(3)注意事项与用药教育:患急性严重发热性疾病的个体应推迟接种疫苗,但轻微感染不影响接种。育龄期妇女接种疫苗,应在接种后3个月内避免妊娠。

（九）甲型肝炎疫苗

1. 预防疾病　预防甲型病毒性肝炎。

2. 接种对象　18月龄以上的儿童常规接种。有可能感染HAV危险的高危人群,包括:到有地方性流行或暴发地区的旅行者;曾有多次甲肝暴发社区所居住的居民;有甲肝职业危险或面临病毒传染危险性较大的人员(如托儿所和医疗机构中的保育员、医务人员,尤其是胃肠科和儿科医务人员);战士、食品工作人员和污水处理人员;静脉吸毒者、血友病患者和其他接受血液制品治疗者;甲肝患者的密切接触者;慢性肝炎患者或有可能发展为慢性肝病的人(如乙肝和丙肝患者、饮酒过度者)等。

3. 疫苗效果　目前使用的有冻干甲肝减毒活疫苗和甲肝灭活疫苗两大类。我国 20 多年使用甲肝减毒活疫苗的临床观察表明,接种疫苗后 2 个月抗体阳转率可达 95% 以上。甲肝灭活疫苗首剂接种后 1 个月内血清阳转率达 97% 以上,在临床试验中,在接种 2 剂后,所有受种者可产生保护性抗体。已经证实,免疫后儿童受种者的抗 HAV 可持续 5～6 年,而根据数学模型得出的估计值,抗体水平在儿童中至少为 14～20 年。

4. 药学监护

(1)不良反应:轻度和一过性的局部注射部位反应(疼痛、压痛或红斑)已经在多达 21% 的儿童受种者中报告,一般 1～3 天自行消失。发生于小于 5% 的受种者的全身性反应包括倦怠、发热、腹泻和呕吐。头痛已在 2%～9% 的儿童中报告与接种有关,持续时间 <24 小时,一般可自行缓解。

(2)禁忌证:①已知对该疫苗所含任何成分,包括辅料以及抗生素过敏者;②免疫缺陷或接受免疫抑制剂者;③患急性疾病、严重慢性疾病、慢性疾病的急性发作期和发热者。

(3)注意事项与用药教育:注射丙种球蛋白者,应间隔 1 个月以上再接种减毒活疫苗。尚未确定甲型肝炎灭活疫苗在孕妇中使用的安全性。因为疫苗是通过灭活 HAV 生产的,所以从理论上讲,对胎儿的风险可能很低。

二、二类疫苗

(一) b 型流感嗜血杆菌结合疫苗

1. 预防疾病　预防 b 型流感嗜血杆菌(Hib)引起的儿童细菌性脑膜炎、肺炎等。

2. 接种对象　Hib 结合疫苗不能对 6 周龄以下儿童接种,因可能会对随后的剂次产生免疫耐受,另外,儿童 >59 月龄就不需要接种 Hib 结合疫苗了,这些儿童大多数可能在婴儿时期已隐性感染 Hib,获得免疫力。因此 Hib 疫苗接种对象为 6 周龄～59 月龄的儿童。

3. 免疫程序　基础免疫为新生儿出生后 6 个月内注射 3 剂,可于出生后 6 周开始接种。为确保长期保护,推荐于出生后第 2 年(一般是 12～15 个月)加强 1 剂,但与最后 1 剂间隔至少 2 个月。6～15 月龄未接种过的婴儿应接种 2 剂,间隔 2 个月,于出生后第 2 年加强接种 1 剂。15～59 个月未接种过的儿童应接种 1 剂。

4. 疫苗效果　批准用于婴儿的 Hib 结合疫苗有很强的免疫原性,95% 以上婴儿在接 3 种基础免疫程序的第 2 剂或第 3 剂后就可达到保护性抗体水平。婴幼儿进行 Hib 结合疫苗常规免疫后,约 90% 的婴幼儿抗体水平可达长期保护水平。

5. 药学监护

(1)不良反应:约半数儿童注射后局部有轻度反应,但通常在 12～24 小时内消失,全身性反应,如发热(1% 发生率)和过敏少见。

(2)禁忌证:①对疫苗组分有严重过敏反应或以前接种疫苗后发生严重过敏反应者;②6 周龄以下儿童;③急性严重发热性疾病患者。

(3)注意事项与用药教育:正在接受免疫抑制治疗的患者或免疫功能缺陷者,若接种本疫苗,可能无法获得应有的免疫保护效果。接种后 1 周内,在诱导机体产生针对细菌的保护性效应前，仍可能出现 Hib 致病的情况。任何急性感染或发热性疾病期间，应暂缓接种本疫苗。

（二）吸附无细胞百白破、灭活脊髓灰质炎和 b 型流感嗜血杆菌联合疫苗（五联疫苗）

1. 预防疾病　预防脊髓灰质炎、百日咳、白喉、破伤风及 Hib 侵袭性疾病感染。

2. 接种对象　适用于 2 月龄及以上的婴幼儿。

3. 免疫程序　依据国内临床试验结果，两种推荐免疫程序可任选一种：①在 2、3、4 月龄，或 3、4、5 月龄进行 3 剂基础免疫；在 18 月龄进行 1 剂加强免疫；1、2、3 剂次之间每剂次间隔不少于 28 天，在 12 月龄内完成 3 剂次基础免疫；②在 3、4、5 月龄进行 3 剂次基础免疫；在 18～24 月龄进行 1 剂加强免疫；1、2、3 剂之间每剂次间隔不少于 28 天，在 12 个月龄内完成 3 剂次基础免疫。

4. 疫苗效果　使用五联疫苗基础免疫和加强免疫后均有良好的免疫应答。国外临床试验结果显示，婴儿完成基础免疫第 3 剂 1 个月后及 18 月龄加强免疫 1 剂后，相关抗体的血清保护率或血清转化率均达到理想的保护水平。瑞典的相关研究显示：儿童使用五联疫苗进行基础免疫后，在 5.5 岁时仍然具有非常令人满意的抗体持久性。中国的临床试验结果显示，无论采用 2、3、4 月龄还是 3、4、5 月龄基础免疫和 18～20 月龄加强免疫，五联疫苗抗体的血清保护率或血清转化率以及抗体水平均不低于单项疫苗。

5. 药学监护

（1）不良反应：五联疫苗组与单项疫苗对照组的局部不良反应率和全身不良反应率相似，均处于较低水平，主要比较常见的不良反应包括低热、注射部位触痛，红斑和硬结，呕吐、食欲不振和嗜睡等。

（2）禁忌证：①已知对该疫苗及其所含任何成分，包括辅料、抗生素严重过敏者和其他严重不良反应者；②患急性疾病、严重慢性疾病、慢性疾病的急性发作期和发热者；③患脑病、未控制的癫痫和其他进行性神经系统疾病者；④注射百日咳、白喉、破伤风疫苗后发生神经系统反应者。

（3）注意事项与用药教育：①如果曾经出现过与前一次疫苗注射无关的发热性惊厥，不是接种本品的禁忌。在这种情况下，接种后 48 小时内监测体温以及常规使用退热药治疗 48 小时以减轻发热尤为重要。②如果曾经出现过与前一次疫苗注射无关的非热性惊厥，需谨慎考虑接种本品。③如下列任何一种情况可能暂时与疫苗接种相关，需要谨慎决定是否进一步接种含有百日咳的疫苗：48 小时内出现的非其他明确病因导致的 ≥40℃ 发热；接种后 48 小时内出现虚脱或休克样症状（低张力低反应现象）；接种后 48 小时内出现超过 3 小时、持续且无法安抚的哭闹；接种后 3 天内出现伴有或不伴有发热的惊厥。④对妊娠 ≤28 周出生的早产儿进行基础免疫接种时，应考虑潜在的窒息风险以及进行必要的 48～72 小时呼吸监测，尤其是对那些具有呼吸系统发育不全病史的婴儿。由于此类婴儿可从免疫接种中获益很高，故不应拒绝或延迟免疫接种。

（三）轮状病毒疫苗

1. 预防疾病　预防 A 组轮状病毒引起的婴幼儿腹泻。

2. 接种对象　主要用于 2 个月至 3 岁婴幼儿。

3. 免疫程序　每年服用 1 次。

4. 疫苗效果　可以减少严重轮状病毒胃肠炎的发生，缩短因轮状病毒腹泻住院的时间。轮状病毒疫苗的免疫持续时间尚不清楚。

5. 药学监护

(1)不良反应：口服后一般无不良反应，偶有发热、呕吐、腹泻等轻微反应，多为一过性，一般无须特殊处理，必要时给予对症治疗。

(2)禁忌证：①身体不适、发热，腋温 37.5℃ 以上者；②急性传染病或者其他严重疾病患者；③免疫缺陷和接受免疫抑制剂治疗者。

(3)注意事项与用药教育：小瓶开启后，疫苗应在 1 小时内用完，勿用热开水送服，以免影响免疫效果。使用本疫苗前、后须与使用其他疫苗或免疫球蛋白间隔 2 周以上。

(四)七价肺炎球菌结合疫苗(PCV7)

1. 预防疾病　预防肺炎球菌引起的肺炎等侵袭性疾病。

2. 接种对象　3 月龄～2 岁婴幼儿或未接种过本疫苗的 2～5 岁儿童。

3. 免疫程序　3～6 月龄婴儿接种 3 剂，间隔≥1 个月，建议 12～15 月龄再接种 1 剂；7～11 月龄婴儿基础免疫接种 2 剂，间隔≥1 个月，建议 12 月龄后再接种 1 剂；12～23 月龄儿童接种 2 剂，间隔≥2 个月。2～5 岁儿童接种 1 剂。

4. 疫苗效果　在婴幼儿，包括有高危疾病者，PCV7 的免疫原性高，预防侵袭性疾病的有效率＞90％，但预防急性中耳炎的效果不佳。另外，肺炎球菌结合疫苗免疫持久性数据非常有限，但 4～5 年随访相关数据表明抗体浓度仍然较高。

5. 药学监护

(1)不良反应：注射部位红、肿、硬结、疼痛或触痛，少数儿童接种后可出现发热、食欲减退、腹泻、呕吐等。上述反应多为一过性，可自行缓解。

(2)禁忌证：对疫苗中任何成分过敏或对白喉类毒素过敏者。

(3)注意事项与用药教育：急性发热性疾病或慢性疾病发作期者应暂缓接种疫苗。本疫苗不预防疫苗所包括血清型意外的其他肺炎球菌型的感染，也不预防其他微生物导致的侵袭性感染。之前未曾接种的 7 月龄以上儿童需减少剂次。

(五)流感疫苗

1. 预防疾病　预防流行性感冒。

2. 接种对象　8 月龄以上的流感易感者。

3. 免疫程序　成人及 3 岁以上儿童接种 1 剂次；6～35 月龄儿童接种 2 剂次，间隔 4 周。

4. 疫苗效果　目前在我国使用的流感疫苗有 3 种：全病毒灭活疫苗、裂解疫苗和亚单位疫苗。每年疫苗成分由世界卫生组织推荐，一般均含有甲 1 亚型、甲 3 亚型和乙型 3 种流感灭活病毒或抗原组分。建议每年接种 1 剂次。如果疫苗组分与人群中循环的毒株一致，疫苗对健康成人的保护率可达 90％ 以上。

5. 药学监护

(1)不良反应：注射部位短暂的轻微疼痛、红肿，一般只需要对症处理。对鸡蛋蛋白高度过敏者可能发生急性超敏反应。少数人出现肌肉疼痛、关节疼痛、头痛、不适和发热等全身反应。

(2)禁忌证：①对疫苗成分(如鸡蛋)有严重过敏反应者；②发热、患中-重度急性疾病及感冒者；③有吉兰-巴雷综合征病史者。

（六）水痘减毒活疫苗

1. 预防疾病　预防水痘。

2. 接种对象　年龄为 1 岁以上的水痘易感者，主要用于健康儿童。易感高危患者及与其密切接触的易感者。

3. 免疫程序　12 月龄～12 岁儿童接种 1 剂；13 岁以上儿童接种 2 剂，间隔 6～10 周。

4. 疫苗效果　接种 1 剂单抗原水痘疫苗后，97％的 1～12 岁儿童可检出抗体滴度。90％以上疫苗应答者抗体维持至少 6 年。日本的研究显示，97％儿童接种后抗体可维持7～10 年，估计疫苗预防感染的效力为 70％～90％，预防中型或重型疾病的效力为 90％～100％。

5. 药学监护

（1）不良反应：接种疫苗后的反应通常是轻微和一过性的。接种部位可有红、肿、痛，少数有发热，极少数儿童接种后 6 周之内皮肤上会有水痘样皮疹。

（2）禁忌证：①患严重疾病、发热者。对疫苗任何成分（包括新霉素）过敏者；②存在免疫抑制患者；③妊娠期妇女。

（3）注意事项与用药教育：患有急性发热性疾病的儿童、接受免疫球蛋白或输血治疗的儿童应推迟 3 个月接种；免疫后 3 个月内应避免妊娠；接种后 6 周内避免使用水杨酸盐；恶性实体瘤或严重慢性疾病（如慢性肾衰、自身免疫性疾病、严重支气管哮喘等）接受免疫抑制治疗（包括皮质类固醇治疗）的患者，应在疾病处于血液完全缓解期时接种疫苗。

三、其他疫苗

（一）人用狂犬病疫苗

1. 预防疾病　预防人狂犬病。

2. 接种对象　凡被狂犬或其他疯动物咬伤、抓伤时，不分年龄、性别均应立即处理局部伤口（用清水或肥皂水反复冲洗后再用碘酊或酒精消毒数次），并及时按暴露后免疫程序注射本疫苗；凡有接触狂犬病病毒危险的人员（如兽医、动物饲养员、林业从业人员、屠宰场工人、狂犬病实验人员等），按暴露前免疫程序预防接种。

3. 免疫程序

（1）暴露前的免疫程序：0、7、21（或 28）天各接种 1 剂，长期与动物接触的人，完成基础免疫后，在没有动物致伤的情况下，1 年后加强免疫 1 剂，以后每隔 3～5 年加强免疫 1 剂。

（2）暴露后的免疫程序：0、3、7、14、28 天各接种一剂。

4. 疫苗效果　用于暴露前和暴露后预防时，99％以上的受种者可诱导出抗体反应。即使暴露很严重，如能在暴露后立即接种最新型的狂犬病疫苗，并辅以适当的伤口处理和给予被动免疫制剂，几乎可以 100％有效的预防狂犬病。在 10 年前接受过细胞培养狂犬病疫苗暴露前全程接种、免疫接种 1 年后给予 1 剂加强接种的人群中，96％以上的人仍然可以检测到病毒中和抗体（NVA）。

5. 药学监护

（1）不良反应：接种后少数人可能有局部红肿、硬结等一过性轻度反应，或轻微的全身反应，如发热、头痛、头晕和胃肠道症状等，一般不需特殊处理，可自行缓解，偶有皮疹。若有速发型过敏反应、神经性水肿、荨麻疹等较严重不良反应者，可及时对症处理后就医。

（2）禁忌证：由于狂犬病是致死性疾病，暴露后接种疫苗无任何禁忌证。暴露前接种疫苗时遇发热、急性疾病、严重慢性疾病、神经系统疾病、过敏性疾病或对抗生素、生物制品有过敏反应者禁止接种。

（3）注意事项与用药教育：如不慎被疑似狂犬病的动物咬伤后，要及时到有资质的医疗单位进行暴露后伤口处理和预防接种。对哺乳期和妊娠期妇女，患急性发热性疾病、过敏性体质、使用类固醇和免疫抑制剂者可酌情推迟暴露前免疫。忌饮酒、浓茶等刺激性食物和剧烈运动。正在服用氯喹治疗或预防疟疾者，经皮内注射狂犬病疫苗后抗体反应可能降低，应采用肌内注射。首次暴露后的狂犬病疫苗接种应当越早越好，对已暴露数月而一直未接种狂犬病疫苗者也应当按照接种程序接种疫苗。正在进行计划免疫接种的儿童可按照正常免疫程序接种狂犬病疫苗。接种狂犬病疫苗期间也可按照正常免疫程序接种其他疫苗，但优先接种狂犬病疫苗。接种狂犬病疫苗应当按时完成全程免疫，当某 1 针次出现延迟 1 天或者数天注射，其后续针次接种时间按延迟后的原免疫程序间隔时间相应顺延。尽量使用同一品牌狂犬病疫苗完成全程接种。任何一次暴露后均应首先、及时、彻底地进行伤口处理。

（二）人乳头瘤病毒疫苗

1. 预防疾病　预防人乳头瘤病毒（HPV）感染、宫颈癌。

2. 接种对象　首次发生性行为前（即首次暴露于 HPV 感染前）的女性。美国疾病预防控制中心的免疫实施咨询委员会（ACIP）推荐对所有 11～12 岁女童常规接种 3 剂 HPV2 或 HPV4 疫苗，根据医生酌情考虑，可在 9 岁时开始接种。推荐对 13～26 岁无既往接种史或还未完成 3 剂全程疫苗接种的妇女进行疫苗接种。

3. 免疫程序　0、2、6 个月各接种 1 剂。最好在首次性交前接种疫苗，可以达到较好的预防效果。

4. 疫苗效果　目前 HPV 疫苗尚未在我国上市。当前国外 HPV 疫苗分为 HPV4 疫苗和 HPV2 疫苗，HPV4 疫苗含有 16、18 型（高危）以及 6、11 型（低危），获准用于 9～26 岁女性和男性；HPV2 疫苗含有 16 和 18 型（高危），获准用于 10～25 岁女性。2 种疫苗都有很高的免疫原性，阻止 HPV 所致疾病的有效率达 90%～100%，妇女接种疫苗后产生强而持久的抗体应答。

5. 药学监护

（1）不良反应：接种部位红、肿、痛，少数接种者可出现过敏、晕厥等症状。

（2）禁忌证：①孕妇；②对疫苗中所含成分过敏者。部分国家建议，患有严重急性疾病的女性应推迟接种疫苗。

（3）注意事项与用药教育：由于疫苗不能预防其他型 HPV 感染引起的宫颈癌，因此接种疫苗不能代替常规的宫颈癌筛查，后者仍是预防宫颈癌的重要措施之一。免疫受损者接种疫苗后的免疫应答可能会降低，不推荐 65 岁及以上对象接种。在疫苗接种期间，受种者应采取坐位接种。医生应对受种者接种后观察 15～20 分钟。

（三）其他传染病疫苗

儿童常接种的传染病疫苗还有霍乱疫苗、细菌性痢疾疫苗、炭疽疫苗、伤寒疫苗等。只要按相应的免疫程序接种，皆可产生较好的免疫效果，且一般不良反应轻微，无须特殊处理。

（周蓓华　李智平　朱逸清）

参 考 文 献

1. 白庆瑞,陶黎纳,胡家瑜. 常见预防接种接种异常反应及监测. 中国实用儿科杂志,2010,25(3):166-170.
2. Kaness-thasan N,Shaw A,Stoddard JJ,et al. Ensuring the optimal safety of licensed vaccines:a perspective of the vaccine research,development,and manufacturing companies. Pediartrics,2011,127(Suppl 1):16-22.
3. Singhal S,Mehta J. Reimmunization after blood or marrow stem cell transplantation. Bone Marrow Transplantation,1999,23(7):637-646.
4. C. Forstner C,Plefka S,Tobudic S,et al. Effectiveness and immunogenicity of pneumococcal vaccination in splenectomized and functionally asplenic patients. Vaccine,2012,30(37):5449-5452.
5. 夏宪照,罗会明. 实用预防接种手册. 2版. 北京:人民卫生出版社,2012.
6. 梁晓峰,罗凤基,封多佳主译. 疫苗学. 5版. 北京:人民卫生出版社,2011.
7. 梁晓峰,周玉清. 疫苗知识集锦. 北京:人民卫生出版社,2010.
8. 周祖木,陈恩富主译. 疫苗可预防疾病——流行病学和预防. 12版. 北京:人民卫生出版社,2012.

专业名词对照索引

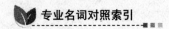

T

中文药名索引

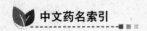

英文药名索引

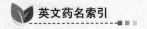

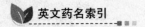